SV

# Viktor von Weizsäcker
# Gesammelte Schriften

Herausgegeben von
Peter Achilles
Dieter Janz
Martin Schrenk †
Carl Friedrich von Weizsäcker

Viktor von Weizsäcker

2

# Empirie und Philosophie Herzarbeit/Naturbegriff

Bearbeitet von
Peter Achilles
Walter Schindler

unter Mitwirkung von
Rainer-M. E. Jacobi
Dieter Janz
Mechthilde Kütemeyer
Wilhelm Rimpau

Suhrkamp Verlag

*Foto: Viktor von Weizsäcker, 1921*

Erste Auflage 1998

Druck: Wagner GmbH, Nördlingen
Printed in Germany

Die Deutsche Bibliothek – CIP-Titelaufnahme
*Weizsäcker, Viktor von:*
Gesammelte Schriften / Viktor von Weizsäcker.
Hrsg. von Peter Achilles ...
Frankfurt am Main : Suhrkamp.
2. Empirie und Philosophie, Herzarbeit, Naturbegriff /
bearb. von Peter Achilles ...
unter Mitw. von Dieter Janz ...
1. Aufl. – 1998
ISBN 3-518-57805-7 Gewebe
ISBN 3-518-57803-0 kart.

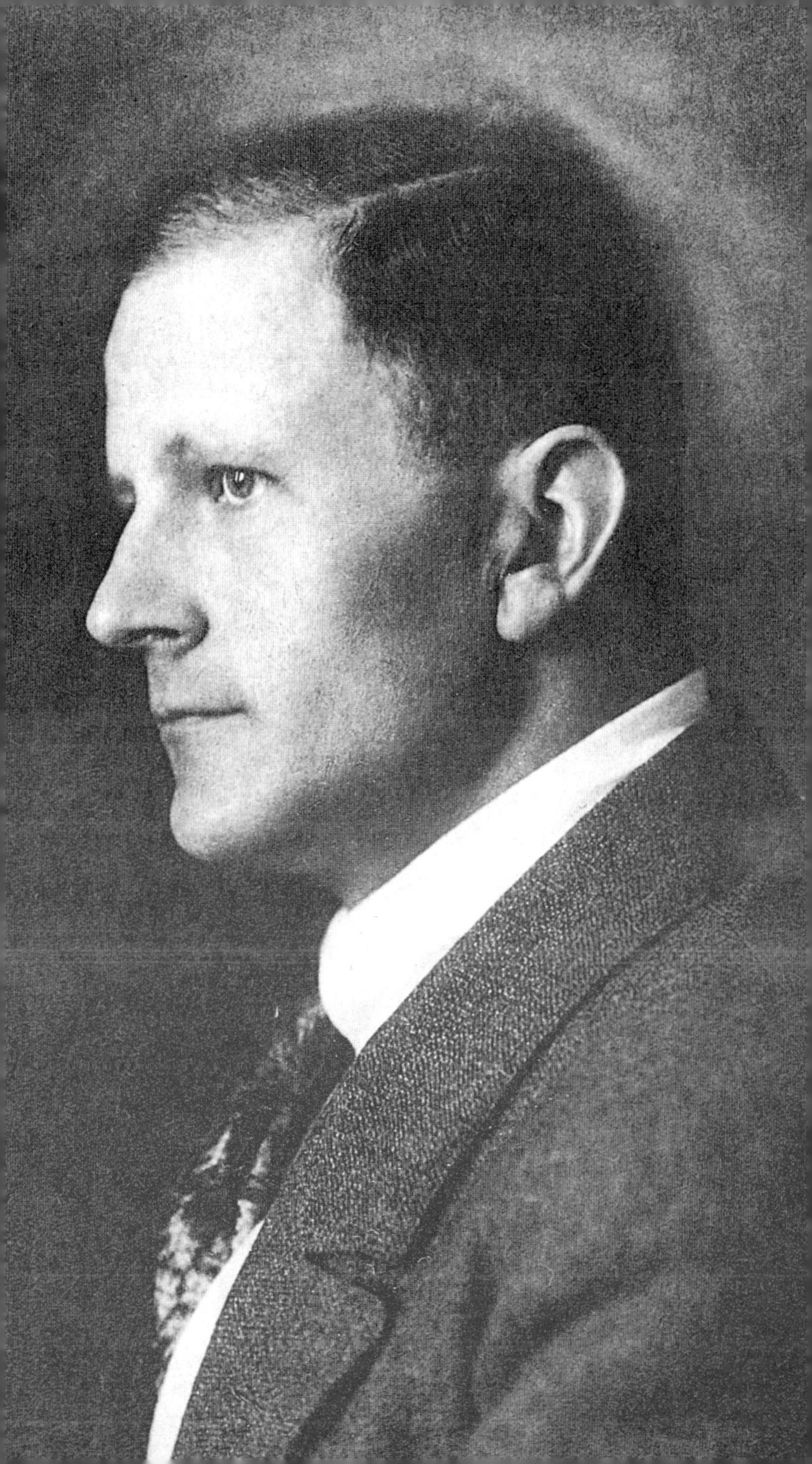

# Inhalt

## Herzphysiologie



## Naturphilosophie



## Kritische Wende



## Rezensionen

Anhang

# Herzphysiologie

# Beitrag zur Frage der Blutgeschwindigkeit bei Anämie

Man nennt unter den Vorrichtungen, welche den Hämoglobinmangel der Anämischen für die Aufrechterhaltung der Organfunktion ausgleichen sollen, gewöhnlich die Erhöhung der spezifischen $O_2$-Kapazität, die vermehrte Ausnützung des arteriellen Blutes und die Vergrößerung der vom Herzen in der Zeiteinheit in Umlauf gesetzten Blutmenge. Daß solche Kompensationen stattfinden müssen, gilt als sicher, da der respiratorische Gaswechsel nicht verringert, im Gegenteil zuweilen erhöht gefunden wurde. Was nun die Änderung der spezifischen $O_2$-Kapazität anlangt, so darf nach den neuen Untersuchungen von Butterfield (1909), Masing (1910) und Siebeck (Masing u. Siebeck 1910) angenommen werden, daß dieser Faktor nicht in Betracht kommt. Ferner ist die erhöhte Ausnutzung des arteriellen Blutes, wenn überhaupt vorhanden, zu gering, als daß sie die Sauerstoffversorgung der Anämischen verständlich machte (Morawitz u. Röhmer 1908). Somit drängt der gegenwärtige Stand der Frage immer mehr auf die Annahme eines erhöhten Blutumlaufes hin. Gerade hier aber stehen die neuesten Beobachtungen in schroffem Gegensatz. Plesch (1909 a)[1] findet das Minutenvolumen vier- und fünffach erhöht, A. Müller (1909 a) dagegen an der oberen Grenze der Norm.

Eine endgültige Erledigung der Frage ist nur von einer sicheren Bestimmungsmethode der Gesamtmenge des in der Zeiteinheit vom Herzen umgetriebenen Blutes zu erwarten. Bekanntlich sind gerade die neuesten der in dieser Richtung gehenden Versuche, die von Plesch (1909 b) und A. Müller (1909 a, b; Bondi und Müller 1909), nichts weniger als zur allgemeinen Anerkennung gelangt. Nach wie vor können die Methoden ihren Platz behaupten, welche das Problem in der Weise angreifen, daß sie nicht das Schlagvolumen, sondern die in einem peripheren Körperteil zirkulierende Blutmenge bestimmen. Am Tier ist die in dieser Beziehung exakteste Methode auch heute die direkte Eichung mit der *Stromuhr*.

Ich bediente mich in sämtlichen Versuchen der Stromuhr von Tigerstedt (1892).

1 Kraus, F. (1909).

Herrn Professor GOTTLIEB, der mir das Instrument in liberalster Weise zur Verfügung gestellt hat, erlaube ich mir, an dieser Stelle meinen verbindlichsten Dank auszusprechen.

Als Versuchstiere wurden Hunde benutzt, und die Bestimmungen wurden an der Carotis communis ausgeführt.

Die Versuchsanordnung folgte im wesentlichen den Vorschriften TIGERSTEDT'S (1892), nur mit dem Unterschiede, daß die zur Kontrolle etwaiger Gerinnungen angebrachten Manometer in der zu- respektive abführenden Kanüle der Stromuhr angebracht waren. Zur Narkose wurde den Hunden 5-7 mg Morphin pro kg subkutan injiziert und während der Operation und des Versuches nach Bedarf Äther gegeben. Während der Versuche war letzteres meist unnötig. In den Versuchen mit akut durch Aderlaß anämisch gemachten Tieren wurde pro 5 ccm Blut 1 mg Hirudin intravenös gegeben.

Zunächst wurde in einigen Versuchen das normale Stromvolumen gesunder Tiere bestimmt. Es wurden dabei Werte gewonnen, die mit denen von TSCHUEWSKY (1903) mit der Hürthleschen Stromuhr gemessenen vollkommen übereinstimmen.

*Tabelle I*

| Nummer | Gewicht g | Hämoglobin % | $\frac{\text{ccm}}{\text{Sek.}}$ |
|---|---|---|---|
| III | 5 400 | 95 | 0,65 |
| IV | 7 350 | 90 | 2,00 |
| I | 9 750 | – | 1,67 |
| VI | 20 000 | 90 | 2,53 |
| Tschuewsky 3 | 11 200 | – | 1,31 |
| Tschuewsky 7 | 15 000 | – | 2,24 |
| Tschuewsky 16 | 15 000 | – | 1,62 |

Da es bei Benutzung der gewöhnlichen Vivisektionstechnik kaum möglich ist, die gleiche Carotis für zwei Versuche – erst am normalen, dann am anämisierten Tier – zu benutzen, so ergab sich die Notwendigkeit, Werte verschiedener Gefäße zu vergleichen. Hierzu die andere Carotis desselben Tieres zu benutzen, ging nicht an, denn nach Unterbindung der einen Carotis tritt möglicherweise eine kompensatorische Erweiterung der anderen ein, welche

⟨*eine*⟩ Vermehrung des Blutstromes zur Folge hat;[2] wenigstens konnte diese nicht ausgeschlossen werden, um so mehr, als ein darauf gerichteter Versuch sie nicht unwahrscheinlich machte:

*Tabelle II*

| Datum | Versuchs-Nr. | $\frac{\text{ccm}}{\text{Sek}}$ |
|---|---|---|
| 6. Oktober 1908 | II | 1,16 linke Carotis |
| 8. Oktober 1908 | II | 1,75 rechte Carotis |

Ebensowenig geht es an, etwa zwischen Carotis und Femoralis ein konstantes Verhältnis anzunehmen und so an einem Tier vor und während der Anämie vergleichbare Werte dieser beiden Gefäße zu suchen, wie schon DOGIEL (1867) gezeigt hat. So blieb nichts übrig, als die oben genannten Normalwerte mit solchen *anderer* zuvor anämisch gemachter Hunde zu vergleichen. In diesem Vorgehen, und zugleich in der großen Variabilität, der die Blutströmung schon normalerweise unterliegt, können schwerwiegende Bedenken gegen die ganze Methode gefunden werden. Ein Blick auf die Tabellen *I* und *II* lehrt aber, daß erstens die Gesamtheit aller gefundenen Werte sich innerhalb so enger Grenzen bewegt, daß Ausschläge, wie sie PLESCH (1909) gefunden hat und wie sie die Theorie auch bis zu einem gewissen Grade fordert, sich fraglos geltend machen mußten. Ferner zeigte der einzelne Versuch jedesmal eine so große Konstanz der Stromperioden, daß auch jene Variabilität der Blutverteilung nicht allzu störend gewirkt haben kann. Versuche, die methodisch nicht ganz einwandfrei waren und diese Konstanz nicht zeigten, wurden ausgeschlossen. Tabelle *IIa* zeigt die Gleichmäßigkeit des Blutstromes auf das deutlichste. Tabelle *IIb* gibt eine Übersicht über die an subakuten Blutgiftanämien erzielten Resultate. Die Anämisierung erfolgte teils durch Pyrodin per os, teils durch salzsaures Phenylhydrazin subkutan nach den Vorschriften von TALLQVIST (1900) in 1-3 Wochen. Einmal wurden auch Aderlässe angewandt (Nr. XII). Diese Reihe zeigt bei den hohen Graden der Hämoglobinverarmung, insbesondere wenn die Anämie etwas länger im Gange war, eine recht deutliche Erhöhung der Stromvolumina. Zu dem besonders hohen Wert von Versuch Nr. VIII ist jedoch zu bemerken, daß sich bei

2 DOGIEL, J. (1867), S. 264.

*Tabelle IIa*

| Versuchs-Nr. | IV | II | X | VII | VIII | V | IX |
|---|---|---|---|---|---|---|---|
| Periode | Dauer der Perioden in Sekunden | | | | | | |
| 1 | 4,5 | 5,5 | 4,5 | 5,5 | 2,0 | 3,5 | 4,0 |
| 2 | 5,0 | 7,5 | 4,5 | 4,5 | 2,0 | 4,0 | 3,0 |
| 3 | 5,0 | 7,5 | 5,0 | 6,0 | 1,5 | 3,5 | 3,0 |
| 4 | 5,0 | 8,5 | 5,0 | 6,0 | 2,0 | 5,0 | 3,0 |
| 5 | 5,0 | 8,5 | 5,0 | 6,0 | 1,5 | 3,5 | 2,0 |
| 6 | 5,5 | 8,0 | 5,0 | 6,0 | 2,0 | 5,0 | 2,5 |
| 7 | 5,0 | 8,0 | 5,5 | 7,0 | 2,0 | 6,5 | 2,0 |
| 8 | 5,0 | 9,0 | 5,5 | 6,0 | 2,0 | 7,5 | 2,5 |
| 9 | 5,0 | 9,0 | 6,0 | 6,5 | 1,5 | 6,0 | 2,0 |
| 10 | 5,0 | 9,0 | 5,5 | 5,5 | 2,0 | 6,0 | 2,0 |
| 11 | 4,5 | 9,5 | 5,5 | 5,5 | 1,5 | 5,0 | 2,0 |
| 12 | 5,5 | 9,5 | 5,5 | 5,0 | 2,0 | 5,0 | 2,5 |
| 13 | 5,0 | 12,5 | 5,5 | 4,5 | 1,5 | 4,0 | 2,0 |
| 14 | 5,0 | 7,5 | 5,5 | 4,5 | 2,0 | 4,5 | 2,5 |
| 15 | 5,0 | 10,0 | 6,0 | 4,5 | 1,5 | 3,5 | 2,0 |
| 16 | 5,0 | 10,0 | 4,5 | 5,5 | 2,0 | 3,5 | 2,5 |
| 17 | 5,0 | 7,5 | 5,5 | 4,5 | 1,5 | 3,0 | 2,5 |
| 18 | 5,0 | 8,5 | 4,5 | 4,5 | 1,5 | 4,0 | 2,5 |
| 19 | 4,5 | 7,5 | 5,0 | 5,0 | 1,5 | 3,5 | 2,5 |
| 20 | 5,5 | 8,0 | 4,5 | 4,0 | 2,0 | 4,0 | 2,5 |
| 21 | 5,5 | 8,0 | 5,0 | 5,0 | 1,5 | 3,0 | 2,5 |
| 22 | 4,5 | 7,5 | 5,0 | 4,5 | 2,0 | 4,0 | 3,0 |
| 23 | 4,5 | 8,0 | 5,0 | 5,5 | 2,0 | 3,5 | 2,5 |
| 24 | 4,5 | 8,5 | 4,0 | 5,0 | 2,0 | 3,5 | 3,0 |
| 25 | 4,5 | – | 5,0 | 5,5 | 1,5 | 4,0 | 2,5 |
| 26 | 5,0 | – | 4,0 | 6,5 | 2,0 | 4,5 | 3,5 |
| 27 | 5,0 | – | 4,5 | 6,5 | 1,5 | 4,0 | 3,0 |
| 28 | 5,5 | – | 4,5 | – | 2,0 | 4,5 | 3,0 |
| 29 | 4,5 | – | 4,5 | – | 1,5 | 3,5 | 3,0 |
| 30 | – | – | 4,5 | – | 2,0 | 4,0 | 3,5 |
| 31 | – | – | 5,0 | – | 1,5 | 3,5 | 3,0 |
| 32 | – | – | 4,5 | – | 2,0 | 4,5 | 3,5 |
| 33 | – | – | 5,0 | – | 2,0 | 3,5 | 3,5 |
| 34 | – | – | 4,5 | – | 2,0 | 4,5 | 3,5 |
| 35 | – | – | 5,5 | – | 2,0 | 5,0 | 3,5 |
| 36 | – | – | 4,5 | – | 2,0 | 4,5 | – |
| 37 | – | – | 5,0 | – | 2,0 | 4,0 | – |
| 38 | – | – | 5,0 | – | 2,0 | 4,5 | – |
| 39 | – | – | 4,5 | – | 2,0 | 4,5 | – |
| 40 | – | – | 4,5 | – | 2,0 | 5,0 | – |
| 41 | – | – | 5,5 | – | – | 4,0 | – |
| 42 | – | – | 5,0 | – | – | 5,0 | – |
| 43 | – | – | 5,5 | – | – | 4,5 | – |
| 44 | – | – | 5,5 | – | – | 5,5 | – |
| 45 | – | – | 6,0 | – | – | 2,5 | – |
| 46 | – | – | 5,0 | – | – | 5,5 | – |
| 47 | – | – | 6,0 | – | – | 4,0 | – |
| 48 | – | – | 5,5 | – | – | 5,0 | – |
| 49 | – | – | 6,0 | – | – | 5,0 | – |
| 50 | – | – | 5,5 | – | – | 6,0 | – |



12

der Operation eine geringe Struma herausstellte, die immerhin einigen Einfluß auf die Zirkulationsverhältnisse des Halses gehabt haben mag.

Um die Unterschiede, welche durch die Verschiedenheit der Größe unserer Versuchstiere bedingt sind, mehr zurücktreten zu lassen, sind die Stromvolumina auf die Einheit der Körperoberfläche nach der Formel von Meeh (1879)[3] bezogen und im letzten Stab der Tabelle *IIb* zusammengestellt worden. Daß die Beschleunigung bei Versuch Nr. V eine relativ geringe ist, liegt vielleicht an der Kürze der Zeit, seit welcher die Anämie bestand (nur 6 Tage gegen 22 und 19 in Nr. VIII und IX).

*Tabelle IIb*

| Vers-Nr. | Gewicht g vor der Anämisierung | nach der Anämisierung | Dauer der Anämisierung | Hämogl. % | ccm/Sek. | ccm/Sek. pro 1 qm Körperoberfläche |
|---|---|---|---|---|---|---|
| IV | 7450 | – | – | 90 | 2,00 | 4,77 |
| II | 8400 | – | – | 65 | 1,16 | 2,53 |
| X | 10800 | – | – | 60 | 1,88 | 3,47 |
| VII | 5400 | – | 20.-28. XI. | 55 | 1,86 | 5,45 |
| VIII | 10800 | 10000 | 6.-28. V. | 25 | 5,48 | 10,58 |
| V | 15100 | 14200 | 21. 27. X. | 20 | 2,27 | 3,49 |
| IX | 7900 | 7200 | 6.-25. V. | 20 | 3,65 | 8,82 |

Um aber den früher erwähnten Mängeln der Methode noch mehr auszuweichen, sind auch Versuche bei akuter Anämie angestellt worden, welche in *einem* Versuche normale und pathologische Verhältnisse enthielten.

Zu diesem Zwecke wurde die Stromuhr wie gewöhnlich in die Carotis eingesetzt, in die Arteria und Vena femoralis je eine Kanüle eingebunden, so daß aus ersterer Blut entnommen, durch letztere Ringer'sche Lösung infundiert werden konnte.

Da die ersten Versuche nämlich zeigten, daß (wie auch C. Tigerstedt, 1908, für vermehrte Blutmenge gezeigt hat) die vom Herzen ausgeworfene Blutmenge offenbar von der Größe der Gesamtblutmenge erheblich beeinflußt wird, indem die Stromvolumina nach

3 Rubner, M. (1883), S. 548 f.

den Aderlässen stark sanken und dauernd niedrig blieben, ebenso wie sie bei reichlicher Kochsalzlösungzufuhr bedeutend stiegen, so wurde später die entnommene Blutmenge möglichst gleichzeitig und genau quantitativ durch Ringer'sche Lösung ersetzt. Es läßt sich annehmen, daß die Ringer'sche Lösung als solche (etwa auf toxischem Wege) keinen erheblichen Einfluß im Sinne der Beschleunigung oder Verlangsamung ausüben wird.

Der Einfachheit wegen ist in den folgenden Tabellen immer eine größere Gruppe von Stromuhrperioden zusammengefaßt worden und für diese Gruppe der Durchschnittswert der Geschwindigkeit angegeben worden. Der bei jeder Gruppe vermerkte Eingriff, Aderlaß oder Transfusion erfolgte am *Ende* dieser Gruppe. Seine Wirkung drückt sich also in den Zahlen der jeweils nächstfolgenden Gruppe aus. Die Gesamtblutzufuhr in einem bestimmten Zeitabschnitt erhält man, in ccm, indem man die Zahl der Perioden des Zeitabschnittes mit 10 multipliziert, da einer Periode eine Förderung von 10,0 ccm Blut entsprach.

Zur Kritik dieser Versuche ist zu sagen, daß ohne Bestimmung des respiratorischen Gaswechsels natürlich nicht mit Sicherheit behauptet werden kann, ob und wie lange die Sauerstoffversorgung eine normale geblieben ist, ob also jener Widerspruch zwischen dem $O_2$-Verbrauch und der zirkulierenden Hämoglobinmenge wirklich besteht. Daß zu irgendeiner Zeit die Kompensationsvorgänge angefangen haben zu versagen, ist sogar höchst wahrscheinlich, denn die Tiere wurden gewöhnlich bis zur Erschöpfung entblutet und starben kurz nach Beendigung der Versuche.

Ferner ist gerade der erste Versuch *(Tabelle III)*, welcher am deutlichsten eine, wenngleich geringe, Beschleunigung anzeigt, am wenigsten beweisend, weil hier gerade die Zufuhr der Salzlösung (hier von physiologischer Kochsalzlösung) erst nach jedem Aderlaß und ziemlich plötzlich erfolgte und zudem *mehr* Kochsalzlösung zugeführt wurde, als Blut entnommen war, was eben eine vorübergehende Vermehrung der Gesamtblutmenge bedeutet, und diese kann nach C. Tigerstedt (1908) offenbar aus ganz anderen Gründen (mechanisch-reflektorischer Art?) eine Vergrößerung der Schlagvolumina zur Folge haben. Man kann wohl sagen, es sei einerlei, ob die Gründe dieser Vergrößerung mechanische seien oder ob sie in den Folgen des Hämoglobinmangels liegen, im Effekt sei diese Vergrößerung in Absicht auf den durch Blutverdünnung bedingten $O_2$-Mangel eben zweckmäßig. Dagegen ist

*Tabelle III*

Nr. 4. Gewicht 12 000 g, Morphin 0,084, Hirudin 0,1.
Versuchsdauer: 63 Minuten.

| Periode | Zeit in Minuten | in Sekunden | Geschw. ccm/Sek. | Hämogl. % | Bemerkungen |
|---|---|---|---|---|---|
| 1-25 | 0-3,38 | 203 | 1,23 | 97 | Aderlaß 200 ccm. |
| 26-30 | 3,38-5,57 | 131 | 0,38 | – | Transfusion von physiologischer NaCl-Lösung. |
| 31-90 | 5,57-9,73 | 284 | 2,11 | – | geringe Blutung (ca. 30 ccm) an der Stromuhrkanüle + Aderlaß 200 ccm. |
| 124-128 | 14,98-16 | 62 | 0,81 | – | Transfusion. |
| 129-180 | 16-18 | 142 | 3,52 | – | Aderlaß 200 ccm. |
| 181-192 | 18-20 | 106 | 1,12 | – | Transfusion. |
| 193-228 | 20-22 | 138 | 2,61 | 26 | Aderlaß 200 ccm. |
| 229-239 | 22-24 | 102 | 1,08 | – | Transfusion. |
| 240-268 | 24-26 | 148 | 1,96 | – | Aderlaß 200 ccm. |
| 269-278 | 26-28 | 112 | 0,89 | – | Transfusion. |
| 279-328 | 28-33 | 286 | 1,75 | – | Aderlaß 150 ccm. |
| 329-336 | 33-35 | 101 | 0,79 | – | Transfusion. |
| 337-357 | 35-38 | 180 | 1,17 | – | Störung der Schreibvorrichtung. |
| 362-385 | 39-43 | 257 | 0,93 | – | Folgen eines Aderlasses |
| 386-544 | 43-62 | 1161 | 1,36 | ca. 7 | zu 160 und drei Aderlässen zu je 200 ccm mit entsprechenden Transfusionen. |

*Tabelle IV*

Nr. 5. Gewicht 6050 g, Morphin 0,03, Hirudin 0,05.
Versuchsdauer: 52 Minuten.

| Periode | Zeit in Minuten | in Sekunden | Geschw. ccm/Sek. | Hämogl. % | Bemerkungen |
|---|---|---|---|---|---|
| 1-32 | 0-8,1 | 486 | 0,66 | 90 | Aderlaß 180 ccm + Ringertransfusion 180 ccm (gleichzeitig). |
| 33-64 | 8,1-19 | 704 | 0,47 | – | |
| 65-72 | 19-46 | 2499 | 0,03 | – | Blutung mit nachfolg. Ringertransfusion |
| 73-88 | 46-51 | 326 | 0,49 | 46 | Gerinnung in der Uhr macht dem Versuch ein Ende. |

*Tabelle V*

Nr. 6. Gewicht 4100 g, Morphin 0,012, Hirudin 0,07.
Versuchsdauer: 73 Minuten.

| Periode | Zeit in Minuten | in Sekunden | Geschw. ccm/Sek. | Hämogl. % | Bemerkungen |
|---|---|---|---|---|---|
| 1-7 | 0-4 | 265 | 0,26 | 78 | |
| 8-37 | 4-15 | 660 | 0,45 | – | Aderlaß 54 ccm. |
| 38-49 | 15-22 | 409 | 0,29 | – | Ringertransf. 54 ccm. |
| 50-65 | 22-31 | 552 | 0,29 | 65 | Aderlaß 51 ccm. |
| 66-68 | 31-35 | 257 | 0,12 | – | Ringer 50 ccm. |
| 69-88 | 35-55 | 613 | 0,33 | 50 | Aderlaß 55 ccm + Ringer 55 ccm. |
| 89-92 | 55-63 | 442 | 0,09 | 35 | Ringer 250 ccm. |
| 93 | 63-67 | 248 | 0,04 | – | |
| 94-96 | 67-72 | 320 | 0,09 | – | Exitus. |

*Tabelle VI*

Nr. 8. Gewicht 8000 g, Morphin 0,032, Hirudin 0,1.
Versuchsdauer: 34 Minuten.

| Periode | Zeit in Minuten | in Sekunden | Geschw. ccm/Sek. | Hämogl. % | Bemerkungen |
|---|---|---|---|---|---|
| 1-32 | 0-5 | 304 | 1,07 | 95 | Aderlaß 50 ccm. |
| 33-47 | 5-7 | 168 | 0,88 | – | Ringer 50 ccm. |
| 48-60 | 7-10 | 176 | 0,72 | – | |
| | | | | | Gerinnung in der Uhr u. geringe Blutung. Reinigung d. Uhr. Ringer 20 ccm. |
| 62-86 | 0-2 | 175 | 1,46 | 85 | |
| 87-103 | 2-5 | 146 | 1,18 | – | Abermals Gerinnung. Versuch wird abgebrochen. |

einzuwenden, daß, abgesehen vielleicht von der Chlorose, die Mehrzahl der Anämien nicht mit Vermehrung, sondern wahrscheinlich mit Verminderung der Blutmenge einhergehen, daß hier jenes mechanische Moment also fehlt. Es geht also nicht an, für diese Anämien die Beschleunigung, die C. TIGERSTEDT (1908) gefunden hat und mit der mein erster Versuch in Einklang steht, als

Beispiel einer Kompensationsvorrichtung anzuführen. Trotzdem ist festzustellen, daß Versuch Nr. 4 und 8 *(Tabelle III und VI)* eine geringe Erhöhung der Stromvolumina während der Anämisierung erkennen lassen, und am deutlichsten der 4. Versuch. Wenn man in diesem nicht die unmittelbar nach den Transfusionen eintretenden Stromvolumina berücksichtigt, sondern die Durchschnittsvolumina am Anfang, Mitte und Ende des Versuches, so erhält man auch in dieser Berechnung eine Erhöhung um bis zu ca. 60% gegenüber dem Anfangswert des Versuches:

| Periode | Hämogl. % | $\frac{\text{ccm}}{\text{Sek.}}$ | Zunahme % |
|---|---|---|---|
| 1-25 | 97 | 1,23 | – |
| 181-228 | 26 | 1,97 | ca. 60 |
| 386-544 | 7 | 1,36 | ca. 9 |

Diese Versuche also lassen, besonders wenn man nur den ersten Zeitabschnitt, während dessen man die Leistungsfähigkeit der Kompensationsmechanismen wohl als unbeeinträchtigt ansehen darf, teils keine, teils nur eine geringe Erhöhung der Stromvolumina in der Carotis erkennen. Mag man den Einfluß mechanischer Umstände, wie Gesamtblutmenge, Konfiguration der Gefäßhöhle, Viskosität, in den vorliegenden Versuchen hoch oder gering veranschlagen – die Tatsache, daß einwandfreie erhebliche Kompensationsbestrebungen nicht zur Beobachtung kamen, läßt einen deutlichen Gegensatz dieser akuten Aderlaßanämien gegenüber den innerhalb einiger Wochen entstandenen erkennen. Allerdings, dies alles gilt nur für die Carotis. Aber gerade in der Carotis hätte man solche Kompensationen teleologisch am frühesten zu erwarten, und wenn Schlüsse von ihr auf den Gesamtkreislauf auch nur in beschränktem Maße zulässig sind – eine sehr erhebliche Erhöhung der Schlagvolumina machen die Versuche doch unwahrscheinlich.

Für die chronische Anämie dagegen bildet die erste Versuchsreihe eine weitere Stütze der Annahme, daß eine Kompensation durch Beschleunigung des Blutumlaufs eintritt. Nimmt man die anderen eingangs erwähnten Kompensationsvorrichtungen hinzu, so hat die Frage der Aufrechterhaltung des Gasaustausches bei Hämoglobinverarmung wohl keine Schwierigkeit. Zu untersuchen wäre immerhin noch, ob die von Bohr (1905) angenommene Sauerstoffzehrung innerhalb der Lunge bei den Anämien besteht respektive erhöht ist. Die Tatsache, daß bei Sauerstoffmangel intermediäre Produkte (Milchsäure) ins Blut treten, würde der Annahme, daß in der Lunge ein Teil der sonst in anderen Geweben stattfindenden Verbrennungen zustande käme, jedenfalls nicht ungünstig sein. Hierbei, wie bei anderen Fragen, wäre jedenfalls zu beachten, daß sich die akuten und die chronischen Anämien, insbesondere in bezug auf den Kompensationsmechanismus, prinzipiell verschieden verhalten.

Dies geht jedenfalls deutlich aus den vorstehenden Versuchen hervor und erklärt vielleicht auch die Beobachtung, daß unsere Tiere die akute Anämisierung sehr viel schlechter ertrugen als die allmähliche. Es ist demnach nicht unwahrscheinlich, daß die Hämoglobinwerte, die zur Erhaltung des Lebens eben noch ausreichend sind, bei der akuten Anämie höher liegen als bei der chronischen.

# Neue Versuche zur Theorie der Muskelmaschine

Der große Gedanke SCHWANNS (1839), SCHLEIDENS (1838, 1842/43), VIRCHOWS (1858), die wahre Einheit der lebenden Substanz nicht im Gesamtorganismus, sondern in der Einzelzelle zu erblicken, hat trotz aller Gegensätze der Schwesterwissenschaften auch auf die Physiologie tief und nachhaltig eingewirkt. So sieht die Zellularphysiologie meist keinen *prinzipiellen* Unterschied zwischen einer Amöbe und einer Muskelzelle. Auch wir gehen bei dem hier zu besprechenden Gegenstande von der Vorstellung aus, daß eine Muskelzelle ein geschlossenes System vorstelle, welches in sich alle Bedingungen enthält, die zu einer dauernden Aufrechterhaltung der Funktion gehören, ein System, welches aus eigenem Vermögen immer wieder zu seinem ursprünglichen Zustand zurückkehrt. Es ist jedoch nützlich, sich zu erinnern, daß dies eine künstliche Abstraktion ist, die wie jede Abstraktion den Keim zu Fehlern enthält. Man braucht nicht erst auf die moderne Lehre von den chemischen Korrelationen zurückzugreifen, schon der Hinweis auf jedermann bekannte, alltägliche Erscheinungen genügt, um vermuten zu lassen, daß Unterschiede zwischen den einzelligen Wesen und der Organzelle bestehen, Unterschiede, deren Tragweite wir heute noch keineswegs genügend übersehen und sicher unterschätzen. Ich denke hier z. B. an die Ermüdung eines Muskels nach intensiver Arbeit, an Erholung, Training, Übungshypertrophie, Inaktivitätsatrophie und vieles andere. Es handelt sich hier um sehr *langsam* sich vollziehende, aber darum nicht weniger wichtige Funktionen, die ohne Zweifel ohne die Zusammenarbeit verschiedener Organsysteme nicht möglich sind, die aber anderseits auch mit den Elementarfunktionen der Zelle in allerinnigster Beziehung stehen müssen. Nur ihre Trägheit und Unauffälligkeit entzieht sie dem exakten Experiment, ihr Vorhandensein hat sicher ebenso vitale Bedeutung wie das, was den Hauptinhalt der wissenschaftlichen Physiologie ausmacht. Keineswegs wenden wir uns damit gegen eine Maschinentheorie der Zelle, vielmehr wollen wir gerade die Forderung erheben, die Maschinentheorie einstmals so umfassend zu gestalten, daß sie auch jene trägen Reaktionen und Gleichgewichtsschwankungen in sich begreife, wie sie gerade z. B. die Ermüdung eines normal ernährten Muskels darstellt.

Wir erwähnen diese Dinge, um die *Abgrenzung* der nachfolgenden Erörterungen in ein richtiges Licht zu setzen. Wir betrachten hier nur die elementarsten Funktionen des Muskels, wir stellen uns die Muskelmaschine als ein in sich abgeschlossenes System vor, und einige unserer Schlußfolgerungen beruhen mit auf dieser Einschränkung der Betrachtungsweise. Dabei wollen wir aber im Auge behalten, daß ein solches System (z. B. eine Muskelzelle), wenn es bei jeder Kontraktion Wärme und Arbeit abgibt, zwar in gewisser Beziehung sein Gleichgewicht immer wieder herstellen kann, allmählich aber doch an Substanz und Energiegehalt an bestimmten Stellen verlieren und damit zu anderen Gleichgewichtsbedingungen übergehen muß.

In diesem Sinne müssen also die nachfolgenden Betrachtungen verstanden werden. Sie gelten nur den Elementarerscheinungen wie Oxydation, Wärmebildung, Arbeitsleistung. Wir behandeln diese Erscheinungen zwar vor allem *energetisch*, aber die Energetik ist nur ein Mittel, um dem *Mechanismus* näher zu kommen, der jene bekannten Umwandlungen der Energie hervorbringt. Die älteste Untersuchungsmethodik ist hier die myothermische, und über Untersuchungen der Wärmebildung mit Thermosäulen möchte auch ich hier in erster Linie berichten. Die Schulen HEIDENHAINS und FICKS haben, so glänzend und umfassend ihre Untersuchungen angelegt waren, ihr Gebiet in auffallendem Maße auf die Untersuchung der mechanischen Bedingungen der Muskeltätigkeit beschränkt, Beziehungen zwischen chemischem und physikalisch-chemischem Milieu und Wärmebildung dagegen wenig gepflegt. Man mag von dem Vergleich von mechanischer Bedingung und Wärme eine Theorie der Kontraktion erhofft haben und darin enttäuscht worden sein. Wie dem auch sei, eine stärkere Heranziehung experimentell-pharmakologischer Methoden zu myothermischen Untersuchungen ließ neue Fortschritte erwarten. Ich habe einen Versuch in dieser Richtung gemacht und teile im folgenden einige meiner Ergebnisse mit, zugleich aber auch Ergebnisse, die in anderer Richtung liegen und die ich lediglich der Schaffung einer neuen *Methode* verdanke.

Nachdem BÜRKER (1905, 1908) das PASCHENsche (1893, 1913) Galvanometer in die myothermische Untersuchung eingeführt und wertvolle Anregungen zu neuen Formen der Thermosäule gegeben hatte, ist von A. V. HILL (1913) die Methode weiter ausgestaltet worden. HILL verbesserte die Versuchstechnik besonders dadurch, daß er die Empfindlichkeit der Thermosäule gewaltig steigerte (bis zu 40 Lötstellen) und dadurch die Empfindlichkeit des Panzergalvanometers wieder herabsetzen konnte, sicher ein großer Vorzug. Für meine Zwecke war es nützlich, den Muskel (Froschsemimembranosus) *innerhalb einer Lösung* zu untersuchen. Schon die ersten Versuche zeigten, daß dies möglich, ja sogar von großem Vorteil ist, namentlich wenn der Muskel samt Thermosäule in eine zu 1/4 gefüllte Dewarflasche eingetaucht wird. Rasches und häufiges Auswechseln verschiedener Lösungen hindert nicht fortlaufende Beobachtungen der Zuckungswärme. Als besonderen Vorzug der neuen Methode betrachte ich die sehr einfache Untersuchung aller Temperaturfragen. Obwohl ich im folgenden die allgemein physiologischen Fragen in den Vordergrund stelle, ist doch klar, daß auch zahlreiche Probleme der speziellen Pharmakologie der Forschung zugänglich geworden und von mir z. T. auch schon in Angriff genommen sind (1913 a, b).

Ich beginne mit dem Bericht über die wichtigsten Versuchsergebnisse.[1]

Der bekannteste chemische Vorgang im Muskel ist der Sauerstoffverbrauch, die Oxydation. Wie wir wissen, vermag sich jedoch der Muskel auch in einer Wasserstoffatmosphäre wenigstens einige Zeit zu kontrahieren, er besitzt die Fähigkeit zur Anoxybiose. Das erste Ziel meiner Versuche war folgendes. Wir wußten bisher nicht, wie sich die Kontraktionswärme eines Muskels in Sauerstoff zu der eines Muskels in Wasserstoff verhält. Wir wissen zwar durch Untersuchungen von A. V. Hill (1913), daß der Teil der Wärme, welcher *nach* Ablauf der Kontraktion erscheint (etwa 1/2 der Gesamtwärme), in Wasserstoff wohl ganz wegfällt. Aber wir wissen nicht, wie sich die *während* der Kontraktion erscheinende Wärme, die sogenannte *»initiale Wärmebildung«*, mit und ohne Sauerstoff verhält.

Sämtliche Versuche ergaben, daß die *initiale Wärmebildung einer Kontraktion genau dieselbe bleibt, ob wir Oxydationen zulassen oder verhindern.* Innerhalb der Fehlergrenzen (5 bis 10%) bleibt

1 Die myothermischen Versuche sind im Physiologischen Laboratorium zu Cambridge ausgeführt und in vorläufiger Mitteilung in der Physiolog. Gesellschaft zu London, 6. Juni 1914, dargelegt worden (1914 a). Da Verf. zurzeit im Felde steht, können Tabellen, Belege und Zitate leider vorläufig nicht beigebracht werden. Ausführliche Publikation im Journal of Physiology (1914 b) im Druck.

die initiale Zuckungswärme unverändert, wenn der Muskel aus einer sauerstoffgesättigten in eine wasserstoffgesättigte oder ausgekochte Lösung übergeführt, oder wenn der Ringerlösung so viel Cyankalium zugesetzt wird, daß alle Oxydationen dadurch aufgehoben sind. Daraus dürfen wir schließen, daß auch bei reichlicher Sauerstoffzufuhr vor und während der Kontraktion Oxydationen nicht stattfinden, daß vielmehr unter allen Umständen ein nichtoxydativer Vorgang die Kontraktion hervorbringt und daß Oxydationen ausschließlich im Anschluß an die Kontraktion stattfinden. Daß sie dabei aber nicht, wie PAULI (1912) glaubt, die Erschlaffung bewirken, geht schon daraus hervor, daß die Erschlaffung in der Anoxybiose ebenso gut, ja sogar rascher, erfolgt wie in der Norm. Die Auffassung HILLS (1913), daß seine »verzögerte Wärmebildung« auf Oxydationen beruht, wird durch mein Ergebnis weiter erhärtet.

Ich werde zunächst mit dem Bericht über Versuche fortfahren. Es ergab sich, daß mit der Untersuchung in Lösung auch das Mittel gefunden war, die alte Frage des *Temperatureinflusses* auf die Zuckungswärme einwandfrei und verhältnismäßig bequem zu entscheiden. FICKS (1885) Versuche hierüber sind bekannt. Obwohl FICK die Mängel seiner Untersuchung selbst sehr wohl kannte, kam er doch zu der bestimmt ausgesprochenen Ansicht, daß mit zunehmender Temperatur auch die Zuckungswärme zunehme, obwohl die Zuckungshöhe gleichblieb. Er faßte dies in seiner Weise als Temperaturbeschleunigung chemischer Vorgänge auf. Eine Durchsicht seiner Versuche ergibt jedoch, daß die Ergebnisse widerspruchsvoll waren, und eine Durchschnittsberechnung zeigt überraschenderweise, daß man aus seinen Zahlen, wenn überhaupt auf etwas, auf das Gegenteil, nämlich eine leichte Abnahme der Zuckungswärme mit steigenden Temperaturen, hätte schließen müssen. Hierzu gelangte auch HILL (1911) in Versuchen, die gleichfalls in Luft angestellt waren und infolge von Absterbeerscheinungen wenig befriedigten.

Meine Versuche ergaben, daß in Wahrheit *der Muskel bei einer einzelnen Zuckung um so weniger Wärme bildet, je wärmer er ist.* Die initiale Wärmebildung nimmt für 10° Temperaturerhöhung durchschnittlich um 40% ab. Dies gilt für die Temperaturen von 0-22°. Höhere Temperaturen konnten bis jetzt nicht untersucht werden. In keinem einzigen von 14 gelungenen Versuchen mit einigen hundert Beobachtungen nahm die Wärmebildung mit der

Erwärmung des Präparates zu oder mit der Abkühlung ab. Die isometrische Zuckung ändert sich dabei, wie bekannt (BERNSTEIN 1908, FRÖHLICH 1908) sehr wenig (sie zeigt bei Zimmertemperatur ein Minimum). Daher nimmt der »Wirkungsgrad«, besser gesagt das Verhältnis von Spannungsleistung : Wärme, mit steigender Temperatur zu, *der wärmere Muskel arbeitet ökonomischer.* Die Lösung dieser Frage ist überraschend. Wir werden sehen, daß die Bedeutung des Ergebnisses zwar nicht gering ist, dieses aber erst zu einer Zeit Früchte tragen dürfte, zu der die Muskelmaschine besser bekannt sein wird als heute.

Die tetanische Zuckung bei verschiedenen Temperaturen bot der Untersuchung Schwierigkeiten. Ich kann es aber doch als ziemlich sicher hinstellen, daß der hemmende Einfluß der Temperatur auf die Zuckungswärme bald mehr, bald weniger ausgeglichen wird dadurch, daß bei höherer Temperatur mehr Einzelerregungen pro Zeiteinheit stattfinden. Im Durchschnitt ergaben daher Tetani von $^1/_2$ Sekunde Dauer bei verschiedener Temperatur dieselbe Wärmemenge.

Wie schon erwähnt, lassen sich die Oxydationen im Muskel aufheben, ohne daß man der Zuckung irgend etwas ansieht. Dies ist längst bekannt. Ich habe dem schon oben den Satz hinzugefügt: die Oxydationen im Muskel lassen sich aufheben, ohne daß die initiale Wärmebildung sich ändert. Darüber also, daß Oxydationen einerseits, Produktion von Arbeit und initialer Wärme andererseits vollständig trennbare Funktionen sind, besteht jetzt kein Zweifel mehr. Ich habe diese Auffassung noch dadurch erhärtet, daß ich die Trennbarkeit von Oxydation und Arbeitsleistung durch *Cyanide* am Froschherzen (1912 a) quantitativ bewiesen habe und die Trennbarkeit von Oxydation und Wärmebildung gleichfalls durch Cyanide am Skelettmuskel (1914 b) gezeigt habe. Da die Wirkung der Blausäure am Oxydationsferment selbst stattfindet, so können auch die Annahmen eines Sauerstoffspeichers in der Zelle von neuem und auch für diesen Fall des Muskels als widerlegt bezeichnet werden.

Die nächste Frage, die ich mir vorlegen mußte, war, ob auch Wärmebildung und Arbeitsleistung trennbare oder vielmehr notwendig verbundene Dinge sind. Es gelang, auch diese Frage zu entscheiden, und zwar mit Hilfe von Äthylalkohol. Bei geeigneter Konzentration und Anwendung dieser Substanz gelingt es zu zeigen, daß auf einen elektrischen Reiz hin beträchtliche Wärme mengen (bis zu 50% der Norm) im Muskel frei werden, ohne daß auch nur eine Andeutung von Zuckung statthat: *die Erregung bewirkt hier nur Wärmebildung, keine Arbeitsleistung,* die Umwandlung von potentieller Energie in Wärme besteht fort, ihre Umwandlung in Arbeit ist aufgehoben. Auch initiale Wärmebildung und Arbeitsleistung sind somit trennbare Funktionen. Ich möchte nicht unerwähnt lassen, daß, um dieses Versuchsergebnis zu erzielen, spezielle Versuchsbedingungen nötig sind und daß man auch mit Alkohol ein ziemlich *paralleles Absinken von isometrischer Zuckung und Wärmebildung* erzielen kann. Dieses letztere Verhalten bildet geradezu die Regel bei einer anderen Einwirkung: bei Untersuchung in *hypotonischer* Ringerlösung.

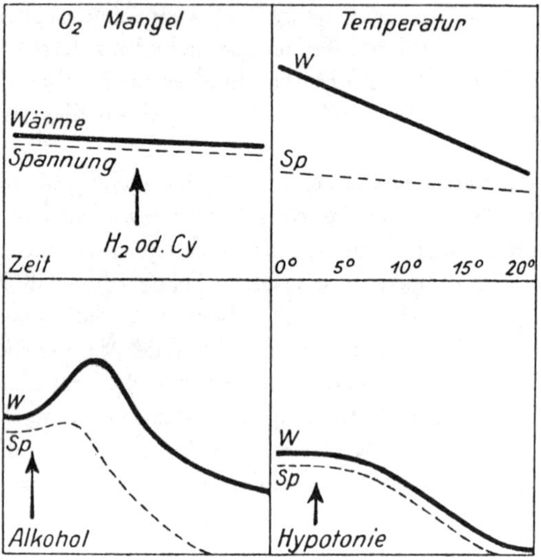


Auch diese Fälle haben ihr besonderes Interesse (s. Figur).

Ich will nunmehr dazu übergehen, diese myothermischen Ergebnisse mit den Resultaten der neueren Oxydationsmessungen am Herzmuskel zu verbinden, um sodann einige allgemeine Schlüsse über die Muskelmaschine zu ziehen. Dabei wollen wir uns erinnern, daß sich die Aufstellung von »Kontraktionstheorien« als eine wenig vorteilhafte Methode erwiesen hat. Ich glaube, daß auch moderne Autoren, wie PAULI (1912), in dieser Hinsicht noch zu weit gehen. Gerade die Kolloidchemie beweist, daß wir in den

Dimensionen der Zellstrukturen mit Kräften und Gesetzen rechnen müssen, die auch rein physikalisch-chemisch noch völlig ungenügend bekannt sind. Darum ist es richtiger, den Zusammenhang der Erscheinungen ebenso roh auszudrücken, wie er sich eben bisher darbietet, und nicht die Lücken des Verstehens willkürlich mit den zufällig bekannten Formen auszufüllen. Damit soll der Wert einer in vielen Punkten aussichtsreichen Hypothese, wie der von PAULI, selbstverständlich nicht geschmälert werden. HERMANNS (1867) Meinung, daß die Verbrennungsvorgänge eine restitutive Bedeutung besitzen, besteht auch heute zu Recht und ist der Ausgangspunkt aller neuen Betrachtungen. Am klarsten lassen die Verhältnisse sich entwickeln, wenn wir gewissermaßen chronologisch vorgehen und zunächst überlegen, welches die ersten Wirkungen z. B. eines elektrischen Reizes sind. Bekanntlich ist die erste objektive Veränderung der Aktionsstrom. Der Aktionsstrom kann nun fast unverändert beobachtet werden, auch wenn der Muskel sich nicht rührt, er ist also ein Vorgang für sich (NOYONS 1908, 1909, SEEMANN 1913, SEEMANN u. VICTOROFF 1911, KRETZER u. SEEMANN 1912, MINES 1913 u. a.). Ihn als einen Ausdruck der Stoffwechselvorgänge zu betrachten, lehnen die meisten Elektrophysiologen jetzt ab (vgl. BORUTTAU 1913). Ich kann mich dieser Ablehnung nur anschließen. Ich habe auch selbst festgestellt, daß der Aktionsstrom des Cyanherzens, also des Herzens, in dem die Oxydationen aufgehoben sind, so gut wie unverändert ist, insbesondere auch die T-Zacke (unveröffentlichte Versuche). An die elektrische Zustandsänderung schließt sich nun unmittelbar die mechanische: Form, Dehnbarkeit, Härte verändern sich in der bekannten Weise, es findet eine explosionsartige Befreiung von Energie statt. Ob im Muskel schon vor der Zusammenziehung Wärme frei wird, wissen wir leider nicht. Zweifellos wird aber während der Kontraktion stets neben mechanischer Arbeit auch Wärme frei. Während jedoch die Arbeitsleistung nur den Bruchteil einer Sekunde anhält, geht, wie A.V. HILL (1911, 1913) fand, die Wärmebildung noch geraume Zeit, vielleicht minutenlang weiter.

Über einen ursächlichen Zusammenhang zwischen dem Aktionsstrom (bzw. dem Vorgang, der ihm zugrunde liegt) und jener gewaltigen Energiebefreiung ist garnichts bekannt. Nur daß jener Erregungsvorgang mit Oxydationen direkt nichts zu tun hat, kann mit Sicherheit behauptet werden. Seine Wärmetönung ist ohne

Zweifel sehr gering, das ist von der Erregung des Nerven ja ganz sicher gestellt. Und diese ist doch wohl ein ganz analoger Vorgang. Wir begnügen uns also zu sagen: an den Erregungsvorgang schließt sich eine explosionsartige Umwandlung von potentieller Energie in Wärme und Arbeit an. Auf welche Weise? Wir müssen zugeben, daß wir hierüber nichts Positives, wohl aber einiges Negative wissen; einige Möglichkeiten können wir heute schon ausschließen. So wissen wir seit den Untersuchungen des Laboratoriums von Fick (1882; 1893 a, b), daß der Wirkungsgrad der Muskelmaschinen ein so hoher ist, daß wir eine Wärmemaschine, eine Maschine, in der Arbeit aus Wärme entsteht, ausschließen müssen. Dies sind bekannte Dinge und die Ansicht ist seither immer wieder bestätigt und durch Versuche befestigt worden. Vielfach tritt in der älteren Literatur die Meinung auf, daß die Wärmebildung im Muskel ein Ausdruck der Oxydationen sei. Diese Frage müssen wir eingehend behandeln, und es wird sich zeigen, daß hier schon wesentlich Greifbareres gesagt werden kann.

Selbstverständlich ist zunächst, daß die gesamte Energie, Wärme, Arbeit, auch elektrische Energie, letzten Endes aus Verbrennungen herstammt. Es ist unwahrscheinlich, daß dieser Satz für einen überlebenden Muskel streng gilt; für den lebenden Muskel trifft er jedoch zu. Es kann sich also nur fragen, ob Wärme und Arbeit im Augenblick der Kontraktion *unmittelbar* aus den Spannkräften einer Oxydation stammen. Die entscheidende Bresche in diese Anschauung legte Hermann (1867) durch seinen Nachweis der Anoxybiose: Muskeln kontrahieren sich auch im Stickstoff. Dagegen ließ sich immerhin sagen, daß in solchen Fällen intrazelluläre Sauerstoffspeicher herangezogen werden. Dieser Einwurf ist schon oben abgelehnt und widerlegt worden. Man könnte auch daran denken, daß der Muskel bald mit oxydativen, bald, wenn Sauerstoff fehlt, mit gärungsähnlichen Reaktionen arbeitet. Diese an sich schon unwahrscheinliche Annahme verliert noch mehr an Boden durch meinen Nachweis (1914 a, b), daß die initiale Wärmebildung in Wasserstoff genau dieselbe ist, wie in Sauerstoff. Vielmehr haben wir anzunehmen, daß *ein nicht oxydativer Vorgang die Energie für Arbeit und initiale Wärme liefert.* Ob die Entstehung von Milchsäure hierbei als nur auslösende oder als energieliefernde Reaktion in Betracht kommt, ist bisher unentschieden. Das Problem der Milchsäurebildung ist im Fluß (Fletcher u. Hopkins 1907, 1911; Parnas 1915, Parnas u. Baer 1912, Parnas u. Wagner

1914 u. a.) und soll hier nicht näher besprochen werden. Wir wenden uns nur der Frage zu, welche Rolle die Oxydationen spielen. Kein Zweifel kann herrschen, daß ihre Bedeutung darin liegt, die bei jenem nicht oxydativen Vorgang verbrauchte Energie wieder aufzustapeln. Die Vorstellung, daß sie nur dazu dienen, Stoffwechselschlacken, eventuell Milchsäure, durch Verbrennung wegzuräumen, ist unzulänglich. Denn der Muskel müßte hierbei fortgesetzt enorm an Energiegehalt verarmen. Es würde dies eine Energieverschwendung bedeuten, die mit dem hohen Wirkungsgrad des Muskels völlig unvereinbar ist. Denn die Spaltungswärme (Zucker → Milchsäure) beträgt ja nur wenige Prozent der Verbrennungswärme, mehr als $^{9}/_{10}$ der Energie gingen daher verloren. Die Theorie, nach der aus anaëroben Spaltungen Arbeit (und Wärme) gebildet wird, und nach der die Spaltprodukte ohne Nutzeffekt einfach verbrennen, ist daher *a priori* mit Rücksicht auf den Wirkungsgrad des Muskels *abzulehnen.* Vielmehr gelangen wir mit Notwendigkeit zu der Ansicht, daß mindestens *ein Teil* der *Spannkräfte oxydativer Reaktionen* nicht als Wärme, auch nicht als Arbeit (s. o.) erscheint, sondern in *einer unbekannten Form aufgespeichert wird,* nach Hills Ausdruck (1913) wie bei einem Akkumulator. Hieraus ergeben sich für die sogenannte Thermodynamik des Muskels gewichtige Folgerungen. Ehe wir sie besprechen, kommen wir kurz auf die zeitliche Frage zurück. Der Zerfall der Muskelmaschine in einen nichtoxydativen, arbeitliefernden und einen oxydativen, restitutiven Teil schließt nicht aus, daß beide Hälften der Maschine gleichzeitig arbeiten. Wir haben jedoch mindestens drei Gründe anzunehmen, daß bei einer einfachen Zukkung zuerst die arbeitliefernde und dann die restitutive Maschine in Funktion tritt. Erstens fand A. V. Hill (1913), daß diejenige Wärmebildung, welche *nach* der Kontraktion erfolgt, bei fehlendem Sauerstoff wegfällt. Dies wird ergänzt durch *meinen* Befund (1914a, b), daß die initiale Wärmebildung dabei unverändert bleibt. Endlich fand Verzár (1912), daß bei tetanischer Erregung eines Kaninchenmuskels der erhöhte Sauerstoffverbrauch noch mehrere Minuten nach der Kontraktion anhält. Die Oxydationen folgen also nach.

Wie bemerkt, gewinnt auch die thermodynamische Betrachtung des Muskels neue Gesichtspunkte. Es ist nämlich unvermeidlich, daß wir die beiden Teilmaschinen im Muskel, die arbeitsliefernde und die restitutive, auch thermodynamisch getrennt betrachten.

Insbesondere müssen wir fragen, mit welchem Nutzeffekt arbeitet die erste, mit welchem die zweite Maschine?[2] Auf dem weiten Felde, welches sich der Forschung hier erschließt, ist noch wenig getan. Wir müssen uns begnügen, dies Wenige zu nennen und den Weg zu zeigen, der hier vorwärts bringen wird.

Zunächst führe ich an, daß die erste Maschine, die ich als die arbeitliefernde bezeichne, der gesonderten Erforschung dadurch zugänglich wird, daß die sogenannte initiale Wärme, wie ich fand, keine Komponente der zweiten oxydativen Maschine in sich enthält. Untersuche ich also initiale Wärmebildung und Arbeit, so untersuche ich den Nutzeffekt der ersten Maschine.[3] Wir kommen darauf zurück. Kann man auch die zweite Maschine einer gesonderten Untersuchung unterwerfen? Hier läßt sich an mehreres denken. Eine eingehendere Untersuchung der von Hill (1911, 1913) entdeckten »verzögerten Wärmebildung« wäre überaus wünschenswert, trotz der sehr großen Schwierigkeiten. Sie hätte Hand in Hand zu gehen mit Sauerstoffmessungen. Kennte man $O_2$-Verbrauch und »verzögerte« Wärmebildung, so ließe sich berechnen, wie viel Verbrennungsenergie als Wärme erscheint und wie viel als potentielle Energie verbleibt. Dies ergäbe den Nutzeffekt der zweiten Maschine. Ein kürzerer Weg ergibt sich vielleicht aus folgendem. Ich habe oben berichtet, daß die initiale Wärmebildung am Skelettmuskel mit steigender Temperatur abnimmt. Gerade das Umgekehrte habe ich bezüglich der Oxydationen gefunden, allerdings am Herzmuskel. Hier nehmen die Oxydationen auch bei gleichbleibender Schlagfrequenz mit der Temperatur zu.[4] Setzen wir einen Augenblick voraus, daß, was für das Herz gilt, auch für den Skelettmuskel zutrifft, so sind diese entgegengesetz-

2 Von einer eigentlichen Anwendung des zweiten Hauptsatzes ist hier so wenig wie bisher die Rede. Dazu wäre nötig, daß sicher reversible Experimente angestellt werden. Diese Forderung aber ist unerfüllbar.

3 Was ist initiale Wärme? Sie wird gemessen durch den maximalen Ausschlag eines Galvanometers von geringer Trägheit. In dieser Definition ist also noch ein instrumenteller Faktor enthalten. Weitere Arbeit ist hier erforderlich, doch muß auf Näheres an dieser Stelle verzichtet werden.

4 Rohde (1914), der allerdings nur ungleiche Schlagfrequenzen vergleicht, kommt am Kaninchenherzen zu einem anderen Ergebnis und spricht dies in allgemeiner Form aus. Ich halte demgegenüber an meinen zahlreichen und eindeutigen Versuchen fest, die an dem ohne Zweifel geeigneteren Herzen des Frosches gewonnen sind (1912b).

ten Resultate nur so vereinbar, daß man annimmt, der Wirkungsgrad der arbeitliefernden Maschine verbessere sich, der Wirkungsgrad der restitutiven Maschine, die Ausnutzung der Oxydationen verschlechtere sich mit der Temperaturerhöhung. Nur dann nämlich ist ein Gleichgewicht der Gesamtfunktion denkbar. Ich bin mir der Lücken dieser Beweisführung wohl bewußt und führe das wenige bisher Ermittelte nur an, um den Weg zu zeigen, auf welchem die Theorie der zwei mit verschiedenem Nutzeffekt arbeitenden Maschinen weiter bearbeitet werden kann.

Diese *Zweimaschinentheorie* wird ferner illustriert durch zahlreiche Versuche mit wirksamen Substanzen, und sie liefert ihrerseits Beiträge zur Theorie der Pharmaka. Man kann hier schon jetzt von einer *Thermodynamik* dieser *pharmakologischen Wirkungen* sprechen, und ich möchte hier kurz im Schema skizzieren, was eine solche Zweimaschinentheorie hier bisher leistet. Allgemein dürfen wir zwei Gruppen von Wirkungen erwarten, eine, welche auf die arbeitliefernde, und eine, welche auf die restitutive Maschine wirkt. Innerhalb jeder dieser Gruppen kann wieder einmal eine Wirkung auf die Gesamtgröße des Energieumsatzes und eine andere auf die *Umwandlung*, somit auf die Größe des Nutzeffektes der Maschine, theoretisch erwartet werden. Wir wollen sehen, wie weit solche Erwartungen sich schon jetzt durch Tatsachen belegen lassen und beginnen mit der arbeitliefernden Maschine, die nunmehr kurz als Maschine I bezeichnet werden soll. Ein ganz klarer Fall ist hier die Wirkung einer mäßigen Quellung in hypotonischer Lösung; initiale Wärmebildung und isometrische Zuckung werden in etwa gleichem Maße herabgesetzt (Fall 1). Es erfolgt eine einfache Hemmung der Maschine I. Daß die Oxydationen hierbei irgendwie direkt beeinflußt werden, ist nicht anzunehmen, nachdem SIEBECK (1912 a, b) gezeigt hat, daß an gequollenen Froschnieren eine Änderung der Oxydationsgeschwindigkeit nicht zu bemerken ist. Wir kommen hierauf zurück. Einen Fall von Störung der Maschine I im Sinne einer Herabsetzung des Nutzeffektes (Fall 2) fanden wir in den Experimenten mit Äthylalkohol: Aufhebung der Arbeitsleistung bei Fortbestehen der initialen Wärmebildung. Fall 3, die Gesamthemmung der Oxydationsmaschine (Maschine II), ist gegeben in der Wirkung der Blausäure, die wiederum Maschine I völlig intakt läßt. Ein Beispiel von pharmakologischer Wirkung auf den Nutzeffekt der Maschine II (Fall 4) habe ich bisher nicht gefunden. Diese Lücke ist vielleicht auszufüllen durch die vorange-

henden Bemerkungen über den Einfluß der Temperatur: Erwärmung wirkt beschleunigend auf die Oxydationen, hemmend auf die initiale Wärmebildung. Soll der Muskel, wie gesagt, im Gleichgewicht bleiben, so sind die beiden Tatsachen nur zu vereinigen, wenn man annimmt, daß der Nutzeffekt der Maschine II mit steigender Temperatur sich verschlechtert.
Diese Versuchsresultate sind in nachfolgendem Schema zusammengestellt. Die vertikalen Pfeile bedeuten Umwandlungen von Energien, die horizontalen Pfeile deuten nach den Stellen des Systems, an denen Wirkungen vorkommen können.

```
Fall 1      ⟶ Potentielle Energie  ⎫
  (Quellung, Hypotonie)            ⎪
Fall 2      ⟶        ↓             ⎬ Maschine I
  (Alkohol)                        ⎪
               Arbeit + Wärme      ⎭
Fall 3      ⟶ Oxydationsenergie                ⎫
  (Cyan)                                       ⎪
Fall 4      ⟶        ↓                         ⎬ Maschine II
               Potentielle Energie + Wärme     ⎭
```

Weniges nur läßt sich sagen über die wichtige Frage, in welcher Weise die beiden Maschinen verkoppelt sind. Diese Frage hat prinzipielle Bedeutung, weil sie gleichbedeutend ist mit der Frage, wie die Oxydationen im arbeitenden Muskel überhaupt ausgelöst werden. Daß die Oxydationen im arbeitenden Muskel gegenüber dem ruhenden beschleunigt sind, ist schon sehr lange bekannt; weniger bekannt ist, wie enorm die Unterschiede sein können. So fand ich, daß die Oxydationen des ruhenden Herzens durch mäßig intensive Arbeit auf das Zwanzigfache steigen. Wie kommt dies zustande? Es kann kaum zweifelhaft sein, daß für die Oxydationsgeschwindigkeit in erster Linie das Tempo maßgebend ist, in welchem Maschine I arbeitet. Die Untersuchungen Rohdes (Rohde u. Ogawa 1912, Rohde 1914) am Katzenherzen ergaben eine Herabsetzung der Oxydationen durch Narkotika, aber stets auch eine noch stärkere Herabsetzung der mechanischen Leistung. Ganz analoge Verhältnisse fand ich am Froschherzen (unveröffentlichte Versuche[5]). Die Tatsache nun, daß ich (beim Alkohol) ein mit den Oxydationen *gleichsinniges* Verhalten von initialer *Wärme*bildung

5 Weizsäcker, V. (1914c).

und Leistung finde, weist darauf hin, daß die initiale Wärmebildung und die Oxydationen hier parallel gehen. Es gibt hier auch Fälle, in denen trotz einer völlig vernichteten Arbeitsfähigkeit initiale Wärmebildung und Oxydationen fortbestehen. Für erstes führe ich meine myothermischen Versuche mit Alkohol an, für letzteres die Versuche ROHDES mit Chloralhydrat oder Kohlensäure, bei denen ein nicht mehr schlagendes Herz noch einen bedeutenden, eventuell fast normalen $O_2$-Verbrauch hatte.

Die Theorie der Wirkung *indifferenter Narkotika* auf das schlagende Herz und den tätigen Skelettmuskel stellt sich hiernach so dar, daß in erster Linie eine Hemmung des nichtoxydativen, arbeitliefernden Apparates eintritt. Diese Wirkung besteht einmal in einer Herabsetzung[6] des gesamten Energiequantums, welches pro Kontraktion befreit wird, und zweitens in einer Verschlechterung des Nutzeffektes (wenigstens bei bestimmter Applikationsweise, s. o.). Die Herabsetzung dieses Gesamtumsatzes zieht ferner als natürliche Folge auch eine Herabsetzung der Oxydationen nach sich: das Tempo der Maschine I bestimmt ja das Tempo der Maschine II. Es wäre noch zu fragen, ob die Oxydationen nicht auch noch in unmittelbarer Weise durch die Narkotika gehemmt werden. Bei allen anderen Zellen bestehen ja solche Wirkungen auf die Oxydationen. Diese Frage läßt sich schwer experimentell entscheiden. Man kann aber die Konzentrationen vergleichen, durch welche z. B. das Phenylurethan die Kontraktionen aufhebt, mit den Konzentrationen, welche die Ruheoxydationen aufheben. Ich habe dies am Herzmuskel des Frosches getan und gefunden (1914 c) daß die Kontraktionen 2-3mal empfindlicher gegen die Narkotika sind wie die Oxydationen.[7]

6 Aus der Figur geht hervor, daß die erste Wirkung in dem betreffenden Versuch eine Steigerung von Wärme und Spannungsleistung war. Solche Steigerungen findet man am meisten, wenn der Muskel plötzlich in ziemlich hohe Konzentrationen von Alkohol gebracht wird (über 50%). Manches spricht dafür, daß bei diesen Steigerungen eine Wirkung vom Typus der Potentialgiftwirkungen (STRAUß 1903, 1907), bei den Hemmungen dagegen ein Gleichgewicht vorliegt. Es ist nicht einzusehen, warum diese beiden von W. STRAUB (1908) unterschiedenen Wirkungsarten nicht bei *einer* Substanz anzutreffen sein sollten.

7 Umgekehrt sind bei der Blausäure die kontraktionshemmenden Dosen mindestens 10mal größer als die oxydationshemmenden. Unveröffentlichte Versuche.

Der Gedanke liegt nahe, daß das Verhalten der Muskelzelle auch für andere Zellen typisch ist, insofern als allenthalben die Oxydationsgeschwindigkeit beherrscht wäre von einer übergeordneten Funktion, der Funktion eines arbeitliefernden Systems. Damit finden wir Anschluß an gewisse Vorstellungen WARBURGS (1914) über die Bedeutung der Zellstrukturen für die Oxydationsgeschwindigkeit. Wir wissen, daß bei der Kontraktion Änderungen der Zellstruktur stattfinden, und nichts liegt näher, als die Änderung der Oxydationsgeschwindigkeit nach der Kontraktion mit diesen Änderungen der Zellstruktur in Zusammenhang zu bringen. Und dieses führt uns zu den bekannten Annahmen über Beziehungen zwischen Oberfläche und Reaktionsgeschwindigkeit. Das Resultat unserer Überlegungen ist sonach, daß die Oxydationsgeschwindigkeit und damit die Tätigkeit der Maschine II reguliert wird durch die mit der Tätigkeit der Maschine I verbundenen Strukturänderungen.

Als einen Vorzug dieser Zweimaschinentheorie möchte ich bezeichnen, daß hier rein energetische Betrachtungen zu denselben Vorstellungen eines *Kreislaufs* geführt haben wie auf chemischem Gebiete die Erforschung der Milchsäurebildung. Auch hier stellen sich viele Autoren die Funktion als einen Wechsel von Spaltung und Synthese vor, bei dem ein Teil der Spaltprodukte stets wieder in das Ausgangsprodukt zurückverwandelt wird. Dies würde mit dem oben geschilderten energetischen Kreislauf (absichtlich vermeiden wir das Wort Kreisprozeß) vollkommen zusammenstimmen. Auch dort fanden wir ja eine Umwandlung einer (nicht näher anzugebenden) potentiellen Energie in Wärme und Arbeit in beständigem Wechsel mit einer Umwandlung von Verbrennungsenergie in jene potentielle Energie begriffen.

Mit einem Wort ist noch zurückzukommen auf die Beziehungen zwischen Oberfläche und Oxydationsgeschwindigkeit. Solche Beziehungen direkt nachzuweisen, haben wir noch wenige Mittel. Ein bekanntes Beispiel ist der Versuch WARBURGS (1909), in dem gezeigt wurde, daß (in Erythrozyten) der Hauptteil der Atmung am Stroma haftet. Ein indirekter Weg wäre, wenn es gelänge, die Merkmale des *zweiphasischen* Systems nachzuweisen. Ein solches Merkmal wäre die Größe des Temperaturkoeffizienten; dieser beträgt nach NERNST (1904) und Mitarbeitern (BRUNNER 1904) im zweiphasischen System weniger als 2, z. B. 1,5. – In der Tat habe ich (1912 b) eine ähnliche Zahl für die Oxydationen des Froschherzens gefunden und auf die Möglichkeit einer derartigen Bedeutung damals hingewiesen. Andrerseits kann von dieser Seite her ein späteres Verständnis der paradoxen Temperaturabhängigkeit der initialen Wärmebildung, über die ich oben berichtete, erhofft werden. Über die Abhängigkeit der inneren Oberfläche disperser Systeme von der Temperatur wissen wir ja noch recht wenig. Aber eine Verminderung der wirksamen Oberfläche mit zunehmender Temperatur ist möglich und würde eine brauchbare Erklärung jener Tatsachen abgeben können.

Wir haben uns hier zuletzt mehr vorausschauend als rückschauend verhalten. Den *Inhalt* des Vorhergehenden aber können wir dahin *zusammenfassen,* daß myothermische Versuche, nach einer neuen Methode in Salzlösungen angestellt, neue allgemein-physiologische und pharmakologische Ergebnisse geliefert haben, welche besonders auch die Oxydations- und Tätigkeitsmessungen am Herzen nach der myothermischen Seite ergänzen. Das Ergebnis einer Vergleichung all dieser Erscheinungen ist als Zweimaschinentheorie gekennzeichnet worden. Nach dieser Theorie kann der tätige Muskel als eine Verkoppelung zweier Maschinen aufgefaßt werden. Die erste Maschine wird als die arbeitliefernde bezeichnet und bewirkt die Umwandlung einer unbekannten potentiellen Energie auf nicht oxydativem Wege in Arbeit und Wärme. Die zweite Maschine wird als die restitutive bezeichnet und bewirkt durch Ausnutzung der freien Energie von Oxydationen eine Wiederergänzung jener nicht näher bezeichneten potentiellen Energie der ersten Maschine. Das Tempo, in welchem Maschine I arbeitet, bestimmt – neben anderem – wahrscheinlich die Oxydationsgeschwindigkeit in Maschine II. Die Oxydationen folgen auch zeitlich der arbeitliefernden Funktion nach. Die Versuche, welche zu dieser Auffassung führen, werden angeführt und der Weg zu einer weiteren Bestätigung gezeigt. Eine getrennte Erforschung der Maschine I wird besonders durch den Befund ermöglicht, daß die initiale Wärme von ausschließlich nicht oxydativen Reaktionen herrührt. Daher können auch die Wirkungsgrade der beiden Maschinen getrennt behandelt werden. – Die Frage des Temperatureinflusses auf die Zuckungswärme konnte durch die Untersuchung in Lösungen entschieden werden. – Hervorzuheben ist endlich, daß diese *energetische* Betrachtung der Muskelmaschine zu einem Ergebnis führt, welches mit Resultaten *chemischer* Forschung gut übereinstimmt.

# Über die Energetik der Muskeln und insbesondere des Herzmuskels sowie ihre Beziehung zur Pathologie des Herzens

# Inhalt

Die Erforschung der Energetik der Muskeln beginnt mit einer glänzenden Untersuchung von Helmholtz (1848) über die Wärmebildung im Muskel. Sie fällt in die Zeit, in der die Physik unter Führung des gleichen Forschers auf die Fundamente der allgemeinen Wärmetheorie gestellt wurde (1847). Verglichen mit den Wirkungen, welche die energetische Betrachtungsform in der Physik hatte, müssen ihre Folgen in der Biologie bescheiden genannt werden. Dies liegt nicht nur an der größeren Schwierigkeit des biologischen Gegenstandes, sondern auch daran, daß Sinn und Wert der energetischen Betrachtungsweise in der Biologie andere sind. Für ihre Zwecke ist, wie mit Recht gesagt wurde, die Energetik vielfach eine zu allgemeine Form, da sie, das liegt in ihrem Wesen, von dem besonderen Mechanismus, der die Energieverwandlung vermittelt, ausdrücklich absieht. Gerade dieser Mechanismus aber beschäftigt die Biologie.
Allein das besondere energetische Verhalten einer Zelle kann doch vielfach ihren Mechanismus charakterisieren, wie eine bekannte Diskussion zwischen Fick (1882; 1893 a, b) und Engelmann (1892, [2]1893) über die Muskelmaschine lehrt. Die Energetik ist ein Mittel, den Mechanismus der Maschine aufzuklären, und so will auch die Energetik der Muskeln verstanden sein. Die rein quantitative Frage: wieviel Arbeit wird geleistet?, wieviel Energie verbraucht?, mit welchem Nutzeffekt wird gearbeitet?, ist für sich allein zwar gewiß von Interesse; sie wird biologisch aber viel bedeutsamer, wenn sie überleiten kann zu qualitativen Problemen. Welche Energieformen entstehen auseinander, welchen Zwecken dient die Sparsamkeit der Maschine, welche Mittel und Vorrichtungen ermöglichen diese und jene Leistung? Die hervorragend wichtigen Leistungen des Nervensystems scheinen teilweise mit minimalen Energiequanten zu erfolgen. Niemand wird behaupten können, daß es in Organismen am meisten auf Kraft und Stoff, auf das Quantum der Leistungen ankomme; viel eher dürfte man von einer Veredlung der Arbeit als demjenigen sprechen, auf welches es »ankommt«. In dieser Hinsicht hat sich auch die Biologie heute von den Materialisierungen einer früheren Epoche der Wissenschaft schon weit entfernt.
Während die Thermodynamik der Physik eine allgemeingültige

Theorie darstellt, ist die »Thermodynamik des Muskels« eine reine Deskription von Einzelbeobachtungen, von mathematischer Darstellung kann nicht die Rede sein. Es können sich daher Zweifel erheben, ob nicht das Wort Thermodynamik bei dem Muskel allzu mißverständlich ist, eben weil es hier eine Beschreibung, keine Theorie bedeutet, wie ja auch die älteren Forscher nur von »myothermischen Untersuchungen« gesprochen haben. Festzuhalten ist daher in sprachlicher Beziehung, daß bei der ganzen Übertragung der thermodynamischen Terminologie auf den Muskel immer nur dies gemeint sein kann: Deskription der dynamischen und zugleich der thermischen Vorgänge am Muskel, aber ohne die Möglichkeit, die Hauptsätze der Wärmetheorie quantitativ anzuwenden.
Die ältere Literatur, insbesondere der Schulen von HEIDENHAIN und FICK, sind in maßgebender Weise von O. FRANK (1904) in seinem Referate dargestellt worden. Das seither auf diesem Gebiete Geleistete kritisch zusammenfassen zu wollen wäre verfrüht und kann nicht die Absicht des Folgenden sein. Vielmehr sollen darin nur einige neuere Ergebnisse mitgeteilt und mit den allgemeinen Fragen der Physiologie und Pathologie in Beziehung gesetzt werden. Neben neuen Versuchen am Skelettmuskel mit Thermosäule und Galvanometer ist in den letzten Jahren auch die *Energetik des Herzmuskels* in Angriff genommen worden. Dieses Organ stellt nun der thermoelektrischen Untersuchung bisher erhebliche Schwierigkeiten entgegen. Dafür eignet es sich im Gegensatz zum Skelettmuskel hervorragend für die Verbindung von Stoff- und Gaswechselmessung mit der Registrierung der mechanischen Leistung. Nach zwei Richtungen wird die Energetik so erweitert: die myothermischen Beobachtungen werden durch Stoffwechselmessungen ergänzt, und die Betrachtung erstreckt sich jetzt auch auf das Herz. Sie rückt überdies dadurch, daß das Warmblüterherz untersucht werden kann, der Physiologie und Pathologie des Menschen einen Schritt näher, und hieran gebührt das erste Verdienst der ausgezeichneten Forscherarbeit des allzu früh verstorbenen E. ROHDE. In einer die thermischen Messungen und die Stoffwechselmessungen vereinigenden Überlegung erhebt sich natürlich die Vorfrage: wie weit kann die Temperaturänderung des tätigen Muskels – und diese allein mißt ja das Thermoelement – als Maß der Wärmebildung gelten, und anderseits, wie weit kann die Messung des Gaswechsels am isolierten Organ als Ausdruck der Wärmetönung (= Wärme + Arbeit) angesehen werden? Bei jedem

Schritt, den wir tun, müssen diese beiden Fragen erwogen werden. Allgemein sind sie nicht zu behandeln. Sie sind mit den methodischen Anordnungen im Einzelfall auf das engste verbunden.
Auch die Zusammenfassung der Erfahrungen an Skelett- und Herzmuskel hat in jeder Einzelfrage zu prüfen, ob die beiden Muskelarten sich übereinstimmend verhalten oder nicht. Was hierüber bisher bekannt ist, läßt sich vielleicht dahin zusammenfassen, daß die größten Differenzen auf anatomischem und histologischem Gebiete liegen sowie daß besonders große Unterschiede in physikalisch-chemischer Beziehung sowie im Verhalten gegenüber den Giften der Glykosid- und Alkaloid-Gruppe anzutreffen sind. Dagegen hat sich ergeben, daß die Grundlagen der Dynamik und der Energetik in vielen wesentlichen Punkten übereinstimmen.

Welches ist die *Aufgabe einer Energetik des Herzmuskels?* Die Energetik des Herzmuskels hat zu zeigen, auf welche Weise und in welchem Umfang die dem Organ zugeführten chemischen Energiemengen in mechanische und andere Energieformen übergeführt werden und in welcher Weise es geschieht, daß diese Energieverwandlungen mit einer ganz bestimmten Geschwindigkeit, in einer ganz bestimmten rhythmischen Form des Zu- und Abnehmens, in einer ganz bestimmten Quantität und Qualität erfolgen. Was dem Herzen zufließt, ist ein gleichmäßiger Strom potentieller chemischer Energie. Was das Herz dagegen abgibt, ist eine hochspezifische, nach Quantität und Qualität, Zeit und Richtung, Intensität und Form bestimmte Leistung. Zwischen diesem Anfang und Ende des Geschehens die Verbindung herzustellen ist Aufgabe einer physiologisch definierten Energetik des Herzmuskels.

# A. Physiologie

## *1. Der Einfluß der Zufuhr*

Im allgemeinen gilt auch beim tätigen Herzen der Grundsatz, daß für den Verbrauch an Energieträgern, d. h. hauptsächlich an Sauerstoff und Zucker, nicht das Angebot maßgebend ist, sondern der Bedarf. Mit dieser Ausdrucksweise werden eigentlich zwei Fragen berührt. Einmal läßt sich zeigen, daß bei reichlicher Zufuhr in der Regel nicht alles verbraucht wird, was zugeführt wird; das Blut verläßt das Herz mit einem Überschuß an Nährsubstanzen. Zweitens erhebt sich aber die Frage, ob die Konzentration der zugeführten Substanz den Verbrauch bestimmt oder wenigstens beeinflußt. Wenn nicht, so sagt man, allein der Bedarf, nicht das Angebot bestimme den Verbrauch.

Die hierauf gerichteten Untersuchungen ergeben, daß das Angebot an *Sauerstoff* den Verbrauch sicher nicht *bestimmt;* das ist nach allem, was wir an Muskelphysiologie längst wissen, fast eine Selbstverständlichkeit; je mehr ein Muskel zur Tätigkeit gereizt wird, um so größer ist sein Gesamtverbrauch. So bleibt nur die Möglichkeit, daß der Partialdruck des Sauerstoffs den Verbrauch mitbestimmt. Dies dürfte nun insofern der Fall sein, als die Versorgungsbedingungen nicht für alle Zellen oder Zellteile gleich gute sind, so daß in Fällen stärkeren Verbrauches der Sauerstoff nicht alle Teile gleichmäßig erreicht, auf dem Weg vom Blut zu den ferneren Zellteilen gleichsam unterwegs verzehrt wird. Diese Annahme gründet sich darauf, daß diejenigen, welche isolierte Zellen oder sehr leicht zu ernährende Organe (wie das Froschherz) untersucht haben, keine oder nur eine kleine Abhängigkeit des Sauerstoffverbrauches vom Partialdruck fanden (WEIZSÄCKER 1912 b). Untersucher des Skelettmuskels (⟨*Verzár*⟩ 1912, 1916) oder Herzens am Warmblüter dagegen fanden solche Abhängigkeit vermutlich nur darum, weil das Diffusionsgefälle vom Blut nach den Zellen nicht groß genug war, um alle Teile gleichmäßig zu versorgen. Es wird nicht immer genug beachtet, daß der Partialdruck im Plasma bei zunehmender Dissoziation des Hämoglobins rapide sinkt, besonders allerdings bei den niedrigeren Temperaturen. So sinkt z. B. bei 16 °C der Partialdruck des Sauerstoffs von 150 auf nur 2 mm Hg, wenn 10% des Sauerstoffs verbraucht sind.

Die Lösung der Frage muß also so lauten: bei günstigen Versorgungsbedingungen der Zellen ist der Druck des Sauerstoffs ohne Einfluß auf den Verbrauch, d. h. auf den Umfang der Oxydation. Auf indirekte Weise kann sich jedoch eine Abhängigkeit zwischen Sauerstoffdruck und Verbrauch dann geltend machen, wenn die Versorgung einzelner Zellen leidet. Bemerkenswert bleibt dabei, daß auch bei äußerst niedrigem Partialdruck die Verbrennungen in ganz normaler Weise sich abspielen, ja sogar, daß dies möglicherweise die Regel ist. Immer wird ja der Sauerstoffdruck in den Zellen noch viel niedriger liegen müssen als im arteriellen Blut.
Etwas komplizierter liegen noch die Verhältnisse für den *Zuckerverbrauch*. Denn der in der Nährlösung zugeführte Zucker tritt in Konkurrenz mit dem in der Zelle selbst verfügbaren Glykogenzucker, und überdies mit den gleichfalls als Energiespender heranzuziehenden Fett- und Eiweißkörpern. Der Verbrauch des Nährzuckers hängt vom Ausfall dieses Konkurrenzkampfes ab, und Änderungen des Zuckerverbrauchs in der Nährlösung ergeben kein Bild der Intensität des Stoffwechsels und Zuckerstoffwechsels überhaupt (ROHDE 1910). Wir sind deshalb darauf angewiesen, den Gesamtstoffwechsel an Hand des Sauerstoffverbrauches abzuschätzen und bei verschiedenen Zuckerkonzentrationen zu vergleichen. Nach den bisher hierüber vorliegenden Versuchen kann auch beim Zucker keine Rede davon sein, daß seine Konzentration von wesentlichem Einfluß auf die Oxydationsgeschwindigkeit des Herzens ist.
In der Hälfte meiner Versuche (Anhang, Tabelle 1 ⟨*S. 88*⟩) fanden sich ganz geringe Steigerungen des Sauerstoffverbrauches. Trotz einer wahren Überschwemmung der Zelle mit Dextrose war diese Erhöhung nur in einem Fall bedeutend (60% Steigerung), in allen anderen Versuchen aber war sie sehr unerheblich oder sie fehlte ganz.
*Weder die Konzentration des Sauerstoffs noch die des Zuckers in der Umgebung der tätigen Muskelzellen vermag die Reaktionsgeschwindigkeit der Verbrennungen maßgebend zu beeinflussen.* Obwohl es keines ausdrücklichen Hinweises bedarf, daß Zellen sich nicht verhalten wie irgendwelche in Lösung in Reaktion tretende Substanzen, so ist es doch berechtigt, die fast absolute Unabhängigkeit des intrazellularen Chemismus von den allgemeinen Regeln der Reaktionskinetik ausdrücklich hervorzuheben und zu beachten. Auch die Fermentreaktionen verhalten sich in vitro im allgemeinen anders als die hier beschriebenen Vorgänge.

## 2. *Die quantitativen Beziehungen zwischen Gesamtverbrauch und mechanischer Leistung*

Solange über die Natur der arbeitliefernden Maschine im Innern der Muskelzelle auch nicht einmal Vermutungen ernstlich ausgesprochen werden können, ist die Energetik darauf angewiesen, in rein beschreibender Weise die quantitativen Beziehungen zwischen den verschiedenen in Erscheinung tretenden Energiemengen darzustellen. So nahe auch die Versuchung immer wieder liegen mag, quantitative »Gesetze« hier aufzustellen und aus ihrer allgemeinen Form auf den zugrunde liegenden Vorgang zu schließen, so ist es doch naturwissenschaftlicher und biologischer gedacht, vorläufig nur den Folgen nachzugehen, welche die quantitativen Beziehungen für die Funktion der Zellverbände, der Organe besitzen.
Im Mittelpunkt der Energetik der Muskeln steht nun ohne Zweifel die von HEIDENHAIN (1864) entdeckte Tatsache, daß die Zuckungswärme veränderlich ist und daß sie abhängt von der Belastung: mit der Belastung wächst auch die Wärmetönung. Und nicht nur die Anfangslast wirkt ein auf die Energiewandlung: auch während der Kontraktion eintretende Belastungszunahme bewirkt eine Zunahme des Energieumsatzes, wie FICK (1875) später gezeigt hat. Damit aber besitzen wir die Grundlage der wichtigsten Funktion des Muskels und besonders des Herzens: der Akkomodation.
So war auf energetischem Gebiet ⟨*eine*⟩ Bresche gelegt in die alte Anschauung WEBERS (1846), wonach der ruhende und der tätige Muskel sich im wesentlichen verhalten sollten wie zwei Körper von verschiedenen elastischen Eigenschaften. Die Kontraktion ist nicht ein einfacher Übergang zu anderen elastischen Koeffizienten, sondern in allen Teilen eine Funktion der Belastung. Wie hier auf energetischem Gebiet die Vorstellung WEBERS widerlegt wurde, so geschah es auf dynamischem Gebiete besonders durch HELMHOLTZ (1850), VON KRIES (1880, 1885) und FICK (1882), welche den Einfluß der während der Kontraktion gegebenen mechanischen Bedingungen auf den mechanischen Ablauf der Zusammenziehung zum Gegenstand hatten. Auch hier war die Zuckung nach Dauer und Größe weitgehend abhängig von den Widerständen, die sich ihr in den einzelnen Phasen ihres Ablaufs entgegenstellten. Daß die hier gefundenen Regeln auch am Herzmuskel in entspre-

chender Weise gelten, hat in systematischer Untersuchung O. FRANK (1895) dar getan. – Als Analogon wiederum der myothermischen Ergebnisse von HEIDENHAIN (1864) und FICK (1882, 1889, 1903) können die Stoffwechseluntersuchungen am Herzen gelten. Daß auch der Sauerstoffverbrauch des Herzens mit den Widerständen gegen seine Kontraktion zunimmt, haben die ersten genaueren Untersuchungen durch ROHDE (1912) und den Verfasser (1911 b) alsbald übereinstimmend ergeben. Zwischen Säugerherz und Kaltblüterherz hat nur der eine Unterschied sich gezeigt, daß die durch Belastungsänderungen zu bewirkenden Oxydationsänderungen beim Warmblüter erheblich kleiner sind als beim Kaltblüter. Die bisher gesehenen Unterschiede zwischen Minimal- und Maximalwert betragen beim Katzenherzen etwa 20%, beim Froschherzen etwa 100%. An der grundsätzlichen Übereinstimmung vermag dies nichts zu ändern. Man hat sich wohl früher gefragt, ob das sogenannte Alles-oder-Nichts-Gesetz am Herzen auch für den Energieumsatz der Kontraktion gelte. Dies ist insofern der Fall, als durch Variation der Reizstärke allein keine Änderung des Reizerfolges zu erzielen ist. Dagegen ist durch veränderte Füllung und Belastung eine starke Variation sowohl des Gesamtenergieverbrauches als auch der mechanischen Leistung möglich. Die Frage des Alles- oder Nichts-Gesetzes hat ihr Interesse überdies dadurch verloren, daß nach den Untersuchungen von Keith LUCAS (1905) seine Geltung auch für die Einzelfaser des Skelettmuskels höchst wahrscheinlich geworden ist. Auch die alte Frage, ob die Herzkontraktion ein kurzer Tetanus ist, kann bei den jetzt feststehenden weitgehenden Ähnlichkeiten zwischen einfacher Skelettmuskelzuckung und Herzkontraktion als verneinend entschieden gelten, worauf auch H. STRAUB (1914) neuerdings hinweist.

Gegenüber dieser wichtigen Grundtatsache der Teilnahme des Herzstoffwechsels an den Vorgängen der Akkomodation tritt meines Erachtens die schwierige Frage, nach welchen *quantitativen* Regeln die mechanische und die chemische Seite des Geschehens zusammenhängen, gegenwärtig an allgemeiner Bedeutung noch zurück.[1] Die Ergebnisse der älteren myothermischen Ära sind von BLIX (1901) dahin zusammengefaßt worden, daß der Muskel um so mehr Wärme bildet, je größer seine Länge in einem bestimmten

1 Bemerkungen über die schwierige technische Seite dieses Problems finden sich im Anhang.

Moment seiner Tätigkeit ist. O. FRANK (1904) hat sich diese Formulierung zu eigen gemacht. Bewußt, und wie mir scheint mit gutem Grunde, ist hier also auf eine quantitative Festlegung jener Beziehungen verzichtet worden. Es gibt keine Beobachtung, welche dem BLIXschen Satze widerspräche. Seitdem haben E. ROHDE (1912) und A.V. HILL (1911) unabhängig voneinander sich dahin ausgesprochen, daß sie eine direkte Proportionalität zwischen isometrischer Zuckungshöhe und Sauerstoffverbrauch bzw. Wärmebildung gefunden haben, und zwar unter ganz verschiedenen Umständen und Arten der Tätigkeitsänderung (Temperatur, Frequenz, Absterben, Sauerstoffmangel usw.). Aus allgemeinen Gründen und aus methodisch-kritischen Bedenken kann diese Auffassung aber meines Erachtens bisher nur als eine übersichtliche Zusammenfassung eines begrenzten Kreises von Beobachtungen gelten, nicht als ein Grundgesetz der Thermodynamik des Muskels. Der BLIX-FRANKsche Satz ist so allgemein gefaßt, daß er in der Tat alle denkbaren Zuckungsformen umfaßt, während die ROHDE-HILLsche Regel nur für isometrische Zuckungen gilt und keine Schlüsse auf andere Zuckungsformen erlaubt. Beide Formeln aber enthalten keine energetische Anwendbarkeit, keinen Vergleich der geleisteten Arbeit mit dem gesamten Energieumsatz.

Mit diesem letzten Problem aber ist die thermodynamische Hauptfrage berührt, die Frage nach dem *Wirkungsgrad.* Nur der technisch realisierte »Wirkungsgrad«, der wirklich zu beobachtende Nutzeffekt, ist erforschbar. Seit FICKS (1878) myothermischen Untersuchungen am Skelettmuskel weiß man, daß es gelingt, bis zu $^1/_4$ bis $^1/_3$ der Gesamtenergie als äußere Arbeit zu gewinnen. Dieser gegenüber einer Dampfmaschine z. B. als sehr hoch zu bezeichnende Nutzeffekt wird noch übertroffen in myothermischen Versuchen anderer Autoren (METZNER 1893; HILL 1913 b, 1916). Der höchste Wirkungsgrad, der sich mir (1911b) bei vergleichenden Messungen von Arbeit und Sauerstoffverbrauch am Froschherzen ergab, betrug 36%. ROHDE (1912) gelangte am Katzenherzen beim Vergleich von isotonischer Arbeit der linken Kammer mit dem Sauerstoffverbrauch des ganzen Herzens zu einem Maximalwert von 22%; der Wirkungsgrad des linken Ventrikels ist also noch höher zu veranschlagen.

Bei allem, was ältere und neuere Untersuchungen über die Dynamik des Herzmuskels ergeben haben, darf vermutet werden, daß im normalen Kreislauf die Ausnutzung der Arbeitsfähigkeit wahrscheinlich hoch, vielleicht sogar nahezu optimal ist. Es ist möglich, daß unter physiologischen Bedingungen der dritte Teil der Gesamtenergie als mechanische Arbeit erscheint. In dieser Beziehung dürfte das Herz im denkbar größten Gegensatz zur Skelettmuskulatur stehen, bei der – wenigstens bei Tieren von der Bewegungsart der Warmblüter – eine solch hohe Ausnutzung nicht die Regel, sondern die Ausnahme sein wird. Denn die Geschwindigkeit der Bewegungen bleibt bei den Körpermuskeln meist weit zurück hinter der Kontraktionsgeschwindigkeit der einfachen Muskelzuckung, diese wird also durch die Trägheit der zu bewegenden Teile und die Wirkung der Antagonisten stets gehemmt, der Form der Isometrie mehr oder weniger angenähert erscheinen, einer Zukkungsform also, deren Wirkungsgrad gleich Null ist. Dazu kommt die verschwenderisch zu nennende tetanische Kontraktion und die nach der energetischen Seite allerdings noch ungeklärten sogenannten tonischen Zustände. Zu wenig wird allerdings beachtet, wie völlig unbekannt die Thermodynamik der willkürlichen, physiologischen Kontraktion des Warmblüters ist und daß hier die einfache Übertragung der am Froschmuskel gewonnenen Vorstellungen vielleicht ganz fehlerhaft ist. Bei all der weitgehenden Übereinstimmung zwischen Herz- und Skelettmuskel ist doch diese ganz grundsätzliche Verschiedenheit ihres physiologischen Gebrauches nicht zu übersehen. Die normale Funktionsweise des ersteren ist Einzelzuckung, der letzteren aber Tetanus. Die Frage des Wirkungsgrades hat nur beim Herzen einen ganz klaren Sinn, für die Normalfunktion der Skelettmuskeln (zum mindesten des Warmblüters) ist sie durchaus unübersichtlich, es sei denn für den Ausnahmefall der Einzelzuckung. Denn es ist meines Erachtens aussichtslos, die Entwicklung von Druck und Zug bei in ihrer Zusammenziehung gehemmten Muskeln in Energiemengen abzuschätzen. Dies verbietet nicht allein eine physikalische Erwägung, sondern auch der Umstand, daß so ziemlich jede Änderung der dem Muskel auferlegten mechanischen Bedingungen aus ihm auch ein *energetisch*, nicht nur dynamisch verändertes Gebilde macht. Daher hätte es gar keinen Sinn, zu fragen, wieviel Arbeit ein isometrisch tätiger Muskel leisten *würde*, wenn man ihn losließe. Wenn ferner z. B. die »maximale Arbeit« eines Muskels untersucht werden soll, so sehen wir uns dem Problem gegenübergestellt, die Wirkung von Bedingungen an einem Objekt zu untersuchen, das seine Haupteigenschaft, den Energieumsatz, fortwährend ändert, und zwar durch eben jene Bedingungen. Eben dieses Verhalten des Herzens ist es ja, was wir Akkomodation nennen.

Es muß genügen, diese Tatsachen in ihrer eigenen Bedeutung festzustellen. Zu jeder mechanischen Bedingung gehört eine bestimmte dynamische Form der Tätigkeit, zu jeder Form der Tätigkeit eine bestimmte Größe des Energieverbrauches und ein bestimmtes Verhältnis der geleisteten Arbeit zu diesem Energieverbrauch. Es ist leicht zu zeigen, daß der Energieverbrauch für eine einzelne Kontraktion eine obere und eine untere Grenze hat, über die hinaus eine Beeinflussung durch mechanische Bedingungen nicht mehr möglich ist. Die Wirkungsgrade der Maschine liegen zwischen Null und einem nicht zu überbietenden Maximalwert, der ungefähr 30-40% der Gesamtenergie betragen dürfte. Über die Frage, ob andere Einflüsse, z. B. der Temperatur, des Chemismus, des physikalisch-chemischen Zustandes den Gesamtverbrauch sowie den Wirkungsgrad in der einen oder anderen Richtung beeinflussen zu vermögen, ist alsbald zu sprechen.

Es sind wohl überwiegend technische Gründe, daß sich die bisherige Erforschung des Gebietes fast nur mit der Leistung der einmaligen – einfachen oder tetanischen – Zusammenziehung befaßt, während das, was im Organismus ausschlaggebend ist, die Leistung in der Zeiteinheit, nach der Sprache der Physik also der *Effekt*, wenig erforscht bleibt. Die Einzelzuckung gibt über diese allgemeine Leistungsfähigkeit eines Muskels überhaupt keinen Aufschluß. Jede Zuckung hinterläßt zunächst eine unter Umständen beträchtliche Herabsetzung der Fähigkeit zur Zusammenziehung, was man noch besser vielleicht so ausdrückt: jede Zuckung bedarf zu ihrem Zustandekommen einer Vorbereitungszeit. Von ENGELMANN ausgehende Untersuchungen (BORNSTEIN 1906) lassen, obwohl sie leider nicht fortgeführt wurden, doch schon erkennen, daß die sogenannte Restitutionszeit des Muskels von gewissen chemischen und physikalisch-chemischen Bedingungen in charakteristischer Weise abhängt. Die auf die Einzelzuckungen und die auf die Minutenleistung gerichtete Untersuchung dürften in vieler Beziehung erheblich voneinander abweichende Bilder von der Energetik des Muskels ergeben. Ein erster Überblick über diese Verhältnisse konnte gewonnen werden durch Untersuchung des Gesamtstoffwechsels bei verschiedenen Schlagfrequenzen. Das Ergebnis dieser Untersuchung beweist, daß die durch eine Erregung des Herzens zum Umsatz gebrachte Energiemenge äußerst verschieden sein kann und innerhalb weiter Grenzen eine Funktion der Schlagfrequenz ist. Sobald wir uns am Froschherzen nämlich den physiologisch vorkommenden Schlagfrequenzen nähern (etwa von 40 pro Minute aufwärts bei Zimmertemperatur), wird die pro Herzkontraktion umgesetzte Energiemenge (gemessen am Sauerstoffverbrauch) um so kleiner, je größer die Frequenz ist, derart, daß der Gesamtverbrauch sich trotz steigender Schlagfrequenz nur wenig ändert. Es tritt somit eine relative Unabhängigkeit des Stoffverbrauches von der Zahl der Kontraktionen ein. Genau dasselbe aber gilt von der dabei geleisteten Arbeit. Die pro Kontraktion verbrauchte Sauerstoffmenge finde ich (1912 b) so z. B. bei

Frequenz 15 = 0.133 cbmm, dabei Wirkungsgrad = 10%
Frequenz 30 = 0.113 cbmm, dabei Wirkungsgrad = 12%.

Der Verbrauch pro Kontraktion hat sich hier also wenig geändert. Bei höheren Frequenzen dagegen fand ich z. B. bei

Frequenz 40 = 0.191 cbmm, dabei Wirkungsgrad = 14%
Frequenz 60 = 0.139 cbmm, dabei Wirkungsgrad = 16%
Frequenz 80 = 0.098 cbmm, dabei Wirkungsgrad = 13%.

Mit der Frequenzsteigerung auf das Doppelte fällt der Sauerstoffverbrauch pro Kontraktion auf die Hälfte. Bei allen Versuchen aber änderte sich der Wirkungsgrad trotz verschiedenster Frequenzen nur wenig. Welche Energiemengen durch einen Einzelreiz zur Umsetzung kommen, hängt darnach durchaus davon ab, wie lange die Herzpause dauert. Dieser Befund steht in bester Übereinstimmung mit myothermischen Beobachtungen von Schenck und Bradt (1894) an Doppelzuckungen des Skelettmuskels. Auch hier war der thermische Effekt um so geringer, je geringer der mechanische Effekt der aufgesetzten Zuckung war. Es wäre von erheblichem Interesse, durch Versuche zu entscheiden, ob neben der Dauer der Herzpause auch die Größe der Kontraktionsarbeit von Einfluß auf die Geschwindigkeit ist, mit welcher die Kontraktilität und die Fähigkeit der Zersetzung sich wiederherstellen, ob somit die Restitution nicht nur eine Funktion der Zeit, sondern auch eine Funktion der Belastung ist.

Alles weist darauf hin, daß der Sauerstoffverbrauch des Froschherzens sich streng nach der mechanischen Leistung richtet. Eine *Proportionalität zwischen Arbeitsfähigkeit und Gesamtenergieverbrauch* ist durch die Beobachtung bei verschiedener Herzfrequenz meines Erachtens nahegelegt, aber nicht erwiesen. Sie wäre von allgemeinen Gesichtspunkten aus gewiß die wahrscheinlichste Annahme; ohne besondere chemische oder thermische Einflüsse ist nicht einzusehen, warum rein mechanische Ursachen eine fundamentale Eigenschaft wie den maximalen Wirkungsgrad sollten verändern können. Der Beweis dieser Hypothese ist so sehr erschwert durch die Schwierigkeit, die optimalen mechanischen Bedingungen für die Gewinnung maximaler Arbeit mit Sicherheit zu treffen. Und jede Variation dieser Bedingungen variiert überdies zugleich den Gesamtumsatz, wie früher ausgeführt wurde.

Die Annahme einer Proportionalität zwischen Gesamtumsatz und Arbeitsfähigkeit des Muskels würde den früher erwähnten thermodynamischen Regeln nicht widersprechen, sondern diese einschließen, ja in gewisser Weise erklären. Es ist keineswegs ausgeschlossen, daß am Leitfaden dieser Hypothese einer Konstanz des Wirkungsgrades sich eine einheitliche Ableitung aller der besonderen Beobachtungen einmal ermöglichen läßt. Doch ist zu fordern, daß dieser Grundsatz nicht nur an Einzelzuckungen, sondern auch an Dauerleistungen, an stationären Tätigkeitszuständen geprüft und erwiesen werde. Immerhin darf behauptet werden, daß auch die Untersuchung der Einzelzuckung durch myothermische Versuche ein im großen und ganzen zutreffendes Bild der Gesamtenergetik, wie sie nur beim langdauernden Versuch ermittelt werden kann, ergeben hat. Dies muß als ein Hauptresultat der bisher möglichen Vergleiche bezeichnet werden.

Anhangsweise ist noch die Frage aufzuwerfen, in welchem Umfange Nebenprozesse im Muskel ablaufen, welche mit der arbeitenden Maschine nichts Unmittelbares zu tun haben. Fielen sie energetisch ins Gewicht, so müßte bei Wärme- und Sauerstoffmessungen ein entsprechender Abzug vom Gesamtumsatz vorgenommen werden, da sonst die Berechnung des eigentlichen Wirkungsgrades falsche, und zwar zu niedrige, Werte ergäbe. Die in erster Linie zu nennende Frage des Grundumsatzes oder Ruhestoffwechsels ist dahin zu beantworten, daß 4% bis höchstens 10% des Tätigkeitsverbrauches in anhaltender Ruhe noch nachweisbar sind. An zweiter Stelle ist in Betracht zu ziehen, ob ein besonderer energiezehrender Erregungsvorgang stattfindet. Zuerst haben von Kries und Metzner (1893) untersucht, ob unterschwellige elektrische Reize Wärmetönungen im Muskel bewirken. Sie konnten diese Annahme ablehnen. In *eigenen* (1912 b) Versuchen über Extrasystolen fand ich sodann, daß am Herzen bei vorhandener Erregung, aber fast oder ganz unmerklichem mechanischem Effekt, auch der Sauerstoffverbrauch für die Extraerregung fast oder ganz unmerklich wird. Für einen quantitativ in Betracht kommenden Energieverbrauch der Erregung spricht also nichts. Die Aktionsströme als solche fallen energetisch natürlich nicht ins Gewicht (vgl. Cyanvergiftung). Unter pathologischen Verhältnissen sind diese Voraussetzungen freilich nicht mehr erfüllt (s. u. bei Alkoholwirkung).

### *3. Der Einfluß der Temperatur*

Ohne Zweifel ist die Frage des Temperatureinflusses auf die Energetik des Muskels auch wegen ihrer theoretischen Bedeutung eine der wichtigsten. Es ist daran zu erinnern, daß der zweite Hauptsatz der Wärmetheorie die Beziehungen ausspricht, welche zwischen den Temperaturverhältnissen einer arbeitenden Maschine und ihrem Wirkungsgrad bestehen. Die absolute Temperatur ist von fundamentaler Bedeutung für die freie Energie eines Systems. Ein bündiger Beweis dafür, daß die Organismen dem zweiten Hauptsatz der Wärmetheorie oder dem allgemeineren Satze von der Vermehrung der Entropie folgen, ist bisher nicht erbracht worden. Von verschiedenen Seiten, z. B. auch von HELMHOLTZ (1882), wurde die Frage als zweifelhaft angesehen.
Das thermodynamische Verhalten des Muskels bei verschiedener Temperatur hat ferner darum Interesse erweckt, weil es Anhaltspunkte bietet für die Theorie der Kontraktion. Wenn man nämlich einmal voraussetzen darf, daß der zweite Hauptsatz gilt, so ergibt sich folgendes. Aus myothermischen Versuchen glaubte FICK (1882, 1893 a, b) den Beweis zu erbringen, daß wir im Muskel keine Wärmemaschine vor uns haben. Denn der hohe Wirkungsgrad setzt bei einer Wärmemaschine ein Temperaturgefälle voraus, welches mit den Lebensbedingungen der Zellen unvereinbar ist und überdies, bei der Winzigkeit dieser Gebilde, ganz undenkbar steile Gradienten notwendig machen würde. Doch sollte man bei FICKS Argument nicht übersehen, daß es nur unter der Voraussetzung Gewicht hat, der zweite Hauptsatz gelte in der uns geläufigen Form auch für Muskeln. – BERNSTEIN (1902, 1908) hat dann darauf aufmerksam gemacht, daß die verschiedenen Arten arbeitliefernder

Systeme (Wärmemaschine, galvanisches Element, Quellung usw.) in charakteristischer Weise bei steigender Temperatur steigende oder fallende freie Energie besitzen. Gelänge es, nachzuweisen, welches von beiden beim Muskel der Fall ist, so ließe sich der Kreis der in Betracht kommenden Kontraktionstheorien enger ziehen.

Erst die letzten Jahre haben durch das Theorem von NERNST (1906 a, b, 1907) die Erkenntnis gebracht, daß die freie Energie der wichtigsten biologischen Reaktionen, z. B. der Verbrennung des Kohlenstoffs, so außerordentlich hoch ist, daß Wirkungsgrade denkbar sind, bei denen eine der ganzen Verbrennungswärme entsprechende Quantität von Arbeit erscheint. Wirkungsgrade von 100% könnten darnach nicht mehr überraschen. Gerade dieser Umstand muß aber skeptisch machen gegen Schlußfolgerungen wie die zuletzt erwähnten. Denn er zeigt, daß wir beim Muskel, der einen Nutzeffekt von etwa 30% hat, keinesfalls die freie Energie der chemischen Reaktionen als mechanische Arbeit erhalten. Der größere Teil geht verloren. Jene ganze Anwendung der Energiesätze setzt also voraus, daß wir die maximale Arbeit wirklich auch messen können. Davon sind wir jedoch sehr weit entfernt. Niemand kennt die Verluste durch Reibung, Nebenreaktion, die Verschleierung der Daten durch endotherme Prozesse, Grundumsatz usw.

Viele theoretische Betrachtungen der älteren und neueren Literatur erweisen sich hiernach als illusorisch. Das Studium der Temperaturwirkungen verliert darum nicht an Bedeutung, denn die Energetik des Muskels wird, wie sich zeigt, in ganz fundamentaler Weise von den Temperaturen beeinflußt. Zuerst hat FICK (1885) untersucht, wie die Wärmebildung bei maximalen Zuckungen des Skelettmuskels von der Temperatur abhängt. Merkwürdigerweise hat dieser hervorragende Forscher offenbar unter dem Einfluß der Erwartung eines bestimmten Ergebnisses Schlüsse gezogen, die sich aus seinen eigenen Zahlen gar nicht ziehen ließen. Er hat bei seinen Schlußergebnissen nur Versuche berücksichtigt, welche eine Zunahme der Wärmebildung mit steigender Temperatur aufwiesen. Andere Versuche ergaben das Gegenteil, das Mittel der recht unregelmäßigen Reihe aber eine geringe Abnahme der Wärmebildung isometrisch zuckender Muskeln mit steigender Temperatur. Augenfällig war nur bei isotonischer Zuckung eine Zunahme der Wärmebildung unter entsprechenden Umständen. Gerade gegen diese Versuche aber erheben sich verstärkte technische Bedenken.

Unter Benutzung der mittlerweile erzielten Fortschritte der Methode bin ich (1914) nun für isometrische Zuckungen zu eindeutigen Ergebnissen gekommen. Für einfache Zuckungen gilt, daß *mit Zunahme der Temperatur von 0-22 Grad C bei etwa gleichbleibender Zuckungshöhe die Zuckungswärme abnimmt.* Der myothermisch festzustellende Wirkungsgrad des Muskels ist darnach um so höher zu berechnen, je höher die Temperatur ist; die Ausnutzung bei 20 Grad ist wesentlich günstiger als bei 10 Grad. Denn bei 10 Grad Temperaturerhöhung nahm der Ausschlag des Galvanometers im Durchschnitt um 40% ab. Der Einfluß der Temperatur auf tetanische Kontraktionen war wesentlich geringer oder fehlte sogar ganz. Auch hier kam fast stets eine Abnahme oder wenigstens ein Gleichbleiben der Wärmebildung mit steigender Temperatur zur Beobachtung. Der Unterschied dürfte daran liegen, daß bei gleicher Reizfrequenz die höhere Temperatur eine größere Anzahl von Reizen wirksam werden läßt, weshalb die Frequenz des Tetanus bei höherer Temperatur wohl eine höhere war. Dadurch dürfte der herabsetzende Einfluß der Temperatur auf die Wärmebildung wieder ausgeglichen worden sein.
Die paradoxen Ergebnisse dieser Versuche waren so regelmäßig und in jeder Beziehung eindeutig, daß Ficks bisher herrschende Ansicht über diesen Punkt als widerlegt anzusehen ist. Die neuere Entwicklung der myothermischen Untersuchungen auf einem anderen Gebiete kann aber vielleicht einiges Licht auf diese Befunde werfen.
Die myothermische Beobachtung gestattet nur, die Wärmemenge zu beobachten, welche in sehr kurzer Zeit, explosionsartig gebildet wird. Je langsamer die Wärmemenge produziert wird, um so mehr entzieht sie sich der Messung mit dem Thermoelement, denn um so mehr Zeit hat die Wärme abzufließen, so daß die Muskeltemperatur nicht wesentlich steigt. Um die Gesamtwärmebildung zu messen, müßte man sich eines Mikrokalorimeters bedienen, eine Aufgabe, die noch nicht befriedigend gelöst ist. Dafür bietet die Messung des Sauerstoffverbrauches einen Ersatz. Denn aus ihm läßt sich mit gewissen Vorbehalten auf den Gesamtumsatz und die gesamte Wärmebildung schließen. Die hier allein verwendbaren Untersuchungen (Weizsäcker 1912 b) am Herzmuskel des Frosches haben ergeben, daß der Sauerstoffverbrauch des tätigen Herzmuskels mit zunehmender Temperatur nicht abnimmt, sondern, wie alle oxydativen Vorgänge an anderen Zellen, zunimmt.

Da der Ruhestoffwechsel des Herzens den immerhin merklichen Anteil von 5-10% am Gesamtumsatz hat, so ist zunächst zu fragen, wie sich dieser auch ohne Tätigkeit vorhandene Verbrauch bei ⟨*steigenden*⟩ Temperaturen verhält. Hier ergab sich, daß für ihn dasselbe gilt, was für die verschiedensten anderen lebenden Zellen auch gefunden wird: ein bedeutendes Zunehmen der Oxydation mit steigender Temperatur. Für 10 Grad Temperaturerhöhung steigt der Ruhestoffwechsel des Froschherzens auf das zwei- bis dreifache. Für einen Teil der Zunahme beim arbeitenden Herzen muß also der Ruhestoffwechsel verantwortlich gemacht werden. Jedoch nur für einen kleinen Teil. Denn die Zunahme des mindestens zehnmal größeren Arbeitsstoffwechsels für 10 Grad Temperaturerhöhung betrug am Froschherzen trotz gleichbleibender mechanischer Leistung 30-50%. Freilich prozentual noch immer eine viel geringere Zunahme als die am ruhenden Muskel und sonst bei lebenden Zellen gefundene.
Bei konstant gehaltener Schlagfrequenz und daher auch bei etwa konstanter äußerer Arbeit des Herzens stiegen die Oxydationen also um gewisse Beträge an. Läßt man mit der Temperatur auch die Schlagfrequenz und damit die Herzarbeit zunehmen, so nehmen die Verbrennungen in noch stärkerem Maße zu. Stets nimmt also bei höherer Temperatur der Sauerstoffverbrauch stärker zu als die mechanische Leistung, d. h. der Nutzeffekt verschlechtert sich mit steigender Temperatur. Im Mittel von 15 Versuchen nahm für 10 Grad Temperaturzunahme der Wirkungsgrad um 26,5% seines Wertes ab. Ein Wirkungsgrad von 30% sinkt dabei also auf etwa 22,5%.
*Zwischen der initialen Wärmebildung am Skelettmuskel und dem Sauerstoffverbrauch am Herzmuskel besteht also ein markanter Gegensatz.* Jene nimmt ab, dieser nimmt zu bei steigender Temperatur. Für den initialen Vorgang hätte man eine Verbesserung, für den Gesamtprozeß eine Verschlechterung der Ausnutzung anzunehmen. In beiden Fällen ist jedoch die Beeinflussung durch die Temperatur eine weit geringere als die, welche man bei der ruhenden Muskelzelle oder bei anderen atmenden Zellen und Organismen sieht. Betrachtet man zunächst diesen letzten Punkt, so muß er als der vorerst eindeutigste erscheinen. Chemische Reaktionen im homogenen System haben Temperaturkoeffizienten von 2-3 (VAN 'T HOFF). Dasselbe findet man an atmenden Bakterien, Blutzellen und, wie gesagt, auch ruhenden Herzmus-

kelzellen. Ähnlich verhalten sich ganz andere Vorgänge wie z. B. die Reizbildung im Herzsinus, Teilungsvorgänge sich entwickelnder Eier u. ä.

Anderes wird, wie Nernst (1904, Brunner 1904) gezeigt hat, in heterogenen Systemen beobachtet, z. B. bei Reaktionen an der Oberfläche fester Körper, die in Lösung liegen. Hier findet man erheblich niedrigere Temperaturkoeffizienten. Die Reaktionsgeschwindigkeiten nehmen bei 10 Grad Temperaturerhöhung nur etwa auf das 1,4 oder 1,6fache zu, also um gerade die Beträge, die ich für das schlagende Herz gefunden habe (1912 b). Sollte es sich hierbei also um Reaktionen an Oberflächen im heterogenen System handeln, so wäre der erwähnte relativ geringe Einfluß der Temperatur befriedigend erklärt.

Wie aber ist die Diskrepanz zwischen myothermischer und gasanalytischer Beobachtung zu erklären? Vorläufig überhaupt nicht. Aber die Tatsache, daß eine solche Diskrepanz bestehen kann, ist als solche bedeutsam genug. Will man nämlich nicht die sehr unwahrscheinliche Annahme machen, daß Herz- und Skelettmuskel sich grundsätzlich verschieden verhalten, so liegt in jener Diskrepanz der Nachweis, daß Oxydationen und initiale Wärmeproduktion sich überhaupt verschieden verhalten können, daß auch bei hinreichendem Sauerstoffangebot Oxydation und initiale Wärmebildung auseinander fallen, zwei selbständige, gesonderte Vorgänge im Muskel sind. Diese Schlußfolgerung wird zum Ausgangspunkt späterer theoretischer Betrachtungen gemacht werden.

### *4. Beeinflussung der Energetik des Muskels durch Oxydationshemmung sowie durch wirksame Substanzen*

Wie früher bemerkt wurde, bietet die rein energetische Beschreibung der Verhältnisse normaler Muskeln gewöhnlich ein zu allgemeines und um seiner Allgemeinheit willen zu vieldeutiges Bild, als daß aus ihm sich eine Theorie der Kontraktion, ein Anhaltspunkt für den Mechanismus der Vorgänge unmittelbar gewinnen ließe. Auch eine ganz vollendete Thermodynamik, eine vollständige Kenntnis des Einflusses rein mechanischer Bedingungen auf die Dynamik der Kontraktion und die Wärmebildung würde für eine Theorie der Kontraktion nicht hinreichen. Die Mitwirkung nicht

nur physikalischer, sondern auch physikalisch-chemischer und chemischer Erforschung des Geschehens ist unerläßlich. Die älteren myothermischen Untersuchungen haben diesen Gesichtspunkt wohl zu wenig berücksichtigt, sich der Einflüsse der physikalischen und chemischen Umgebung der Zellen vor und während dem Versuch zu wenig bedient. Wenn man z. B. Angriffspunkt und Wirkungsweise einer gewissen »giftig« wirkenden Substanz kennt und nunmehr die thermodynamischen Effekte dieser Substanz ermittelt, so muß sich ja ohne weiteres ergeben, wie einerseits jener bekannte Angriffspunkt, andererseits die Funktionen der Arbeitsleistung und Wärmebildung untereinander zusammenhängen. Häufig allerdings wird der Angriffspunkt unsicher bleiben. Eine Unterscheidung der Wirkungen auf das die Muskelfasern umspinnende Nervenfasernetz und auf die Muskelfaser selbst ist eine, besonders am Herzen, fast unlösbare Aufgabe. Man hat sich dann so auszudrücken: wir unterscheiden nicht verschiedene Lokalwirkungen, sondern verschiedene Arten von Zustandsänderungen der Organe.
Obwohl derartige Versuche mit der Physiologie des Stoffwechsels und den Fragen der Toxikologie eng verbunden sind, werden diese im folgenden nur gestreift werden, soweit dies das Interesse der energetischen Hauptfrage erfordert.

Die Betrachtung der wichtigsten Reaktion des Muskels, der Oxydation, muß zunächst nach der allgemeinen Bedeutung der Verbrennungen für die Funktion fragen. Es gab eine Zeit, da Hermann (1867) der Meinung sein konnte, der Umfang der Verbrennungen sei unabhängig von der mechanischen Tätigkeit des Muskels. Damals konnte Yeo (1885) schon zeigen, daß im Herzmuskel die Reduktion des Oxyhämoglobins sechsmal schneller erfolgte, wenn das Herz schlug, als wenn es stillstand. Seitdem beweist ein unübersehbares Material, daß die Oxydationsgeschwindigkeit vor allem andern beherrscht wird von der Stärke und Zahl der Erregungen, überdies von der Belastung der Muskeln und daher auch von der durch Belastung bedingten mechanischen Leistung der Zusammenziehungen. Allgemein lassen die bisherigen Ergebnisse sich dahin zusammenfassen, daß der Eintritt von Erregungen durchaus maßgebend ist und daß demgegenüber die gewöhnlichen reaktionskinetischen Bedingungen chemischer Vorgänge, wie Temperatur, Konzentration des Sauerstoffes, des Zukkers, weit an Bedeutung zurücktreten. Der chemische Vorgang der Oxydationen steht somit unter der Herrschaft eines *auslösenden* Vorganges. Die Oxydationsgeschwindigkeit erscheint beherrscht von gewissen maschinellen Systembedingungen, nur in zweiter Linie beeinflußt von den gewöhnlichen Bedingungen der Reaktionskinetik.

HERMANNS (1867) Untersuchungen wirken darin umwälzend, daß nach ihnen die Verbrennungen nicht die unmittelbar arbeitliefernde Reaktion sein sollen, sondern lediglich restitutive Bedeutung haben. HERMANN schloß dies aus der Entdeckung, daß auch sauerstofffreie Muskeln Arbeit leisten. Während die Tatsache der Arbeit ohne Sauerstoff unbestritten ist, hat in dem Für und Wider der Deutung der Tatsachen eine Entscheidung nicht stattgefunden. Doch wird sie meines Erachtens zugunsten der HERMANNschen Theorie fallen.

Um den Einfluß des Sauerstoffmangels auf die Kontraktionen zu untersuchen, ist Entziehung des Sauerstoffs das nächstliegende Mittel. Praktisch ist dieser Weg jedoch bei kleinen Organen schwierig. Es ist zu bedenken, daß, energetisch betrachtet, der Nachweis kleiner Bewegungen (also von Arbeit) sehr viel leichter und empfindlicher ist als der Nachweis energetisch entsprechender Sauerstoffmengen. Wenn Bewegungen noch deutlich wahrnehmbar sind, liegt die kalorisch entsprechende Sauerstoffmenge schon weit unter der Grenze des Nachweises. Daher sind die Arbeitsmengen, welche ein sauerstofffreier Muskel bis zur völligen Lähmung abzugeben vermag, wohl stets unwillkürlich überschätzt worden. Sie betragen bei einem Froschherzen (WEIZSÄCKER 1912 a) von etwa 0,1 Gramm Gewicht in der Regel wohl weniger als 2000 gcm (entspr. 50 Mikrokalorien), während ein mit Sauerstoff versorgtes Herz ceteris paribus mit Leichtigkeit 10-20000 gcm zu liefern vermag, bevor Ermüdungserscheinungen sich stärker geltend machen. Nach 1 bis 2 Stunden der Oxydationshemmung ist die Arbeitsfähigkeit erloschen. Neue Zufuhr läßt annähernd die ursprüngliche Arbeitsfähigkeit wieder erstehen. Dabei verhält sich der Muskel, als ob nichts geschehen wäre, Arbeit und Gaswechsel sind nicht wesentlich kleiner wie früher, insbesondere ist der Sauerstoffverbrauch aber auch nicht größer als normal, ein Nachholen der Oxydation findet nicht statt. Kein Anzeichen weist darauf hin, daß die nicht oxydierten Spaltprodukte nachträglich oxydiert werden. Nur darin ist der Muskel ein anderer, daß ein wiederholter Versuch der Anoxybiose eine nunmehr ganz rapide Erschöpfbarkeit erkennen läßt. Irgendein Vorrat an Energieträgern wird also verbraucht, nach Lesser (1909) ist besonders an Glykogen, aber auch an Eiweiß und Fett zu denken. Leider wissen wir nicht, ob außer dem Verbrauch eines Reservestoffes auch die Ansammlung von lähmenden Substanzen, oder auch eine Störung des physikalisch-chemischen Zustandes, für die Herabsetzung der Arbeit in Betracht kommt. Zwischen diesen Möglichkeiten ist nicht streng entschieden worden. Auch ist der sehr wichtige Einfluß der Temperatur auf die Energetik des sauerstofflosen Muskels bisher ungenügend bekannt. Diese Frage ist dadurch zur Diskussion gestellt worden, daß sich zwischen dem Kaltblüter- und Warmblüter-Herzen ein bemerkenswerter Unterschied ergeben hat. Während nämlich die Versuche am Froschherzen (Weizsäcker 1912 a) – die Oxydationen waren hier durch Cyanverbindungen unterdrückt – ergaben, daß, wie Hermann (1867) schon am Skelettmuskel fand, auch am Herzen Arbeit ohne Oxydation geleistet wird, sank nach Rohde (Rohde u. Ogawa 1912; Rohde 1914) beim Katzenherzen im Gegenteil die mechanische Leistung durch Cyankalium stärker als der Sauerstoffverbrauch. Ob diese Differenz nur an dem Temperaturunterschied liegt oder ob andere Verschiedenheiten in den Herzmuskeln der beiden untersuchten Tierarten verantwortlich zu machen sind, steht noch dahin. Auch steht nicht völlig fest, ob die einfache Entziehung des Sauerstoffes und die Vergiftung mit Cyaniden völlig identische Wirkungen haben. Darüber aber ist kein Zweifel, daß das höher temperierte Warmblüterherz gegen Sauerstoffmangel sehr viel empfindlicher ist. Es beantwortet diesen mit gleichzeitiger starker Herabsetzung der mechanischen Leistung. Zugleich verschwinden erhöhte Zuckermengen aus der Nährlösung, und vermehrte Mengen von Säuren und anderen Spaltprodukten treten in diese über. Rohde fand Ameisensäure und ein Aldehyd. Welche energetischen Verhältnisse aber diesen qualitativen Veränderungen entsprechen, läßt sich bisher nicht sagen. Ob der Wirkungsgrad des Muskels dabei verschlechtert oder verbessert wird, werden die Stoffwechseluntersuchungen allein kaum entscheiden können. Beim Froschherzen allerdings macht es Schwierigkeiten, nicht anzunehmen, daß der Nutzeffekt in der Anoxybiose erhöht ist. Denn es müßten gewaltige hydrolytische Spaltungen vor sich gehen, sollten sie die gleiche Kalorienmenge liefern, die bei Anwesenheit von Sauerstoff frei wird. Die gefundenen

Säuremengen sind bei beiden Herzarten auffallend gering. Die beim Froschherzen in der durchspülenden Lösung nachweisbaren Säuremengen erreichten, vorausgesetzt, daß Milchsäure vorliegt, noch nicht einmal $^1/_{15}$ des für einen Ersatz der Oxydationswärme notwendigen Betrages. Auch die Produktion von Kohlensäure nimmt am Cyanherzen des Frosches ab, etwa in gleichem Maße, in dem die Oxydationen sinken. Dies war nach LESSERS (1912) Erfahrungen über Anoxybiose am ganzen Tier unerwartet. Aber am isolierten Skelettmuskel hatte FLETCHER (1898, 1902 a, b) schon gezeigt, daß die der Arbeit in Luft entsprechende Kohlensäurebildung bei Arbeit in Stickstoff wegfällt. Nach alledem wäre es daher nicht unwahrscheinlich, daß bei Sauerstoffmangel die Einheit der Arbeit mit geringerem Energieverbrauch geleistet wird wie in der Norm.

Um hierüber Auskunft zu erhalten, hat man sich an myothermische Versuche zu wenden. Die Messung der mit Kontraktionen verbundenen Temperaturerhöhung des Muskels muß den Maßstab dafür liefern, ob ohne Sauerstoff weniger, gleichviel oder sogar mehr Wärme gebildet wird als in der Norm. Dabei ist jedoch, wie bei der Frage des Temperatureinflusses, zu bedenken, daß wir im Gaswechselversuch die Summe über eine längere Zeit erfassen, während der myothermische Versuch nur die schnell ablaufende Änderung der Wärmeproduktion erfaßt. Alles bei der Temperaturfrage Gesagte gilt auch hier.

Die Haupttatsache ist nun, *daß die Wärmebildung bei der Zuckung in Sauerstoff und in Stickstoff genau dieselbe ist* (WEIZSÄCKER 1914). Auch Muskeln, welche durch völlig oxydationshemmende Cyanidlösungen vergiftet sind, bilden bei einer Zuckung nicht weniger Wärme als in unvergiftetem Zustande (vgl. Anhang, ⟨*Tabelle 5, S. 99*⟩). Da sich in diesen Versuchen auch die isometrische Zuckungshöhe nicht merklich ändert, bleibt auch die Verhältniszahl zwischen Wärmebildung und Spannungsleistung unverändert, möge sich der Muskel in Sauerstoff, in Stickstoff oder in Cyanvergiftung befinden. Zuckungswärme und Zuckungshöhe lassen überhaupt nicht erkennen, ob der Muskel mit Sauerstoff versorgt ist oder nicht. Dieser Satz erfährt bei genauerer Analyse der Vorgänge jedoch eine Einschränkung. Es wurde schon erwähnt, daß eine kontinuierliche Wärmebildung und ebenso aber auch eine mehr langsam erfolgende Änderung der Wärmebildung sich dem Nachweis durch die Thermosäule entzieht, um so mehr, je langsamer sich die – absolut vielleicht beträchtliche – Änderung der Wärmebildung vollzieht. In der Tat ist es nun A.V. Hill (1911, 1913a) gelungen zu zeigen, daß auch nach der Zuckung noch eine beträchtliche, aber nur langsame und nur allmählich abklingende Wärmeproduktion stattfindet.

Über das Maß dieser nachfolgenden Wärmebildung ist eine Meinungsverschiedenheit zwischen Hill und Bernstein (1914) entstanden. Hill gibt an, daß bis zur Hälfte der Zuckungswärme nach der Kontraktion erscheint. Bernstein erhebt, wie mir scheint, gerechtfertigte theoretische Einwände gegen Hills Berechnungsweise. Immerhin glaubt auch Bernstein, daß erhebliche Mengen (etwa $^1/_4$) nach der tetanischen Kontraktion gebildet werden. Dagegen dürften Bernsteins und Lessers Versuche am glatten Muskel des Froschmagens nichts gegen Hills Befunde beweisen. Daß beim Froschmagen der Hauptteil der Wärmebildung schon in der Crescente der Kontraktion stattfindet, kann auch so gedeutet werden, daß bei der Kontraktionsdauer von 150-180 Sekunden die jedem Differential der Kontraktion folgende Wärmebildung großenteils noch in den Gesamtablauf der Kontraktion naturgemäß hineinfällt. Diese Wärme erscheint vor beendigter Kontraktion, darum aber doch nicht notwendig vor dem Vorgang der Zusammenziehung überhaupt. Ebensogut kann die Reihenfolge umgekehrt sein; der Unterschied zwischen quergestreiftem und glattem Muskel liefe dann darauf hinaus, daß beim glatten Muskel eine vollständigere Überlagerung der Kurve der Zusammenziehung mit der Kurve der Wärmebildung stattfände. Je langsamer eine Kontraktion erfolgt, um so eher ist solch eine Überlagerung zu erwarten. Gegen das Nachfolgen der Wärmeproduktion beweisen die Versuche von Bernstein und Lesser daher noch nichts.

Hill (1913) fand ferner, daß zwar in den ersten Sekunden nach der Erregung im sauerstofffreien Medium die Wärmebildung vielleicht etwas träger abläuft, daß aber die spätere bis 3 Minuten nach der Kontraktion gebildete Wärmemenge im Stickstoff überhaupt in Wegfall kommt. Die oben mitgeteilte Unabhängigkeit der Wärmebildung vom Sauerstoff gilt daher lediglich für die sogenannte »initiale Wärmebildung«, die erste, explosionsartige, mit der Kontraktion erfolgende Befreiung thermischer Energie. Sie gilt nicht für die nachfolgende, ihrer Quantität nach zwar umstrittene, aber sicher vorhandene »verzögerte Wärmebildung«. Über die Abgrenzung der Begriffe der initialen und der verzögerten Wärmebildung können nur weitere Versuche mit genauester Berücksichtigung der instrumentellen Faktoren Aufschluß geben. Das bisher bekannte Material erlaubt jedoch den Schluß, daß die Entziehung des Sauerstoffes sowie die Unterdrückungen der Oxydationen durch Blausäure innerhalb gewisser zeitlicher Grenzen weder die Arbeitsfähigkeit des Muskels merklich stört, noch auch den Nutzeffekt der *unmittelbar* mit der Kontraktion zusammenhängenden Vorgänge erhöht oder herabsetzt. – Betrachtet man jedoch die *Gesamtbilanz* der energetischen Vorgänge bei fehlenden Oxydationen, so scheint der Wegfall der den Kontraktionen nachfolgenden Wärmebildung darauf hinzuweisen, daß für eine kurze Zeit eine gegebene Arbeitsmenge mit unternormalem Energieverbrauch geleistet wird, also eine Erhöhung des Nutzeffekts besteht, die sich allerdings mit baldigem Erlöschen jeder Arbeitsfähigkeit bezahlt macht. Erhöhungen hat schon METZNER am absterbenden Skelettmuskel wahrgenommen. Für den Kaltblüter besteht somit eine weitgehende Unabhängigkeit der Muskelfunktion von der Versorgung mit Sauerstoff. Darin liegt für ihn ein großes Moment der Zweckmäßigkeit. Auch ohne eine völlig gesicherte und reichliche Sauerstoffversorgung, z. B. unter Wasser, vermag der Kaltblüter plötzlich gestellten Anforderungen an seine Beweglichkeit eine Zeitlang zu entsprechen, seinen gesamten Bewegungsapparat einzusetzen. Die größere Empfindlichkeit der Warmblütermuskeln gegen Sauerstoffmangel dagegen steht im Einklang mit ihren unendlich vollkommeneren Atmungs- und Zirkulationssystemen, die ihm eine weniger sprunghafte und viel gleichmäßiger fortlaufende Ausübung motorischer Funktionen gestatten. Indessen können bei plötzlichen Gewaltanstrengungen vielleicht auch hier Momente eintreten, in denen die Muskeln von ihrer allerdings beschränkten Fähigkeit zur Anoxybiose Gebrauch machen. Ähnliches hat ZUNTZ (1908) von jeher vermutet.

Obwohl quantitativ nicht ins Gewicht fallend, gehört zur Energetik der Anoxybiose streng genommen auch die Beziehung zwischen Sauerstoffmangel und Energie des Erregungsvorganges und der elektrischen Erscheinungen. Daß der Erregungsvorgang durch Sauerstoffmangel nicht wesentlich beeinträchtigt sein kann, beweist schon die Tatsache des sauerstofffrei schlagenden Herzens und zuckenden Muskels als solche. Ferner läßt sich auch zeigen, daß die Schwelle elektrischer Induktionsreize durch Cyanbehandlung nicht merklich herabgesetzt wird. Auch das Elektrokardiogramm des Cyanherzens ist, wie man sich leicht überzeugen kann, das des normalen Herzens (eigene Beobachtung). *Die Produktion elektrischer Energie und der mit ihr zusammenhängende Erregungsvorgang dürfte von Oxydationen also ebenso unabhängig sein wie die Kontraktion und die initiale Wärmebildung.* Völlig verfehlt ist die Vorstellung, als ob die elektrische Schwankung ein Ausdruck der Intensität der Stoffwechselvorgänge sei. – Die Erregung im Muskel rückt dadurch in einen bemerkenswerten Gegensatz zur Funktion des Zentralnervensystems, die nach VERWORN (1909, 1912) von der Sauerstoffzufuhr in hohem Maße abhängt. Auf die von VERWORN hiernach angenommenen Beziehungen zwischen Oxydationshemmung und Narkose wird der Gegenstand des nächsten Abschnitts hinführen.

Als Überleitung zu den narkotisch wirkenden Substanzen darf die Besprechung der *Wirkung der Kohlensäure* gelten. Wir besitzen hier nur eine vereinzelte Mitteilung von ROHDE (1914), die aber von großer prinzipieller Bedeutung ist. Am Katzenherzen fand er nämlich, daß in der Kohlensäurevergiftung Sauerstoff- und Zuckerverbrauch noch mehr als die Hälfte der Norm betragen können, während die mechanische Leistung fast auf Null herabsinkt. Ob veränderte Wasserstoffionenkonzentration oder eine andere Wirkung der Kohlensäure vorliegt, ist noch unbekannt. Das Interesse liegt zunächst darin, daß hierdurch – gegenüber der Oxydationshemmung – ein zweiter Typus von Funktionsstörung gefunden ist, der eine Umkehrung des am Cyanherzen beim Frosch gegebenen Verhaltens darstellt: nicht Arbeit ohne Sauerstoffverbrauch, sondern Sauerstoffverbrauch ohne Arbeit. Wir sehen hier den ersten Fall einer Verschlechterung des Nutzeffektes vor uns, denn es ist nicht zu bezweifeln, daß der Sauerstoffverbrauch mit erheblicher Wärmetönung verbunden ist, ohne daß doch eine wesentliche Verwandlung in mechanische Energie erfolgte.

Ein myothermisches Analogon zu dieser Beobachung ROHDES wird sich später ergeben. Eine genauere Untersuchung der Kohlensäurevergiftung wäre von großem Interesse.

Die bisher geschilderten Beeinflussungen der Energetik stellen *Grenzfälle* oder wenigstens Annäherungen an solche dar. Einerseits fanden wir *Arbeit ohne Sauerstoff*, anderseits *Oxydationen ohne Arbeit.* Die nunmehr zu besprechenden Wirkungen von Substanzen der Alkohol- und Urethanreihe sowie ähnlich wirkender Verbindungen können im wesentlichen als Zwischenglieder

jener beiden Extreme gelten: auch bei ihnen finden wir Herabsetzungen, und zwar gewöhnlich sowohl des Gaswechsels wie auch der mechanischen Leistung; die Einseitigkeit der Wirkung tritt bei ihnen meist nicht so scharf hervor wie bei den Blausäureverbindungen einerseits, der Kohlensäure anderseits. Im allgemeinen überwiegt die Hemmung der mechanischen Arbeit; diese Zustandsänderungen stehen daher dem Typus der Kohlensäurevergiftung näher wie der Blausäurevergiftung des Kaltblütermuskels.
Der Sprachgebrauch faßt die angedeuteten Substanzenreihen als indifferente Narkotika zusammen. Nach der heutigen Lage der Dinge wäre eine Erinnerung an den medizinischen Begriff der Narkose am besten ganz zu vermeiden. Denn die Verbindung der genannten Substanzwirkungen mit dem Begriff der Narkose rührt nur daher, daß gewisse Wirkungen am Zentralnervensystem eine Zeitlang für typisch galten und daß nach VERWORN (1909, 1912) die allgemeingültige Erklärung der Wirkung indifferenter Narkotika eine Oxydationshemmung sein sollte. Es steht aber fest, daß neben und auch ohne Oxydationshemmungen erhebliche andere, gleichfalls lähmende Wirkungen von diesen Verbindungen ausgehen. Es besteht kein Zweifel mehr darüber, daß Oxydationshemmung und Behandlung mit Alkoholen usw. auch auf die Energetik der Muskeln völlig verschieden wirken. Daher hat es keinen Sinn, so gänzlich verschiedene Erscheinungsreihen als Narkose zusammenzufassen.
ROHDE und OGAWA (1912) fanden bei der Untersuchung der Wirkung des Chloralhydrats am Katzenherzen eine weit schlechtere Ausnützung des Sauerstoffes als in der Norm. Sie verglichen die isometrische Zuckung des linken Ventrikels mit dem Sauerstoffverbrauch des Herzens. Der auf 1 mm Pulsdruck pro Puls verbrauchte Sauerstoff stieg an. Diese Verschlechterung der Ausnützung war sehr ausgesprochen und blieb auch bestehen, wenn die Pulsfrequenz in Normal- und Vergiftungsperiode annähernd gleich erhalten wurde (durch elektrische Reizung). Aus den Angaben von 6 mitgeteilten Versuchen läßt sich folgende Übersicht berechnen:

| % Chloralhydrat | Abnahme des Sauerstoffverbr. | Abnahme des Pulsdr. |
|---|---|---|
| 0.05-0.1 | 20-30% | 30-50% |

Je stärker nun die Vergiftung war, um so mehr überwog die Leistungshemmung über die geringere Oxydationshemmung, um so unvollständiger schien also die Ausnützung der durch Oxydation gelieferten Energiemengen. Zu völlig analogen Ergebnissen gelangte mit denselben Methoden später W. FISCHER (1917) beim Äthylalkohol: bei nur wenig abnehmendem Sauerstoffverbrauch eine immer stärkere Abnahme der Druckleistung des Herzens. Steigernde Wirkungen auf Tätigkeit oder Sauerstoffverbrauch sind niemals beobachtet worden. Da die Autoren mit Cyankalium, also mit einem mutmaßlich reinen oder reineren Oxydationsgift, ein ganz ähnliches Bild erhielten (s. o.), blieb zunächst unentschieden, ob die Wirkung von Chloralhydrat und Alkohol wesentlich als Oxydationshemmung im Sinne der VERWORNschen Narkosetheorie oder wesentlich als Hemmung des die mechanische Arbeit liefernden Mechanismus aufzufassen war.

Hinsichtlich der Narkosetheorien war die Beeinflußbarkeit der Muskeln durch indifferente Narkotika somit eine offene Frage. VERNON (1911) fand die Kontraktionshöhe spontan schlagender Schildkrötenherzen durch die homologen Alkohole nach den Regeln beeinflußbar, die überall der MEYER-OVERTONschen (MEYER 1899a, b, 1900, 1901, OVERTON 1901) Narkosetheorie zugrunde liegen: zunehmende Wirksamkeit mit den höheren Gliedern der Reihe. Aber wie O. WARBURG (WARBURG u. WIESEL 1912) gezeigt hat, gelten diese Regeln ja auch für die Oxydationen verschiedenster Zellen. Die Tatsache, daß eine Funktion nach den OVERTONschen Regeln für homologe Reihen beeinflußbar ist, kann man daher weder für noch gegen VERWORNS Erstickungstheorie der Narkose ins Feld führen. Die Oxydationen tätiger Muskeln sind bisher nicht daraufhin untersucht worden. Ein Vergleich der von WARBURG und von VERNON gegebenen Zahlen lehrt nun im allgemeinen, daß zur Hemmung um rund 50% bei der Oxydation wesentlich höhere Konzentrationen erforderlich sind, wie bei der Kontraktion des Schildkrötenherzens. Dies wiese darauf hin, daß der Kontraktionsmechanismus empfindlicher wäre als der Oxydationsmechanismus.

In meinen eigenen Versuchen am Froschherzen wurde Sauerstoffverbrauch und Arbeitsleistung bei durchgehender Konstanz von Belastung, Frequenz und Temperatur untersucht. Zum Teil gemeinsam mit G. GOTTSCHALK wurden diese Größen im Normalzustande und unter Einwirkung von Äthylalkohol, Amylalkohol (tertiär) Äthylurethan und Phenylurethan bestimmt. Alle diese Wirkungen sind, auch oft nach völliger Lähmung, reversibel, die Vergiftungsperiode war in der Regel eingeschlossen zwischen zwei Normalperioden. Es ergibt sich (Anhang, Tabelle 2 ⟨*S. 89*⟩), daß mit jeder, also auch mit nur geringfügiger Herabsetzung der geleisteten Arbeit eine Herabsetzung des Sauerstoffverbrauchs verbunden ist. Prozentual ist diese Abnahme meistens etwa gleich stark, doch kommen Schwankungen nach der einen wie nach der anderen Richtung vor. Auch hier zeigt sich insofern ein Unterschied gegenüber dem Warmblüter, als die Kontraktilität weniger leicht zu beeinträchtigen ist. Überall aber ist die Kontraktilität unvergleichlich stärker mitbetroffen als bei der Cyanvergiftung, selbst da, wo die Arbeit weniger stark herabgesetzt erschien als der Sauerstoffverbrauch.

Ein Verhalten, welches dem des Warmblüterherzen etwa entspricht, findet man erst dann, wenn man mit den Konzentrationen beträchtlich weiter in die Höhe geht. Alsdann findet man, daß stets zuerst die Fähigkeit der Zusammenziehung erlischt, und erst bei viel höherer Konzentration auch die Oxydation. Ja noch mehr: man findet, daß es in vielen Fällen überhaupt nicht gelingt, den Aufbrauch von Sauerstoff durch jene Substanzen völlig zu unterdrücken. Der schroffe Gegensatz, der in dieser Beziehung am Froschherzen zwischen der Wirkung der Cyanide und der indifferenter Narkotika besteht, wird besonders deutlich, wenn man die maximalen, die Kontraktion völlig aufhebenden Konzentrationen vergleicht mit denjenigen, welche die Oxydationen auf ein Minimum herabdrücken.

| Völlige Aufhebung der Kontraktilität bei | Oxydationen noch nachweisbar bei | |
|---|---|---|
| KCN ca. 0,05% | 0,005-0,003% | fast komplette Hemmung |
| NaCN ca. 0,07% | 0,005-0,003% | |
| Äthylalkohol 7-8-% | 12-20% | |
| Amylalkohol 1,5-1,7% | 2-3% | |
| Äthylurethan 1,5-2% | 4-6% | |
| Phenylurethan 0,95% | 0,1-0,2% | |

Wie die Tabelle zeigt, liegen bei den *Cyaniden* die arbeitshemmenden Konzentrationen um das zehnfache *höher*, bei den Alkoholen und Urethanen um die Hälfte *niedriger* als die oxydationshemmenden. Deutlich geht auch aus dieser Tabelle die Regel der homologen Reihen hervor, wie sie schon VERNON (1911) bestätigt fand.

Es kann nach diesen Ergebnissen als erwiesen gelten, *daß die Wirkung der indifferenten Narkotika von einer primären Oxydationshemmung prinzipiell verschieden* ist. Sie besteht vielmehr in einer Lähmung des arbeitliefernden Mechanismus und bei höheren Konzentrationen wohl sicher auch, aber in zweiter Linie, der Oxydation. Es lassen sich noch verschiedene Beobachtungen anführen, welche die beiden Typen der Beeinflussung als grundsätzlich verschieden erkennen lassen. Betrachtet man die Kontraktionskurven solcher Vergiftungsversuche, so findet man bei Cyaniden mit kompletter Oxydationshemmung zunächst einige Minuten gleichbleibende und alsdann eine ganz allmählich abnehmende Kontraktionshöhe, bis die Leistung auf Null herabsinkt. Bei den indifferenten Narcoticis dagegen tritt nach wenigen Schlägen ein Abfall auf eine bestimmte Höhe ein, welche unter Umständen stundenlang beibehalten werden kann, wie dies schon VERNON richtig beschreibt. Der Erwähnung wert ist ferner, daß ich an Cyanherzen niemals Tonuszunahmen bemerkt habe. Es scheint, als ob Tonuserhöhung und Kontraktur zu ihrem Zustandekommen der Oxydationen sogar bedürften. Denn schon GRÜNWALD (1912) sah, daß bei Digitalinvergiftungen der Stillstand stets in Diastole erfolgt, wenn Sauerstoffmangel besteht. Ich selbst habe gesehen (1913), daß ebenso das Cyanherz durch Strophantin nicht zu systolischem Stillstand zu bringen ist. Im Gegensatz dazu haben die Narcotika, besonders die höheren Glieder der Reihen, die Tendenz, den Tonus des Herzens zu steigern und eventuell Kontraktur herbeizuführen. Hierauf wird alsbald zurückzukommen sein. Die Reizschwelle für elektrische Reize wird durch Cyanide, wie gesagt, nicht verändert, durch Alkohole und Urethane sowie durch Chloralhydrat meist deutlich, oft sogar sehr stark erhöht ⟨*s. Tabelle S. 65*⟩.

Da somit erwiesen ist, daß die indifferenten Narkotika unmittelbar den arbeitliefernden Mechanismus der Muskelzelle hemmend beeinflussen, so bleibt nur die Frage zu beantworten: Wie ist in diesen Fällen die gleichzeitige Herabsetzung der Oxydation zu erklären?

Offenbar ist die Antwort gar nicht zu trennen von unseren allgemeinen Anschauungen darüber, wie dieser arbeitliefernde Mecha-

| Vers. No. | Phenylurethan | Rollen-Abstand |
|---|---|---|
| 42 | – | 152 |
| | $\frac{m}{750}$ | 122 |
| 43 | – | 103 |
| | $\frac{m}{1500}$ | 84 |
| | – | 104 |
| 44 | – | 100 |
| | $\frac{m}{1500}$ | 96-86 |
| 45 | – | 102 |
| | $\frac{m}{900}$ | 76 |
| | – | 140 |

nismus und die Verbrennungen zeitlich und kausal zueinander stehen. Denn nur zwei Möglichkeiten, die auch beide zugleich verwirklicht sein können, kommen in Betracht. Entweder ist die Herabsetzung der Oxydationen die Folge der Arbeitshemmung, oder sie ist unabhängig von dieser einer direkten Einwirkung der Narkotika zuzuschreiben. Um dies zu entscheiden, habe ich die oxydationshemmenden Konzentrationen am ruhenden Herzen festzustellen versucht. Die Frage, ob die arbeithemmenden Konzentrationen auch die Oxydationen als solche am ruhenden Muskel schon merklich herabsetzen, ist noch nicht befriedigend gelöst. Dagegen ergab sich mit Sicherheit, daß Konzentrationen, welche die Arbeitsfähigkeit vernichten, den Sauerstoffverbrauch des ruhenden Herzens nicht nur z. T. fortbestehen lassen, sondern unter Umständen sogar zu steigern vermögen (Anhang, Tabelle 3 ⟨*S. 92*⟩). Beide Tatsachen gehen aus der Tabelle klar hervor (vgl. auch Tab. S. 63). Vielfach sind Oxydationssteigerungen mit Kontrakturen des Herzens verbunden. Oft folgen dauernde Schädigungen auf die Vergiftungsperiode, zuweilen ist die Störung sogar völlig irreversibel. Es ist klar, daß hier besondere Störungen des

Zellmechanismus vorliegen, welche die einfach hemmenden Wirkungen überlagern, ausgleichen. Es liegt eine Reihe von Beobachtungen vor, welche in dieses Gebiet gehören dürften. So erwähnt ROHDE (ROHDE u. OGAWA 1912) beiläufig, in einem Fall von Stillstellung des Herzens durch Chloralhydrat eine Steigerung des Sauerstoffverbrauchs gesehen zu haben. Als Regel aber hat er einen hohen Sauerstoffverbrauch im systolischen Stillstand bei Strophantin gefunden. Ähnliches, wenn auch in viel geringerem Maße, sah G. GOTTSCHALK (1913) bei der Strophantinvergiftung des Froschherzens. Fast überall also beobachtet man gleichzeitig Kontraktur oder wenigstens Tonuserhöhung, und der ganze Erscheinungskomplex erinnert unwillkürlich an die Totenstarre und die besonders von FLETCHER (1911, 1913, FLETCHER u. BROWN 1914) studierten Verhältnisse der Milchsäure- und Kohlensäurebildung bei dieser sowie bei der Wirkung des Chloroforms. Sollte die Vermutung, daß es sich bei alledem um denselben Vorgang handelt, richtig sein, so hätten wir unsere Anschauung über Totenstarre und verwandte Vorgänge dahin zu revidieren, daß diese Erscheinungen mit Oxydationen verbunden sind. Es ist schon lange bekannt, daß ihr besonderer Ablauf durch An- oder Abwesenheit von Sauerstoff entschieden beeinflußt wird. Nochmals ist an das oben erwähnte Ausbleiben systolischer Kontrakturen bei Oxydationshemmung zu erinnern.

Die Deutung *dieser Sauerstoffzehrung bei starken Vergiftungen* durch indifferente Narkotika steht noch dahin. Es wird an besondere Störungen im physikalisch-chemischen Zustande der oxydabeln Substanzen und der Oxydasen zu denken sein. Zucker und Fermente müssen in der Zelle nebeneinander liegen, aber zum Eintritt der Oxydation müssen besondere Bedingungen eintreten, z. B. eine Erregung. Daß auch andere Zustandsänderungen ähnliches bewirken können, ist durchaus denkbar. Solche Bedingungen könnten auch durch die besprochenen Substanzen geschaffen werden, sei es nun durch gewisse physikalisch-chemische Zustandsänderungen, sei es auf dem Wege des physiologischen Erregungsvorganges, wobei nur der mechanische Effekt unmerklich bliebe oder wegfiele. Untersuchungen der eventuellen Aktionsströme wären hier von wesentlicher Bedeutung.

Diese Beobachtungen über abnorme Sauerstoffzehrungen im Muskel bringen zugleich zum Bewußtsein, wie wenig statthaft es ist, allein aus Gasuntersuchungen energetische Schlüsse zu ziehen. Das

Verschwinden von Sauerstoff ist kein Maßstab für die vorkommende Wärmetönung, ebenso wie auch bei fehlenden Oxydationen beträchtliche Energiewandlungen möglich sind.

Was ergibt die *myothermische Untersuchung der Alkoholvergiftung?* Meine Untersuchung (1914) beschränkte sich bisher auf die Wirkung des Äthylalkohols am Skelettmuskel. Sie ergab, daß im Gegensatz zur Cyanvergiftung die Wärmebildung im großen und ganzen sich ebenso verhält wie der Sauerstoffverbrauch am alkoholvergifteten Froschherzen. Bei den kleineren Konzentrationen von Äthylalkohol (2-3%) fand sich die Abnahme von isometrischer Zuckung und Wärmebildung ungefähr proportional oder für die Zuckungshöhe etwas größer. Bei 3-5% Alkohol aber nahm die Zuckungshöhe rasch ab, während ein gewisser Prozentteil der Zuckungswärme noch produziert wurde. Schließlich bietet sich aber das interessante Bild, daß mit jedem elektrischen Reiz eine nicht unbeträchtliche, oft mehr als ein Drittel der Norm betragende Menge von Wärme frei wird, ohne daß irgend eine Zuckung bemerkbar ist. Erst nach einiger Zeit verschwindet auch diese Wärmebildung. Zuweilen fiel in diesen Endstadien auf, daß der Ausschlag der Galvanometernadel träger erfolgte und vor allem auch langsamer zur Null-Lage zurückkehrte als in der Norm. Es scheint also, als ob die Wärmebildung träger und sich hinziehender erfolgte als beim normalen Muskel. Die Analoga all dieser Erscheinungen mit dem, was über Sauerstoff gesagt wurde, liegen auf der Hand. Die Bedeutung, welche diese Beobachtung von *»Zuckungswärme ohne Zuckung«* für die Theorie der Kontraktion besitzt, ist an anderer Stelle (Weizsäcker 1915) erörtert worden.

*Steigernde* Wirkungen des Äthylalkohols auf Zuckungs- und Wärmebildung habe ich mehrfach gesehen. Sie finden sich besonders dann, wenn der Muskel rasch in verhältnismäßig starke Alkoholkonzentration kommt, und können für die Wärme bis zu 50% Erhöhung ausmachen, für die Zuckung stets weniger. Auch hier also Verschlechterung des Wirkungsgrades. Mit den Beobachtungen W. Fischers (1917, s. o.) kommt ein Vergleich deshalb nicht in Betracht, weil es sich hier um vielmals höhere, ganz untherapeutische Konzentrationen handelt und wahrscheinlich um Wirkungen, welche mit den vorhin beschriebenen Endstadien zusammengehören. Ähnliches sieht man z. B. bei der Wirkung des Coffeins, bei dem auf einen Reiz zuweilen 4-5mal mehr Wärme erscheint als in der Norm. Die letzten Beobachtungen führen auf die allgemeine

Frage der *Steigerung der im Muskel umgesetzten Energiemengen.* Gibt es solche rein durch den Einfluß bestimmter Substanzen? Die bisherigen Beispiele lassen schon eine ganze Reihe charakteristischer Störungen der Energetik erkennen. Wir sahen Arbeitsleistung ohne Sauerstoffverbrauch, Sauerstoff- und Zuckerverbrauch ohne Arbeitsleistung, Zuckungswärme ohne Zuckungen, und neben diesen Extremen alle möglichen Übergänge, darunter auch die parallelen Herabsetzungen mehrerer dieser Teilfunktionen. Ist es möglich, einzelne oder mehrere derselben auch auf chemischem Wege über die normale Intensität hinaus zu steigern? Die Beurteilung dieser Frage wird vor allem dadurch kompliziert, daß nicht feststeht, was normal ist. Jedes aus seinem Verbande mit dem Gesamtorganismus isolierte Organ ist nicht normal. Die Versetzung aus dem Blut- und Lymphstrome in die Salzlösung ist ein Eingriff von unberechenbarer Tragweite. Zahlreiche Erfahrungen lehren, daß steigernde Wirkungen am leichtesten immer an isolierten Organen zu beobachten sind, deren Funktion nachweislich schon herabgesetzt ist. In einzelnen Fällen ist es auch schon bekannt, welche Schädigung vorliegt und durch welches Mittel sie ausgeglichen werden kann. In der Regel ist man aber im ungewissen, ob steigernde Wirkungen nicht zu ihrer Voraussetzung eben gewisse Schädigungen gehabt haben. Ungeklärt sind in den meisten Fällen auch die Angriffspunkte der steigernden Wirkung. Auch hier ist die Hauptfrage: neurogen oder myogen? Streng zu scheiden ist ferner eine indirekte von einer direkten Wirkung auf den Stoffwechsel. Die indirekte Wirkung kann z. B. zustande kommen durch die Beeinflussung der Frequenz. Durch Frequenzsteigerung kann eine primäre Stoffwechselsteigerung vorgetäuscht, aber auch eine Hemmung verschleiert werden. Jede Frequenz bringt tiefgreifende Änderungen der Dynamik mit sich, veränderte Füllungszustände, veränderte Belastungsverhältnisse, auch veränderte Durchblutung. Die Kontraktilität des Herzens hängt ab von der Länge der diastolischen Pause, und so wirkt auch diese ein auf die Intensität des Energiewechsels der Kontraktion. Alle diese sekundären Momente sind auszuschalten, ehe man von primären Beeinflussungen des Energieverbrauches überhaupt reden kann.
Eine kritische Durchsicht alles bisher vorliegenden Materiales scheint mir zu ergeben, daß primär steigernde chemische Wirkungen, bisher zum mindesten, recht selten nachgewiesen sind. Sehr oft sind gleichzeitige Frequenzsteigerungen im Spiel. Geringe Erhö-

hungen wird man, da spontane Schwankungen nicht ungewöhnlich sind, oft ungerne für beweisend halten. An irgendwie geschädigten Herzen allerdings sind positive Wirkungen des Strophantins, Adrenalins unzweifelhaft vorhanden. Im übrigen hat aber die ganze Summe solcher Untersuchungen für die allgemeine Energetik nichts ergeben, was prinzipiell über die bisher geschilderten Zustandsänderungen hinaus ginge. Die Untersuchungen ROHDES (ROHDE u. OGAWA 1912; ROHDE 1914) und anderer über Adrenalin, Strophantin, Nervenreizung bieten daher ebenso wie die über Muskarin bisher überwiegend pharmakologisches Interesse.
Auch Störungen des Wassergleichgewichts durch isotonische und hypertonische Lösungen, Wirkungen des Kalium- und Calcium-Mangels sind von mir teils gasanalytisch, teils myothermisch untersucht worden (vgl. Anhang ⟨*Tabelle 4, S. 93*⟩). Im allgemeinen fanden sich parallele Herabsetzung von Leistung und Sauerstoffverbrauch, sowie parallele Herabsetzung von Leistung und Wärmebildung (bei Quellung in hypotonischer Lösung), Befunde, die dem bisherigen in energetischer Beziehung nichts prinzipiell neues hinzufügen können.
Am Skelettmuskel habe ich, wie oben schon angedeutet wurde, ziemlich flüchtige, aber zum Teil sehr stark steigernde Wirkungen des Äthylalkohols gesehen. Die Zuckungswärme konnte auf das doppelte, die Zuckungshöhe gleichfalls sehr deutlich steigen, und zwar sowohl während der Alkohol in die Zellen eindringt, als auch während er die Zellen verläßt, also gleich nach dem Zurückbringen in alkoholfreie Lösung. Es handelt sich somit hier wohl um Wirkungen, die an die Bewegung des Alkohols durch die Zelloberfläche gebunden sind. Die an sich unwahrscheinliche, aber bisher nicht sicher ausgeschlossene Möglichkeit, daß kürzeste Tetani hier im Spiele sind, bedürfte weiterer Nachprüfung.

### *5. Bemerkung zur Theorie der Kontraktion*

Auf die Folgerungen, welche sich, wie ich glaube, für die Theorie der Muskelmaschine aus den besprochenen Untersuchungen ergeben, bin ich (1915) an anderer Stelle näher eingegangen. Hier möge daher nur das zusammenfassende Ergebnis wiederholt werden. Es betrifft einmal die Stellung des Oxydationsvorganges. In dieser Frage neigt sich die Entscheidung zugunsten der HERMANNschen

(1867) Theorie, welche die Oxydation als Vorgang der *Restitution* angesehen wissen will. Die völlige Gleichheit der initialen Wärmebildung mit und ohne Sauerstoff wäre ein sehr sonderbarer Zufall, wenn dieser Wärmebildung zwei chemisch gänzlich verschiedene Vorgänge zugrunde lägen. Dazu kommen die Beobachtungen, welche ein Nachfolgen der Verbrennung nach der Zusammenziehung wahrscheinlich machen. Es scheint mir nicht unwahrscheinlich, daß bei einer fortlaufenden Folge von Kontraktionen wie beim Herzen sich die Oxydationen gar nicht als rhythmisch an- und abschwellender, sondern als gleichmäßig fortlaufender Vorgang darstellen. Als zweites Ergebnis nenne ich die in dem Ausdruck *»Zweimaschinentheorie«* von mir zusammengefaßte Vorstellung, wonach die Muskelmaschine eine Verkoppelung von zwei Maschinen darstellt, etwa so, wie eine Dampfmaschine und eine Dynamomaschine verkoppelt sind. Die Steuerung der Maschinen käme dabei nicht der *oxydativ-restitutiven* Maschine, sondern der *arbeitliefernden* zu; diese letztere bestimmt das Tempo des Energieumsatzes. Ohne weiteres ergibt sich die Notwendigkeit, auch die *Thermodynamik der beiden Systeme gesondert zu betrachten.* Es könnte im ersten Augenblick befremden, daß die Reaktion, welche die Energie doch unzweifelhaft liefert, die Oxydation, der Arbeitsleistung nachfolgen und überdies in ihrem Tempo von dieser Arbeitsleistung bestimmt sein soll. Es ist aber an einem Beispiel leicht zu veranschaulichen, wie solche Zusammenhänge entstehen können. Stellt man sich eine starke Batterie galvanischer Elemente mit den Polen einer Batterie Leydener Flaschen verbunden vor, so sind diese zunächst aufgeladen, aber isoliert, die galvanischen Elemente geben keinen Strom ab. Sorgt man jetzt dafür, daß eine Anzahl der Flaschen entladen wird (Analogon der Kontraktion), so wird augenblicklich eine neue Stromabgabe an die Flaschen stattfinden, bis diese zum alten Potential aufgeladen sind. Diese Stromabgabe und die ihr entsprechende chemische Reaktion im Element (hier das Analogon der Oxydation im Muskel) wird in ihrem Umfang dem Umfang der vorhergegangenen Entladung genau entsprechen. Dieses Beispiel entspricht der hier vertretenen Ansicht über die Muskelmaschine. – Im übrigen aber wird man nach dem vorhergehenden eher zu einer einschränkenden Bewertung dessen kommen, was die eigentliche Thermodynamik des Muskels für die Enthüllung des Geheimnisses leisten kann, welches wir Kontraktion nennen. Alles was sie leistet, bezieht sich auf die Entwirrung der Mechanismen, die ineinander greifen müssen, damit eine Zusammenziehung zustande kommt. Die Frage der maximalen Arbeit in dem rein physikalischen Sinne aufzuwerfen, ist meines Erachtens ganz verfehlt und lenkt auf unfruchtbare Bahnen. Es kann sich nur darum handeln, welcher Nutzeffekt in diesem oder jenem biologisch bedeutsamen Falle realisiert wird. Daß die »freie Energie« des Muskels in dem einen Falle anders ist wie in dem andern, ohne daß sich dabei die arbeitliefernde Reaktion ändert, ist streng genommen überhaupt nicht möglich, denn ein jeder physikalische oder physikalisch-chemische Vorgang hat *seine* freie Energie, die unveränderlich feststeht. Der Fall, daß die maximale Arbeit als solche erscheint, ist ein idealer Grenzfall; es hängt von unzähligen Umständen ab, wieviel davon durch Reibung usw. verloren geht. Die in einem früheren Abschnitt ausgesprochene Ansicht, daß das Verhältnis zwischen Arbeitsfähigkeit und Gesamtumsatz unter normalen, stationären Verhältnissen konstant sei, diese Ansicht ist daher im physikalischen Sinne keine Hypothese, sondern eine Notwendigkeit. Es kann sich nur darum handeln, die maschinelle Reibung, den gleichsam technisch bedingten Verlust der Muskelmaschine und seine Ursachen zu studieren. Auch ist in diesem Zusammenhang daran zu erinnern, daß auch für die unbelebte Natur die Gewinnung maximaler Arbeit einen nie realisierten Grenzfall darstellt. Denn Gewinnung maximaler Arbeit ist an einen isotherm und dabei reversibel geleiteten Prozeß gebunden, eine Bedingung, der nur bei unendlicher Langsamkeit des Vorganges genügt werden könnte, also bei einem Vorgang, der nicht real ist.

## B. Pathologie

Selbst ein Teil der Physiologie, kann die pathologische Physiologie des Herzens in elementarer Beziehung nichts Neues mehr bringen. Was pathologische Physiologie sucht, sind nicht die elementaren Eigenschaften der lebenden Substanz, sondern jener individuelle Aufbau aus dem Elementaren, den wir mit dem Begriffe der Krankheit eben bezeichnen. Das »Gesunde« und das »Krankhafte« sind so stets zusammengesetzte Erscheinungen, Zustände, die ein Zusammenwirken von Funktionen und Organen betreffen. Die physiologischen Elemente sind beiden gemeinsam.

Mit der Zusammengesetztheit wächst auch die Schwierigkeit der Analyse, und leider ist pathologische Physiologie zuweilen mehr eine Kunst der Analogien denn eine unmittelbare Erfahrung. Der Fehler mancher physiologisch-pathologischen Erklärungen liegt aber nicht daran, daß sie physiologisch sein wollen, sondern daran, daß sie zu analogienhaft sind und das Elementare an die Stelle des höchst Zusammengesetzten setzen. Die Schwierigkeiten, die sich ergeben, wenn das Zusammengesetzte aus dem Einfachen erklärt, und anderseits, wenn das Elementare aus dem Komplizierten herausgeschält werden muß, sind unvermeidlich, notwendig, und stammen aus derselben Quelle. Ebenso aber entspricht es auch einund derselben Begriffsverwirrung, wenn man der Pathologie vorwirft, daß sie mit dem Elementarphysiologischen operiert, wie wenn man der Physiologie vorwirft, daß sie immer mit isolierten, also »kranken« Organen arbeite. Denn der Unterschied, auf den es hier ankommt, ist nicht der des Gesunden und Kranken, sondern der des Einfachen und des Zusammengesetzten. Daher wäre es systematisch richtiger, nicht zwischen Physiologie und Pathologie zu unterscheiden, sondern zwischen Elementarlehre einerseits, Lehre vom gesunden und kranken Organismus anderseits. Die aus solch komplizierten logischen Grundlagen sich ergebenden Schwierigkeiten machen sich besonders fühlbar, wenn, wie bei der Energetik des Herzens, die wesentlichsten elementaren Faktoren beim lebenden Menschen nicht meßbar sind. Schlagvolumen, Arbeit, Wärmebildung, Gaswechsel – keine einzige dieser Größen ist am gesunden oder kranken Herzen des Menschen meßbar. Um so überraschender ist der reichliche Gebrauch des energetischen Gesichtspunktes in der praktischen Medizin. Der Begriff des »schwachen Herzens« ist ebenso populär wie seine Realität unbewiesen, und im Einzelfalle unbeweisbar. Der Schluß von den an der Oberfläche des Körpers wahrnehmbaren peripheren Erscheinungen auf das Herz selbst ist höchst unsicher und mangelhaft, der Zustand des Kreislaufes wird allzuleicht mit dem des Herzens identifiziert. Aber auch die Kenntnis der Herzarbeit würde in keiner Weise den Gesamtenergieumsatz des Herzens vermitteln.

Nun ist die für den Organismus wichtigste Leistung des Herzens auch gar nicht ein gewisses Quantum von Arbeit, sondern die Förderung des Blutes, das Minutenvolumen. Das gleiche Blutvolumen kann mit ganz verschieden großer Herzarbeit bewegt werden, je nach den Widerständen, der Funktion der Klappen, der Elastizität der Arterien; und ebenso kann dieselbe äußere Herzarbeit wieder mit ganz verschiedenem Aufwand von Gesamtenergie geleistet werden, je nach den Verlusten durch verschiedene andere Momente. Nur die verbreitete Hypothese der Herzschwäche ist es, welche die Aufmerksamkeit so vorwiegend auf die Herzarbeit lenkt. In Wahrheit kann der schädliche Zustand eines ungenügenden Minutenvolumens auf die verschiedenste Art und Weise zustande kommen. Es ist daher zu überlegen, welche energetischen Momente hier in Betracht gezogen werden müssen. Davon, daß nicht allein die Herabsetzung des Minutenvolumens, sondern auch pathologische Blutverteilungen und Druckverhältnisse das scheinbare Bild der Herzinsuffizienz hervorbringen dürften, kann vorläufig abgesehen werden.

Verfolgt man auch hier wieder den Weg, welchen die dem Herzen zufließenden potentiellen Energiemengen nehmen, bis sie in der bestimmten Form der Blutbewegung erscheinen, so kann man die Gesamtheit der für die Ausnutzung jener Energien in Betracht zu ziehenden Momente in drei Gruppen teilen. Wir unterscheiden eine *thermodynamische*, eine *dynamische* und eine *zirkulatorische Ausnutzung der Energie*. Auf diesem gleichsam chronologischen Weg der Betrachtung begegnet uns als erste die Umwandlung von chemischer Energie in mechanische und thermische Energie, sowie kleinste Mengen elektrischer Energie. *Das Verhältnis von mechanischer Energie zu Wärme* bestimmt daher die erste Form der Ausnutzung: die *»thermodynamische Ausnutzung«*. Sie spielt sich an jeder einzelnen Zelle besonders ab und ist eine reine Frage der Zellphysiologie. Leider ist festzustellen, daß über Störungen der thermodynamischen Ausnutzung am kranken Herzen zur Zeit nichts bekannt ist. Daß derartiges vorkommen könnte, hat zuerst KREHL[2] erwähnt. Überlegt man sich, welche pathologischen Zustände etwa als Folge einer Störung der thermodynamischen Ausnutzung in Betracht kommen können, so trifft man, wie KREHL ausführt, vor allem auf gewisse Formen der Herzhypertrophie, welche als reine Arbeitshypertrophie dieses Muskels nicht erklärbar sind und darum eine andere Erklärung fordern. Zu dem älteren Begriff der entzündlichen Hyperplasie (VON BUHL 1878, ALBRECHT 1903) und dem der kompensatorischen Arbeitshypertrophie (COHNHEIM 1877) tritt damit als dritter Erklärungsversuch der Hypertrophie der, wonach Herzen hypertrophieren können, welche mit dem ihrer Größe entsprechenden normalen Energieverbrauch eine ungenügende äußere Arbeit liefern. Auch diese Hypertrophie wäre danach eine kompensatorische; sie wäre aber nicht die Folge dauernder Beanspruchung der physiologisch vorkommenden Akkomodation der mechanischen Leistung, also nicht durch Vergrößerung der Arbeit über die Norm entstanden zu denken. Was hier kompensiert wird, ist vielmehr die infolge des schlechten Nutzeffektes *zu kleine* Arbeit; es handelt sich um eine akkomodative Vergrößerung des Stoffwechsels. Führt diese dann zur Hypertrophie, so kann die Volumeneinheit der Muskulatur wieder mit einem mittleren Gesamtumsatz ein hinreichendes Quantum von äußerer Arbeit liefern, während sie vor Entwicklung der Hypertrophie dazu nur durch Erhöhung des Umsatzes imstande war.

Nachdem die im ersten Abschnitt besprochenen Tatsachen erwiesen haben, daß Verschlechterungen des thermodynamischen Nutzeffektes experimentell zu erzeugen sind, ist diese Hypothese m. E. nicht weniger berechtigt, als die beiden zuerst genannten älteren Erklärungen, wie die folgenden Überlegungen vielleicht zeigen können, wie aber vor allem weitere experimentelle Forschung wird beweisen müssen. Das Entstehen der Hypertrophie selbst ist ja ein durchaus dunkler Vorgang. Wenn sie aber durch dauernd übermäßige Arbeit entsteht, warum soll sie nicht durch dauernd übermäßigen Stoffwechsel entstehen können? Involviert doch erhöhte Arbeit, wie wir sahen, in der Regel schon den erhöhten Stoffwechsel; warum soll nicht der letztere allein zur Hypertrophie anregen können? Ja, es mag manchem plausibler erscheinen, daß auch die

2 KREHL, L. (1912) S. 47.

Arbeitserhöhung auf dem Umweg über die Stoffwechselerhöhung als Wachstumsreiz wirke.
Wie dem auch sei, Zustände, welche an eine Verschlechterung der thermodynamischen Ausnutzung denken lassen, sind nicht so ganz selten. Vor allem hätte man, wenn sich die früher erwähnte Beobachtung ROHDES (1914) über die Verschlechterung des Nutzeffektes durch Kohlensäureüberladung weiter bestätigt, an alle Störungen zu denken, welche mit schlechter Ventilation in der Lunge, überhaupt mit Anhäufung von Kohlensäure im Blute einhergehen, an das Emphysemherz, an Myocarditis. Noch grundsätzlicher als bisher wären aber bei künftigen Untersuchungen die Erhöhung der Kohlensäuremenge von der der Kohlensäurespannung zu unterscheiden. Auch die Alkoholwirkung besteht, wie gezeigt wurde, unter Umständen in einer Verschlechterung der thermodynamischen Ausnutzung. Die Annahme, daß bei der Hypertrophie der Biertrinker toxische Momente hinzutreten, hat daher jetzt ihre Grundlage. Dies Beispiel ist zugleich dazu angetan, die wahrscheinliche Kombination mehrerer Momente bei der Entstehung vieler Hypertrophien ins Licht zu rücken, die Verbindung toxischer und mechanischer Einwirkungen. Es ist nämlich klar, daß große Ansprüche an die mechanische Leistung des Herzens um so mehr als Wachstumsreiz wirken müssen, wenn gleichzeitig der thermodynamische Nutzeffekt vermindert ist – vorausgesetzt, daß beide Momente wirklich auch einzeln genommen Wachstumsreize sind.
Bei Erwähnung des KREHLschen (1912) Gedankens einer Entstehung der Hypertrophie aus verschlechtertem Nutzeffekt wurde die Möglichkeit erwogen, daß auch die Arbeitshypertrophie auf dem Wege der Erhöhung des Gesamtstoffwechsels ausgelöst werde. Ist nun der Gesamtumsatz hier maßgebend, so tritt eine weitere Frage heran: können nicht auch Herzen, die an sich »schwach« sind, die also unter gewöhnlichen Umständen einen pro Gewichtseinheit primär verminderten Umsatz mit entsprechend verminderter Arbeitsleistung haben, hypertrophisch werden? Ist nicht das, was z. B. von VON BUHL (1878) entzündliche Hypertrophie genannt wurde, gerade in Fällen anzutreffen, bei denen sogenannte toxische Schädigungen des Zellhaushaltes naheliegen, mechanische Momente aber zu fehlen scheinen? Eine unzulängliche Herztätigkeit hat ja in ihrem Gefolge Steigerungen durch allbekannte Regulationsmechanismen; wir kennen Frequenzsteigerung, Erhöhung des Füllungsdruckes von Vene und Vorhof her. Ein in

seinem Energieumsatz primär geschwächtes Herz unterliegt also ganz ähnlichen regulatorischen Bedingungen wie ein muskelgesundes, bei dem durch Vitium oder Körperanstrengung vermehrte Leistungen gefordert werden. Darnach ist zwischen einem Herzen mit primär vermindertem Energieumsatz und einem muskelgesunden Herzen mit gesteigerten mechanischen Ansprüchen die Übereinstimmung anzutreffen, daß beide genötigt sind, ihre Reservekraft anzuspannen, mehr in der Nähe ihrer Akkomodationsgrenze zu arbeiten, ihren Stoffwechsel zu erhöhen. So aber gelingt es nunmehr, alle Hypertrophien wieder unter einem gemeinsamen Gesichtspunkt zu vereinigen, nämlich dem: *Herzen, welche dauernd in der Nähe der Akkomodationsgrenze (ihres Gesamtumsatzes sowohl wie ihrer mechanischen Leistung) tätig sind, hypertrophieren.*

Diese Grundbedingung trifft nämlich zu bei allen bisher betrachteten Störungen. Sie trifft zu, wenn ein muskelgesundes Herz mehr Arbeit als gewöhnlich leisten muß, sei es wegen eines Klappenfehlers oder wegen Hypertonie oder wegen körperlichen Anstrengungen. Sie trifft ebenso zu, wenn ein Herz bei normalem Energieverbrauch infolge von gestörter thermodynamischer Ausnutzung, etwa durch Kohlensäure, Alkohol oder andere toxische Störungen, zu wenig Arbeit liefert und daher kompensatorisch seinen Stoffwechsel erhöht. Sie trifft endlich zu bei primärer Herabsetzung des Stoffwechsels und entsprechender Verminderung der mechanischen Arbeit, wie sie nach meinen Versuchen (1912 a), zum Beispiel bei partieller Cyanvergiftung bzw. bei Sauerstoffmangel, erwartet werden müßte. In jedem dieser Fälle greifen regulatorische Mechanismen ein, welche den Zellstoffwechsel und die Arbeit erhöhen und ihrer oberen Leistungsgrenze annähern. Solcherweise beständig übernormal angetriebene Zellen aber hypertrophieren nach der hier vertretenen Auffassung. Die einzelnen hier aufgestellten Möglichkeiten werden sich in vielen Fällen kombinieren können und dann besonders wirksam sein, wie anderseits das zuweilen auffallende Fehlen der Hypertrophie oft darauf beruhen wird, daß eines der Momente allein nicht hinreichte, etwa weil das betreffende Individuum seine körperlichen Leistungen sehr einschränkt und dergleichen.

Gerade »schwache« Herzen also werden hiernach hypertrophieren, ein Paradoxon, welches, wie mir scheint, mit der Erfahrung in gutem Einklang steht. Die Herzschwäche ist nach dem Vorherge-

henden als ein Hauptanlaß für Hypertrophie anzusehen. Diese Ansicht hat eine gewisse Beziehung zu dem, was schon des öfteren (vgl. MORITZ 1913) über die Bedeutung der Dilatation gesagt wurde. Mit Recht wurde nämlich darauf hingewiesen, daß Dilatation nicht notwendig ein Zeichen von Schwäche ist, insofern, als die gedehntere Faser auch mehr Wärme und Arbeit pro Kontraktion entwickelt; eine erhöhte Beanspruchung der Reservekraft scheint mir darin aber trotzdem zu liegen, wenigstens soweit es sich um die von MORITZ als tonogen bezeichnete Dilatation handelt. Solche Zustände werden also immer einen Reiz zur Hypertrophie enthalten. Ebenso aber, nach dem Vorhergehenden, wird, bei myogener, durch eine Verschlechterung der dynamischen Eigenschaften erzeugter Dilatation die Bedingung der Hypertrophie immer gegeben sein, wo regulierende Mechanismen den Umsatz aufzupeitschen suchen, wo das Herz näher der Grenze seiner Leistungsfähigkeit zu arbeiten gezwungen ist.
Die Besprechung der Dilatation führt zu der viel allgemeiner zu stellenden Frage hin, ob nicht außer der Größe der Herzarbeit noch gewisse andere gleichfalls rein mechanische Bedingungen von Einfluß auf den Energieumsatz des Herzens sein können. Gerade für die Frage der Hypertrophie ist dies in dem Augenblick von wesentlichem Interesse, wo wir nicht die Arbeit, sondern den Gesamtumsatz als maßgebend für das hypertrophische Wachstum ansehen. Es ist nun ohne weiteres festzustellen, daß sicher auch ganz andere Ursachen als die wirklich geleistete Arbeit den Energieverbrauch beeinflussen. Dies ist sogar selbstverständlich; bei Aortenverschluß kann die Arbeit gleich Null, der Umsatz aber maximal sein. Hier stoßen wir also wieder auf das alte Problem: die Arbeit, die geleistet wird, sagt nichts aus über die, welche unter optimalen Bedingungen geleistet werden könnte, über die Arbeitsfähigkeit. Aber gerade dieser Umstand, daß offenbar nur ein ziemlich enger Kreis von Bedingungen optimal ist, muß davor warnen, die geleistete Arbeit ohne weiteres heranzuziehen. Immer müßte die Arbeitsfähigkeit in Rechnung gestellt werden. Man muß sich auch darüber klar sein, daß die gleiche Arbeit in nach Frequenz, Druckkurve und Zeit sehr verschiedener Form geleistet werden kann. Bei gleich großer Herzarbeit kann die eine Form der Arbeit einen ganz anderen Umsatz bedeuten als die andere. Denn die Herzkontraktion ist trotz aller Akkomodationsfähigkeit auch wieder nach Dauer und dynamischem Ablauf stark festgelegt. Je

weniger die mechanischen Bedingungen der so festgelegten Arbeitsweise angepaßt sind, um so mehr wird die geleistete Arbeit hinter der Arbeitsfähigkeit zurückbleiben. Auch die auf solche Weise entstehenden Verluste werden von einer gewissen Grenze ab nur durch Mehrverbrauch und in der Folge durch Hypertrophie ausgeglichen werden können. Auf diese Art und Weise ist es z. B. vorstellbar, daß ein starres Arteriensystem auch ohne Erhöhung des Arteriendruckes und des Schlagvolumens und ohne Erhöhung der Herzarbeit zu einer Hypertrophie führt.

Damit ist aber die Betrachtung schon übergeleitet zu der zweiten Form der Ausnutzung, welche als die *»dynamische«* oben bezeichnet wurde. Diese Form der Energieverwertung gehört der Energetik des Muskels streng genommen nicht mehr an und soll hier daher nur im Umriß beleuchtet werden. Dynamische Ausnutzung nennen wir nämlich *das Verhältnis der wirklich geleisteten Arbeit zu dem bei gleichem Umsatz lieferbaren Maximum der Arbeit oder der Arbeitsfähigkeit.* Das, was dieses Verhältnis zwischen realer Arbeit und Arbeitsfähigkeit ganz allgemein festlegt, wurde soeben ausgeführt: es ist das Maß, in welchem die dynamischen Regeln der Herzkontraktion und die äußeren mechanischen Bedingungen der Arbeit zueinander passen und für Gewinnung von Arbeit aufeinander eingestellt sind.

Die optimalen Bedingungen der Herzarbeit ohne Rücksicht auf den Energieverbrauch sind in Umrissen durch Untersuchungen von Dreser (1887), dem Verfasser (1911 a) und unter Verwendung der von Frank (1895, 1897, 1898, 1901) gegebenen Leitlinien von Rohde und Usui (1914) untersucht worden. Die Aufklärung der Verhältnisse bei auxotonischer Zuckung ist noch immer sehr unvollkommen, aber es liegen doch gewisse Richtlinien vor, nach welchen das hier gestellte Problem der dynamischen Ausnutzung in Angriff zu nehmen wäre. Die Aufgabe besteht kurz gesagt darin, für einen gegebenen Energieumsatz die mechanischen Bedingungen, zu denen ich auch die Frequenz rechne, abzugrenzen, unter welchen ein Maximum von äußerer Arbeit geleistet wird, und daneben festzustellen, nach welchen Regeln diese optimale dynamische Ausnützung sich bei allen übrigen Kontraktionsformen verändert bis zur pessimalen Ausnutzung der isometrischen Zukkung. Die Grundsätze, welche ein solches Untersuchungsprogramm enthalten muß, können an dieser Stelle nicht aufgezählt werden. – Die in der Pathologie des Herzens häufigsten Formen

veränderter dynamischer Ausnutzung dürften sein: zu geringe Füllung einer Herzhöhle, übermäßige Füllung einer Herzhöhle, abnorme Drucke und abnorme Druckschwankungen in den Herzhöhlen. Ihre Analyse im Sinne der Frage der dynamischen Ausnutzung ist mehr eine Forderung als etwas, was schon geleistet wäre. Ich beschränke mich auf ein Beispiel, welches die Art der Fragestellung veranschaulicht, auf das Beispiel des Vergleiches eines normalen mit einem dilatierten Herzen. Beide mögen das gleiche Schlagvolumen mit der gleichen Druckkurve auswerfen. Beide leisten also dieselbe Kontraktionsarbeit. Welcher dynamische Unterschied besteht trotzdem zwischen beiden? Eine ziemlich einfache mathematische Überlegung lehrt, daß beim dilatierten Herzen dieselbe mechanische Wirkung durch eine geringere Verkürzung, aber eine größere Spannung der einzelnen Fasern erzielt wird als beim nicht dilatierten Herzen. In diesem Falle hat der Versuch also zu entscheiden, wie sich die dynamische Ausnutzung jedesmal darstellt.
Was hier Störung der dynamischen Ausnutzung genannt wurde, wird im Leben fast immer eng verkettet sein mit der *dritten* der angeführten Formen der Ausnutzung, der *»zirkulatorischen«*. Diese Form der Ausnutzung wird gekennzeichnet durch das *Verhältnis der Energie der bewegten Blutmasse zu der wirklich geleisteten Herzarbeit.* War schon bei der ersten Form, der thermodynamischen Umwandlung von chemischer Energie in Arbeit, ein großer Teil, wahrscheinlich $^2/_3$ der Energie, verlorengegangen und mußten wir auch bei der zweiten Form, der dynamischen Ausnutzung, zum mindesten in pathologischen Fällen, mit weiteren Verlusten der Arbeitsfähigkeit rechnen, so kommt jetzt endlich bei dieser dritten zirkulatorischen Ausnutzung der geleisteten Arbeit abermals eine Reduktion der in mechanischer Form auftretenden Energie zustande. In jedem dieser drei Fälle also geht mechanische Energie, »freie Energie« verloren und erscheint als Wärme.
Die Arbeit des Herzens wird zum kleinsten Teil in die kinetische Energie des aus dem Ventrikel gespritzten Blutes, zum größten Teil als potentielle mechanische Energie in die Form der Wandspannung der elastischen Gefäßwände umgewandelt, um in der Diastole sich von neuem in kinetische Energie des strömenden Blutes zurückzuverwandeln. Bei jeder dieser neuen Umwandlungen gehen wiederum beträchtliche Energiemengen durch Reibung und Stoß in Wärme über, bis endlich das ins Herz zurückkehrende Blut

auch den letzten Rest dieser Herzarbeit aufgebraucht und in Wärme verwandelt hat. Hier bewegen wir uns auf physiologisch und pathologisch längst bekanntem Gebiete; auch über die Rolle der Klappenfehler usw. für die zirkulatorische Ausnutzung der Herzarbeit kann hier nichts gesagt werden, was nicht längst Gemeingut wäre. Nur der Vollständigkeit halber mußten auch die letzten Ausläufer der mit dem Stoffwechsel des Herzens ihren Anfang nehmenden Energiewandlungen wenigstens kurz berührt werden.

Indem wir so zu unserem Ausgangspunkt zurückgekehrt sind, ist uns der Reichtum und zugleich die Einheit der energetischen Beziehungen ebenso zum Bewußtsein gelangt, wie die Aufgaben, die der weiteren Forschung hier vorgezeichnet sind.

# Anhang

Die der vorstehenden Darstellung zugrunde liegenden experimentellen Ergebnisse, welche anderwärts bisher nicht publiziert worden sind, sollen hier mitgeteilt werden. Gleichzeitig gebe ich eine kurze Darstellung meiner myothermischen Methodik, da diese in Deutschland jetzt unzugänglich ist (1914, HILL u. WEIZSÄCKER 1914).
Die Bestimmung der mechanischen Leistung ist noch immer der schwierigste Punkt der Methodik. So wie die Dinge heute liegen, ist es unmöglich, eine Methode anzugeben, welche in allen Fällen die beste wäre. Primitive Registrierungen mit Suspensionsmethoden sind bei energetischen Versuchsaufgaben selbstredend zu verwerfen. Es braucht kaum betont zu werden, daß die Qualitäten der Volumeter und Manometer nicht gut genug sein können. Man wird jedoch zuweilen die Erfahrung machen, daß der Erfolg der Experimente mit der Güte der Instrumente nicht zunimmt. Denn bei allzu großer Komplikation der Anordnung leidet oft die Durchführung des durch die Verbindung chemischer und mechanischer Untersuchungen schon reichlich schwierigen Versuches. Man wird sich hüten müssen, die Qualität der Versuchsergebnisse nur nach der Güte der benutzten Instrumente zu bemessen.
Allgemein ist anzustreben, daß bei energetischer Fragestellung auch wirklich Messung von Energiemengen stattfindet. Eine kritische Durchsicht wird ergeben, daß dieser Forderung überraschend selten entsprochen worden ist und werden kann. Wärmemengen werden durch Temperaturmessungen geschätzt oder durch Messungen des Sauerstoffverbrauches, Arbeitsleistungen werden nach isometrischen Zuckungen bemessen oder durch Messung von Arbeit ohne eine auch nur annähernde Kenntnis der Verluste durch Reibung, Stoß oder andere, die Ausnutzung der Arbeitsfähigkeit beeinträchtigende, Faktoren. Keine einzige der für eine Thermodynamik des Muskels verwendbaren Untersuchungen ist frei von solchen Einwürfen. Meist kann man die Ansprüche nur dazu erheben, daß unter möglichst konstanten und vergleichbaren Bedingungen gearbeitet werde.
Wenn also bei der Messung der Muskelarbeit auch Wert darauf zu legen ist, daß ein möglichst kleiner Teil der Arbeit verloren gehe, so ist es doch unter solchen Umständen wichtiger, daß die Bedingun-

gen konstant, als daß sie optimal sind. Denn eine Messung der maximalen Arbeit im Sinne der Physik ist unter allen Umständen nicht zu erreichen, weil dazu erfordert wird, daß der betreffende Prozeß isotherm und reversibel geleitet wird. Im übrigen aber ist ein allgemeines Bild der Vorgänge nur dadurch erreichbar, daß man die verschiedensten Kontraktionsformen einzeln untersucht.
Während ich bei den myothermischen Versuchen am Semimembranosus des Frosches isometrische Zuckungen benutzt habe, kamen bei den Gaswechselversuchen am Froschherzen auxotonische Kontraktionen zur Anwendung. Nur bei den letzteren kann also die geleistete Arbeit berechnet werden. Die Methode glich in den wesentlichen Punkten der früher von mir beschriebenen (1911 b, 1912 a, b). Mittlerweile von ROHDE (1910, 1914) und BODENHEIMER (1917) erhobene Einwände beziehen sich einmal darauf, daß das Quecksilbermanometer nur einen unbekannten und wechselnden Bruchteil der maximalen Arbeit zu messen gestatte. Abgesehen davon, daß der Bruchteil, wenn unbekannt, auch nicht als wechselnd bezeichnet werden kann, ist darauf zu erwidern, daß die maximale Arbeit, wie mehrfach bemerkt, von keiner Methode erfaßt wird. Die bei den Froschherzen der gebräuchlichen Größe anzuwendenden optimalen Bedingungen der Herzarbeit dagegen sind für die in Frage stehende Methode schon früher von mir ermittelt worden (1911 a). Die Ergebnisse dieser Untersuchung sind die Grundlage aller späteren Arbeiten. Auch die in anderer Beziehung sehr wertvollen und interessanten Ergebnisse über die Dynamik des Froschherzens von ROHDE und USUI (1914) bieten darin nichts Neues, daß bei zunehmender Belastung irgendwo ein Maximum der Arbeit (nicht die »maximale Arbeit«) erzielt wird. Bei welchen mechanischen Bedingungen dies der Fall ist, kann auch hier nur für bestimmte Zuckungsformen, nicht allgemein gültig, angegeben werden. Und was noch wichtiger ist: es ist möglich, aber keineswegs notwendig, daß das Maximum der Arbeit zusammenfällt mit dem Maximum des Nutzeffektes.[3] Um dieses letztere

3 In sprachlicher Beziehung ist es daher auch zu bekämpfen, daß die Ausdrücke »maximale Arbeit« und »Maximum der Arbeit (Arbeitsmaximum)« promiscue gebraucht werden, wie dies öfters geschieht. Der erste Ausdruck bedeutet eine thermodynamische Größe und besagt das gleiche wie »freie Energie«, den Zähler des Wirkungsgrades. Der zweite Ausdruck ist zu gebrauchen für den Maximal- oder Optimalwert der Arbeit innerhalb einer Schar von unter ähnlichen Bedingungen gewonnenen Arbeiten.

zu finden, wäre eine große Menge von vergleichenden dynamischen und Gaswechselmessungen erforderlich. Daher gibt es nach wie vor kein Mittel, um zu erkennen, ob in einem gegebenen Fall mit maximalem Nutzeffekt gearbeitet wird oder nicht, und die auxotonischen Kontraktionen am Quecksilbermanometer sind in dieser Beziehung nicht schlechter oder besser als irgendwelche anderen. Was ferner die Einwände BODENHEIMERS (1917) dagegen anlangt, daß die Eigenschwingungen des Hg-Manometers bei Frequenzen bei und aufwärts 60 sich geltend machen, so ist mir dies nicht unbekannt, und ich weise lediglich auf meine eigenen einschränkenden Bemerkungen (1912 b) hin, ohne zu bestreiten, daß ein einfach gebauter und zu handhabender Herzindikator erwünscht wäre. Die isometrische Zuckung dagegen halte ich aus mehreren Gründen für ungeeignet. Denn erstens leiden die Herzen unter dauernd isometrischer Tätigkeit und werden leicht durchlässig, zweitens ist eine gute Sauerstoffversorgung und -durchspülung des schwammartig gebauten Froschherzens dabei unsicher, und drittens erlaubt die isometrische Zuckung keinen Schluß auf die Arbeitsfähigkeit. Auch sei noch bemerkt, daß FRANKS (1895) Kritik am Hg-Manometer sich gegen die Verwendung zur Registrierung rasch variierender Druckschwankungen richtet, während hier das Hg-Manometer als Arbeitsmesser benutzt wird. Die an einen solchen zu stellenden Anforderungen sind etwas andere. Für die in den folgenden Versuchen angewandten langsamen Frequenzen genügt daher das Hg-Manometer vollständig. Die gezogenen Schlußfolgerungen beruhen auch hier darauf, daß die mechanischen Bedingungen konstant, nicht darauf, daß sie optimal sind. Zu geringe Belastungen sind zu vermeiden, weil hier das Herz sich unter Umständen entleert hat, ehe die Kontraktion beendet ist. Der Kurvengipfel verläuft dann isometrisch, also horizontal. Bei höheren Drucken ist die Entleerung unvollständig.

Zu beachten sind bei der Wirkung indifferenter Narkotika vorkommende Reizleitungsstörungen innerhalb des Ventrikels. Es kommt vor, daß sich bei gewöhnlicher Reizstärke nur Teile des Ventrikels zusammenziehen. Verstärkt man den Reiz, so erreichen die Stromschleifen auch die vorher stillstehenden Abschnitte: es ergibt sich das Bild einer mit der Reizstärke zunehmenden Kontraktionshöhe.

Bei den Gasanalysen wurde im allgemeinen ebenso verfahren wie in früheren Arbeiten (1911 b, 1912 a, b). Für Untersuchungen des

Ruhestoffwechsels war eine höhere Empfindlichkeit der Methode erwünscht. Zu diesem Zweck wurde der Rauminhalt des Schüttelgefäßes am BARCROFT-HALDANEschen (1902) Manometer verkleinert, statt 30 betrug er etwa 11 ccm. Zur Durchspülung wurden nur 3 ccm Erytrozyten-Suspension benutzt, zur Bindung der Kohlensäure 2 ccm Ammoniak angewandt. Der Gasraum des Apparates betrug hiernach noch etwa 6 ccm, war also viermal kleiner wie früher; für dieselbe Sauerstoffmenge waren die Ausschläge somit viermal größer. Mögliche Bakterienwirkungen wurden, abgesehen von den üblichen Kautelen, noch dadurch eingeschränkt, daß die Durchspülungsmenge kleiner, die Versuchsdauer wesentlich kürzer, nämlich 50-60 Minuten pro Periode gemacht werden konnte. Gerade in den Perioden mit Narcoticis waren Störungen durch Bakterien auch darum kaum zu fürchten, weil die angewandten Konzentrationen die Bakterienatmung meistens schon hemmen. Außerdem kam, wie früher stets, die bei gleicher Temperatur aufbewahrte Ausgangssuspension als Kontrolle zur Analyse. Bei Zusatz von Alkoholen macht sich der Dampfdruck dieser Substanzen störend geltend, jedoch in Kontrollblut und Verbrauchsblut in gleichem Maße. Die Ergebnisse unterschieden sich von den mit den Urethanen gewonnenen nicht; trotzdem wurden letztere meist bevorzugt.

Es ist zweckmäßig, sich bei Benutzung kleiner Schüttelgefäße nicht mit einer einmaligen Eichung zu begnügen. Kleine Fehler beim Pipettieren ändern den Gasraum schon merklich. Aus diesem Grunde wurde dieser bei jeder einzelnen Analyse kontrolliert mit Hilfe des folgenden einfachen Eichungsverfahrens: das Prinzip besteht darin, daß man ermittelt, um wieviel cbmm das Gasvolumen zunimmt, wenn man einen negativen Druck von 100 mm herstellt. Diese Volumenzunahme läßt sich, wenn alle Manometerrohre gleich weit sind, unmittelbar an der Skala ablesen. Nach Beendigung der Analyse wird der Hahn geöffnet, das Manometer auf die Marke eingestellt, auf welcher sie auch beim Beginn jeder Analyse zu stehen hat, und nun der Hahn geschlossen. Beide Schenkel stehen jetzt auf Null. Durch Drehen an der Schraube wird nun ein negativer Druck von 100 mm hergestellt. Alsdann möge der eine Schenkel auf −5, der andere auf −115 stehen. Nun sind bekannt: erstens die Druckdifferenz 100, zweitens der Barometerdruck p, drittens die Differenz d des Volumens bei Null-Lage und bei 100 mm Unterdruck (Manometerquerschnitt × 15 mm im angenommenen Fall). Aus diesen drei Größen ergibt sich das gesuchte Volumen v nach der Gleichung:

$$v = \frac{p}{100} \cdot d$$

*Myothermische Untersuchungsmethode in Salzlösung*

Die von mir gemeinsam mit A. V. HILL (1914) ausgearbeitete myothermische Methode ergab sich aus dem Bedürfnis, physikalisch und chemisch beeinflußte Muskeln zu untersuchen. Zu diesem Zweck wurden die Muskeln in Ringerlösungen eingetaucht. Dieses Verfahren bewährte sich gegenüber der Untersuchung in Luft nach jeder Richtung.

Die Anordnung war folgende (Figur 1):

Eine große, zylindrische Dewar-Flasche, 40 cm tief und 8 cm weit, enthielt 500 ccm Ringerlösung. Die Flasche war durch einen dikken, von mehreren Löchern durchbohrten Holzstopfen verschlossen. Die Wärmeisolation war durch die große Luftsäule zwischen Ringerlösung und Stopfen besonders gut gewährleistet. Ein dicker Glasstab ist im Stopfen befestigt und hält am unteren Ende die Thermosäule. Letztere besitzt eine ähnliche Form wie die, welche A. V. HILL (1913 a) einmal beschrieben und abgebildet hat. Sie hat einen Spalt S, durch den der Muskel (Semimembranosus-Doppelpräparat vom Frosch) gezogen wird und durch dessen Enge das Knochenende festgehalten wird. Bei Pt befinden sich Platindrähte, die als Reizelektroden dienen. Die Drähte der Thermosäule und die Reizungsdrähte gehen durch den Holzstopfen zum Galvanometer bzw. zum Induktionsapparat. Thermosäule und sämtliche Drähte müssen mit Schellack einwandfrei isoliert sein. Ich benutze das PASCHENsche (1893, 1913) Galvanometer. Das Glasrohr A reicht bis zum Boden der Flasche und erfüllt drei Aufgaben; es dient 1. zum Durchblasen von Luft, Sauerstoff oder anderen Gasen durch die Lösung, 2. zur Entfernung und Neueinfüllung von Lösungen, 3. zum Hinzufügen von konzentrierten Lösungen der anzuwendenden Substanzen. Das Durchblasen von Luft oder Gasen dient zugleich zur Rührung und kann ersetzt werden durch einen besonderen Glasrührer. Durch ein weiteres Loch geht der Faden von den Muskelenden zum registrierenden Instrument, und ein letztes Loch hält ein Thermometer (1/10 °C).

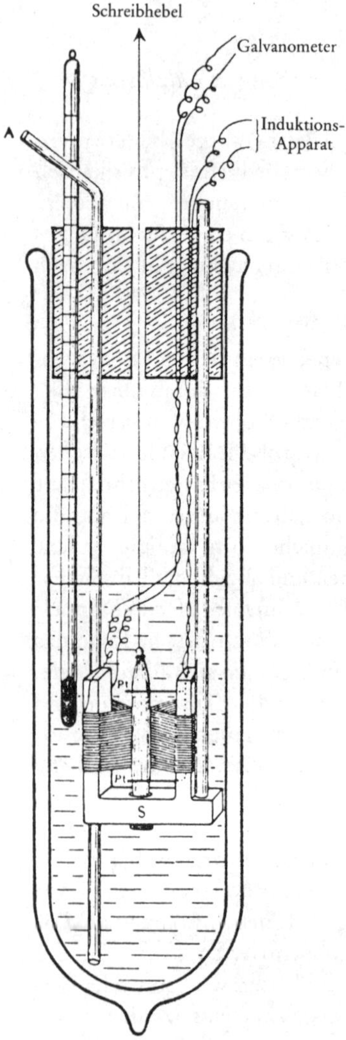


*Fig. 1*

*Empfindlichkeit.* Die Thermosäule besaß 2 × 35 Lötstellen von Eisen und Konstantan. Bei gleicher Empfindlichkeit des Galvanometers ist die einer Einzelzuckung folgende Ablenkung der Nadel in Ringerlösung 5-10mal kleiner, als wenn sich der Muskel in Luft befindet. Da aber die Empfindlichkeit des PASCHENschen Galvanometers längst nicht voll ausgenutzt zu werden braucht, so hat man keine Schwierigkeit, selbst für schwache Zuckungen hinreichende Ausschläge zu erzielen. Der Grund, warum die Ausschläge in Ringerlösung soviel kleiner sind, ist der, daß die Wärmekapazität des Wassers etwa dreitausendmal größer ist als die der Luft. Daher muß der Wärmeverlust des Muskels an die Umgebung schneller erfolgen, die Wärme kann sich im Muskel weniger lang halten. – Nachdem man die Ringerlösung ausgewechselt hat, muß man gewöhnlich das Galvanometer kompensieren, um den Lichtfleck wieder auf die Skala zu bekommen. Es war deshalb ratsam, zu versuchen, ob die Empfindlichkeit des ganzen Apparates verändert wird durch die geringe Verschiebung des Magneten. Durch Anbringung und Wiederentfernung eines Eisenstabes in und aus genau bezeichneter Lage in der Nähe des Galvanometers fand ich, daß keine Änderungen der Empfindlichkeit vorkamen, welche das Resultat hätten beeinflussen können.

*Unruhe des Galvanometers.* Die Unruhe des Galvanometers hat drei Ursachen: 1. mechanische Erschütterungen durch Wagenverkehr, 2. erdmagnetische und elektromagnetische Störungen, 3. Wärmebewegungen an der Thermosäule. 1. und 2. verhalten sich bei dieser Methode nicht anders wie bei jeder Galvanometrie und störten die Versuche nur ausnahmsweise. Aber der Punkt 3 erheischt besondere Aufmerksamkeit. Es war nämlich nicht möglich, ein sehr langsames, aber ganz regelmäßiges Wandern des Lichtflecks zu vermeiden. Es ist leicht, die Geschwindigkeit dieser Bewegung 1 bis 2 Minuten lang vor jeder Beobachtung zu bestimmen und die Ablesungen so zu korrigieren (Zuhilfenahme eines Metronoms). Die Korrektur betrug fast immer weniger als 10% und in vielen Versuchen durchgängig weniger als 1% des Gesamtausschlages. Es ist mir nicht gelungen, ausfindig zu machen, warum dies »Kriechen« der Nadel durch Wärmebewegungen (oder andere Ursachen?) in verschiedenen Versuchen so verschieden stark war. – Unmittelbar nach Auswechseln der Lösung sind die Bewegungen natürlich sehr lebhaft, aber nach 10 Minuten haben sie so weit abgenommen, daß die Beobachtungen beginnen können, und nach 20-30 Minuten ist das Maximum der Ruhe erreicht.

### *Versuchsprotokolle*

Jeder Versuch bestand aus in der Regel 3 Perioden, von denen die mittlere die Zuckerperiode war. In der 2. Spalte ist die Durchspülungsflüssigkeit angegeben. Sie bestand entweder aus Ringerlösung oder aus einem Gemisch von Ringerlösung mit 4%iger Glucose; z.B. bedeutet 5R + 5G soviel wie Mischung aus 5 Teilen Ringerlösung mit 5 Teilen Glucoselösung. Der Sauerstoffverbrauch jeder Periode ist wie früher stets in mm-Ablesung am HALDANE-BARCROFTschen (1902) Manometer angegeben. Obwohl das Herz in den Zuckerperioden mit Traubenzucker wahrhaft überschwemmt wurde, blieben sowohl Sauerstoffverbrauch wie Arbeitsleistung meistens so gut wie unverändert.

## Wirkung der Glucose

*Tabelle 1 (Seite 41)*

| Vers.-Nr. | Durchspült mit | Sauerstoffverbrauch mm | Dauer der Periode Minuten | Zahl der Kontraktionen | Temperatur |
|---|---|---|---|---|---|
| 114 | R | 42 | 21 | 635 | – |
| | 5R + 5G | 46 | 21 | 635 | – |
| | R | 32 | 22 | 635 | – |
| 117 | R | 28 | 10 | 300 | 21° |
| | 2R + 8G | 45 | 9 | 300 | |
| | R | 24 | 9 | 300 | |
| 141 | R | 38 | 30 | 1500 | 18,5° |
| | 2R + 8G | 30 | 30 | 1600 | |
| | R | 48 | 30 | 1600 | |
| 143 | R | 29 | 40 | 1330 | 13,6° |
| | 1,7R + 8,3G | 23 | 40 | 1330 | |
| 123 | R | 14 | 12 | 400 | 18,2° |
| | 1R + 9G | 17 | 10 | 400 | |
| | R | 15 | 10 | 400 | |
| 144 | R | 36 | 25 | Spontan-Tätigkeit | 18,2° |
| | 1R + 9G | 34 | 25 | | |
| | 1R + 9G | 33 | 25 | | |
| | R | 38 | 25 | | |
| 142 | R | 26 | 30 | 1000 | 17° |
| | 0,5R + 9,5G | 27 | 31 | 1000 | |
| | R | 24 | 30 | 1000 | |
| 145 | R | 58 | 60 | 1800 | 18,7° |
| | 0,5R + 9,5G | 34 | 60 | 1800 | |

Die Versuche mit diesen Substanzen sind nach genau denselben Grundsätzen durchgeführt wie die vorhergehenden mit Glucose. Zimmertemperatur, Periodendauer im allgemeinen 1/2 Stunde, mit einer Schlagfrequenz von etwa 33 pro Minute, die Vergiftungsperiode eingeschlossen zwischen zwei Normalperioden. Die Tabelle 2 gibt eine allgemeine Übersicht über 11 von 26 derartigen Versuchen. Sie zeigt: 1. die Höhe der wirksamen Konzentrationen, 2. die hemmende Wirkung auf den Sauerstoffverbrauch, 3. die hemmende Wirkung auf die Arbeit.

*Tabelle 2 (Seite 63)*

Äthylalkohol

| Vers.-Nr. | Alkohol | Abnahme des $O_2$-Verbrauchs | Abnahme der Arbeit |
|---|---|---|---|
| 1 | 2% | 17% | 4% |
| 2 | 3,5% | 28% | 85% |
| 3 | 5,0% | 58% | 98% |
| | | Amylalkohol | |
| 1 | 1,0% | 53% | 27% |
| 2 | 1,5% | 83% | 97% |

Äthylurethan

| Vers.-Nr. | Urethan | Abnahme des $O_2$-Verbrauchs | Abnahme der Arbeit |
|---|---|---|---|
| 1 | 1,0% | 23% | 20% |
| 2 | 1,2% | 24% | 20% |
| 3 | 1,5% | 90% | 72% |
| | | Phenylurethan | |
| 1 | 0,019% | 23% | 19% |
| 2 | 0,027% | 38% | 40% |
| 3 | 0,040% | 60% | 55% |

Um den Kontrast, der zwischen der Wirkung der Blausäure und der indifferenten Narkotika besteht, zu veranschaulichen, habe ich die Wirkung beider auf Arbeit und Sauerstoffverbrauch nach meinen früheren (1912a) und den hier mitgeteilten Versuchen in Kurven dargestellt, welche die beiden Effekte bei zunehmender Konzentration der wirksamen Substanz darstellen.

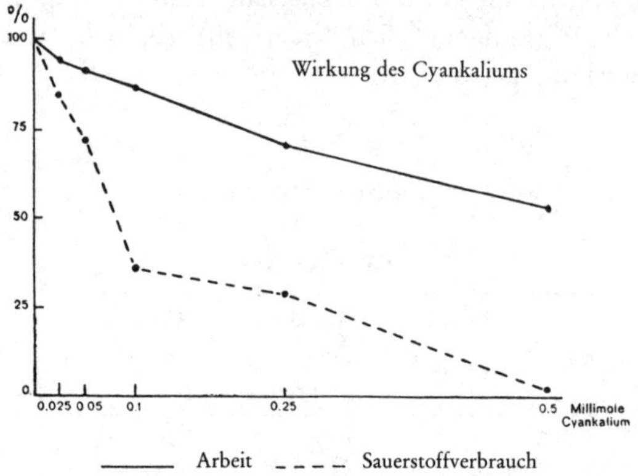


*Fig. 2*

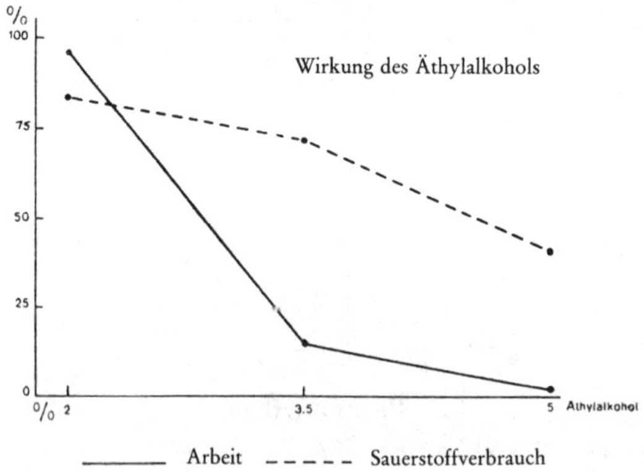


*Fig. 3*

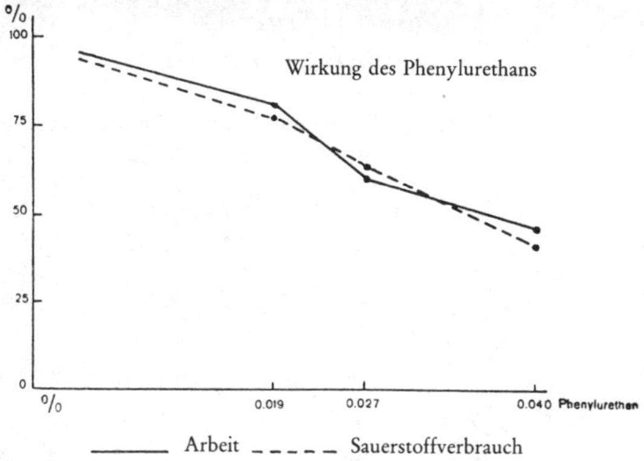


*Fig. 4*

## Wirkung der Alkohole und Urethane auf das ruhende Herz

Die Methode, den Sauerstoffverbrauch des ruhenden Herzens zu messen, ist in Pflügers Archiv 148, S. 539 (Weizsäcker 1912b) beschrieben worden. Die in diesen Versuchen befolgte Gasanalyse wurde oben geschildert. In einigen Fällen störten Spontankontraktionen (s. unter »Bemerkungen«). Die Sauerstoffzahlen auch hier in mm-Ablesung. Um von diesen Zahlen auf die absolute Menge in ccm zu kommen, kann man sie unter Verzicht auf höhere Genauigkeit durchweg mit $^{5}/_{10000}$ multiplizieren.

## Wirkung hypertonischer Salzlösungen

Als Beispiel einer Wirkung physikalisch-chemischer Art seien noch einige Versuche über Arbeit und Gaswechsel bei Hypertonie der das Herz umspülenden Salzlösung mitgeteilt. Der hierbei eintretende Wasserverlust der Zellen bewirkt eine Abnahme sowohl der Arbeit wie des Sauerstoffverbrauches in nicht allzu verschiedenem Maße. Immerhin war bei allen stärkeren Schädigungen die Arbeit deutlich stärker herabgesetzt als der Gaswechsel. Die Hypertonie wurde durch Verdoppelung bzw. Vervierfachung des Kochsalzgehaltes der Ringerlösung (»doppelt isotonisch«, »vierfach isotonisch«) hergestellt. Im übrigen blieb die Versuchsanordnung wie früher.

*Tabelle 3 (Seite 65)*

Amylalkohol

| Datum des Versuchs | Wirksame Substanz | Sauerstoff mm Abl. | Periodendauer Min. | Herzgew. gr | Temperatur | Bemerkungen |
|---|---|---|---|---|---|---|
| 21. 10. 13 | – | 13 | 120 | 142 | 17,5° | 30 Sp. Kontr. |
| | 1,5% | 20 | 200 | – | – | reversibel |
| | – | 30 | 202 | – | – | 150 Sp. Kontr. |
| 29. 12. 13 | 2,0% | 27 | 120 | 175 | 17,0° | 30 Sp. Kontr. |
| 15. 12. 13 | – | 47 | 60 | – | 19,0° | |
| | 3,0% | 10 | 60 | – | – | reversibel |
| | | | Äthylurethan | | | |
| 17. 10. 13 | – | 17 | 120 | 230 | 17,0° | |
| | 1,0% | 24 | 124 | – | – | |
| 30. 12. 13 | 1,0% | 35 | 50 | 90 | 17,0° | 80 Sp. Kontr. |
| | 2,0% | 50 | 60 | – | – | reversibel |
| 31. 12. 13 | 2,0% | 41 | 60 | 155 | 17,0° | reversibel |
| 13. 10. 13 | – | 19 | 150 | 235 | 18,2° | |
| | 4,0% | 20 | 168 | – | – | |
| | – | 30 | 165 | – | – | revers., Sp. K. |
| | – | 17 | 120 | 150 | 18,5° | 180 Sp. Kontr. |
| | 4,0% | 16 | 110 | – | – | reversibel |
| | – | 13 | 110 | – | – | |
| | – | 14 | 93 | 220 | 18,0° | 50 Sp. Kontr. |
| | 4,0% | 26 | 108 | – | – | kaum revers. |
| 18. 10. 13 | 6,0% | 8 | 120 | 205 | 18,0° | reversibel |
| 31. 12. 13 | 8,0% | 16 | 60 | 95 | 17,0° | |
| | 8,0% | 9 | 60 | – | – | |
| | – | 16 | 120 | 245 | 18,0° | |
| | 8,0% | – | 120 | – | – | irreversibel |
| | | | Phenylurethan | | | |
| 3. 1. 14 | 0,1% | 7 | 60 | 105 | 16,0 | irreversibel |
| 3. 1. 14 | 0,2% | 6 | 60 | 105 | 16,0° | |
| | 0,2% | 7 | 60 | | | |

*Tabelle 4 (Seite 69)*

| Datum des Versuchs | Ringerlösung | Abnahme des Sauerstoff-verbrauchs | Abnahme der Arbeit | Temperatur °C. |
|---|---|---|---|---|
| 10. 10. 13 | 2fach isoton. | 10% | 7% | 18,5° |
| | 4fach isoton. | 61% | 85% | |
| 4. 1. 14 | 2fach isoton. | 16% | 35% | 16,0° |
| 1. 1. 14 | 2fach isoton. | 20% | 37% | 16,0° |
| 4. 1. 14 | 2.2fach isoton. | 73% | 94% | 16,0° |

## Einige Beispiele myothermischer Versuche

Jede Beobachtung ist bei einer einfachen maximalen Zuckung des Musculus semimembranosus gewonnen. Die »Wärme« ist angegeben in mm-Ablesung auf der Milchglas-Skala, die dem Galvanometer gegenübersteht. »Spannung« in mm-Ausschlag eines Spannungsschreibers, bei dem 1 mm Ablenkung 5,7 g entsprach. Das Verhältnis »$\frac{\text{Wärme}}{\text{Spannung}}$« im 4. Stabe hat daher lediglich die Bedeutung eines empirischen Proportionalitätsfaktors.

Ich gebe einige Versuche über die Wirkung der Sauerstoffentziehung, die Wirkung der Temperatur und die Wirkung des Alkohols wieder.

*Tabelle 5 (Seite 57)*

| Beob. | Wärme | Spannung | $\frac{\text{Wärme}}{\text{Spannung}}$ | Zeit | Ringerlösung enthält |
|---|---|---|---|---|---|
| 1 | 36 | 8,2 | 4,4 | 12,06 | |
| 2 | 37 | 8,8 | 4,2 | —,11 | |
| 3 | 38 | 8,9 | 4,3 | —,18 | |
| 4 | 39 | 9,6 | 4,1 | —,26 | |
| 5 | 38 | 8,7 | 4,4 | —,36 | $O_2$ |
| 6 | 39 | 9,0 | 4,3 | —,39 | |
| 7 | 39 | 9,4 | 4,1 | —,40 | |
| 8 | 38 | 9,0 | 4,2 | —,50 | |
| | | | | | |
| 1 | 34 | 8,3 | 4,1 | 2,41 | |
| 2 | 32 | 8,0 | 4,0 | —,46 | |
| 3 | 35 | 8,8 | 4,0 | —,58 | |
| 4 | 36 | 8,2 | 4,4 | 3,00 | |
| 5 | 35 | 8,0 | 4,4 | 3,09 | $N_2$ |
| 6 | 33 | 8,2 | 4,0 | —,13 | |
| 7 | 35 | 8,3 | 4,2 | —,17 | |
| | | | | | |
| 1 | 39 | 7,6 | 5,1 | 3,40 | |
| 2 | 35 | 7,5 | 4,7 | —,47 | |
| 3 | 36 | 7,9 | 4,6 | —,55 | $O_2$ |
| 4 | 34 | 7,4 | 4,6 | 4,05 | |
| 5 | 35 | 7,8 | 4,5 | —,17 | |
| 6 | 35 | 7,8 | 4,5 | —,25 | |
| | | | | | |
| 1 | 32 | 8,1 | 4,0 | 4,45 | |
| 2 | 33 | 8,1 | 4,1 | —,52 | |
| 3 | 31 | 8,1 | 3,8 | —,56 | $N_2$ |
| 4 | 34 | 8,0 | 4,3 | 5,00 | |
| 5 | 34 | 8,0 | 4,3 | 5,04 | |
| | | | | | |
| 1 | 33 | 7,4 | 4,5 | 5,21 | |
| 2 | 34 | 7,7 | 4,4 | —,28 | |
| 3 | 36 | 8,0 | 4,5 | —,36 | |
| 4 | 37 | 8,1 | 4,6 | —,43 | $O_2$ |
| 5 | 35 | 8,0 | 4,4 | —,48 | |
| 6 | 35 | 8,0 | 4,4 | —,54 | |
| 7 | 37 | 8,2 | 4,5 | 6,03 | |
| 8 | 36 | 7,7 | 4,7 | —,08 | |

*Tabelle 6 (Seite 51)*
1. Versuch

| Beob. | Wärme | Spannung | Wärme / Spannung | Zeit | Temperatur |
|---|---|---|---|---|---|
| 1 | 44 | 9,0 | 4,9 | 11,03 | |
| 2 | 44 | 9,6 | 4,6 | —,07 | |
| 3 | 44 | 8,6 | 5,2 | —,10 | |
| 4 | 49 | 9,0 | 5,5 | —,14 | 15° |
| 5 | 50 | 9,0 | 5,6 | —,17 | |
| 6 | 49 | 9,5 | 5,2 | —,20 | |
| 7 | 49 | 9,5 | 5,2 | —,24 | |
| 8 | 47 | 9,5 | 5,0 | —,31 | |
| | | | | | |
| 1 | 68 | 10,5 | 6,5 | 12,05 | |
| 2 | 70 | 10,5 | 6,7 | —,12 | |
| 3 | 74 | 10,5 | 7,0 | —,16 | 10° |
| 4 | 74 | 10,3 | 7,2 | —,21 | |
| 5 | 72 | 10,3 | 7,0 | —,26 | |
| | | | | | |
| 1 | 89 | 12,3 | 7,2 | 1,02 | |
| 2 | 88 | 12,3 | 7,2 | —,10 | |
| 3 | 96 | 12,1 | 7,9 | —,16 | 4° |
| 4 | 93 | 12,2 | 7,6 | —,20 | |
| 5 | 96 | 12,2 | 7,9 | —,23 | |
| 6 | 101 | 11,8 | 8,6 | —,27 | |

*Tabelle 6 (Seite 51)*
2. Versuch

| Beob. | Wärme | Spannung | Wärme / Spannung | Zeit | Temperatur |
|---|---|---|---|---|---|
| 1 | 154 | 9,4 | 16,4 | 11,31 | |
| 2 | 141 | 12,3 | 11,4 | 11,39 | |
| 3 | 122 | 13,8 | 8,8 | —,42 | |
| 4 | 121 | 14,0 | 8,6 | —,47 | 4,5° |
| 5 | 119 | 14,1 | 8,4 | —,50 | |
| 6 | 119 | 14,3 | 8,3 | —,53 | |
| 7 | 117 | 14,4 | 8,1 | —,58 | |
| 1 | 40 | 9,8 | 4,1 | 12,34 | |
| 2 | 49 | 10,2 | 4,8 | —,37 | |
| 3 | 45 | 9,8 | 4,6 | —,41 | |
| 4 | 50 | 11,0 | 4,5 | —,44 | 16° |
| 5 | 44 | 8,7 | 5,1 | 6,23 | |
| 6 | 44 | 8,9 | 4,9 | —,29 | |
| 7 | 43 | 8,8 | 4,9 | —,31 | |
| 1 | 67 | 11,2 | 6,0 | 6,59 | |
| 2 | 67 | 11,5 | 5,8 | 7,03 | |
| 3 | 68 | 11,4 | 6,0 | —,06 | |
| 4 | 68 | 11,3 | 6,0 | —,09 | 8° |
| 5 | 67 | 11,4 | 5,9 | —,13 | |
| 1 | 41 | 8,5 | 4,8 | 7,39 | |
| 2 | 40 | 8,7 | 4,6 | —,44 | |
| 3 | 39 | 8,7 | 4,5 | —,47 | 16° |
| 4 | 41 | 8,7 | 4,8 | —,51 | |
| 5 | 38 | 8,3 | 4,6 | —,53 | |

*Tabelle 7 (Seite 67)*

| Beob. | Wärme | Spannung | Wärme / Spannung | Zeit | Alkohol-Konzentr. |
|---|---|---|---|---|---|
| 1 | 43 | 7,9 | 5,4 | 10,17 | |
| 2 | 44 | 8,0 | 5,5 | 10,19 | 0 |
| 3 | 45 | 7,9 | 5,7 | —,21 | |
| 4 | 43 | 8,1 | 5,3 | —,23 | |
| 1 | 56 | 8,4 | 6,7 | 10,34 | 3,5% |
| 2 | 53 | 7,3 | 7,3 | —,38 | |
| 3 | 50 | 6,6 | 7,6 | —,40 | |
| 4 | 47 | 5,9 | 8,0 | —,45 | |
| 5 | 43 | 5,3 | 8,1 | —,50 | |
| 6 | 40 | 4,9 | 8,2 | —,53 | |
| 7 | 41 | 4,8 | 8,5 | —,58 | |
| 8 | 45 | 3,4 | 13,2 | 11,39 | |
| 9 | 31 | 3,4 | 9,1 | —,45 | |
| 10 | 30 | 3,3 | 9,1 | —,49 | |
| 11 | 29 | 3,3 | 8,3 | —,51 | |
| 1 | 39 | 3,3 | 11,8 | 11,59 | 4,5% |
| 2 | 35 | 3,1 | 11,4 | 12,03 | |
| 3 | 36 | 2,6 | 13,8 | —,14 | |
| 4 | 24 | 2,3 | 10,4 | —,19 | |
| 5 | 22 | 2,3 | 9,6 | —,25 | |
| 6 | 21 | 2,2 | 9,5 | —,37 | |
| 1 | 30 | 1,0 | 30,0 | 12,41 | 5,5% |
| 2 | 18 | 0 | ∞ | —,45 | |
| 3 | 9 | 0 | ∞ | —,47 | |
| 1 | 23 | 4,1 | 5,6 | 1,05 | 0 |
| 2 | 26 | 4,3 | 6,0 | —,08 | |
| 3 | 30 | 5,6 | 5,4 | —,16 | |
| 4 | 34 | 6,2 | 5,5 | —,22 | |
| 5 | 36 | 6,4 | 5,6 | —,32 | |
| 6 | 37 | 6,8 | 5,4 | —,41 | |
| 7 | 37 | 6,8 | 5,4 | —,46 | |
| 8 | 37 | 6,8 | 5,4 | —,55 | |

Die unter identischen Bedingungen gewonnenen Beobachtungen sind, wie aus den S. 94-97 abgedruckten Tabellen ersichtlich ist, fortlaufend numeriert und so zu Gruppen zusammengefaßt worden. Die Einzelbeobachtungen jeder Gruppe zeigen im allgemeinen eine bemerkenswerte Übereinstimmung untereinander. Die Grenzwerte differieren um 5, höchstens zuweilen 10% untereinander, es sei denn, daß wie bei Alkoholversuchen der Muskel seinen Zustand beständig verändert.

# Über das Prinzip der Beziehung zwischen Muskelmasse, Muskelform und Arbeitsform, besonders beim Herzen

Von unseren Skelettmuskeln sind wir an die Anschauung gewöhnt, daß die Kraft, das Ausmaß und die Geschwindigkeit, mit einem zusammenfassenden Ausdruck also die *Form* der Bewegungsleistung, innerhalb der weitesten Grenzen veränderlich und beherrschbar ist. Diese Fähigkeit der Skelettmuskeln ist bis jetzt nicht genügend aufgeklärt; man versucht vorläufig noch, auch diese Kontraktionen aus einzelnen, dem Alles- oder Nichts-Gesetz gehorchenden Faserzuckungen aufzubauen. Dieser Aufbau der so variablen Kontraktionsformen des Gesamtmuskels aus einfachen Elementen hat auch manches für sich. Er würde in der Tat dem Muskel gestatten, seine Energie in nach Kraft, Weg und Geschwindigkeit fast ganz beliebiger Form auszugeben.

Völlig anders liegt dies beim Herzmuskel, dessen Fasern zwangsmäßig sich fast gleichzeitig und mit (für die gegebene dynamische Bedingung) maximaler Kraft zusammenziehen. Hier also besteht keine Möglichkeit einer freien Variation der genannten drei Größen. Zwar ändern sich Kraft, Weg und Dauer der Kontraktion mit den dynamischen Bedingungen, aber nach bestimmten Gesetzen und völlig *eindeutig*. Die *Form* der Herzarbeit ist also schlechthin festgelegt. – Eine nähere Überlegung dieses Umstands führt nun zu der ganz allgemeinen Erwägung, daß für eine einfache Muskelzukkung – im Gegensatz zu unseren willkürlichen Bewegungen – die *Form*, in welcher eine bestimmte Arbeit geleistet wird, offenbar von drei Dingen bestimmt wird. Erstens nämlich von den mechanischen Bedingungen, denen der Muskel in Gestalt von Widerständen begegnet, zweitens von der Geschwindigkeit und Größe der in ihm ablaufenden Energieänderung und drittens von der eigenen anatomischen Form des Muskels. Während die beiden ersten Bedingungen sehr oft untersucht werden, hat man der dritten bisher weniger Beachtung geschenkt. Gerade diese anatomische Bedingung aber ist es, welche am Herzen unter pathologischen Verhältnissen verändert wird. In den Erörterungen über die Hypertrophie des Herzens wird allgemein eine Beziehung zwischen der Größe der Muskelmasse und der Leistung angenommen. Was man aber unter »Leistung« oder »Arbeit« verstehe, wird fast ebensooft nicht genauer gesagt. Meistens wird das hypertrophische Wachstum als die Folge einer Vergrößerung der Leistung angesprochen. Aber man kann zunächst und verständlicher einmal überlegen, wie umgekehrt die Größe und Form der Leistung von der Größe und Form des Muskels abhängt und nach physiologischen Regeln abhängen muß. Tun wir dies, so werden wir entscheiden können, wie die Arbeitsfähigkeit mit der Muskelmasse zusammenhängt und dabei leicht erkennen, ob und in welchem Sinne eine feste Beziehung zwischen beiden vorhanden ist. Kennen wir diese Beziehung, dann können wir auch wieder teleologisch fragen: wann ist eine Hypertrophie sinnvoll, und wann kann sie demgemäß teleologisch erwartet werden.

Bei allen folgenden Überlegungen betrachten wir aber die Form der *einzelnen* Faser, ihre absolute Kraft und ihre maximale Fähigkeit zur Verkürzung, kurz die Gesamtheit ihrer dynamischen Eigenschaften als unveränderlich dieselbe; wir setzen eine durchgängige physiologische Identität der Muskelsubstanz voraus, denn die Art unserer Untersuchung ist eine allgemeinphysiologische und theoretische, und sie abstrahiert bewußt von den empirisch möglichen Komplikationen, z. B. durch pathologische Veränderungen der Zellsubstanz, ihres Energie- oder ihres Stoffwechsels, ihrer dynamischen, elastischen, thermodynamischen Grundeigenschaften.

1. a) Wir betrachten nun zuerst die Verhältnisse einfacher maximaler Zuckungen an einem *geraden parallelfaserigen* Skelettmuskel. Für die Leistung von Arbeit = Kraft × Weg = K · h gilt hier, daß der Faktor »Kraft« allein vom Querschnitt, der Faktor »Weg« allein von der Länge des Muskels abhängt. Eine gewisse Arbeit A kann nun mit kleiner Kraft und großem Weg oder mit kleinem Weg und großer Kraft geleistet werden, und hier sind beliebig Variationen der Arbeitsform denkbar. Aber es leuchtet ein, daß dem Muskel durch seine *Form* in dieser Hinsicht Grenzen gezogen sind, der Kraftleistung durch seine Dicke, der Wegleistung durch seine Länge. Einem kurzen und dicken Muskel ist eine Arbeit mit kleinem Weg gegen große Kraft, einem langen und dünnen Muskel eine Arbeit mit großem Weg und gegen kleine Kraft angemessen. Das *Maximum* an Arbeit wird jeder Muskel nur in einer seiner eigenen Gestalt *adäquaten* Form leisten. Diese nenne ich die adäquate Arbeitsform. Umgekehrt: für jede Form der Arbeit wird

bei einer bestimmten Muskelform die Muskelmasse ein *Minimum* haben dürfen. Dies nenne ich die adäquate Muskelform. Leider ist nun nicht genug bekannt, ob die Form des Muskels die Form seines Arbeitsmaximums eindeutig bestimmt oder ob dieser Form des Arbeitsmaximums ein gewisser Spielraum gegeben ist. Die Prüfung dieser Frage ist sehr kompliziert, da nicht nur isotonische, sondern auch auxotonische Zuckungen verschiedenster Form geprüft und auch die Anfangsbelastungen variiert werden müssen. Gewisse Anhaltspunkte enthalten z. B. Arbeiten von SANTESSON (1889, 1892; 1893 a, b, c) und beim Froschherzen von ROHDE (ROHDE u. USUI 1914). Wie dem auch sei: ändert sich die Form der Widerstände über eine gewisse Grenze hinaus, so wird das Arbeitsmaximum nicht mehr erreicht, und seine Höhe kann nur wieder erreicht werden, wenn der Muskel je nach dem dicker oder länger wird und also an Masse zunimmt, obwohl die von ihm verlangte Arbeit nicht übermaximal, sondern nur ihrer Form nach inadäquat ist. Die so entstehende Hypertrophie oder Verlängerung tritt also streng genommen nicht zur Kompensierung einer Muskelschwäche, sondern zur Kompensierung einer durch Formänderung der Arbeit bedingten Insuffizienz ein. Wird z. B. in dem Produkte K×h das K zu groß, so sinkt h mehr, als K wächst. Soll das Produkt seine alte Höhe behalten, so muß der Querschnitt des Muskels zunehmen. Eine solche Hypertrophie müssen wir sinngemäß als Spannungshypertrophie oder besser Krafthypertrophie bezeichnen. Da nun ganz allgemein der Querschnitt der Muskeln allein für den Faktor K entscheidet, so kann eine Proportionalität auch nur zwischen ihm und der Kraft, nicht der Arbeit K×h erwartet werden, und der richtige Ausdruck wäre daher nicht Arbeitshypertrophie, sondern *Krafthypertrophie*. Auch kann eine Proportionalität zwischen Muskelmasse und Arbeit nur im Falle einer adäquaten Arbeitsform physiologisch erwartet werden. Ob dieser Fall im Leben aber immer verwirklicht ist, bleibt fraglich.

b) Neben Kraft und Weg ist als dritter die Form der Arbeit bestimmender Faktor die Zeit zu nennen. Auch ihre Bedeutung wird bei den Betrachtungen über Arbeitshypertrophie meist zu wenig überlegt. Zunächst kann man fragen, welche Bedeutung die Dauer der Einzelzuckung hat. Auch sie hängt von den mechanischen Bedingungen in engen Grenzen ab; außerdem von chemischen Bedingungen, von der Temperatur und der Muskelart. Ferner aber kann die Zahl der Kontraktionen in der Zeiteinheit variiert werden. In beiden Fällen ist nun die Frage, ob nicht nur zwischen Muskelmasse und Einzelarbeit, sondern auch zwischen Muskelmasse und Arbeit in der Zeiteinheit, also dem *Effekt*, Beziehung besteht. Diese Frage kann man auch so stellen: ist eine Verlängerung der Kontraktionsdauer oder eine Vermehrung der Häufigkeit der Kontraktionen oder des Effektes bei einem längeren oder einem dickeren oder hypertrophischen Muskel eher möglich? Dies ist aus physikalischen und physiologischen Gründen äußerst unwahrscheinlich. Denn die Geschwindigkeit einer Reaktion hat mit der absoluten Größe des Systems nichts zu tun. Wie aus einer Arbeit von A. Pütter (1918) hervorgeht und wie ich (1920) an anderer Stelle eingehend begründe, kann ein physiologischer Parallelismus zwischen Muskelmasse und Effekt nur insoweit erwartet werden, als eben die Einzelarbeit der Kontraktion sich mit dem Effekt ändert. Wird der Effekt *nur* durch Frequenzänderung der Kontraktionen verändert, so zeigt er keinerlei physiologische Proportion zur Muskelmasse.

Nun besitzt der Skelettmuskel die Fähigkeit zur Frequenzsteigerung im höchsten Maße; er besitzt die Fähigkeit der Summation und des Tetanus. Ja, dieser ist sogar seine normale Kontraktionsform. Hierdurch sind nun energetisch sehr schwer übersehbare Verhältnisse geschaffen, so daß das zuletzt Gesagte nicht unmittelbar anwendungsfähig ist. Hier liegen die Verhältnisse beim Herzmuskel viel günstiger, da bei ihm eine tetanische Verkürzungsform nicht in Betracht kommt.

Wir überlegen nun die Folgen, welche sich in der Anwendung des Vorstehenden auf einen Hohlmuskel wie das Herz ergeben. Bekanntlich ist die Architektonik der Herzfasern nicht *genau* übersehbar.

Will man überhaupt zu Anhaltspunkten kommen, so kann man nur vereinfachende Annahmen machen und diese mit einer gewissen Annäherung übertragen. Zwei solcher Annahmen sind möglich, und sie stellen die *Grenzfälle* des in Wirklichkeit Vorkommenden dar. Bei der ersten (a) betrachtet man die Anordnung der Fasern in Form von Kugelschalen, also als zirkulär, in der zweiten (b) als senkrecht dazu in Form von Radien eines kugelförmig gedachten Hohlraumes, welche die Wände des Organs zu tragen haben.[1]

1 Das Warmblüterherz dürfte mehr dem 1., das Froschherz mehr dem 2. Schema entsprechen. Vgl. Weizsäcker, V. (1912) S. 148.

Im Falle (a) gilt für die Beziehung zwischen Innendruck P und maximaler Faserspannung S

$$S = \frac{P \cdot R}{2} \qquad (1)$$

wobei R den Radius der Kugel bedeutet. S nehmen wir nun als Ausdruck der absoluten Kraft der Fasern überall als unveränderlich an. Wir betrachten zuerst den Fall, in welchem die Arbeitsform und die Herzform einander adäquat sind, wobei also die Masse M ein Minimum (bzw. A ein Maximum) besitzt. In diesem Falle sei der mittlere Radius der Kugelschale = r, der systolische Druck konstant = p und das Schlagvolumen = v. Dabei ist $A = p \cdot v$. Nun ändern wir die Form der Arbeit, indem wir statt p den Druck $p' = \alpha \cdot p$ und statt v das Volumen $v' = \frac{v}{\alpha}$ verlangen. Jetzt gilt $A = \alpha \cdot p \times \frac{v}{\alpha} = p' \cdot v'$. Die Form der Arbeit ist jetzt inadäquat. Dieser Arbeitsform wäre nur ein »Herz« von derselben Masse M, aber dem Radius r' adäquat, denn es muß der Gleichung (1) genügen.
Der neuen Arbeitsform $p' \cdot v'$ genügt also nur entweder ein »Herz« von anderer Form (also anderem Radius) oder ein Herz von größerer Masse. Denn nur bei dem Radius r' hat die Herzmasse jetzt das Minimum M.
Zweitens können wir aber statt der Arbeitsform die Herzform ändern, indem wir ihr bei gleicher Masse statt des Radius r den Radius r' geben. Dann gelten wieder genau die gleichen Überlegungen. Nur wenn wir jetzt auch der Herzarbeit die Form p'v' geben, erreicht sie das Maximum A, in jedem anderen Falle erreicht sie es nicht; und wird eine andere Form, etwa die bisherige $p \cdot v$ verlangt, so muß die Herzmasse zunehmen; denn beim Radius r' hat sie nur für die Arbeitsform p'v' ein Minimum. Allgemein folgt aber: 1. Ein Herz, welches Arbeit in einer seiner Form inadäquaten Form leisten muß, muß (teleologisch) hypertrophieren; 2. ein Herz, welches eine der Form der verlangten Arbeit inadäquate Form besitzt, muß (teleologisch) hypertrophieren.
Es ergeben sich also ganz ähnliche Beziehungen wie bei einem parallelfasrigen geraden Muskel. Es ist aber zu beachten, daß bei dieser energetischen Betrachtung Spannung und Länge beim Skelettmuskel mit Druck und Volumen beim Herzen *nicht* korrespondieren. Während beim Skelettmuskel eine größere Wegleistung bei gleicher Last nur einen *längeren* Muskel voraussetzt, setzt beim

Herzen ein größeres Schlagvolumen in der Regel auch ein größeres Anfangsvolumen voraus, und dieses bei gleichem Druck eine größere Spannung, also auch eine dickere Faser, vermöge der eigentümlichen in Gleichung (1) ausgesprochenen Beziehung zwischen Druck und Spannung und Radius. Bei gleichem Innendruck hat ein größeres Herz eine größere Wandspannung aufzubringen, und daraus ergeben sich für ein dilatiertes Herz besondere Verhältnisse: es müßte, um dieselbe Arbeit in derselben Form leisten zu können, eben mit denselben Fasern kleinere Wege unter größerer Spannung überwinden. Daraus ergeben sich auch in thermodynamischer Beziehung ganz veränderte Bedingungen, worauf ich (1911) schon früher einmal in ähnlichem Zusammenhang hingewiesen habe. Auch WEITZ (1920) hat vor kurzem einige Zahlenbeispiele gegeben, aus denen man leicht sieht, wie gewaltig bei schon mäßigen Dilatationen die Hubhöhen ab- und die Lasten zunehmen, welche eine Faser zu heben hat, wenn die Form der Herzarbeit, Druck und Volumen, dieselben bleiben.

Im Falle (b) einer radiären Faserstruktur ergeben sich dieselben Verhältnisse. Die Kraft, welche eine Einzelfaser bei konstanter Faserzahl und konstantem Innendruck zu tragen hat, nimmt mit dem Quadrat des Radius zu. Die Faserquerschnitte müßten also, um auf der Einheit ihres Querschnittes dieselbe Kraft zu überwinden wie vor der Dilatation, mit dem Quadrat des Herzradius zunehmen.

Zwei Dinge sind noch zu bedenken. Einmal kann die adäquate Form der Arbeit einen gewissen Spielraum haben, wie schon bemerkt wurde: p und v können (bei gleichbleibendem Produkt $p \cdot v = A$) innerhalb einer gewissen Grenze variieren, ohne daß die Arbeit unter das Maximum sinkt. Dementsprechend könnte dann auch die Muskelform in gewissen Grenzen variieren, ohne daß ihre Masse für eine bestimmte Arbeitsform ihr Minimum zu überschreiten brauchte. Ob dies zutrifft und in welchem Maße, ist nur experimentell zu entscheiden. Zweitens aber ist hier die thermodynamische Seite der Muskelarbeit unberücksichtigt geblieben. Wir haben die Eigenschaft des Muskels, bei verschiedener Belastung auch die Gesamtenergieänderung Arbeit + Wärme zu variieren, nicht in Rechnung gezogen, sondern nur die absolute Kraft und die maximale Verkürzungsfähigkeit. Die Berücksichtigung untermaximaler Energieänderung des Muskels würde die Betrachtung kompliziert, aber nichts prinzipiell Neues in sie eingeführt haben.

2. Ebensowenig, als eine feste Beziehung zwischen Herzmasse und Herzarbeit ohne Rücksicht auf die Arbeitsform erwartet werden darf, ebensowenig darf eine solche zwischen Herzmasse und Körpermasse oder Skelettmuskelmasse erwartet werden. Denn man darf allerdings annehmen, daß für die Herzförderung im ganzen der *energetische* Faktor, also der Sauerstoffbedarf der Organe, maßgebend ist, und dieser entspricht ungefähr der Arbeit der Organe. Aber überlegen wir folgendes: das Stundenvolumen des Herzens kann weithin durch Frequenzänderung reguliert werden. Erst bei höheren Ansprüchen muß sich auch Schlagvolumen und Kontraktionsarbeit erhöhen; erst dann kommt die Herzmasse ins Spiel. Ferner: der Sauerstoffbedarf ist zwar proportional der Energieänderung der Organe in der Zeiteinheit. Die Masse der Muskeln aber ist, wie wir sahen, außerdem davon bedingt, in welcher Form die Arbeit zu leisten ist: eine hohe Spannungsleistung setzt dicke Muskeln voraus, und wenn es sich um sehr lange Muskeln handelt, so bedeutet dies auch große Massen der Muskeln und entsprechend großen Energiebedarf; bei geringer Wegleistung kann die äußere Arbeit des Muskels dabei klein sein. Ein ebenso dicker kurzer Muskel wird dieselbe Arbeit mit viel kleinerem Energiebedarf leisten. Bei gleicher äußerer Arbeit also verschiedene Muskelmassen und verschiedener Energiebedarf. Ferner kann bei überwiegender Wegleistung gegen geringe Kräfte die Muskeldicke gering, aber ihr Energiebedarf dauernd hoch, bei überwiegender Spannungsleistung die Muskeldicke groß, aber der Energiebedarf relativ gering sein. Also nur bei adäquater Arbeit können feste Proportionen zwischen Skelettmuskulatur und Herzmasse bei verschiedenen Individuen erwartet werden, und nur dann, wenn der Zeitfaktor ausgeschaltet bleibt, wenn wir durch die Herzfrequenz ausgleichbare Mehrforderungen an die Durchblutung nicht berücksichtigen.

Das Ergebnis dieser Überlegungen ist: beachtet man etwa mit Rücksicht auf das Problem der Herzhypertrophie die Beziehungen zwischen Muskelmasse und Arbeitsfähigkeit, so genügt es nicht, diese beiden Größen als solche einfach miteinander zu vergleichen. Vielmehr muß man auch fragen: welche Form hat der Muskel und welche Form hat die zu leistende Arbeit? Denn die lieferbare Kraft hängt vom Querschnitt, der mögliche Weg von der Länge der Fasern allein ab. Nur wenn Muskel*form* und Arbeits*form* einander adäquat sind, kann ein Minimum von Muskelmasse ein Maximum von Muskelarbeit liefern.

Die adäquate Arbeitsform ist daher als die *Form* (oder Schar von Formen) *der Arbeit* eines gegebenen Muskels definiert, welche sein *Arbeitsmaximum* hat. Und als adäquate Muskelform ist die *Muskelform* (oder Schar von Muskelformen) definiert, bei welcher die *Muskelmasse* ein *Minimum* für eine in gegebener Form zu leistende bestimmte Arbeit hat.
Soll ein gegebener Muskel daher sein Arbeitsmaximum in *in*adäquater Form leisten können, so muß seine Masse zunehmen. Ist ein Muskel in eine für seine gewöhnliche Arbeitsform *in*adäquate Muskelform übergegangen, so muß er, um die Arbeit in der gewöhnlichen Form weiterleisten zu können, an Masse zunehmen. Beispiele für das Herz liegen in der Pathologie auf der Hand. Der erste Fall kann etwa bei einer Arterienstarre als verwirklicht angesehen werden, der zweite Fall bei einer Dilatation des Herzens. In beiden Fällen ist rein theoretisch nicht die Größe, sondern die Form der von den einzelnen Fasern des Herzens verlangten Arbeit inadäquat geworden, wie im Vorhergehenden gezeigt wurde. Hier tritt also relative Herzinsuffizienz infolge von Inadäquatheit von Herzform und Arbeitsform ein, und man kann eine solche Insuffizienz als *Forminsuffizienz* bezeichnen. Folgt in solchen Fällen Hypertrophie des Muskels – und die Pathologie zeigt, wie mir scheint, Beispiele dafür, daß es geschieht –, so folgt sie nicht als Arbeitshypertrophie im strengen Sinne, sondern als Hypertrophie nach Forminsuffizienz – sei es, daß die Form der verlangten Arbeit, sei es, daß die Form des Herzens pathologisch verändert sei. Dies braucht im einzelnen hier nicht durchgeführt zu werden. Es kam nur darauf an, das Prinzip der adäquaten Muskelform und Arbeitsform einmal in bestimmter Weise auszusprechen. Aus ihm folgt, daß wir Hypertrophien teleologisch auch dann erwarten dürfen, wenn jene Formbeziehung inadäquat wird. Auf welche Weise dies in Wirklichkeit vor sich geht, ist eine besondere Frage.

# Die Entstehung der Herzhypertrophie

Inhalt



*Vorbemerkung.* Neuere Zusammenfassungen über Herzhypertrophie findet man bei GROBER, J. (1909); KREHL, L. ($^{2}$1913) S. 105-44; MORITZ, F. (1913) S. 67-85; THOREL, Ch. (1903, 1907, 1910); HASEBROEK, K. (1917).

Die hier gegebene Darstellung fragt, wie die Herzhypertrophie entstehe, und betrachtet ihren Gegenstand wesentlich als einen physiologischen. Sie berücksichtigt vor allem die experimentellen Ergebnisse und berührt die klinischen und anatomischen Tatsachen nur soweit, als sie für die physiologische Pathologie von Wichtigkeit sind. Sie hebt Dinge hervor, welche in den genannten Abhandlungen nicht berücksichtigt wurden, und faßt sich kürzer, wo dort sich ausführliche Referate vorfinden.

Die Biologie pflegt die absolute Größe der Organe als etwas Gegebenes diskussionslos hinzunehmen und scheint in ihr nichts Merkwürdiges erblicken zu wollen. Erst wo sich die regelmäßigen Größen und Proportionen der Organe als veränderlich erweisen, wie etwa bei den krankhaften Zuständen, erwacht das Bedürfnis, nach dem Grunde zu fragen, warum ein Organ gerade diese und keine andere Größe habe. Und dabei wird das Nachdenken denn gewahr, daß wir über die Gründe von Organgrößen überhaupt nichts wissen. Hier geht es also ähnlich wie bei der sogenannten idealistischen Morphologie, die für die Ähnlichkeit im Bauplane der Art das Bedürfnis einer genetischen Erklärung nicht sehr zu empfinden schien, bis seit LAMARCK (1809) diese Ähnlichkeit des Bauplans als eine aus Verwandtschaft *gewordene*, mithin veränderliche, und so im Prinzip wenigstens auch erklärbare sich darstellt. Es mag eine offene Frage bleiben, ob die Erfolge in der kausalen Erforschung der Entstehung der Arten derart sind, daß sie dazu ermuntern, bei der Erklärung der harmonisch gesetzmäßigen Organproportionen einen ähnlichen, gleichfalls kausalen Weg zu beschreiten. Das Urteil in solcher Frage hängt zuletzt vom Erfolge ab. In der Erforschung der pathologischen Organgrößen hat jedenfalls der Umstand eine hemmende Rolle gespielt, daß man die normale Größe der Organe auch nicht einmal als ein Problem zu sehen gewohnt, geschweige zu verstehen in der Lage ist. Nur so ist es einigermaßen verständlich, daß sich die Vorstellung festsetzen konnte, als ob die Arbeitsleistung eines Organs auf irgendeine dunkle Weise Grund, Ursache seiner Größe wäre, während zunächst ausschließlich das Umgekehrte einen verständlichen Sinn hat, nämlich daß die Größe des Organs eine Voraussetzung der Größe seiner Leistung sei. Der Ausdruck mechanische Hypertrophie aber wird, wie unzählige Erörterungen beweisen, meist so aufgefaßt, als ob die Mehrleistung eben das primäre, die Vergrößerung das *daraus* folgende sei. Man geht so weit, in der (erhöhten) Funktion einen Reiz zum Wachstum erblicken zu wollen und damit den physiologischen Begriff des Reizes geradezu auf den Kopf zu stellen. Wenn dieser Begriff in der Biologie klärend gewirkt hat, so geschah es doch dadurch, daß er das unklare Zusammenwirken von äußeren und inneren Ursachen in Organismen in die klare

Beziehung der *Auslösung* umgewandelt hat. Dieser Fortschritt geht wieder verloren, wenn der innere Vorgang nun mit einem Male selbst Reiz heißen darf. Unbestreitbar hat dieser Unklarheit in neuerer Zeit auch eine Anzahl der von ROUX (1895, LANGE 1917) stammenden Begriffe Vorschub geleistet, und ich wage die Behauptung, daß diese Begriffe als *solche* Schattenseiten haben. Niemand wird die Wichtigkeit der von ROUX gefundenen Tatsachen verkleinern wollen. Aber die kausale Forschung kann durch Ausdrücke wie »funktionelle Selbstgestaltung« nicht ins Helle geleitet werden. Daß sie einer teleologischen Denkweise entspringen, bedeutet zwar keinen Makel, wie manche glauben. Oder will jemand bestreiten, daß die Organe und ihre Funktionen, Anpassungen, Regulationen für gewisse vorausgesetzte Zwecke, z. B. die Fortdauer des Lebens, dienlich sind? Wenn man aber der Feststellung dieser Tatsache der Zweckmäßigkeit – und sie ist eine Tatsache – zuweilen einen heuristischen Wert zuschreibt, so möchte dies doch nur in einem sehr hypothetischen Sinne zutreffen. Ob die Hypertrophien des Herzens zweckmäßig sind, kann nur durch Erfahrung bejaht oder verneint werden. Die Tatsachen der Zweckmäßigkeit sind nun für das Ganze unserer Natur- und Weltbeurteilung von unermeßlicher Bedeutung. Aber die Teleologie ist nicht das Problem, sondern eine Frucht unserer Bemühung um Einblick in die Vorgänge der Natur. Gerade aber weil die Zweckmäßigkeit eine einfache Tatsache ist, die entweder vorliegt oder nicht, ist es ungerechtfertigt, von Teleologie als einem Gesetz der organischen Bildungen reden zu wollen. So hat in der Tat die Voraussetzung, daß die Vorgänge zweckmäßig sein sollen, oft genug zu völlig falschen Annahmen geführt.

Wenn also hier gefragt ist, wodurch die Größe eines Organs bestimmt sei, so ist die Antwort: »durch die Größe seiner Funktion«, zunächst nur dann verständlich, wenn sie heißen soll: die Größe des Organs bedingt ceteris paribus die Größe seiner Leistung. Folglich wird man empirisch wahrscheinlich eine Proportionalität dieser beiden Größen finden. Findet man sie nicht, so heißt das, daß die »cetera« nicht »paria« sind, sondern vielleicht pathologische Verhältnisse vorliegen. Die Leistungsgröße oder die Leistung als solche als Reiz zum Wachstum anzusprechen, ist dem Begriffe eines Reizes widersprechend. Wohl aber können irgendwelche, mit der Funktion aus irgendeinem Grunde regelmäßig verbundenen Rückwirkungen auf die lebende Substanz einen Wachstumsreiz abgeben, und in der Tat besteht die ganze Aufgabe hier in nichts anderem als darin, den Faktor festzustellen, der auf das Wachstum wirkt. Darum darf schon hier bemerkt werden, daß die kleinere Zahl von Forschern, die an die Stelle der Arbeit oder Leistung irgendeine definierte Einwirkung auf die Zelle zu setzen strebten (wie z. B. HORVATH 1897), nach Absicht und Streben jedenfalls im Recht sich befanden gegenüber der größeren Autorenzahl, die in der vergrößerten Funktion als solcher mehr oder weniger unklar einen bewirkenden Faktor erkennen zu dürfen glaubten. Mag auch eine Mehrleistung der Zelle die Voraussetzung für das Entstehen von das Wachstum reizenden äußeren Kräften sein – die *reizende Ursache* werden doch immer nur diese äußeren Kräfte und nicht jene ihre inneren Voraussetzungen oder Bedingungen sein, was immerhin einen bedeutenden Unterschied macht und auch gegenüber einer neuerdings beliebten Gleichsetzung von Bedingungen und Ursache beiläufig betont sein möge.

Auch wenn es gelänge, den oder wenigstens einen Wachstumsreiz aufzufinden, so wäre damit die eingangs aufgeworfene Frage nach einem Gesetz der Organgrößen nicht beantwortet. Ein solches Gesetz wäre schon darum von so eminentem Wert, weil es erlauben würde, im Einzelfalle zu berechnen, welche Größe als normal anzusehen ist. Man könnte ein solches Gesetz aus den wechselseitigen Beziehungen der Organe herzuleiten geneigt sein; etwa so, daß, wenn die Größe des Gesamtkörpers = $G$ ist, das die Gesamtfunktion $f$ für den Körper leistende Organ die Größe $g$ haben muß. Für eine derartige Ableitung wird also, wie man sieht, vorausgesetzt, daß wir die Funktion (oder Funktionen), auf die es »für« den Organismus wesentlich ankommt, auch ganz sicher kennen. Geistvolle Untersuchungen dieser Art enthalten die »Studien über physiologische Ähnlichkeit« von A. PÜTTER (1917, 1918, 1920). Hier wird gezeigt, daß, wenn bei zwei ungleich großen Tieren z. B. die maximale Fähigkeit des Muskels, Kraft zu entwickeln, dieselbe ist, zwischen dem Herzgewicht einerseits und Körpergröße, Durchblutung, Sauerstoffverbrauch andererseits gewisse notwendige quantitative Beziehungen bestehen. Verhalten sich die Herzgewichte verschiedener Tiere anders, als sie nach solcher Berechnung sich verhalten müßten, so sind sie in einer alsdann noch festzustellenden Beziehung als physiologisch unähnlich damit definiert. Der Begriff physiologischer Ähnlichkeit ist mithin lediglich eine *Definition*, der indes, wie PÜTTER zeigt, die vergleichend anatomischphysiologischen Tatsachen vielfach entsprechen. Die Anwendung dieses Gedankens auf pathologische Zustände hätte hiernach darin zu bestehen, daß wir unter Anwendung der Ähnlichkeitsgesetze feststellen, ob z. B. die Größe eines Herzens anormal ist, und gegebenen Falles den Faktor suchen, der die Ähnlichkeit aufhebt. Das Nähere dieser Ähnlichkeitsgesetze zu entwickeln würde den hier gesetzten Rahmen überschreiten, und ich muß zum völligen Verständnis ein Studium der Arbeit PÜTTERS empfehlen. Nur soviel sei bemerkt, daß sich dabei per definitionem feste Regeln für die Beziehungen von Durchblutung, Schlagvolumen, Pulszahl, Blutdruck, Herzgewicht, Körpergewicht ergeben. Da es sich hier um rein definitorische Bestimmungen handelt, wüßte ich nicht, was gegen sie eingewendet werden könnte. Aber doch muß betont werden, daß z. B. die Voraussetzung, das Herz sei wesentlich Durchblutungsorgan, zwar in diesem Spezialfalle zutreffen mag, im Prinzip aber doch eine willkürliche *Beschränkung* der Betrachtung mit sich bringt, da alle Berechnung in dem Augenblick illusorisch erscheint, wo z. B. noch eine innersekretorische Funktion des Herzens entdeckt würde. Auf jeden Fall aber tragen die Ähnlichkeitsbetrachtungen zur Klärung der Verhältnisse ungemein viel bei, und es ist Aufgabe von Messungen, festzustellen, wie weit jene definitorischen Relationen verwirklicht sind. Sind sie es, so bestätigt dies die Voraussetzungen, von denen ausgegangen wurde.

Wird also auf vergleichend-physiologischem Wege der ernstliche Versuch gemacht, mit Hilfe des Massenexperimentes der Natur einmal zu gesetzmäßigen Formeln für die Größe der Organe und ihrer Funktionen zu gelangen, so enthält diese Betrachtung bewußt keinerlei kausale Erklärung des Wachstums als solchem. Wenn nun oben gegen die Gleichsetzung von Funktion und Reiz polemisiert wurde, so sollte damit keineswegs gesagt sein, daß die Ursache des Wachstums eine äußere sein müsse. Wir kennen weder die Ursache des Wachstums selbst noch die seiner Grenzen, und diese können auch innere sein. Über alledem herrscht tiefes Dunkel, und was auf den Gedanken eines Reizes von außen so unwiderstehlich zu führen scheint, ist ja nur gerade die Tatsache, daß äußere Einwirkungen wie Mehrbelastungen ein Mehrwachstum der Muskelzellen zeitlich im Gefolge haben. Daß dazu aber auch innere Zustände vorausgesetzt werden müssen, das zeigt z. B. der Umstand, daß junge Organismen in dieser Hinsicht so viel lebhafter reagieren als alte (KÜLBS 1908, 1912, KÜLBS u. BERBERICH 1910).

Gewöhnlich wird CORVISART (1814) als der Vater der mechanischen Theorie der Hypertrophie gefeiert.[1] Indes war gerade seine Auffassung bereits eine gemischte. Ganz unzweideutig läßt er, der sich übrigens auch auf einen Vorläufer, nämlich BLANCARD, beruft, neben dem Momente stärkerer Widerstände, Füllungen und Dehnungen des Herzens auch einen besonderen Blutreiz und die Steigerung des Herzstoffwechsels durch vermehrte Blutzufuhr als Wachstumsreiz gelten. Aber unter Berufung auf ihn nimmt seither eine große Reihe von Klinikern und Pathologen an, daß die Vergrößerung der Herzmuskelmasse in vielen oder sogar in allen Fällen durch eine Vermehrung der mechanischen Leistung bedingt sei. Dabei wird in der Regel nicht kritisiert, daß in einer solchen Formulierung, wie bemerkt, die erst zu beweisende Theorie vorwegbehauptet wird, wonach die Erhöhung der Leistung Ursache der Hypertrophie sei, während doch höchstens ihre häufige Vergesellschaftung beobachtet wird. Aber auch abgesehen von der Kausalfrage sagt man nicht zuviel, wenn man die Definition desjenigen dynamischen Faktors, der das abnorme Muskelwachstum bewirken soll, für häufig ungenügend erklärt. Es ist unter solchen Umständen eine Hauptaufgabe weiterer Forschung, den Faktor klarzustellen, der bei der sogenannten mechanisch bedingten Herzhypertrophie entscheidend wirkt. Diese Aufgabe ist um so lockender, als jede Einsicht in dieser Richtung zugleich eine biologische Grundfrage, die Natur des »Wachstumsreizes«, erhellen muß. Verschiedene Wege zu diesem Ziele sind beschreitbar. Experimentelle, klinisch-pathologische und vergleichend-physiologische Beobachtungen können sich in die Hände arbeiten. Zunächst aber müssen wir einige begriffliche und physiologische Voraussetzungen erörtern.

Weithin besitzt die lebende Substanz die Fähigkeit des Wachstums. Viele Zellen vermögen sich zu vergrößern und sich zu teilen. Darin hat der Vergleich einer Zelle mit einer Maschine seine Grenze: die Maschine teilt sich nicht, sie wächst nicht. Indes kann man das Wachstum als besondere Ausgestaltung der allgemein vitalen, als Selbsterhaltung bezeichneten Erscheinung ansehen, die sich am klarsten in den besonderen Beziehungen zwischen Struktur und

1 CORVISART spricht von »aktiven oder mit Verdickung der Wand verbundenen Aneurysma«. Eine »konzentrische« Hypertrophie scheint er nicht zu kennen, wie ich glaube, mit Recht.

Funktion der Lebewesen ausspricht. Diese Beziehungen sollen nämlich derart sein, daß nicht allein, wie auch bei einer Maschine selbstverständlich, die Struktur Voraussetzung einer Funktion ist, sondern auch umgekehrt die Funktionen die Erhalter der Struktur zu sein scheinen. Dies wechselseitig bedingende Verhältnis hat jederzeit die Vorstellung erweckt, daß der Stoff- und Energiewechsel als eine Art von Bautätigkeit (Assimilation) anzusehen sei, die einem fortwährenden Abbruch das Gleichgewicht halte, unter Umständen diesen aber auch übertreffen und dann zu einem Wachstum führen könne. Diese ganze Vorstellungsweise ist indes weniger gut durch Tatsachen begründet, als man nach ihrer Verbreitung glauben sollte. Wenn es sich daher als richtig herausstellt, daß Funktionssteigerung einen Wachstumsreiz nach sich zieht, so fiele dadurch vielleicht auch einiges Licht auf den Mechanismus der Selbsterhaltung im allgemeinen. Entscheidend wäre die Frage: *welche* Zellfunktion muß gesteigert sein, damit Hypertrophie eintritt? Läßt sich ein solcher Zusammenhang überhaupt feststellen?
Gewöhnlich sagt man beim Muskel: vermehrte Arbeit. Aber schon unsystematische Eindrücke des täglichen Lebens erwecken den Verdacht, daß hierin Unklarheiten liegen könnten. Warum findet man beim Schwerathleten die gewaltigsten Hypertrophien, beim Dauerläufer oder Bergführer oft nur mäßige Muskulaturen? Der Hauptunterschied scheint doch zu sein, daß dort eine große Einzelleistung, hier eine große Dauerleistung angestrebt und erreicht wurde. Darin läge also ein Hinweis auf einen *Zeit*faktor, der in dem Wort »Arbeitshypertrophie« gar nicht zum Ausdruck kommt. Wir werfen also die Frage auf: kommt es für die Entstehung einer Hypertrophie auf die Einzelleistung einer Kontraktion oder auf die Gesamtleistung in der Zeiteinheit an? Kommt es auf die Arbeit g · cm oder auf den Effekt g · cm/t an? Ein zweiter Unterschied zwischen den beiden erwähnten Sportgruppen könnte der der Bewegungsart sein, sofern die Schwerathletik wenig zahlreiche Bewegungen mit großer Kraft, aber kleinen Exkursionen verlangt, während die Leichtathletik gerade viele Bewegungen gegen geringere Widerstände, aber mit großem Raumgewinn bevorzugt. Dadurch wird die zweite Frage aufgeworfen, ob etwa für die Entstehung von Hypertrophien die Entwicklung von Kraft eine andere Bedeutung als die Entwicklung von Weg habe, ob also in dem Produkte g · cm einer dieser Faktoren besonders oder aus-

schließlich ins Gewicht falle. In diesem Falle würde also wiederum der Ausdruck Arbeitshypertrophie eine Korrektur erfahren müssen, da ja nicht die Arbeit, sondern nur einer ihrer mechanischen Faktoren entscheidet, ob Hypertrophie eintritt oder nicht.
Ferner hat überhaupt die ausschließliche Betrachtung der mechanischen Leistung das Bedenken, daß in ihr ja nur ein verhältnismäßig kleiner Bruchteil der gesamten Energieausgabe des Herz- oder Skelettmuskels erfaßt wird. Ein wohl drei- bis vierfacher Betrag erscheint in Form von Wärme. Sehr komplizierte Beziehungen bestehen zwischen thermischer und mechanischer Energie. Es liegt aber durchaus nicht ferne, daran zu denken, daß der von einer gewissen Muskelmasse geforderte Gesamtenergieaufwand irgendwie entscheidet, ob eine Vermehrung der Masse eintritt oder nicht. Also auch eine thermodynamische Betrachtung des Problems wird nicht zu umgehen sein.
Das Element, an dem der Wachstumsreiz letzten Endes angreifend gedacht werden muß, ist das Faserelement. Alle diese bisher berührten dynamischen Fragen dürfen daher nicht an beliebige Raumteile des Muskels angeknüpft, sondern sie müssen auf bestimmt gelagerte Fasersysteme angewandt werden. Bei geraden und parallelfasrigen Muskeln ist dies ziemlich einfach. Aber bei einem Hohlmuskel treten, wie wir zeigen werden, ganz besondere Kräfteverteilungen in Erscheinung.
Wir sehen mithin eine Fülle von möglichen Formen der Beanspruchung sich darbieten, die sich nach den Variabeln Zeit, Weg und Kraft zusammensetzen. Welche Tätigkeitsform im Einzelfalle vorherrscht, ob kinetische oder tonische, ob seltene und heftige oder häufige und schwächere Bewegungen überwiegen, dies hängt einerseits von der Organisation und dann von den biologischen Aufgaben und Schicksalen der Rasse und des Individuums ab. Man vergleiche einen Maulwurf mit einer Giraffe in diesen Beziehungen. Auch wenn wir dabei unsere Überlegungen auf das Herz beschränken, können wir von den Muskeln des Skeletts nicht absehen. Denn ihre Tätigkeit und Größe steht ja in Beziehung zu Tätigkeit und Größe des Herzens.
Ebenso wie man in stofflicher Beziehung das hypertrophische Wachstum an den allgemeinen Vorgang der Assimilation anknüpfen möchte, so kann man auch in funktioneller Hinsicht die Mehrleistung an den allgemeinen Vorgang der Akkommodation

anknüpfen. Man versteht darunter die Fähigkeit des Muskels, bei gleichem Reize sich gegen größere Widerstände auch mit größerer Kraft zusammenzuziehen und so auch größere Arbeit zu leisten. Man sieht, daß angesichts dieser Eigenschaft des Muskels überhaupt nicht ohne weiteres angebbar ist, welche Leistung nun eigentlich als die normale anzusehen sei. Ganz entsprechend besteht aber die Schwierigkeit, zu sagen, welche Belastung als zu groß und daher zum Wachstum führend anzusehen sei. In jedem Falle muß man sich aber klar sein, daß nach der mechanischen Theorie das maßgebende Moment in einer abnormen Beanspruchung der Fähigkeit zur Akkommodation liegen muß. Auch hieraus erwachsen wieder neue, eigentümliche Problemreihen. Ist es die Überschreitung eines absoluten Leistungswertes, die zum Wachstum der Faser führt, oder genügt hierzu, daß sie dauernd in der Nähe ihrer Akkommodationsgrenze arbeite? Anders ausgedrückt: hypertrophiert nur das übernormal angestrengte Herz oder auch das Herz, von dem zwar nur Normales verlangt wird, welches aber aus irgendeinem Grunde geschwächt, also schon für Normales zu schwach ist. Kurz gesagt: kann auch ein pathologisch schwaches Herz durch Hypertrophie erstarken? Und endlich: gibt es auch eine Vermehrung der Herzmasse, bei der weder das eine noch das andere, also überhaupt keine Erstarkung eine Rolle spielt, sondern lediglich eine entzündliche oder tumorähnliche Gewebswucherung?

Wir werden also zu untersuchen haben, wieweit die hier mehr programmatisch aufgeworfenen Fragen aus dem heute vorliegenden Material etwa schon beantwortet werden können.

Eine richtige *allgemeine* Behandlung der Beziehungen zwischen Organgröße und Organfunktion ist nur möglich, wenn wir zunächst einmal eine *durchgängige Identität der physiologischen Grundeigenschaften des kontraktilen Elementes annehmen.* Nur auf dieser Basis lassen sich dann, wenn nötig, besondere physiologische Fasertypen später unterscheiden. Unsere Überlegung gliedert sich alsdann in 3 Teile: die allgemeine Beziehung zwischen Organgröße und Leistung am parallelfasrigen Skelettmuskel, die Anwendung des so Gefundenen auf einen Hohlmuskel und die Beziehungen zwischen Körpermuskulatur und Herzmuskel.

1. *Arbeit* = *Kraft* × *Weg* = g · cm. Für die Entwickelung von Kraft ist der Querschnitt des Muskels, für die von Weg die Länge des Muskels allein entscheidend. Die Einheit des Querschnittes erfährt

bei gleicher Last um so weniger Spannung, je größer der Gesamtquerschnitt ist. Diese auf die Querschnittseinheit fallende Spannung ist völlig unabhängig von der Länge des Organs. Auf der anderen Seite ist für die Leistung von Weg der Muskelquerschnitt belanglos, da die Fähigkeit zur Verkürzung der Länge proportional zunimmt. Wenn mithin ein Muskel dicker wird, so nimmt nicht seine Arbeitsfähigkeit schlechthin, sondern nur seine Fähigkeit, Spannung zu entwickeln, zu. Soll er auch für erhöhte Wegleistung tauglicher werden, so müßte er auch länger werden, was bei fest gegebenen Ansatzpunkten im allgemeinen schwer vorstellbar ist. Im Falle der Dickenzunahme ist danach der Begriff der Arbeitshypertrophie ungenau und durch den der Spannungshypertrophie zu ersetzen. – Es leuchtet danach ein, daß auch von einer allgemeinen Proportionalität von Muskelgewicht und Arbeitsfähigkeit keine Rede sein kann. Eine solche Proportionalität besteht vielmehr nur zwischen dem Muskelgewichte und seiner in *adäquater Form* geleisteten Arbeit (Ableitung dieses Begriffs s. VON WEIZSÄCKER 1920). Adäquat aber ist die Form der Arbeit, bei der sowohl die Entwicklung von Spannung im richtigen Verhältnis zur Dicke wie die von Weg im richtigen Verhältnis zur Länge des Muskels steht. Ein dünner und langer Muskel leistet ein Optimum an Arbeit nur in der Form großer Wege bei geringer Kraft, ein kurzer und dicker Muskel ein Optimum nur bei kurzem Weg gegen große Kraft. Daraus folgt z. B., daß, wenn von einem kurzen und einem langen Muskel von gleichem Querschnitt das gleiche Plus von Spannung gefordert wird, der Querschnitt beider über die ganze Länge um denselben Betrag zunehmen müßte. Dies bedeutet aber bei dem langen Muskel eine viel bedeutendere Massenzunahme. Allgemeiner aber müssen wir jetzt folgern, daß eine Proportionalität zwischen Muskelmasse und äußerer Arbeit bei verschiedenen Muskeln und verschiedenen Individuen nur dann erwartet werden könnte, wenn die verglichenen Tiere diese Arbeit in adäquater Form leisten. Dagegen werden die Muskulaturen besonders dann verhältnismäßig schwer gefunden werden, wenn die Lebensform viel Spannungsleistung von langen Muskeln fordert. Dann wird bei gleicher Arbeit eine schwerere Muskulatur vorausgesetzt als bei Tieren mit ausgreifenden aber schwächeren Bewegungen.

2. Für die Leistung eines Hohlmuskels gilt: Arbeit = Druck × Volumen = $\int_{v_1}^{v_2} p \cdot dv$. Da die bisherigen Überlegungen sich auf

Länge und Spannung des Faserelementes parallelfasrig-gerader Muskeln beziehen, ist jetzt zu fragen, wie das Gewonnene auf einen Hohlmuskel anwendbar sei. Wir machen zuerst die vereinfachende Annahme, daß die Anordnung der Herzmuskelfasern praktisch der von Kugelschalen gleichkomme. Dann gilt zwischen dem im Innern einer solchen Hohlkugel herrschenden Druck und der in der Wand herrschenden tangentialen Spannung die Beziehung[2]: $S = p \cdot \frac{r}{2}$. Bei gleichem Innendruck steigt also die Wandspannung mit dem Radius. Ferner besteht zwischen Faserlänge und Volumen im Falle der Kugel die Beziehung: $L = \sqrt[3]{v}$. Aus den beiden Gleichungen ergibt sich also, daß im strengen Sinn Spannung und Länge beim Skelettmuskel mit Druck und Volumen beim Herzen unvergleichbar sind. Bei der Erörterung energetischer Fragen ist es jedenfalls unerläßlich, hierauf zu achten, und es wurde deshalb einmal vorgeschlagen (Weizsäcker 1911 a), statt der Ausdrücke isotonisch und isometrisch beim Herzen die Worte isobarisch und isochorisch zu gebrauchen. Indessen ist der von Frank (1895) vorgeschlagene Gebrauch der Fickschen (1882) Ausdrücke beim Herzen nun einmal eingebürgert. Erwägt man nun bei Herzen von verschiedener Form die Beziehungen zwischen Muskelmasse und Arbeit, so ergibt sich folgendes. Wir vergleichen zuerst zwei Herzen von gleicher Masse, aber verschiedener Form. Beide sind wieder als Kugelschale gedacht, aber der Radius und folglich das Volumen sollen wesentlich verschieden sein. Dagegen sollen die Faserelemente nach Form und Fähigkeit, ihre Spannung und Länge zu ändern, identische sein. Sie sollen aber im ersten Falle zu einer großen und dünnen, im zweiten Falle zu einer kleinen und dicken Kugelschale zusammengesetzt sein. Das große Herz wird dann ein größeres Volumen fördern können, aber seine Wand wird bei gleichem Innendruck unter einer im Verhältnis der Radien größeren Spannung stehen. Bei gleicher Wandmasse besitzt also das größere Organ eine größere Fähigkeit der Volumenleistung, aber eine geringere der Druckleistung – obwohl seine Fasern mit denen des kleineren physiologisch identisch sind. Die Folgerungen, die sich hieraus für ein aus irgendeinem Grunde dilatiertes Herz ergeben, liegen auf der Hand. Nur wenn auch die Wandmasse eines solchen dilatierten Organs dem Radius entsprechend zunähme, bliebe es auch drucksuffizient. – Wir vergleichen nun andererseits

2 Eine einleuchtende Ableitung s. bei Helmholtz (1868) S. 48.

zwei schematische Herzen von gleichem Innenvolumen, aber wesentlich verschiedener Wandmasse (das schwere entspräche etwa dem Begriff einer konzentrischen Hypertrophie). Ein solches Herz mit größerer Wandmasse hätte, wie ohne weiteres einleuchtet, lediglich ein größeres Vermögen zu Druckleistung. Ändert sich also die Masse, so ändert sich entsprechend die Fähigkeit, Arbeit zu leisten, ändert sich aber die Form, so ändert sich zugleich auch die Fähigkeit, diese Arbeit in einer bestimmten *Form* zu leisten. Daher kann man auch sagen: durch die Form eines Herzens ist zugleich auch die Form, in welcher die Arbeitsfähigkeit am besten ausgenutzt wird, festgelegt. Wir wollen einmal annehmen, daß unter physiologischen Verhältnissen das Herz die seiner Form adäquate Arbeitsform zu leisten habe. Wenn sich aber nun die Form der verlangten Arbeit ändert, so wird das Herz für diese Arbeit relativ insuffizient; und ebenso, wenn sich die Form des Herzens ändert, so wird es für die ihm bisher adäquate Form der Arbeit relativ insuffizient. Allgemein ausgedrückt gibt es also nicht allein eine Insuffizienz der Arbeits*größe*, sondern auch eine Insuffizienz der Arbeits*form*. Diese *Forminsuffizienz*, wie wir sie einmal nennen wollen, kann entweder durch eine Änderung der Herzform oder durch eine Änderung der vom Herzen verlangten Arbeitsform zustandekommen, aber in jedem Falle beruht sie darauf, daß die Form des Herzens und die Form der Arbeit einander nicht adäquat sind. Durch eine Zunahme der Herzmasse kann die Forminsuffizienz *in jedem Falle behoben* werden. Wir werden auf besondere Anwendungen zurückkommen.

3. Schwieriger ist es, anzugeben, inwieweit die Masse des Herzens in notwendiger Beziehung zur Masse der Skelettmuskeln stehe. Vorausgesetzt wird bei solchen Annahmen, daß feste Beziehungen zwischen Muskelmasse und Blutumlauf einerseits, zwischen Blutumlauf und Herzmasse andererseits bestehen. In jedem Falle also käme der Größe des Stromvolumens eine maßgebende Bedeutung zu, da auf andere Weise eine Beziehung zwischen Herz- und Skelettmuskelmasse zwar denkbar ist, von den Physiologen aber nicht in Betracht gezogen zu werden pflegt. Da nun das Stromvolumen zugleich von der Herzfrequenz bedingt ist, so ist die Frage erst zu beantworten, wenn zuvor die Rolle des Zeitfaktors geklärt ist. Wir können diese Frage ausschalten, wenn wir die Herzfrequenz einmal konstant setzen. Auch den Blutdruck wollen wir als konstante Größe einsetzen. Dann setzt ein vermehrtes Stromvolumen ein

größeres Schlagvolumen und dieses, wie gezeigt, eine größere Herzmasse voraus. Eine solche wäre also nur in den Fällen vorausgesetzt, in denen die Skelettmuskeln mehr Energie verbrauchen und folglich ein größeres Stromvolumen fordern. Sind dies dieselben Fälle, in denen auch die Skelettmuskelmasse eine größere ist? Dies ist nicht notwendig der Fall. Denn wir sahen ja, daß nur eine vermehrte Spannungsleistung dort Dickenzunahme involviert. Vermehrte Spannungsleistung kann, muß aber nicht vermehrten Energieumsatz bedeuten. Denn es könnten die Wegleistungen vermindert sein. Umgekehrt kann vermehrte Arbeit ohne vermehrte Spannungen und nur durch größere Wege vorkommen, und diese würde keine Hypertrophie der Skelettmuskeln, wohl aber eine vermehrte Blutzufuhr und folglich vermehrtes Schlagvolumen und Hypertrophie des Herzens involvieren. Das Ergebnis dieser Erwägungen ist also, daß eine feste physiologische Beziehung zwischen Herz- und Skelettmuskelmasse nicht vorausgesetzt werden darf, und daß es daher auch nicht angängig ist, Abweichungen von derart vorausgesetzten oder empirisch gefundenen Beziehungen ohne weiteres als pathologisch zu bezeichnen. Ein solches Urteil könnte erst gefällt werden, wenn auch die Größe und Form der von dem betreffenden Individuum geleisteten Arbeit und der entsprechende Blutbedarf bekannt wären. Auch wenn wir daher die Veränderungen von Herzfrequenz und Blutdruck noch nicht einmal in Rechnung ziehen, kann aus allgemeinen physiologischen Erwägungen eine feste Beziehung zwischen den Massen des Herzens und der Skelettmuskeln nicht erwartet oder gar gefordert werden.

Nach diesen allgemeinen Erörterungen werden nunmehr die vorhandenen Tatsachen darauf geprüft werden, welche Schlüsse auf den das hypertrophische Wachstum bedingenden Faktor möglich sind. Diese Untersuchung bietet bei dem sehr komplizierten Ineinandergreifen vieler Momente gewisse darstellerische Schwierigkeiten und bedingt künstliche Trennungen der Probleme. Die einzelnen Fragen werden in der Reihenfolge abgehandelt werden, in der sie oben aufgezählt worden sind.

Fragen wir zunächst, ob die Herzgröße maßgebend für die Arbeit einer einzelnen Kontraktion oder für die in der Zeiteinheit geleistete Arbeit, also den Effekt, sei. Vergleichende Beobachtungen ergeben in dieser Hinsicht folgendes. Direkte Messungen der Herzarbeit sind bekanntlich überaus schwierig. Trotzdem führt eine einfache Überlegung hier zum Ziel. Wir kennen den Sauerstoffverbrauch zahlreicher Tiere. Dieser kann als ein ungefähres Maß dafür gelten, wieviel Blut in der Zeiteinheit von den betreffenden Herzen befördert worden sein muß, vorausgesetzt, daß Arterialisierung und Entarterialisierung im Kreislauf etwa dieselben sind. Vergleicht man also den Sauerstoffverbrauch mit den betreffenden Herzgewichten, so wird man alsbald erkennen, ob ungefähre Proportionalität zwischen beiden vorliegt oder nicht. Nun ist ja ganz bekannt, daß die relativen Herzgewichte bei den Säugern sehr verschiedener Größe nicht allzusehr schwanken (etwa zwischen 3 und 10 Prom.), daß dagegen der relative Sauerstoffverbrauch bei den kleinen Arten enorm zunimmt, so daß er pro kg bei der Maus fast 20mal größer ist als bei Menschen. Von besagter Proportionalität kann also gar keine Rede sein, was mithin gegen die Vorstellung spricht, wonach Herzgewicht und Herzarbeit pro Zeiteinheit in Beziehung zueinander stehen sollen (es sei denn, daß man voraussetzte, daß gewisse fundamentale Eigenschaften der Muskelsubstanz sich in der Säugerreihe dauernd ändern). Da nun die Schlagfrequenzen sich bei diesen Tieren ganz entsprechend den Stoffwechselgeschwindigkeiten mit der Körpergröße ändern, so ergibt sich weiter, daß die pro Einzelkontraktion zu berechnenden Sauerstoffzahlen wiederum für alle diese Tiere ziemlich nahe beisammen liegen. Anders ausgedrückt: zwischen der mit einer einzelnen Kontraktion geförderten Blutmenge und dem Herzgewicht bestehen relativ nahe, zwischen dem Zeitvolumen und dem Herzgewicht aber gar keine Beziehungen. Man könnte dieses wichtige Ergebnis auch so aussprechen, daß man sagt, daß die Größe des Organs nicht mit der Geschwindigkeit seines Stoffwechsels, sondern mit der Größe des mit einer Kontraktion verbundenen Stoffwechsels zusammenhängt. (Vgl. Tabelle 1.) Zu ähnlichen Ergebnissen kommt man bei der Vergleichung des menschlichen Organismus in den verschiedenen Wachstumsphasen. Aus Tabelle 2 geht hervor, daß die Stoffwechselgeschwindigkeit ($O_2$-Verbrauch pro kg und Stunde) beim Säugling etwas über $2^1/_2$mal so groß ist wie beim Erwachsenen. Die Frage ist, wie das Herz den entsprechend größeren Blutumlauf herstellt. Erstens durch eine höhere Schlagfrequenz. Diese Erhöhung würde ceteris paribus nicht ausreichen, da sie beim Neugeborenen kaum das doppelte, beim Dreijährigen stark das $1^1/_2$fache beträgt; also müssen beim Kinde wohl auch die relativen Schlagvolumina etwas größer sein. Dies würde eine etwas

*Tabelle 1*

| Herzgewicht ‰ Körpergewicht | Sauerstoffverbr. ccm pro kg u. Min. | Pulszahl | ccm $O_2$ pro kg u. Min. : Pulszahl |
|---|---|---|---|
| Maus 6,9-7,9 | 90 | 600 | 0,150 |
| Ratte 4,0 | 38 | 388 | 0,098 |
| Meerschw. 4,7 | 18 | 265 | 0,068 |
| Kaninchen 2,75-3,4 | 13 | 160-300 | 0,065 |
| Hund 6,2-11,0 | 6 | 90-140 | 0,052 |
| Mensch 4,5-4,55 | 5 | 70-80 | 0,062 |
| Pferd 7,6 | 4,4 | 30-45 | 0,091 |

*Tabelle 2*

| Alter | Herzgewicht ‰ d. Körpergewichts | $O_2$-Verbrauch in Lit. pro kg und Stunde (n. Tigerstedt) | Pulszahl (n. Vierordts Tab.) | Blutdruck (n. Oppenh. und Bauchwitz) |
|---|---|---|---|---|
| 0-1 | 6,5-5,8 | 0,72 | 134 | 80 |
| 1-2 | 5,6 | 0,58 | 111 | 90 |
| 5 | 4,9 | 0,55 | 100 | 107 |
| 9-10 | 5,1 | 0,40 | 92 | 111 |
| 14 | 5,0 | 0,31 | 87 | 115 |
| 20 | 5,0 | 0,22 | 75 | 120 |

größere relative Kontraktionsarbeit beim Kinde bedeuten, und in der Tat sehen wir auch, daß die Proportionalgewichte des Herzens beim Kinde etwas größere sind, wie aus den Tabellen W. MÜLLERS (1883) ganz klar hervorgeht. Die Unterschiede sind indes nicht sehr groß. Und es ist zu beachten, daß der Blutdruck des Kindes hinter dem des Erwachsenen immerhin merklich zurückbleibt, so daß bei ihm dasselbe Schlagvolumen eine etwas kleinere Kontraktionsarbeit bedeutet. Alle diese Tatsachen sind mithin sehr wohl miteinander zu vereinen unter der Annahme, daß auch hier eine Proportionalität zwischen Herzmasse und Arbeit einer Kontraktion und nicht zwischen Herzmasse und Arbeit in der Zeiteinheit besteht. Denn letztere muß beim Kinde im Verhältnis zur Herzgröße bedeutend größer angenommen werden als beim Erwachsenen. Eine genauere Durchrechnung auf Grund der in der Tabelle enthaltenen Zahlen führt zu guter Bestätigung unse-

rer Annahme; aber bei der verhältnismäßigen Unsicherheit der Vergleiche verschiedener Experimentaluntersuchungen empfiehlt es sich mehr, sich an der groben Übereinstimmung genügen zu lassen.
Wenn diese Annahmen zutreffen, so würde zu erwarten sein, daß auch beim Menschen sich vergrößerte Herzen vorzugsweise da finden, wo die Leistung jeder einzelnen Zusammenziehung dauernd oder wenigstens zeitweilig abnorm groß ist. Nun ist ja leider gerade hier eine Messung der Herzarbeit jenseits unserer methodischen Möglichkeiten. Wir sind auf mittelbare und nur wahrscheinliche Überlegungen eingeschränkt. Da sehen wir nun, daß die Herzgrößen von Menschen, die körperlich arbeiten und einen bedeutenden Tagesumsatz haben müssen, und solchen, welche sehr ruhig etwa sitzend oder liegend leben, keineswegs sehr auffallend verschiedene sind. Vor allem hat noch niemand bemerkt, daß mit wesentlichen Schwankungen der Lebensweise und Tagesleistung (langes Krankenlager, Gebirgssport u. dgl.) erhebliche Schwankungen der Herzgröße einhergehen. Beim Eintritt eines Klappenfehlers oder einer Blutdrucksteigerung treten auch bei ruhigster Lebenshaltung und Bettruhe die Hypertrophien doch wohl mit großer Regelmäßigkeit auf.
Die Erinnerung an diese allgemeinsten Ergebnisse klinisch-pathologischer Beobachtung läßt aber schon die ganz gewaltige Verwicklung der hier angeschnittenen Fragen erkennen. Wir haben hier Lebensweise und Gesamtumsatz des Organismus, die Form, in der er Arbeit leistet, ferner die dynamischen Verhältnisse des Kreislaufs und besonders der Herztätigkeit, dazu die besondern chemischen Bedingungen und Schädigungen krankhafter Zustände in unseren Gesichtskreis zu ziehen.
Welche Bedeutung hat die Häufigkeit der Herzschläge für die Funktion? Schon oben wurde gezeigt, daß in der Säugerreihe ein gewaltiger Anstieg der Schlagfrequenz bei den kleinen Arten durchaus nicht von einem entsprechenden Anstieg der relativen Herzgewichte begleitet ist. Dem entspricht gut die Tatsache, daß wir bei Menschen, deren Pulszahlen dauernd hohe sind, offenbar nur dann Vergrößerungen des Herzens sehen, wenn noch andere wirksame Momente vorliegen. Wir alle kennen Fälle von wochen- und monatelanger Tachykardie bei Neurosen, Tuberkulosen, während und nach akuten Infektionskrankheiten, die keine Vergrößerung bekommen haben. Auch unter den als thyreogen betrachteten

Tachykardien finden sich viele ohne jede nachweisbare Herzvergrößerung. Wie sich in allen diesen Fällen die Kontraktionsarbeit und die Tagesarbeit des Herzens verhält, ist nicht bekannt. Aber es liegt nahe anzunehmen, daß jedenfalls die Arbeit der einzelnen Kontraktionen hier nicht erhöht sei. Bei Untersuchungen am isolierten Froschherzen ergab sich, daß bei sonst gleichen Bedingungen mit steigender Frequenz der Sauerstoffverbrauch pro Zeiteinheit dauernd zunahm, um erst bei wohl übernormalen Schlagzahlen auf einem Maximum stehen zu bleiben, das sich auch bei weiterer Frequenzerhöhung nicht mehr steigern ließ (Weizsäcker 1912). Es wäre von Interesse, in Fällen klinischer Tachykardie die Größe des Gaswechsels und zugleich die Zusammensetzung des Blutes in den Venen bzw. dem rechten Herzen zu untersuchen, um zu erfahren, ob die Geschwindigkeit des Kreislaufs erhöht ist. Im allgemeinen wird im übrigen die Annahme richtig sein, daß die Schlagfrequenz ein ungefährer Maßstab der Geschwindigkeit des Stoffwechsels ist, und diese pflegt relativ ja um so größer zu sein, je kleiner die Tiere und ihre Organe sind. Benedict (Benedict u. Joslin 1913) z. B. hat auf diesen Maßstab immer Gewicht gelegt. Auch ist bekannt, daß die Abhängigkeit der Herzfrequenz von der Temperatur der R. G. T.-Regel in ähnlicher Weise folgt wie der Stoffwechsel (Snyder 1907). Es ist auch gar nicht wahrscheinlich, daß ein hypertrophisches Herz seinen Stoffwechsel pro g seiner Substanz mehr zu beschleunigen vermöchte wie ein normales. Wohl aber wird es dieselbe Gesamtarbeit mit geringerer Frequenz erzielen wie ein nicht hypertrophisches. Wir sehen aber nirgends, daß bei Aufgaben, die durch Frequenzsteigerung gelöst werden, Hypertrophie eintritt. So ließe sich auch verstehen, daß die mit Körperarbeit und Sport verbundenen Mehrleistungen unter gewöhnlichen Verhältnissen nicht mit Hypertrophie einhergehen, denn bei ihnen regulieren wir (namentlich im ungeübten Zustand) vor allem durch Beschleunigung des Pulses.

Nun hat schon Frank (1901) einmal ausgeführt, daß die Förderung eines Herzens mit der Steigerung seiner Frequenz nur bis zu einer gewissen Grenze zunimmt, um alsdann wieder abzunehmen. Die Leistungssteigerung durch Beschleunigung der Schlagfolge hat ihre Grenzen, wenn sie auch in Wirklichkeit weniger eng gezogen sein dürften, als nach der Frankschen Darstellung scheinen könnte, welche bewußt nicht berücksichtigt hat, daß Anspannungszeit, Austreibungszeit und Erschlaffung mit steigender Frequenz sich verkürzen. Soll die Förderung dann noch weiter steigen, so kann dies nur durch Erhöhung der Einzelarbeit der Kontraktionen geschehen, durch Vergrößerung der Schlagvolumina. Ehe wir diese Frage erörtern, wäre noch zu fragen, in welcher Weise die Schlagfrequenz von Bedeutung ist für die Arbeit der einzelnen Kontraktion. Hier kann man, wenn man von physiologisch nicht in Betracht kommenden, extrem langsamen Schlagfolgen absieht, den Satz aufstellen, daß ceteris paribus mit steigender Frequenz die Arbeit der Einzelkontraktion niemals zunimmt, bei den höheren Frequenzen aber abnimmt. Dies geht aus allen Untersuchungen hervor, und der Satz behält auch seine Richtigkeit, wenn man statt Arbeit das Wort Energieverbrauch in ihn einsetzt.

Die Gesamtheit der hier betrachteten Tatsachen läßt also wohl schon eine ziemlich bestimmte Antwort auf die erste unserer Fragen zu: nicht die Leistung in der Zeiteinheit, sondern die Arbeit der einzelnen Kontraktion zeigt nahe Beziehung zur Größe eines Herzens, und nur dort wird daher eine hypertrophische Erstarkung von Nutzen sein, wo eine Mehrleistung nicht durch Erhöhung der Frequenz, sondern aus irgendeinem Grunde *nur* durch vermehrte Leistung der Einzelkontraktion erreicht wurde. Wir wenden uns danach zu der zweiten Frage, ob Spannung oder Weg oder beide Faktoren von Bedeutung sind, und zwar besonders mit Rücksicht auf die am Herzen allein übersehbaren und meßbaren Größen von Druck und Volumen.

Welche dieser Faktoren bestimmen die Herzgröße? Es können im wesentlichen drei Wege zur Lösung dieser Frage unterschieden werden. Der erste sucht die Beziehungen zwischen der Masse des Herzens und dem Gewicht des Gesamtkörpers oder dem anderer Organe, insbesondere der Muskeln, festzustellen. Das zweite Verfahren vergleicht die Größe des Herzens nicht mit der Größe, sondern der Leistung des Organismus. Die dritte Gruppe von Untersuchungen versucht, auf irgendeine Weise die Leistung des Herzens selbst unter verschiedenen Bedingungen zu messen oder wenigstens zu erschließen und sie mit der Masse des Organs und seiner verschiedenen Abschnitte zu vergleichen. Man könnte sagen, daß jede dieser Methoden zu brauchbaren Aufschlüssen geführt hat. Alle gehen mehr oder minder bewußt von jener Voraussetzung aus, daß die Größe und die Leistung der Organe in einer wesentlichen und näher erst zu definierenden Beziehung stehen und daher die Ermittelung dieser Beziehung den erwünschten Aufschluß geben werde. Dies gilt auch für den ersten rein morphologischen Weg, dem doch der Gedanke zugrunde liegt, daß das Gewicht des Körpers maßgebend für seinen Blutbedarf und dieser wieder maßgebend für die Herzleistung ist.

Eine sehr aufschlußreiche Monographie von W. Müller (1883) ist grundlegend für unsere Kenntnis der menschlichen Herzgröße und die Methode ihrer Bestimmung. So wertvoll das von ihm gesammelte Tatsachen- und Zahlenmaterial ist, so wenig kann den dort niedergelegten Deutungsversuchen heute noch eine wesentliche Bedeutung zuerkannt werden. Eines der Hauptergebnisse war die Betrachtung der Herzmasse als Funktion von Masse, Oberfläche und Länge des Körpers sowie von Geschlecht und Alter. Dabei zeigt sich, daß das Verhältnis zwischen Herz- und Körpergewicht sich im ganzen doch innerhalb recht enger Grenzen, nämlich zwischen 4 und 6‰ hält. Die größten Proportionalgewichte haben Neugeborene, und mit dem Wachstum nimmt das Herzgewicht im Verhältnis etwas langsamer zu als das Körpergewicht. Dasselbe Verhalten fand in noch ausgesprochenerem Maße Hesse (1906, 1908) beim Huhn und beim Kaninchen und Löer (1911) bei Vögeln. Später hat dann Hirsch (1899, 1900) wesentlich nach den Müllerschen (1883) Tabellen gefolgert, daß eine noch konstantere Beziehung zwischen Herzgewicht und Skelettmuskulatur bestehe. Einleuchtend war vor allem die Ausführung, daß der Fettbestand des Körpers für die Herzgröße wenig Bedeutung habe und daher bei abnormer Reichlichkeit oder Spärlichkeit des Fetts die Verhältniszahl zu klein bzw. zu groß erscheinen läßt. Der erste Fall könnte vielleicht auch zur Erklärung des relativ leichteren Herzens des Weibes (W. Müller) herangezogen werden. Aber zu einer präzisen Formulierung reicht das Tatsachenmaterial bis heute nicht aus. Denn vergleichende Wägungen auch der Körpermuskeln liegen bis jetzt bei Menschen zu wenige vor, was angesichts der Schwierigkeiten auch nicht verwunderlich ist. Und Hirschs Ablehnung der Bedeutung der Drüsen und des Nervensystems für die Herzgröße war doch durch Beobachtung nicht genügend begründet; hob er doch selbst schon die dem widersprechende Vergrößerung des Herzens bei Basedowscher Krankheit hervor. Gegen eine so ausschließliche Bedeutung der Skelettmuskeln spricht doch von vornherein die ganze Kompliziertheit physiologischer Organzusammenhänge, und es sei nur z. B. daran erinnert, daß

Külbs (1906b, 1908, 1915, Külbs u. Berberich 1910) bei seinen Arbeitshunden besonders auch eine relative Zunahme des Lebergewichtes gefunden hat. Dieselbe Beziehung zwischen Herz- und Lebergewicht fand Rössle (1916) neuerdings auch bei arbeitenden Menschen.

Recht auffallend ist ferner, daß der Neugeborene im Verhältnis zum Körpergewicht das schwerste Herz hat (7,6‰), während gerade bei ihm der Anteil der Muskulatur am Gesamtgewicht ein viel kleinerer ist. Er beträgt nämlich (nach Vierordts Tabellen, 1906) nur etwa 25% gegen 40 bis 50% beim Erwachsenen. Der Neugeborene hat im Verhältnis zur Muskulatur also ein viel schwereres Herz als der Erwachsene.

Der hier ausgesprochenen Ansicht, daß das Verhältnis zur Skelettmuskulatur nicht allein entscheidet, entsprechen auch die vergleichenden Wägungen der Organe im Hunger. Hier fanden nämlich Voit (C. Voit 1866, E. Voit 1905) und Sedlmair (1899) bei Katzen und Kumagawa (1894) (E. Voit) beim Hunde übereinstimmend, daß die Skelettmuskeln sehr viel stärker an Gewicht abnehmen als das Herz, ihr Gewichtsverhältnis sich also zugunsten des Herzens ändert. Darin stimmen diese Untersuchungen jedenfalls überein, während sie hinsichtlich der Größe des Gewichtsverlustes gerade beim Herzen leider zu sehr verschiedenen Ergebnissen geführt haben. Voit fand hier als einziger so gut wie keine Abnahme, die anderen Autoren eine teilweise bedeutende, einschließlich Chossats (1843), der Tauben untersuchte und hier wiederum die Abnahme des Herzens ebenso stark fand wie die der anderen Muskeln. Das Herz der Vögel ist aber überhaupt verhältnismäßig viel schwerer als das der Säuger; ein Vergleich ist nicht ohne weiteres möglich. Es ist selbstverständlich, daß im Hunger ganz besondere physiologische Verhältnisse vorliegen. Jedenfalls zeigt sich auch hier die Unmöglichkeit, in unserer Frage eine allgemeingültige Regel aufzustellen.

Trotzdem wird an dem Gedanken, daß die Muskeln eine sehr große, wenn auch vorläufig nicht zu bemessende Rolle für das Herz spielen, etwas Richtiges bleiben, denn sie betragen einmal über 40% des Körpers. Wichtiger für unsere Frage wäre meines Erachtens, zu wissen, ein wie großer Teil des Gesamtstoffwechsels auf die Muskulatur entfällt, und gerade diese Frage ist bis heute nicht gelöst. Jener Gedanke aber von einer ausschlaggebenden Bedeutung der Muskeltätigkeit durchzieht nun auch die vergleichenden Studien, die an Vertretern der Säuger- und Vogelreihe angestellt worden sind. Eben darum aber werden wir ihrer Darstellung am besten die Erörterung dessen vorausschicken, was die Muskelleistung des Organismus für die Herzgröße bedeutet. KÜLBS (1906 a, b) hat das Verdienst, zuerst experimentell in diese Frage eingegriffen zu haben. Bei wachsenden Hunden nahm das Herz der Arbeitstiere verhältnismäßig viel rascher zu als das von still gehaltenen Tieren. Während das Herz zweier Arbeitstiere 2,6 bzw. 2,7% der Gesamtmuskulatur wog, betrug das entsprechende Herzgewicht zweier Kontrollhunde 1,7 bzw. 1,9%. Genau dieselben Gewichtsverhältnisse wie bei diesen Arbeitstieren fand KÜLBS (1915) später bei der Untersuchung von 10 flandrischen Arbeitshunden, die als Zugtiere sehr schwere Arbeit von ihrem 9. bis 12. Lebensmonat an verrichteten. Diese Unterschiede sind also bedeutend, und die Versuche beweisen ganz klar, daß es eine Verschiebung des Verhältnisses von Herz- und Muskelgewicht gibt, und zwar in Verbindung mit besonderer Muskeltätigkeit. (Vgl. auch die Untersuchung von GERHARTZ 1910, s. u. S. 145.) Dies steht auch mit unseren theoretischen Betrachtungen im Einklang. Indes haben sich die Entstehungsbedingungen solcher relativer Herzvergrößerungen als komplizierter herausgestellt, als man nach dieser ersten Arbeit von KÜLBS annehmen konnte. In ähnlichen Versuchen, die O. BRUNS (1909) anstellte, war die Steigarbeit geringer, und es handelte sich um ausgewachsene Tiere. Hier war das Ergebnis ein negatives, denn die Arbeitstiere und Arbeitsherzen waren zwar schwerer, aber das Gewichtsverhältnis zwischen Herz und Skelettmuskeln änderte sich nicht. Daß es sich dabei wesentlich um den Unterschied wachsender und erwachsener Tiere handelt, ist auch die von KÜLBS (1908, 1910, 1912) in weiteren Arbeiten ausgesprochene Ansicht. Indes hält er daran fest, daß auch das erwachsene Tier unter Arbeit ein relativ größeres Herz bekommt, nur sollen diese relativen Zunahmen wesentlich geringer sein. Eine umgekehrte Stütze seiner Ansichten kann KÜLBS dann durch den Nachweis beibringen, daß die Herzen von wilden Kaninchen, die man 6 Monate im Stall hält, absolut und relativ in demselben Sinne abnehmen, in dem die Herzen von Arbeitstieren zunehmen. Das Herz der wilden Kaninchen wog im Herbst 3,29, im Frühjahr 2,94‰, das des im Herbst gefangenen und 6 Monate eingesperrten im Frühjahr 2,51‰. Die Herzen zahmer Stallkaninchen wiegen 2,69‰ des Körpergewichtes. Auch GROBER (1908, 1909) hatte

schon gezeigt, daß ein freigehaltener Hund ein schwereres Herz bekommt wie ein in enger Gefangenschaft gehaltener Bruder. Die proportionalen Herzgewichte des Arbeits- und Ruhetiers betrugen 6,20 bzw. 5,52‰.
Diese letzten Versuche von Külbs und Grober leiten nun über zu der allgemeinen Frage, ob sich nicht nur künstlich geschaffene Lebensformen, sondern auch schon die natürlichen Verschiedenheiten des Freilebens der Tiere in ähnlicher Weise in den Maßverhältnissen der Organe aussprechen. Unter künstlichen Bedingungen kann immer der Einwand erhoben werden, daß unphysiologische und eventuell besondere schädigende Einflüsse mitsprechen. Derartige Einwürfe werden allerdings ebensoschwer zu beweisen wie zu widerlegen sein. Es ist daher von großem Werte, daß nun auch die vergleichend-anatomische Untersuchung die Annahme bestätigt, daß die Herzgewichte zum Körpergewicht nicht in einer irgendwie konstanten Proportion stehen, und daß zwischen diesen Unterschieden und den Differenzen der Lebensweise ein recht merklicher, wenngleich des näheren erst noch zu definierender, Parallelismus besteht. Die Angaben beziehen sich nun hauptsächlich auf die Proportion von Herz- und Körpergewicht, während die Gewichte der Muskulaturen meist nicht untersucht wurden. Aber wenn man bedenkt, daß die beobachteten Herzgewichte zwischen 2,6‰ beim Schwein und 38,2‰ bei der Kohlmeise schwankend gefunden werden[3], so wird ohne weiteres klar, daß hier auch beim Vergleich mit der Muskulatur sehr verschiedene Verhältnisse sich finden würden. Nach theoretischen Gesichtspunkten würde mir am wahrscheinlichsten sein, daß das Herzgewicht bei den Arten relativ am größten ist, die eine dauernd sehr unruhige Lebensweise führen, ohne daß dabei die Einzelkontraktionsarbeit der Muskulatur besonders hoch wäre. Denn auf diese Weise würde leicht zu verstehen sein, daß die Muskulatur bei relativ geringem Gewicht noch einen dauernd hohen Stoffverbrauch hätte und dieser eine hohe durchschnittliche Kontraktionsarbeit des Herzens mit sich brächte.
Die meisten vergleichenden Untersuchungen an Tieren sind von Bollinger (1884, 1886, 1893) ausgegangen, welcher der Frage der Herzgröße in den 80er und 90er Jahren immer wieder seine

3 Die Proportionalgewichte der Kaltblüter liegen durchweg recht niedrig, bei Fischen bis herab zu 1/7‰, bei Amphibien etwas höher, z. B. bei Fröschen 2 bis 3‰ (Hesse 1908).

Aufmerksamkeit zuwandte. Er ließ BERGMANN (1884) in einer bekannten Arbeit die Proportionalgewichte verschiedener Säuger untersuchen. Dabei fand sich folgende Reihe:

| | Körpergewicht kg | Proportional-gewicht des Herzens ‰ |
|---|---|---|
| Schwein | 49,7 | 4,52 |
| Rind | 280,0 | 5,35 |
| Mensch | 58,0 | 5,88 |
| Schaf | 20,6 | 6,17 |
| Pferd | 493,0 | 6,77 |
| Hase | 3,7 | 7,70 |
| Reh | 20,6 | 11,55 |

Hier steht, wie man sieht, Pferd neben Hase mit nur wenig verschiedenen relativen Herzgewichten, und andererseits hat das Reh ein doppelt so schweres Herz wie das gleich schwere Schaf. Diese Gegenüberstellungen sind typisch für das ganze vergleichend anatomische Tatsachenmaterial. Alles in allem muß man zugeben, daß es durchaus nicht gelingt, befriedigende Regeln für die proportionalen Herzgewichte aufzustellen oder diese gar bei einem bestimmten Tiere vorherzusagen. Anders ausgedrückt: allgemein gilt der Satz, daß das Körpergewicht nicht *der* für das Herzgewicht maßgebende Faktor ist, sondern etwas anderes. Aus PARROTS (1894) späteren Untersuchungen ging dann hervor, daß die Klasse der Vögel im allgemeinen relativ bedeutend schwerere Herzen aufweist als die der Säuger, und er fand sie zwischen einem niedrigsten Wert von 6,75‰ beim Schreiadler und einem höchsten Wert von 25,64‰ bei der Singdrossel sich bewegend. Bezeichnenderweise befinden sich unter den wenigen Säugern, deren Herzgewichte über 10,0‰ liegen, zwei Fledermausarten mit 9,43 und 14,91‰. PARROT wird durch die Betrachtung seiner umfangreichen Tabellen zu der Anschauung geführt, daß man die relative Herzgröße in Beziehung zur Lebensart setzen könne, so, daß die besten Flieger, die schnellsten Läufer und die lautesten Singer und Schreier auch die verhältnismäßig größten Herzen haben. Besonders überzeugend wirkt das Zahlenmaterial dort, wo nahe verwandte oder ungleich lebhafte Tiere verglichen werden, wie etwa in den schon erwähnten Versuchen von KÜLBS oder in den Messungen von GROBER an Haus- und Wildente, deren proportionale Herzgewichte 6,98 und 11,02‰ betragen, sowie von GROBER (1907a, 1913) an Stallkaninchen, wilden Kaninchen und Hasen, deren proportionale Herzgewichte sich wie 2,40 : 2,70 : 7,75‰ verhalten. Ganz entsprechendes fand er bei Hamster und Eichhorn, ebenso STROHL (1910) bei Moorschneehuhn und Alpenschneehuhn. Wild lebende Arten haben schwerere Herzen als zahme. Auch LÖER (1911) fand all diese Anschauungen bestätigt. Aber sie lassen sich durchaus nicht durch die ganzen Tierreihen durchführen, und wer Widersprüche und unverständliche Beziehungen sucht, wird deren mehr als genug in den Tabellen finden und zu dem Schlusse gedrängt werden, daß *neben* den genannten Regeln noch andere Momente wirksam sein müssen und daß auch die Beurteilung der Ansprüche, die die Lebensweise der Arten an den Stoffwechsel und das Herz stellt, ja naturgemäß nur auf ganz außerordentlich groben und an Fehlerquellen überreichen Schätzungen beruhen konnte. Es ist auch nicht auszudenken, wie auf diesem wesentlich nur vergleichend anatomischen Wege das Problem noch wesentlich sollte gefördert werden, und weitere Fortschritte müssen jetzt von vergleichend physiologischen Untersuchungen kommen.

Die Linie, auf der sich solche bewegen müssen, ist in einer schon erwähnten Studie von PÜTTER (1918) enthalten sowie in den im 2. Abschnitt dieser Darstellung gegebenen Gesichtspunkten. Danach kann man nicht im Zweifel sein, daß die Dinge doch recht kompliziert liegen müssen. Ein strenger Parallelismus braucht danach ja weder zwischen der äußeren Körperarbeit und der Organ- bzw. Skelettmuskelmasse noch zwischen dieser und der Durchblutung (dem Stromvolumen) zu bestehen; und ein strenger Parallelismus kann auch wieder nicht zwischen dem Stromvolumen und der Herzmasse erwartet werden, da diese ja sich nicht nach der Arbeit in der Zeiteinheit, sondern nach der Arbeit der einzelnen Kontraktion richtet (vgl. PÜTTER l. c. S. 409). Also nur wer Blutdruck, Schlagvolumen, Pulszahl, Stoffwechsel, Muskelmasse, Körpergewicht oder wenigstens einen wesentlichen Teil dieser Größen kennt, wird Aussicht haben, in der Frage der Herzgrößen weiterzukommen. PÜTTER macht ferner darauf aufmerksam, daß zur Beurteilung der Leistungen nicht nur die durchschnittliche Dauerleistung, sondern auch die kurze Zeit mögliche Maximalleistung und der Leistungsspielraum heranzuziehen ist. Auf die Erörterung der hier erwachsenden Fragen muß verzichtet werden. Den von

Pütter angeführten Gesichtspunkten wäre noch hinzuzufügen, daß bei der Fähigkeit unserer Muskeln zur Anoxybiose die Muskulatur vorübergehend auch bei ungenügender Durchblutung und Herzförderung Arbeit zu leisten vermag.
Die Pütter besonders interessierende Frage war, ob eine einfache Änderung der Körpergröße mit einer Änderung der proportionalen Herzgröße verbunden sein kann, auch wenn die verschieden großen Tiere aus qualitativ gleicher lebender Substanz zusammengesetzt sind. Die Antwort lautet bejahend. Die Ähnlichkeitsbetrachtung zeigt, daß, Geltung der Ähnlichkeitsgesetze vorausgesetzt, bei zunehmender Tiergröße die relativen Herzgewichte zuerst ansteigen, bei 67 g Körpergewicht ein erstes Maximum, bei etwa 70 kg ein Minimum und bei 5000 kg ein zweites Maximum erreichen. Die tatsächlich gefundenen Herzgewichte folgen dieser Kurve nun nicht, woraus folgt, daß die verglichenen Tiere in irgendwelchen wesentlichen Faktoren ihres Kreislaufs unähnlich im definierten Sinne sind. Es bleibt indes beachtenswert, daß, wie W. Müller (1883), Hesse (1908) und Löer (1911) zeigten, beim wachsenden Individuum das proportionale Herzgewicht in dem durch Pütters Betrachtung geforderten Sinne abnimmt. Worin nun diese Unähnlichkeit besteht, dies eben wäre die Aufgabe weiterer Forschung. Die dabei vor allem interessierende Frage, und hierin erhellt wieder die Verwandtschaft mit den durch die Pathologie aufgeworfenen Problemen, ist die, ob bei verschiedenen Rassen und Arten auch eine Unähnlichkeit der physiologischen Grundeigenschaften des Muskels nachweisbar ist: ob seine Fähigkeit, Spannung und Länge zu ändern, ob seine absolute Kraft immer dieselbe ist oder ob sie sich von Tierart zu Tierart ebenso ändert, wie sie sich bei einem kranken Herzen zu verändern scheint.
Diese sehr beachtenswerte Frage kann hier nur gestreift werden. In einer geistvollen Studie über den Vogelflug kam M. Blix (1885) zu dem Ergebnis, daß solche Unterschiede der absoluten Kraft bei verschiedenen Tierarten, wenn überhaupt, so doch entfernt nicht in dem Grade vorhanden seien, der durch oberflächliche Beobachtungen nahegelegt schien. Auch Blix beachtet nicht genug die Frage, ob es die Arbeit einer Kontraktion oder die Arbeit in der Zeiteinheit ist, die zur Muskelmasse in nächste Beziehung gesetzt werden muß. Wenn wir diese Frage für das Herz nun mit einer gewissen Wahrscheinlichkeit auch entscheiden konnten, so war

dies nur möglich, weil beim Herzen andere als einfache Kontraktionen gar nicht in Betracht kommen. Unvergleichlich komplizierter liegen die Dinge indes beim Skelettmuskel, dessen natürliche Kontraktionsart ein mehr oder weniger langgedehnter Tetanus ist. Über die Energetik und Thermodynamik der willkürlichen Zusammenziehungen sind wir aber bis heute sehr dürftig unterrichtet, und wir kennen z. B. den Energieaufwand solch anhaltender Muskelverkürzungen, wie sie bei ruhigem Stehen oder bei einem Schwebeflug vorkommen, überhaupt nicht. Hier steht das ganze jetzt lebhaft besprochene Problem des Tonus und seiner Energetik in Frage. Es ist noch nicht entschieden. Folglich wissen wir auch weder, welche Beziehungen zwischen den Leistungen der Skelettmuskeln und ihrer Masse bestehen, noch können wir angeben, welcher Sauerstoffzufuhr bzw. welcher Durchblutungsgröße diese Muskeln für eine bestimmte Leistung bedürfen. Beides aber müssen wir wissen, um allgemein geltende Regeln über Herzmasse einerseits und Muskelmasse sowie Muskelleistung (Lebensweise) andererseits aufstellen zu können. Man sieht, daß also die exakten Unterlagen für diese Fragen noch fehlen. Nochmals aber sei darauf hingewiesen, daß auch nach rein theoretischen Erwägungen eine direkte Proportionalität weder zwischen Herzmasse und Skelettmuskelmasse noch zwischen dieser und der äußeren Arbeit des Organismus erwartet werden kann.

Endlich ist in diesem Zusammenhang noch einer Reihe von Untersuchungen zu gedenken, die die Beteiligung der verschiedenen Herzabschnitte an Herzvergrößerungen zum Gegenstande haben, wie sie durch die Körperarbeit hervorgerufen wurden. Da, wie noch gezeigt wird, Klinik und Experiment einig darüber sind, daß nur diejenigen Herzabschnitte hypertrophieren, die eine Mehrbelastung auszuhalten haben, so kann man auch umgekehrt den Schluß wagen: die relativ stärkeren Herzabschnitte eines untersuchten Herzens müssen auch einer relativ stärkeren Belastung im Leben ausgesetzt gewesen sein. Grober (1907a, 1909, 1913) fand nun bei Wägungen an Kaninchen- und Entenrassen nach der Müllerschen (1883) Methode, daß an den relativ größeren Herzgewichten der wilden Arten der rechte Ventrikel sogar stärker beteiligt ist. Ähnliches fand auch Strohl (1910). Dagegen konnte Külbs (1915) an seinen Arbeitshunden etwas dem Entsprechendes nicht klar nachweisen. Und auch Grober (1908, 1909) fand bei seinen frei lebenden Hunden den linken Ventrikel am Mehrgewicht stärker beteiligt. KÜLBS veranlaßte später LISSAUER (1915) zu einer erneuten Untersuchung der Frage, ob, wie GROBER angab, sich der rechte Ventrikel des lebhaften Hasen stärker am Gesamtgewicht beteilige als der des Wildkaninchens. Obwohl seine Wägungen dasselbe Ergebnis zeigen, ist seine Schlußfolgerung zurückhaltend abgefaßt, wie mir scheint hinsichtlich der Wägungsergebnisse nicht mit Recht. Dagegen kann man das andere Bedenken nicht unterdrücken, ob es überhaupt mit Hilfe von Wägungen nach MÜLLER (1883) möglich ist, weitergehende physiologische Annahmen dieser Art zu begründen, wenn nicht sehr grobe und sinnfällige Differenzen vorliegen. Denn es ist nicht erwiesen und kann nicht erwiesen werden, daß die nach MÜLLER vorgenommene Trennung der Kammern und Septen auch das zerlegt, was *funktionell* an der motorischen Arbeit des rechten bzw. linken Herzens beteiligt ist. Der rechte Ventrikel umgreift den linken, und es scheint fast unmöglich, scharf die Anteile der Muskulatur an den beiderseitigen Leistungen zu trennen.

Um das immerhin ausgesprochene relative Überwiegen der rechten Kammer bei lebhaften Tierarten zu erklären, haben sich die Autoren vor allem den Druckverhältnissen im Lungenkreislauf bei körperlicher Arbeit und sehr rascher Fortbewegung zugewandt. Dabei spielt eine besondere Rolle die Frage, ob der Gefäßwiderstand bei einer erhöhten Mittellage oder Blähung zunimmt oder nicht. Auf diesem vielfach hypothetischen Gebiete der Erklärungen sind wiederum die in dieser Abhandlung hervorgehobenen Verhältnisse zwischen Herzmasse und Muskeltätigkeit noch nicht erwogen worden. Vielmehr wird ohne weiteres vorausgesetzt, daß man »eigentlich« bei den lebhaften Arten eine stärkere Beteiligung des linken Ventrikels hätte erwarten müssen. Da nun die Schlagvolumina rechts und links gleich sind, so kann als Variable hier nur der Druck in Betracht kommen. Wie dieser sich aber im großen und kleinen Kreislauf bei verschiedener Lebensweise gestaltet, das hängt doch offenbar gerade auch im großen Kreislauf von ganz unübersehbaren Faktoren ab, und die gedachten Befunde können ebensogut auf einer relativen Niedrigkeit des Aortendruckes bei den sogenannten lebhaften Tieren beruhen. Daher scheinen mir die Erwägungen der Autoren auch hier von verhältnismäßig zu einfachen Vorstellungen auszugehen.

Damit ist nun überhaupt die Frage angeschnitten, in welcher Weise die Dynamik des Kreislaufs sich bei Muskelarbeit ändere. Was hier bekannt ist, hat JAQUET (1920) vor kurzem in einer Monographie »Muskelarbeit und Herztätigkeit« kritisch und, wie ich glaube, das Wesentliche erschöpfend zusammengefaßt. Lebhaft tritt hier vor Augen, wie überaus vielgestaltig die Erscheinungen sind und wie eingehend in jedem Einzelfall die Verhältnisse studiert werden müssen, wenn man ein Urteil über die Wirkungen auf das Herz gewinnen will. Allgemeine Sätze über den Kreislauf bei Muskelarbeit aufzustellen ist ganz unmöglich. Auch hier dürfte künftig dem Zeitfaktor und der Form, in der eine gewisse Arbeitssumme geleistet wird, noch mehr Beachtung geschenkt werden müssen.

Die Dynamik des Kreislaufs bildet nun in der Tat die Brücke zu den nunmehr zu besprechenden Fragen der Entstehungsweise im engeren Sinne, der Frage: welche Reize greifen bei der Entstehung eines abnorm großen Herzens an diesem unmittelbar an? Ihr haben wir uns im folgenden zuzuwenden.

Durch Untersuchungen von HELMHOLTZ (1850), HEIDENHAIN (1864), FICK (1882), VON KRIES (1880, 1885) u. a. ist am Skelettmuskel erwiesen worden, daß bei gleichem Reiz der Muskel um so mehr mechanische und chemische Energie bei seiner Zusammenziehung verausgabt, je größere Widerstände seiner Zusammenziehung entgegenstehen. BLIX (1901) fand eine Formel, die allgemein genug war, um alle bekannten Tatsachen auszudrücken, indem er sagte, daß die Energieänderung um so bedeutender sei, je größer die Länge (Dehnung) eines gegebenen Muskels ist, wobei man indes nicht an eine mathematische Proportionalität denken darf. Daß die gleichen Regeln für das Herz gelten, ist für seine mechanischen Leistungen u. a. von VON FREY (1890), DRESER (1887), FRANK (1895), STRAUB (1917 a) und für die Gesamtenergie besonders von ROHDE (1912) und mir selbst (1911 b) gezeigt worden. Diese auch als Akkommodation bezeichnete Eigenschaft des Muskels ist nun offenbar überhaupt die Voraussetzung für den Gedanken gewesen, daß Mehrleistung als solche irgendwie zu Wachstum führen könne. Man kann diesen Gedanken daher auch ganz gut so ausdrücken, daß man sagt, die (übermäßige) Beanspruchung der Akkommodation habe Hypertrophie im Gefolge. Die ganze Kenntnis der Gesetze der Herzdynamik setzt uns nun auch in die Lage, die Akkommodation durch experimentelle Eingriffe in einer genau bekannten definierbaren Form zu beanspruchen und zu sehen, was aus solchen Herzen wird. Diesen Weg beschreitet die Natur mit den Hypertonien und Klappenendokarditiden und das Experiment mit der Erzeugung künstlicher Klappenfehler. Die Betrachtung der Herzen mit Klappenfehler hat ja CORVISART (1814) zuerst auf die mechanischen Erwägungen geführt. Bei ihm spielen aber auch schon Erklärungen durch vermehrte Blut- und Nahrungszufuhr zum Herzen eine Rolle, die nur sehr langsam aus der Literatur wieder verschwinden, da sich irgendwelche positiven Belege eben gar nicht dafür erbringen ließen. Auf COHNHEIMS Veranlassung hat O. ROSENBACH (1878) nach dem Vorgange von BECKER (1872), COHNHEIM (1877) und KLEBS (1876) die Aorten- und zum Teile auch die Mitralklappen an Katzen und Hunden beschädigt und wie seine Vorgänger feststellen können, daß dadurch sowohl Dilatationen wie Hypertrophien zustande kommen. Wichtig bei seinen Beobachtungen war, daß die Erweiterungen der Herzhöhlen der Verdickung ihrer Wände vorangehen, und daß eine Senkung des Blutdruckes trotz der Klappenfehler auch unmittelbar nach ihrer Erzeugung nicht eintritt. ROSENBACH wird sich über zwei Dinge danach ganz klar, nämlich daß die Dilatation eine nicht durch Schwäche bedingte, sondern einfach durch abnorme Füllung hervorgerufene ist; sie ist die kompensatorische aktive Dilatation nach der alten Bezeichnung, die tonogene Dilatation von MORITZ (1913). Ferner kommt ROSENBACH richtig zu einer überaus hohen Einschätzung der Fähigkeit des Herzens, seine Leistung unter den Bedingungen der Klappeninsuffizienz sofort zu steigern. Als Ursache oder jedenfalls Voraussetzung der alsdann sich entwickelnden Hypertrophie denkt sich auch er noch vor allem die stärkere Durchblutung des stärker arbeitenden Organs, eine Erklärung, die man, wie gesagt, nicht hat beweisen können, die man aber deswegen doch nicht a limine abzulehnen braucht. War nun die Akkommodationsfähigkeit des Herzens als so bedeutend und zur Kompensation der Störungen eigentlich ausreichend erwiesen, so konnte die Bedeutung der allmählich eintretenden Hypertrophie nicht wohl in der Erhöhung der Arbeit des Herzens schlechtweg erblickt werden; denn die Arbeit war offenbar von vornherein auch ohne Hypertrophie hinreichend erhöht. Vielmehr konnte ihre Bedeutung jetzt nur in einer Erhöhung der Reservekraft, in einer Verschiebung der ganzen Akkommodationsbreite auf ein höheres Niveau erblickt werden. Diese Schlußfolgerung ziehen HASENFELD und ROMBERG (1897), und sie prüfen ihre Berechtigung in einer experimentellen Untersuchung nach. Sie prüfen die Reservekraft hypertrophischer Herzen mit Aorteninsuffizienz besonders, indem sie die bei Kompression der Aorta thoracica eintretende Blutdruckerhöhung messen und als ein Maß der Reservekraft betrachten. Dieses immerhin komplizierte Verfahren ergibt jedenfalls, daß auch das hypertrophische Herz eine bedeutende Reservekraft und Ausdauer besitzt. Eine Wiederaufnahme dieser Frage mit den mittlerweile erzielten technisch vervollkommneten Methoden (H. Straub 1914, 1917a) wäre zu wünschen. Eine Untersuchung von Wolfer (1912) machte sich diese noch nicht zunutze und ergab für die Frage der Reservekraft daher keine besseren Ergebnisse (allerdings auch keine entgegengesetzten) wie die alte Arbeit von Hasenfeld und Romberg. Nach Grobers (1907b) Vorgang hat Wolfer mit Adrenalin erzeugte und daneben durch Dauerkompression der Aorta erzielte Hypertrophien untersucht. Besonders wichtig aber war, daß genaue Wägungen der Herzteile nach Müllers (1883) Methode zeigten, wie immer die Herzabschnitte wesentlich hypertrophieren, welche nach Lage der Dinge erhöhte Arbeit zu leisten haben. Dies hatten ja auch eine große Anzahl von klinischen und vor allem anatomischen Untersuchungen klappenkranker Herzen ergeben. Es geht aber auch in besonders einleuchtender Weise aus einer Versuchsreihe von Stadler (1905, 1907) hervor, in der nach experimenteller Tricuspidalinsuffizienz die Massenzunahme des rechten Herzens nachweisbar war. Stadler glaubte auch zeigen zu können, daß dabei der linke Ventrikel einer Atrophie verfällt, ähnlich wie Hirsch (1900) dies bei Kyphoskoliose und manchen Mitralstenosen beschrieben hat.

Dieser Parallelismus zwischen erhöhter Leistung und Hypertrophie gilt mithin wahrscheinlich für jedes einzelne Faserelement und muß als ein sehr wohlbegründetes Ergebnis der Herzpathologie bezeichnet werden. Bei aller Mannigfaltigkeit der dynamischen Herzstörungen läuft für das Faserelement doch alles immer nur auf zwei Dinge hinaus: Erhöhung der Belastung (und damit Dehnung) und Erhöhung der Überlastung. Auch diese letztere bedeutet, obwohl sie nicht vor, sondern erst während der Zusammenziehung zu wirken vermag, eine Erhöhung der Energieänderung bei der Kontraktion. Dabei ist ferner wichtig, daß nach den Ergebnissen von Frank (1895) und Straub (1914, 1917a) das Herz sich einer vermehrten Füllung und einer vermehrten Überlastung zwar bis zu einem gewissen Grade anpaßt, daß aber (wenn man ganz geringe, wohl unternormale Füllungen vernachlässigt) diese Akkomodation doch grundsätzlich keine vollständige ist. Also wird, wenn ein Plus an diastolischer Füllung eintritt, dies Plus zum Teil aber nicht ganz entleert, es bleibt ein mit steigender Füllung wachsender Rückstand. Ähnlich wird bei steigender Überlastung (Hypertonie) zwar auch der Überdruck bis zu einem gewissen Maximum überwunden, aber auch hier wird die Entleerung des Herzens immer unvollständiger, auch hier entsteht ein Rückstand. Diese Verhältnisse haben zur Folge, daß wohl jede mechanisch bedingte Mehrarbeit des Herzens eine, wenn auch nicht immer große und klinisch nachweisbare, Dilatation der tonogenen Art nach sich zieht. Dann aber treten die oben geschilderten Änderungen nicht nur der Arbeitsgröße, sondern auch der Herzform und der Arbeitsform für die Faserelemente in Erscheinung. Daß nun zum Zustandekommen all dieser Vorgänge ein entsprechendes Verhalten der vasomotorischen Koordination Voraussetzung ist, das ist hier wie bei aller Herzdynamik selbstverständlich, obwohl uns ja der Mechanismus dieser Regulation – sagen wir ihr Reflexbogen und ihr adäquater Reiz – nichts weniger als verständlich und bekannt ist. Zu dem wenigen, was man weiß, gehört die Funktion des Nervus depressor, und O. Bruns (1912, Bruns u. Genner 1910) kam daher auf den Gedanken, daß der Ausfall dieses Nerven eine Hypertrophie nach sich ziehen möchte. Seine Versuche an Hunden hatten in der Tat ein entsprechendes Ergebnis. Gigon und Ludwig (1912) haben aber dieses Ergebnis nicht erreichen können, und der Diskussion über den Grund dieser Verschiedenheit sind weitere Experimentaluntersuchungen nicht mehr gefolgt.

Das Verhalten der Gefäße ist nun überhaupt einer der unklarsten und strittigsten Punkte in der gesamten Dynamik des Kreislaufs. Darüber sind sich wohl die Kenner dieser Dinge einig, und es liegt gewiß nicht an mangelndem gutem Willen, wenn in der Betrachtung der blutbewegenden Kräfte der peripheren Gefäße im allgemeinen nicht oder wenig gedacht wird. Vielmehr hat in der Tat bis heute niemand den experimentellen Beweis erbracht, daß beim Warmblüter neben dem Herzen noch von den Gefäßen Arbeit im Sinne der Blutbewegung geleistet wird. Unter den Verfechtern dieser Annahme übersieht insbesondere Hasebroek (1917), daß der Nachweis dieser Annahme experimentell und vor allem quantitativ erfolgen muß. Die Autoren finden vieles im Kreislauf unverständlich, was durch die Annahme peripherer blutfördernder Kräfte verständlicher wäre. Aber um z. B. die Zirkulation in der Leber unverständlich finden zu können, müßte man doch wissen, ob wirklich die vom Herzen gelieferten Kräfte quantitativ unzulänglich sind oder nicht; aber gerade dies wissen wir eben doch auch nicht sicher. Wir sind also, wie mir scheint, zur Annahme des Gefäßherzens heute ebensowenig berechtigt, wie zu seiner Ablehnung. Dagegen ist HASEBROEK beizustimmen, daß die Bedingungen des Zuflusses zum rechten Herzen im ganzen recht wenig bekannt sind, und daß dies gerade zum vollen Verständnis der Geschwindigkeit des Kreislaufes unentbehrlich ist.

Deutlichere Vorstellungen kann man sich davon machen, wie die verminderte Dehnbarkeit (Elastizitätszunahme im physikalischen Sinne) bei Arteriosklerose auf die Herzdynamik wirkt. Sie wirkt zufolge einer Herabsetzung der Windkesselfunktion so, daß bei gleichem Schlagvolumen die systolische Druckschwankung in der Aorta eine größere, die Kontraktionsform aus einer mehr isotonischen eine mehr auxotonische wird. Dies bedeutet bei gleicher Förderung eine Erhöhung der einzelnen Kontraktionsarbeit und eventuell auch wieder eine tonogene Dilatation mit ihren mehrfach besprochenen Folgen. Die Erhöhung des maximalen Blutdrucks braucht hier also nicht auf einer stärkeren Zusammenziehung der Arterien zu beruhen, sondern lediglich auf ihrem ungenügenden Nachgeben bei der Systole. Man darf vielleicht annehmen, daß auch die u. a. von GROBER (1907b) und später von WOLFER (1912) durch Adrenalininjektionen erzeugten Hypertrophien nicht auf der ja nur vorübergehenden Arterienzusammenziehung, sondern einfach auf der durch Arterionekrose bedingten Rigidität beruhen. Auch kommt man in der allgemeinen Überlegung durchaus ohne die hypothetischen aktiven Gefäßbewegungen aus und ohne die Annahme ihres Wegfalles bei der Arteriosklerose oder Arterionekrose. Wer sie annähme, dem fiele auch die Beweislast dafür zu.

Etwas besser als über die Tätigkeit der Arterien sind wir über die Unterstützung des Blutstromes durch die Atembewegungen von Thorax und Zwerchfell unterrichtet. Bei der Einatmung findet ja eine Ansaugung von Blut in den Thorax statt, und das Zwerchfell wirkt offenbar dadurch, daß es die Leber wie einen Schwamm nach der Hohlvene zu ausdrückt. Wird die Wirkung dieser Hilfskräfte z. B. durch Deformierung des Thorax oder aus irgendeinem andern Grunde herabgesetzt, so erwächst daraus dem Herzen eine Mehranforderung, soll der Kreislauf nicht herabgesetzt werden. Man ist wohl berechtigt, an solche Zusammenhänge z. B. bei Emphysem mit Thoraxstarre oder bei der Verwachsung des Herzbeutels zu denken. Indes fällt die Untersuchung der speziell-pathologischen Verhältnisse nicht in den Rahmen dieses Referates. Das gleiche gilt von der viel besprochenen Frage, ob eine Vermehrung der gesamten Blutmenge, Plethora, eine Mehrarbeit und eine Hypertrophie des Herzens zur Folge habe. Zuweilen begegnet man hier der Vorstellung, als ob übermäßiges Trinken per se, als ob die Plethora per se eine Vermehrung der Kreislaufsgeschwindigkeit und der Herzarbeit zur Folge habe. Aber beide Annahmen sind unbegründet und lassen sich rein hämodynamisch gar nicht begründen. Wenn sich die Gefäße der größeren Blutmenge anpassen, so folgt daraus nicht notwendig ein vermehrter Blutzufluß zum rechten Herzen, also auch keine vermehrte Förderung. Gerade so gut könnte man aus der Erweiterung des Strombettes eine Verminderung der Widerstände und also im Gegenteil eine Erleichterung der Herzarbeit schließen wollen. Denkt man diese Verhältnisse vollständig durch, so bemerkt man, daß wir den Mechanismus, der letzten Endes die Geschwindigkeit des Kreislaufs bestimmt, gar nicht recht kennen. Die Schlagvolumina hängen hauptsächlich von der diastolischen Füllung, diese vom venösen Zustrom, dieser vom arteriellen Zustrom und dieser wieder von dem Schlagvolumen ab – man sieht, die Erklärung bewegt sich im Kreise. Soll die Geschwindigkeit des Kreislaufs steigen, so kann dies entweder durch Zunahme der Schlagfrequenz oder durch Druckzunahme in den Hohlvenen und so bewirkte Vermehrung der diastolischen Füllung geschehen oder durch beides. Ob auch eine (nervös bedingte?) Vergrößerung der Dehnbarkeit des diastolischen Herzens in Betracht kommt, wissen wir nicht. Jedenfalls ist nicht gesagt, daß irgendeines dieser Momente bei der Plethora in Frage kommt.

Damit stehen denn auch die experimentellen Ergebnisse von R. Hess (1909) völlig im Einklang, der durch Bluttransfusionen künstliche Plethora herstellte und darauf keine Herzhypertrophie eintreten sah. Damit steht im Einklang, daß wir Diabetiker gewaltige Flüssigkeitsmengen lange Zeit trinken und ausscheiden sehen, ohne daß Veränderungen am Herzen eintreten.

Anders liegen die Dinge, wenn die Vermehrung der Blutmenge mit einer Abnahme des prozentuellen Hämoglobingehaltes verbunden ist, wie dies bei der Chlorose meist angenommen wird, oder wenn überhaupt der Farbstoffgehalt vermindert ist. Dann kann nämlich zur Deckung des Sauerstoffbedarfes eine raschere Durchblutung der Organe nötig werden, und diese bedeutet eine Mehrleistung

des Herzens. *Eigene* Versuche (1910) schienen mir für eine solche Beschleunigung des Kreislaufs allerdings nur bei akuter Anämisierung zu sprechen. WOLFER (1916) hat bei experimenteller Anämie (mit Anilin, Phenylhydracin, Entblutung) die Herzen gewogen und ihre Gewichte an der oberen Normgrenze und in 12% seiner Fälle sicher hypertrophisch gefunden. Die Unterschiede sind aber nicht sehr groß, und es ist immer zu bedenken, daß bei so schweren Eingriffen sich die Proportionalgewichte der Organe untereinander in unberechenbarer Weise ändern können. WOLFER hat die Herzen mit dem Gewichte der Nieren verglichen. Er fand den linken Ventrikel an der Zunahme stärker beteiligt als den rechten. – Dem Herzen bei Anämie wäre das bei der Polycythämie gegenüber zu stellen. Die hier gefundenen Herzvergrößerungen lassen sich wohl meist durch die bestehende Blutdrucksteigerung erklären, aber auch hier bedarf es weiterer Beobachtung.
Ein Überblick über die Gesamtheit der experimentellen und physiologischen Tatsachen ergibt meines Erachtens nirgends einen Widerspruch gegen die These, daß nur die Arbeitssteigerung der einzelnen Kontraktion mit Hypertrophie verbunden ist, während durch bloße Frequenzsteigerung bedingte Mehrarbeit nicht von Hypertrophie gefolgt ist. Aber eine andere Überlegung darf hier doch nicht unterdrückt werden. Wenn wir nämlich fragen, ob, wenn eine Mehrarbeit nur durch Frequenzsteigerung erzielt werden soll, ein hypertrophisches Herz günstiger sei als ein nicht hypertrophisches, so muß man wohl mit ja antworten. Und wer rein teleologisch zu denken gewohnt ist, der würde hier also schließen, daß auch bei Tachykardien Hypertrophien entstehen »müssen«, natürlich ein Fehlschluß. Aber es ist nützlich, sich klar zu machen, daß bei steigend frequentem Puls die Arbeit der einzelnen Kontraktionen mehr und mehr und schließlich so weit sinkt, daß der Effekt zuletzt wieder abnimmt. Diese Grenze wird aber bei einem größeren, hypertrophischen Herzen erst bei einem höheren absoluten Effekt eintreten, und folglich wäre auch im Falle der Effektsteigerung durch bloße Pulsbeschleunigung eine Hypertrophie ein zweckmäßiger Vorgang. Daraus folgt aber noch nicht, daß sie auch wirklich eintritt. Träte sie ein, wofür mir aber nichts zu sprechen scheint, so würde unsere mechanische Entstehungstheorie der Herzhypertrophie jedenfalls hier nicht zulangen.
Dies führt nun auf die ganz allgemeine Frage, ob es nicht Hyper-

trophien gibt, bei welchen die Kontraktionsarbeit überhaupt niemals sicher erhöht war. Experimentelle Fälle dieser Art sind beschrieben. Die klinisch-pathologische Erfahrung neigte bald mehr, bald weniger von jeher zu dieser Annahme. Der Gewissenhafte wird aber bald erkennen, daß es überhaupt schwer ist, hinreichend sichere klinische Beobachtungen zu finden, die eine Hypertrophie ohne Erhöhung der Herzarbeit wirklich beweisen. So leicht es ist, bei einem Klappenfehler oder einer Hypertonie die Mehrbelastung oder -überlastung zu erweisen, so schwer ist es in anderen Fällen, eine Mehrbelastung auszuschließen. Dazu wäre zum Beispiel gerade bei den Herzen der Biertrinker und Lebemänner eine viel vollständigere, sich über lange Zeit und verschiedene Tageszeiten erstreckende Beobachtung des Blutdrucks nötig. Gerade in der Frage der idiopathischen Hypertrophie hat daher Krehl (1891, 1893 a, c, 1913) immer wieder eine ganz neue Grundlegung gefordert. Vom Begriff der idiopathischen Hypertrophie wäre auszuschließen die Herzvergrößerung bei großen körperlichen Anstrengungen. Seit wir durch Külbs wissen, daß es eine relative Herzvergrößerung bei Muskelarbeit gibt, und seit man sich daran gewöhnt hat, das Gewichtsverhältnis zwischen Herz- und Skelettmuskeln als ein mit der Lebensform variierendes zu betrachten, wird man in den Arbeitshypertrophien, wie sie etwa Henschen (1899) bei Skiläufern, Schieffer (1907, 1908 a, b) bei Soldaten, Wenckebach (1916) und Kaufmann (1920) bei Kriegsteilnehmern annehmen, nichts Unverständliches erblicken können. Allerdings fehlt uns gerade hier oft die Ergänzung der klinischen Beobachtungen durch die anatomischen zur Entscheidung, was Hypertrophie und was Dilatation ist. – Aber die biologisch eben so bedeutungsvolle Frage ist doch, ob es ein Wachstum des Herzens gibt, welches nicht in Begleitung einer von außen kommenden Änderung der Dynamik eintritt. In dieser Beziehung hat man bisher an zwei Möglichkeiten gedacht. Die eine ist als die weit ältere davon ausgegangen, daß ähnlich wie etwa beim Uterus eine entzündliche Hyperplasie vorkomme. Diese auf Untersuchungen von von Buhl (1878), Dehio (1899), Albrecht (1903) u. a. zurückgehende Ansicht kann nach ihrer anatomischen Seite hier nicht besprochen werden. Wenn ein Teil der Herzmasse von Bindegewebe dargestellt wird, so kann man das Herzgewicht natürlich nicht mehr zum Maßstab einer Hypertrophie nehmen. Ob bei einer Myokarditis oder Myofibrosis die innere Reibung ver-

mehrt und der Nutzeffekt der Arbeit verringert wird, ist uns ganz unbekannt, aber diese Möglichkeit muß zugegeben werden. Aber der Anblick der Fasern eines hypertrophischen Herzens ruft noch ganz andere Überlegung wach.
Hier sehen wir nämlich, daß die Fasern hypertrophischer Herzen vor allen Dingen einen größeren Durchmesser besitzen, daß sie hypertrophisch im engeren Sinne VIRCHOWS ([4]1871) sind. Von Teilungsfiguren ist an den Kernen nichts zu bemerken. Kernteilungen werden im Herzmuskel überhaupt nur in der Embryonalzeit und kurz nach der Geburt beobachtet. Dann wächst das Herz offenbar wesentlich durch Vergrößerung der einzelnen Zellen. Das sind Anschauungen, die seit einer Arbeit von TANGL (1889), die an Kaninchenherzen mit künstlicher Aorteninsuffizienz gemacht wurde, Eingang gefunden haben. Eine Verlängerung der Fasern soll nach MORPURGO (1897) nicht stattfinden. Nur HELLER (1913) hat später noch die Regenerationsfähigkeit der Herzzellen höher bewertet, ist aber mit seiner Ansicht, so viel ich sehe, nicht durchgedrungen. Die frühere Annahme, daß in den Zellen nur die Masse des Sarkoplasmas zunehme, ist durch ASCHOFF und TAWARA (1906) widerlegt, die zeigen, daß auch die Fibrillen an der Massenzunahme teilnehmen. Überaus verschieden wurde die Frage ja beurteilt, in welchem Grade entzündliche und bindegewebige Bildungen an der Vergrößerung hypertrophischer Herzen beteiligt seien. In dieser seit KREHLS (1890) ersten Befunden viel umstrittenen Frage vermag ich ein eigenes Urteil nicht abzugeben. Es sei dafür auf die Referate THORELS (1903, 1907, 1910) verwiesen. ASCHOFF (1909) und seine Schüler, ferner ALBRECHT (1903), DEHIO (1899), STADLER (1907), HASENFELD (1897), Schlüter (1906) (unter RICKER), WIDERÖE (1911, 1912) LISSAUER (1909) u. a. haben besonders in sie eingegriffen. Sicher ist, daß wir aus diesen Untersuchungen zu lernen haben, daß der Schluß vom histologischen Bilde auf die funktionelle Leistungsfähigkeit unmöglich ist. Sicher, daß die Faserhypertrophie und interstitielle Vorgänge sich immer, aber in verschiedenem Grade, kombinieren. NEUBER (1912) gibt an, daß auch die Gitterfasern sich beim hypertrophischen Wachstum verdicken und vermehren. Die Bedeutung der schon von TANGL (1899) beschriebenen, um die Kerne sich legenden Höfe hypertrophischer Fasern ist nicht bekannt.
Umfangreiche Untersuchungen von SCHIEFFERDECKER (1916)

über die Größenverhältnisse der Fasern und Kerne ergeben neben dem schon erwähnten Verhalten im physiologischen Wachstum, daß auch die Kerngröße zunimmt, daß aber das Verhältnis von Kernmasse und Gesamtmasse sich zu ungunsten der Kernmasse verschiebt, und daß dies in einem hypertrophischen Herzen in besonderem Grade der Fall war. – Wir sehen also, daß der histologische Aufbau eines hypertrophischen Herzens durchaus nicht derselbe ist wie der eines normalen. Dieser Satz behält seine Richtigkeit auch unabhängig davon, wie stark die Beteiligung nicht muskulärer Elemente, unabhängig davon, wie ausgedehnt die hier noch nicht einmal berührten regressiven Veränderungen der Muskelzellen vorhanden ⟨*sind,*⟩ und wie hoch sie bewertet werden mögen. Bis zu einem gewissen Grade kann man sich den Vorgang wohl gleichsam als eine Überhöhung oder Übertreibung des normalen extrauterinen Wachstumsvorganges vorstellen. Morpurgo (1897) z. B. glaubt, daß dafür auch besonders kernreiche und dünne Fasern gewissermaßen als Reserve bereit liegen. Aber allein mit dieser Auffassung kommt man in den meisten Fällen sicher nicht aus, immer wird man mit in ihrem Betrag allerdings sehr verschiedenen interstitiellen und interfaszikulären Vorgängen außerdem rechnen müssen.

Also die Muskelzelle des normalen und die des hypertrophischen Herzens sind durchaus nicht dasselbe. Betrachtet man diese Dinge zellphysiologisch, so fällt vor allem auf, daß das Verhältnis zwischen Masse und Oberfläche bei der hypertrophischen Faser zu ungunsten der Oberfläche verschoben, also auch zu ungunsten des Stoffaustausches mit der Umgebung der Zelle sich verändert hat. Es ist überdies wahrscheinlich, daß die Entwickelung der Gefäße im hypertrophischen Herzen mit der der Muskulatur nicht gleichen Schritt hält. Wenigstens hat man am Sektionstisch den Eindruck, aber genauere Untersuchungen hierüber sind mir nicht bekannt und wären sehr erwünscht. Beides kann sehr gut verständlich machen, daß ein vergrößertes Herz nicht gleichwertig ist. Und beide Momente werden ganz besonders fühlbar werden, wenn bei einer beginnenden Insuffizienz Stauung im rechten Vorhof oder gar unvollständige Arterialisierung des Blutes die Größe und den Wert der Durchblutung des Herzens selbst herabsetzen. Dann häufen sich die Gründe für eine herabgesetzte Zellernährung.

Ob aus solchen oder anderen Gründen auch die chemische Zusammensetzung des Muskels sich verändere, hat mehrfach die Untersucher beschäftigt.

Nachdem sich schon WEBER (1857), BÖTTCHER (1858), VON HOESSLIN (1883), PERLS (1877), WEYL und APT (1883) mit der Zusammensetzung des Herzens bei Krankheiten befaßt hatten, geben zuerst Analysen von KREHL (1893 b) eine sichere Antwort auf die Frage nach dem Fett- und Lecithingehalt hypertrophischer Herzen. Entgegen den von VON RECKLINGHAUSEN (1883) und anderen auf histologische Befunde gestützten Anschauungen zeigte sich hier, daß der Gehalt der Trockensubstanz an Fett nicht vermehrt und häufig sogar vermindert zu sein pflegt, und daß der Lecithingehalt im Durchschnitt etwas niedrig ist. Seinen Wassergehalt hält das Herz wie sonst unter pathologischen Zuständen, so auch bei der Hypertrophie mit Zähigkeit fest, er fand sich nie aus dem Rahmen der Norm herausfallend. Waren diese Versuche wesentlich aus dem Interesse für die Bedeutung der »fettigen Entartung« der Pathologen heraus entstanden, so wandten sich spätere Untersuchungen ausdrücklich der Hypertrophie und dem Einfluß vermehrter Arbeit auf die Zusammensetzung des Herzens zu. Einige davon entstanden im Laboratorium von ZUNTZ im Zusammenhang mit umfassenderen Studien über den Einfluß der Muskelarbeit besonders auf den Wasserstoffwechsel. Nach Vorarbeiten von ROGOZINSKI (1906) fand hier besonders GERHARTZ (1910), daß ein charakteristischer Unterschied in dem Verhalten von Herz- und Skelettmuskeln besteht. Während die Skelettmuskeln eines Hundes nach 3- bis 5wöchentlicher Arbeit an Stickstoff zu-, an Mineralstoffen, leicht extrahierbarem Fett und vor allem an Wasser aber abnehmen, finden sich in der Zusammensetzung des Herzens keine charakteristischen Veränderungen. Das Herz enthält, wie schon DANILEWSKY (1882/84) fand, schon normalerweise mehr Wasser und weniger Stickstoff als die anderen Muskeln, aber es hält diesen Gehalt fest. Es ist dabei zu bemerken, daß in diesen Arbeitsversuchen keine Herzhypertrophie eintrat und bei der kurzen Versuchsdauer auch nicht eintreten konnte. Mit Recht betont GERHARTZ, daß man, um »Hypertrophie« eines Muskels zu behaupten, nicht nur sein Gewicht, sondern auch seine Zusammensetzung berücksichtigen muß, da gerade nach Arbeit die Muskeln so viel Wasser verlieren können, daß die Zunahme ihrer Trockensubstanz im Gewichte nicht zum Ausdruck kommt. Es ist sicher, daß seine Ergebnisse gerade bei Untersuchungen über das Verhältnis von Herz- und Skelettmuskelgewicht künftig berücksichtigt werden müssen. An Hunden und Schweinen hat auch KÜLBS mit

Berberich (1910) nach 3- bis 6monatlicher Arbeit, also erheblich längeren Arbeitsperioden, chemische Analysen der Organe ausgeführt. Man muß sagen, daß seine Ergebnisse von denen von Gerhartz abweichen. Seine Zahlen für Wasser-, Stickstoff- und Fettgehalt liegen bei den Arbeits- und Kontrolltieren meist so nahe beisammen, daß die geringen und auch nicht einsinnigen Unterschiede wohl nicht viel besagen. Es bleibt abzuwarten, ob die Unterschiede der Autoren durch die Verschiedenheit der Arbeitszeiten und Versuchsdauer erklärt werden können. Auch am hypertrophischen Herzen des Menschen liegen einige Beobachtungen vor. Tiedemann beschäftigte sich mit dem Quellungszustande, von Rzentkowski (1910) mit dem Kochsalzgehalt. Bence (1908) untersuchte, ob der Stickstoffgehalt in den hypertrophischen und den nicht hypertrophischen Abschnitten desselben Herzens verschieden ist, und fand auf diese Frage eine negative Antwort; der Stickstoff ist in solchen Herzen ganz gleichmäßig verteilt. Von Schiefferdeckers (1916) schon erwähnten Untersuchungen ausgehend, hat Edens (1913) daran gedacht, daß eine Verschiebung des Verhältnisses von Kern und Fasermasse beim hypertrophischen Organ von Bedeutung sein könne. Er verglich deshalb bei einer Anzahl großer Herzen den Gehalt an Gesamtstickstoff mit dem an Purinstickstoff, aber seine Erwartung einer relativen Verminderung des Purinstickstoffs, wie sie als Ausdruck einer relativ verminderten Kernmasse sich hätte zeigen können, fand sich nicht bestätigt.

Überblickt man diese Ergebnisse, so wird man zugeben müssen, daß die anatomischen Untersuchungen bisher mehr Positives zutage gefördert haben, was man der Anschauung zugrunde legen kann, daß ein vergrößertes Herz weniger »gut« ist wie ein normales. Daraus folgt aber nicht, daß weitere Analysen, namentlich der Stickstoff enthaltenden Verbindungen, hoffnungslos sind, aber aussichtsreicher erscheinen doch zur Zeit noch weitere Versuche, der Faserstruktur und besonders dem Verhalten der Fibrillen näher zu kommen.

Wir sehen also sowohl in Herzen von normaler wie in solchen von abnormer Größe Veränderungen im histologischen Aufbau der Faser, Veränderungen in der Menge und Beschaffenheit des interstitiellen Gewebes, vielleicht auch Veränderungen in der chemischen Zusammensetzung des Organs. Sollten dazu noch in der Zusammensetzung des Bluts, seines Gasgehaltes, seiner chemischen, physikalisch-chemischen und endokrinen Beschaffenheit schädigende Bedingungen hinzukommen, sollten infektiöse oder andere Gifte eine Rolle spielen, dann macht es dem Verständnis in der Tat gar keine Schwierigkeiten mehr, eine Störung des zellphysiologischen Verhaltens der Fasern anzunehmen. Eine oder mehrere dieser schädlichen Ursachen können die Zellfunktion stören, und man kann dabei an drei verschiedene Arten solcher Schädigung denken. Erstens kann die gesamte Energieänderung, die bei der Kontraktion stattfindet, herabgesetzt werden. Dann wird pro Kontraktion weniger Wärme gebildet und weniger Arbeit geleistet. Dabei wird sich nach bekannten dynamischen Regeln die Herzkammer unvollkommener entleeren, es bleibt ein Rückstand, die diastolische Füllung des Herzens steigt, und vermöge Akkommodation wird das ursprüngliche Schlagvolumen mehr oder weniger vollständig wiederhergestellt (vgl. H. STRAUB 1919), aber um den Preis einer Dilatation und um den Preis, daß das Herz jetzt mehr in der Nähe seiner Akkommodationsgrenze arbeitet. Die auf solche Weise eintretende Kompensation kann indes auch unvollkommen bleiben, und dann wird die Herzschwäche manifest, die Herabsetzung von Arbeit und Wärmebildung eine dauernde und absolute bleiben. Die zweite und im engeren Sinne thermodynamische Störung, an die man denken muß, besteht in der Verschlechterung des Wirkungsgrades der Muskelmaschine. Hier wird also die Verwandlung der chemischen Energie in mechanische Arbeit gestört, und ein zu großer Betrag von ihr erscheint als Wärme. Diese sowohl wie die zuerst genannte Art von Störung des Energiewechsels im Muskel besitzt eine feste theoretische Unterlage, da ROHDE (ROHDE u. OGAWA 1912; 1913) zuerst am Katzenherzen und dann der Verfasser (1914, 1915, 1917) an Froschherzen und an Skelettmuskeln ihr Vorkommen bei gewissen Vergiftungen (besonders mit sog. indifferenten Narkoticis) experimentell erwiesen haben. Ähnliche Störungen habe ich (1914, 1917) auch durch Änderungen der Salzumgebung und der osmotischen Umgebung hervorrufen können. Nimmt man an, daß derartiges auch im Leben vorkommt, dann liegt der Gedanke sehr nahe, daß auch ein solches Herz durch hypertrophisches Wachstum sich gleichsam Erleichterung schafft, und wir hätten dann den Fall vor uns, daß nicht die übermäßige Belastung eines gesunden, sondern die normale, aber doch schon zu große Belastung eines schon schwachen Herzens zur Hypertrophie führt. Den beiden Fällen aber, der Mehrbelastung des normalen und der Nor-

malbelastung des thermodynamisch geminderten Herzens, wäre gemeinsam, daß sie dauernd unter Beanspruchung ihrer Reservekraft stehen, also dauernd in der Nähe ihrer Akkommodationsgrenze arbeiten. Ich komme also zu dem Ergebnis, daß man alle hier besprochenen Möglichkeiten der Entstehung von Hypertrophie unter der Regel begreifen kann: Herzen, welche dauernd in der Nähe ihrer Akkommodationsgrenze arbeiten, hypertrophieren.
Hier bleibt aber noch ein Punkt zu erklären, der bereits berührt wurde. Es wurde gezeigt, daß eine Schwäche des Herzens, also eine unvollkommene Entleerung, zu vermehrter diastolischer Füllung führt, also unter allen Umständen zu einer gewissen Dilatation und einer vermehrten Belastung. Dabei wurde stillschweigend ein Gleichbleiben der Herzfrequenz vorausgesetzt. Diese Voraussetzung trifft bekanntlich nur für einen Teil unserer Herzkranken zu. Bei anderen steigt die Herzfrequenz, und es ist wahrscheinlich, daß hier ein Teil des Fehlbetrags der Blutförderung durch die häufigeren Kontraktionen gedeckt wird. Wo dies möglich ist und geschieht, da scheiden auch die besprochenen Vorbedingungen eines Wachstums zunächst aus. Wo aber eine Dilatation eintritt, da ist nun weiter zu fragen, was die Erweiterung der Herzhöhlen als solche für das Herz eigentlich zu bedeuten habe. Und damit kommen wir auf die dritte der denkbaren Folgen eines gestörten Ablaufs der Funktionen und eines veränderten Zustandes der Zellen als solcher: eben die Dilatation. Die Klinik betrachtet schon seit langem die Dilatation als einen Ausdruck der Herzschwäche, besonders wenn sie akut eintritt. Aber die Klinik hat, wie ich glaube, hier vieles zurücknehmen müssen. Nicht nur sind wir heute nicht mehr geneigt, uns an nur durch Perkussion und Palpation gewonnenen Angaben genügen zu lassen. Vielfach wird die Häufigkeit akuter Herzerweiterung, z. B. bei Infektionskrankheiten, gewaltig überschätzt, ebenso, wie sie als Überanstrengungsfolge überschätzt worden ist. Aber auch ihre Beurteilung ist jetzt ja insofern eine andere, als wir sie als ein der Kompensation von Kreislaufstörungen dienendes, nicht etwa solche Störungen hervorrufendes Geschehen betrachten gelernt haben. Aber doch bleibt neben diesen tonogenen Dilatationen noch eine zweite Art übrig, nämlich die von MORITZ (1913) als myogen bezeichneten. Hier ist gemeint, daß unter krankhaften Verhältnissen sich die elastische Dehnbarkeit des Muskels vermehren könne. Mit Recht hat BRUNS (1914) diese Annahme, denn etwas anderes ist sie zunächst nicht,

einer experimentellen Prüfung unterzogen und am Froschherzen bei Überanstrengung auch bestätigt gefunden. SOCIN (1915) hat dann am Säugetier die Dynamik des durch Chloroform geschädigten Herzens eingehend analysiert und dabei vor allem den Mechanismus der tonogenen Dilatation so gefunden, wie er oben angedeutet wurde. Eine vermehrte Dehnbarkeit wie BRUNS fand er dagegen nicht, und er hält ihre Mitwirkung, wenn vorhanden, jedenfalls für gering. Doch gibt SOCIN zu, daß bei seiner Anordnung ein *direkter* Nachweis nicht geführt werden konnte. Diesen erbrachte STRAUB (1917a, b) unter *Bestätigung* der Annahme SOCINS, daß am Warmblüter die Dehnbarkeit des ruhenden Herzens durch Ermüdung nicht zunimmt.

In jedem Falle von Dilatation aber bleibt die Frage: was folgt für die Herzfunktion? Diese Frage läßt sich nach unseren früheren Überlegungen unschwer beantworten. Jede Dilatation, sei sie entstanden, wie sie wolle, stellt die Muskelfaser bei gleichem Innendruck unter eine, entsprechend der Radiusvergrößerung, größere Spannung. Bei jeder Dilatation arbeiten die Fasern, auch wenn der diastolische und systolische Druck unverändert ist, gegen größere Kraft aber (bei gleichem Schlagvolumen) mit kürzerem Weg, also mäßigerer Verkürzung. Was hat dies thermodynamisch zu bedeuten? Es hat, wendet man die bekannten myothermischen Regeln an, eine pro Kontraktion erhöhte Wärmebildung zur Folge. Jede Dilatation setzt aus nicht physiologischen, sondern rein mechanischen Gründen, die Fasern also unter abnorme Verhältnisse, denen zufolge sie, um das gleiche Schlagvolumen gegen den gleichen Druck zu fördern, andere physiologische Eigenschaften annehmen müßten, nämlich dieselbe Arbeit in anderer Form mit größerer Kraft und kleinerem Weg leisten müßten. Eine solche Änderung der Fasern ist nicht anzunehmen. Vielmehr wird diese abnorme Arbeitsform immer eine im Verhältnis zu der zu leistenden Arbeit übermäßige Energieausgabe zur Folge haben. Daraus folgt aber: eine Dilatation des Herzens, sei sie myogen oder tonogen, wird stets so wirken, wie eine vermehrte Belastung oder eine vermehrte Überlastung des Herzens und also eine Hypertrophie im Gefolge haben, auch wenn die in den Herzhöhlen vorhandenen Druckwerte dieselben sind wie in der Norm. Man kann die theoretische Folgerung ableiten, daß also jede Dilatation per se zur Hypertrophie führen muß, und es scheint mir, daß die Erfahrung dem nicht widerspricht.

Unser Ausgangspunkt war die Frage, ob und wie etwa Hypertrophien entstehen können, ohne daß die Belastung des Herzens erhöht wäre. Die allgemeine Betrachtung führt hier zu einer bejahenden Antwort. Auch die Klinik neigt immer wieder zu dieser Annahme, ohne nach der Lage der Dinge ein förmliches Beweismaterial aufbringen zu können. KREHL hat seiner dahin gehenden Meinung, gerade auch unter Hinweis auf die thermodynamische Seite der Sache, mehrfach Ausdruck gegeben. Es bleibt noch auf die experimentellen Herzhypertrophien hinzuweisen, welche nicht durch Veränderungen der Kreislaufdynamik, sondern mit Hilfe von chemischen Schädigungen hervorgerufen wurden. Gerade bei diesen käme der zuletzt hier beschriebene Entstehungsmechanismus der Hypertrophie in erster Linie in Betracht. Eine Untersuchung der Dynamik toxischer Hypertrophien hätte nach den H. STRAUBschen Methoden zu erfolgen und steht bisher noch aus.
Die Versuche, nicht durch mechanische, sondern durch chemische Eingriffe Herzvergrößerungen zu erzeugen, gehen von sehr verschiedenen Erwägungen und Fragestellungen aus. Zum Teil handelt es sich um Nebenbefunde, und ein Teil der Autoren hatte nur die Absicht, eine experimentelle Myokarditis hervorzurufen. Der Wert dieser Arbeiten für unsere Frage ist, kritisch betrachtet, leider nicht sehr groß. Allzu oft wurden gar keine oder methodisch nicht zureichende Wägungen vorgenommen. Andererseits empfindet man nicht selten den Mangel histologischer, in wieder anderen Fällen den hämodynamischer Nachrichten über die Versuchstiere schmerzlich. Diese Mängel empfindet man indes erst dann lebhaft, wenn man die Ergebnisse zu deuten sucht. Denn an der allgemeinen Tatsache, daß es gelingt, durch Injektion von gewissen Substanzen ein abnormes Sonderwachstum oder, vorsichtiger ausgedrückt, eine Massenzunahme des Herzens zu erzeugen, kann nach dem Vorliegenden nicht mehr gezweifelt werden. Stoffe, mit denen solche Versuche unternommen wurden, sind das Adrenalin, Hypophysen- und Schilddrüsenextrakte, Bakterientoxine, Alkohol, Nikotin, Digitalis, Blutgifte.
Am häufigsten wurde Adrenalin angewandt, und zuerst wie es scheint von JOSUÉ (1903), der wie die meisten späteren sein Hauptaugenmerk auf die Gefäßveränderungen legte, aber auch schon sah, daß das Herz seiner Versuchstiere vergrößert war. Weitere Versuche unternahmen dann, von meist anatomischen Interessen an der

Arterionekrose durch Adrenalin geleitet von Rzentkowski (1904), Scheidemandel (1905), Fischer (1905), Ziegler (1905), Erb (1905), Miesovicz (1909), und die meisten von ihnen beobachteten, daß die Herzen nach länger fortgesetzter intravenöser Zufuhr größer als normal erschienen. Wirklich brauchbare Wägungen hat dann Grober (1907b) angestellt: er teilt mit, daß die Gewichtszunahme bei seinen Kaninchen bis zu 90% betragen hat. Wolfer (1912) hat seine Befunde bestätigt. Auch auf diesem Gebiete zeigt sich zunächst das Herrschen der mechanischen Theorie. Manche schienen ohne weiteres die Blutdrucksteigerung als die Ursache der Hypertrophie annehmen zu wollen. Aber es wäre doch zu bedenken, wie sehr rasch diese nach der Injektion von Adrenalin verschwindet und sogar einer Senkung Platz macht und weiter, wie sehr die Arterionekrose den Gedanken an Schädigung auch des Herzmuskels nahelegt. In der Tat zeigen denn auch Fleisher und Loeb (1909), daß zwar auch der Faserdurchmesser bei der Adrenalinhypertrophie wesentlich größer wird, daß aber außerdem auch entzündliche, regressive und interstitielle Prozesse eine Rolle spielen. Dazu kommt ein Ödem, und man bewertet die Massenzunahme jetzt schon vorsichtiger. Allerdings waren diese Versuche insofern nicht rein, als das Adrenalin mit Spartein oder Koffein kombiniert wurde. Stewart (1912) nun bestreitet in einer genauen Untersuchung, daß diese Zusätze das Entstehen der Hypertrophie merklich begünstigen und ebenso eine analoge Angabe von Loeper und Boveri (1907), nach der dem Calciumzusatz dieselbe Wirkung zugeschrieben war, und er erklärt die Adrenalinhypertrophie ganz klar als eine degenerativ-entzündliche und nicht mechanische. Dafür spricht auch, daß zur Erzeugung so lange fortgesetzte Einspritzungen gar nicht notwendig sind. Hat man eine Vergiftung einmal wirklich erreicht, so genügt dies.

Ziemlich auffallende Herzvergrößerungen hat nun auch von Otto (1911) mit bis zu zehn Monate lang fortgesetzten Injektionen von Nikotin erreicht. Die Herzen wogen 10 bis 11,5 g statt 7 bis 7,5 g bei gleich schweren normalen Kaninchen. Worauf die Massenzunahme beruht, geht nicht ganz klar hervor, da nur von Schrumpfung und Atrophie der Fasern die Rede ist. Die interstitiellen Vorgänge dürften die Hauptrolle gespielt haben. Ebenso bedeutende Vergrößerungen gibt Aubertin (1907) an, der seine Kaninchen mit Absinthin behandelt hat. Er nimmt die normale

Proportion zwischen Herz und Körpergewicht wie 1:400 oder 500 an und findet sie bei den alkoholisierten Tieren wie 1:177. NOWICKI (1912) gibt an, er habe nach Injektionen, besonders des hinteren Hypophysenanteils, Hypertrophien ohne degenerative Veränderungen erhalten. Der Einfluß innerer Sekrete und Organextrakte ist bisher immer nur mit verhältnismäßig großen Dosen und im Sinne von Vergiftungsversuchen geprüft worden. Aber es wäre meines Erachtens auch wertvoll, in lang dauernden Fütterungs- und Exstirpationsversuchen den endokrinen Einfluß auf die Organ- und speziell Herzgröße zu studieren. Solche Untersuchungen liegen ja bisher kaum vor. Die Ergebnisse von GUDERNATSCH (1912, 1914, 1915), ROMEIS (1913-1921) u.a. sind vielleicht von großer Bedeutung für unsere Frage, und besonders aussichtsreich erscheinen hier Versuche mit Thymus. Dies um so mehr, als schon seit langem klinische Beobachter und Anatomen auf das Vorkommen abnorm großer Herzen bei Status thymolymphaticus und Lymphatismus und andererseits bei mit Thymuspersistenz verbundenem Kropf aufmerksam geworden sind (z.B. OBERNDORFER (1906, 1907), CZERNY [Riesenfeld]). Es ist wohl möglich, daß eine größere Anzahl der merkwürdigen Herzvergrößerungen bei Säuglingen hierher gehört, z.B. auch die bei Pertussis (BRICK 1913) beobachteten. Hier kombiniert sich ja jedenfalls mit der endokrinen Komponente die mechanische der Atemstörung, ganz wie dies bei dem Herzen der Strumösen und Basedowkranken der Fall ist. Hier hat STRÖBEL (1913) auf experimentellem Wege gezeigt, daß Katzen durch Trachealstenose eine Herzvergrößerung bekommen, die durch gleichzeitige Schilddrüsenzufuhr übrigens nicht stärker zu werden schien. Allerdings finde ich die Gewichtszunahmen doch recht unbedeutend. Wie sehr die mechanische Theorie der Herzhypertrophie vom medizinischen Denken Besitz ergriffen hat, beweist auch eine Arbeit von CARO (1910). Dieser Autor geht charakteristischerweise von der Überlegung aus, daß, da ja die Digitalis die Herzarbeit steigere, bei einer Zunahme der Herzarbeit durch chronische Digitalisierung auch eine Herzhypertrophie erwartet werden müsse. Eine zweifellos ganz dogmatische Art zu schließen. In der Tat wird auch die entzündliche Hypertrophie hier gar nicht mehr erwogen, und histologische Untersuchungen sind daher leider unterblieben. Wahrscheinlich hätten sie ähnliches ergeben wie die bisher angeführten Fälle. Schon vor CARO hatten sich HARE (HARE u. COPLIN 1897) und WYNN (1904) mit nicht

überzeugend positivem und CLOETTA (1908) mit einem entschieden negativen Ergebnis der gleichen Frage zugewandt. CARO dagegen findet relative Massenzunahmen durch chronische Digalenzufuhr, die außerhalb der Fehlergrenzen liegen dürften. Die Deutung auch dieses Befundes ist, auch abgesehen von dem Fehlen anatomischer Kontrolle, solange unsicher, als nicht auf irgendeine Weise wenigstens wahrscheinlich gemacht werden kann, daß diese Herzen auch wirklich eine größere Arbeit geleistet haben. Die Prämisse ist doch ganz unbewiesen und kann nicht einfach aus gewissen pharmakologischen Experimenten, die unter gänzlich anderen Bedingungen stattfanden, übertragen werden.
Für alle diese und verwandte Untersuchungen von GILBERT und LION (1904) mit Bakterientoxinen sowie von ÉTIENNE und DURET (1912) mit »Urohypotensin« scheint sich mir die Entscheidung dahin zu neigen, daß sie in das Gebiet der entzündlichen Hypertrophie oder Hyperplasie gehören. Es ist aber nun doch sehr zu überlegen, was damit eigentlich gesagt ist. So sehr oft hat man bei den mechanisch erklärbaren Hypertrophien die Frage gestellt: können die auch dort mehr oder weniger ausgesprochenen entzündlichen, schwieligen, regressiven Veränderungen die schließlich doch eintretende Herzinsuffizienz erklären oder nicht? Ebensosehr oder vielleicht ebensowenig berechtigt wäre es, jetzt bei den toxisch entzündlichen Hypertrophien umgekehrt zu fragen: beweisen denn diese histologischen Befunde irgend etwas für oder gegen eine verminderte oder sogar erhöhte Leistungsfähigkeit? Man sollte wohl hier nicht in die Fehler jener älteren Diskussionen zurückfallen. Man kann eben doch wirklich im Mikroskop nicht sehen, was eine Muskelfaser leistet und was sie nicht leistet. Man kann das aber ebensowenig aus einer chemischen Analyse des zermahlenen und zerstampften Muskels erfahren. Man hat bald gesagt, die regressiven Veränderungen seien die Ursache, dann aber auch wieder vermutet, sie seien erst die Folge einer Insuffizienz des Organs. Mir scheint das eine ebensowenig beweisbar, oder jedenfalls bis jetzt bewiesen, wie das andere. Sind die bindegewebigen Neubildungen ein die Herzarbeit hemmendes oder nicht vielmehr, wie andere gedacht haben, ein die Substanz stützendes, die Muskelfasern entlastendes und vor übermäßiger Dehnung schützendes Moment? Wir wissen das nicht, und beides ist möglich, ja beides kann zugleich der Fall sein. Durch Betrachtung im Mikroskop kann man es aber nicht entscheiden wollen. Auf der anderen Seite

bin ich überzeugt, daß neue Untersuchungen, in denen genaue Organwägungen, histologische Untersuchung und eine einwandfreie Analyse der dynamischen Eigenschaften der Herzen nach den von Straub (1914, 1917a) für die Warmblüter ausgebildeten Methoden sich verbinden müßten, auch zu klaren Antworten auf die Fragen führen müssen, die hier gestellt wurden. Gerade der Vergleich der Dehnungskurven (O. Frank 1898, 1899) an experimentell hypertrophischen Herzen mit denen normaler Herzen wird auch über die Frage der Reservekraft schließlich entscheiden, denn die bisher geübten Methoden können heute nicht mehr als zureichend anerkannt werden.

Insofern muß also gesagt werden, daß die alternative Frage: mechanische oder entzündliche Hypertrophie, überhaupt verfehlt ist, denn hier wird ein funktioneller Begriff mit einem anatomischen verglichen. Wenn aber die große Literatur über diesen Gegenstand einen Schluß zuläßt, so ist es der, daß man aus den histologischen Befunden quantitative Schlüsse auf die Leistung und aus der Leistung Schlüsse auf die Struktur kaum ziehen kann. Die Frage, die jetzt zur Diskussion steht, ist vielmehr die: welche Hypertrophien sind im Anschluß an eine Mehrbelastung entstanden und welche nicht? Welche verleihen dem Herzen eine erhöhte Arbeitsfähigkeit und welche nicht? Welches ist die Reservekraft solcher Herzen, und welches sind ihre elastischen Eigenschaften? Welches sind denn überhaupt ihre dynamischen Bedingungen zu der Zeit, da sie sich ausbildeten? Weiß man nun dies, dann wird man auch wieder anfangen können, Schlüsse zu ziehen, welche Bedeutung der gefundene strukturelle Aufbau solcher Herzen für die Funktion haben dürfte – nicht eher. Eine mikroskopisch völlig intakt aussehende Faser kann offenbar schon völlig insuffizient, eine mit Fett infiltrierte noch ziemlich leistungsfähig gewesen sein, und es ist zur Zeit oft nicht zu sagen, ob gewisse entzündlich-bindegewebige Bildungen eine die Herzleistung begünstigende oder hemmende Bedeutung haben.

Jede Abhandlung über die Entstehungsweise der Herzhypertrophie läuft darauf hinaus, auf eine mehr oder weniger interessante Weise zu sagen, daß wir *im Grunde* nichts darüber wissen. Das Wachstum und die Teilung der Zelle sind biologische Wunder. Struktur und Funktion stehen hier in Beziehungen zueinander, für welche das System der mechanischen Naturwissenschaften sich als unzulänglich erweist, denn seine Sprache enthält keine Worte für das, was wir meinen, wenn wir von Wachstum und Teilung bei Zellen sprechen. Obwohl diese Vorgänge mechanisch bis zu einem gewissen Grade auflösbar sind, so sind sie als *Ganzes* doch nie ableitbar. Die Analyse löst auf, zerlegt, aber das Ganze des Vorganges bleibt dabei erst recht ein Rätsel. Aber: organisches Leben einmal *vorausgesetzt*, stehen doch am Anfang seiner *Entfaltung* vielfach ganz klar zu bezeichnende Anlässe oder Reize. Solche Anlässe sind etwa das Eindringen des Spermatozoons ins Ei oder die Einwirkung gewisser chemisch-physikalischer Veränderungen der Umgebung wie bei der künstlichen Parthenogenese oder der Zutritt kleinster Lichtmengen zu den Samen mancher Pflanzen.

Solche von außen kommende Einwirkungen können mit Recht als Wachstumsreize bezeichnet werden, und unsere Aufgabe beim Herzmuskel besteht ohne Zweifel darin, auch hier einen solchen Wachstumsreiz aufzufinden. Wie das Beispiel der künstlichen Parthenogenese schon zeigt, können verschiedene Reize den gleichen Reizerfolg haben, und es ist dies bei der Muskelzelle wohl dasselbe. – Aber auch die Art des Reizerfolges steht hier nicht vollkommen fest. Bedeutende technische Schwierigkeiten verhindern eine ganz sichere Entscheidung, wieweit es sich um Zellteilung und wieweit um Zellwachstum allein handelt. Das zweite scheint bei weitem die Hauptrolle zu spielen. Es wäre weiterer Forschung vorbehalten, ob sich nicht auch die Ursachen dieser beiden so grundverschiedenen Vorgänge trennen lassen. Ganz besonders ermutigt hierzu die bedeutende Entdeckung von GUDERNATSCH (1912, 1914, 1915), der durch Behandlung von Kaulquappen mit Thymus- und Schilddrüsenextrakt zeigte, daß man Organ- und Zell*differenzierung* und *Wachstum* sehr wohl voneinander trennen und getrennt beeinflussen kann.

Fragt man nun nach einem Wachstumsreiz beim Herzmuskel, so kann meines Erachtens ganz klar eine *Vermehrung der Belastung und mithin auch der Dehnung der tätigen Muskelfaser* als solcher bezeichnet werden. Diese Formulierung ist absichtlich nach zwei Richtungen unbestimmt. Einmal sagt sie nichts darüber aus, wie groß diese Vermehrung sein müsse: die Reizschwelle ist uns unbekannt. Sie läßt auch offen, wie groß die Tätigkeit des Muskels dabei von Hause aus ist, ob bei jener Definition also von einem normalen oder einem geschwächten Muskel ausgegangen werden kann. Zweitens enthält sie nichts darüber, wie lange Zeit eine solche Mehrbelastung anhalten muß, damit der Reiz wirksam werde.

Denn die Vorgänge sind sehr träge, und es läßt sich nicht feststellen, ob der Reizerfolg etwa eine gewisse Latenz besitzt. Bis eine Hypertrophie *nachweisbar* wird, vergehen etwa 2½ bis 3 Wochen, aber dies beweist nichts gegen einen viel früheren Beginn der Wachstumsvorgänge. In diesen Lücken der Definition liegen zugleich Fragestellungen für künftige Forschung. Heute wissen wir nur so viel, daß einmalige oder auch wiederholte, aber rasch vorübergehende Mehrbelastung noch nicht zur Hypertrophie zu führen pflegt, wohl aber die dauernde Änderung der Herzdynamik, wie sie ein Vitium oder eine Hypertonie mit sich bringt. Von welcher Grenze an nicht dauernde, aber doch gehäufte Mehrbeanspruchung zum Wachstum führt, das eben ist nicht recht faßbar.
Unser Satz setzt aber *nicht* voraus, daß auch eine durch bloße Frequenzsteigerung erzielte Mehrleistung des Herzens von Hypertrophie begleitet sei. Im Gegenteil würde hier ja gerade der als Mehrbelastung und -dehnung definierte Wachstumsreiz fehlen. Und alle unsere Überlegungen haben ja dahin geführt, eine Beziehung zwischen Arbeit in der Zeiteinheit und Herzmasse *nur* insoweit anzunehmen, als dabei auch die Arbeit der einzelnen Kontraktionen variiert. Man braucht eine Dampfmaschine nicht größer zu bauen, solange man die Mehrforderung durch vermehrte Tourenzahl decken kann. Erst, wenn die zu überwindende Kraft das Maß übersteigt, muß auch der Querschnitt des Kolbens erhöht, die Dimension der ganzen Maschine vergrößert werden.
Vergleicht man unsere Definition des Wachstumsreizes mit der Regel, die Blix (1901) für die Wärmebildung im Muskel zuerst aufgestellt hat und die bisher überall bestätigt wurde, so findet man eine gewisse formale Übereinstimmung. Es ist dieselbe Größe: Belastung und durch sie bewirkte Dehnung, die hier zur Zunahme der Masse und dort zur Zunahme der Wärmebildung bzw. Gesamtenergieänderung führt. Man kann heute nicht sagen, ob diese Übereinstimmung eine tiefere Bedeutung hat oder überhaupt bloß eine zufällige ist. Auf keinen Fall ist es sinngemäß, die Energieänderung und die ihr zugrunde liegenden Zellvorgänge *selbst* als *Reiz* zum Wachstum zu bezeichnen. Denn innere Zellvorgänge sind keine Reize. Den Wachstumsvorgang selbst in einem bloßen Reaktionsmechanismus auf äußere Reize auflösen und die in der Zelle selbst gelegenen Vorgänge als unwesentlich hinstellen zu wollen, ist ja auf alle Fälle ein unglückliches Unternehmen. Auf diese inneren Bedingungen weist ganz besonders die größere Fähigkeit zur Hy-

pertrophie bei wachsendem Organismus hin, die wir im Experiment und am Krankenbett in gleicher Weise sehen.[4]

In dieser Auffassung und Formulierung begegnet sich die vorstehende Darstellung nun auf eine gewisse Wegeslänge mit der von Horvath (1897), dem sich Asch (1906) anschloß, und mit der von Hasebroek (1917). Diese Autoren glauben sich im Widerspruch mit der »herrschenden« Lehre von der Arbeitshypertrophie zu befinden, und besonders Horvath formuliert diesen Gegensatz dahin, daß nicht die Mehrarbeit, sondern die Mehrdehnung, unter der der Muskel während seiner Erregung stehe, das für sein Wachstum Entscheidende sei, und er bezeichnet dies als »Ficksches Moment«. Soweit es sich nun hier darum handelt, den Reiz zum Wachstum zu definieren, ist Horvath, wie sich aus dem vorhergehenden ergibt, unbedingt beizustimmen. Aber ebenso unverständlich ist doch die Konstruktion eines schroffen Gegensatzes zum Begriffe der Arbeitshypertrophic. Denn das eben ist doch der Inhalt auch der Fickschen (1882) und überhaupt der muskelphysiologischen Erfahrungen, daß eben mit größerer Dehnung des Muskels vor und während seiner Kontraktion auch die Energieänderung wächst, sei sie mechanischer oder thermischer Natur, sei sie als Arbeit oder als Wärme definiert. Die Entstehung der Hypertrophie wird ganz gewiß korrekterweise nach dem heutigen Wissensstande auf den in der Dehnung gegebenen Reiz zurückgeführt, aber die vermehrte Energieänderung ist ja zwangsläufig mit dieser verbunden, und so sind diese beiden Dinge nicht nur miteinander vereinbar, sondern sogar notwendig verknüpft. Wenn Hasebroek die ablehnende Beurteilung der Horvathschen Monographie beklagt, so muß bemerkt werden, daß an dieser Zurückhaltung die trotz eines richtig empfundenen Grundgedankens überaus unwissenschaftliche und selbst feuilletonistische Beweisführung des Horvathschen Buches schuld war. Das was an seiner Darstellung richtig war, konnte nicht für die vielen Irrtümer entschädigen und nicht das Fehlen einer physiologischen Bildung ersetzen. Hasebroek weist nun mit Recht darauf hin, daß es einen Unterschied macht, ob man das hypertrophische Wachstum auf die Dehnung als solche oder darauf, daß der Kontraktionsreiz den Muskel im

4 Andererseits hindert ein schlechter Ernährungszustand, wie schon Tangl (1889) angab, das Entstehen einer Hypertrophie nicht. Nur soll dann nach Eppinger und Knafel (1909) die Reservekraft geringer sein (exper. Aorteninsuffizienzen).

Zustande größerer Dehnung bzw. Länge trifft, zurückführt. Aber wir können nicht zugeben, daß wir zwischen diesen beiden Möglichkeiten nach dem, was bis heute bekannt ist, schon entscheiden können. Denn die Tatsache, daß ein untätig gedehnter Muskel auf die Dauer atrophisch wird, beweist noch nicht, daß er im Falle der Arbeitshypertrophie nur durch das Zusammenfallen des Kontraktionsimpulses mit einer übernormalen Dehnung hypertrophisch wird. Theoretisch und prinzipiell ist es, wenngleich nicht entscheidbar, doch gar nicht gleichgültig, ob der tätige Zustand selbst eine Wachstumsbedingung darstellt (wofür ja manches zu sprechen scheint). Praktisch aber ist es eine muskelphysiologische Notwendigkeit, daß der stärker belastete und der stärker überlastete Muskel eine größere Energiemenge produziert.

Hasebroek hat in einer umfangreichen Arbeit gezeigt, wie sich die Anwendung des (von ihm nun als Fick-Horvathsches Moment bezeichneten) Prinzips auf verschiedene Arten der Herzvergrößerung gestaltet. Er zeigt bei den Klappenfehlern, den Massenverhältnissen der normalen Herzen, den schweren Herzen der Vögel, bei der idiopathischen und der bei Körperarbeit eintretenden Hypertrophie und beim Nephritikerherzen, wie man stets das Wachstum da eintreten sieht, wo durch einen vermehrten Zufluß zuerst eine vermehrte Füllung und Dehnung der betreffenden Herzabschnitte eintritt. Wir können hierfür auf seine ausführlichen Darlegungen verweisen. Allerdings kann ich mich dem Gang seiner Beweisführung im einzelnen nicht immer anschließen. Hasebroek hat das Bestreben, auf eine aktive Tätigkeit der Gefäße aus seinen Überlegungen zu schließen. Aber da diese Frage nicht streng zu unserem Thema gehört, so kann auf ihre Besprechung im einzelnen hier verzichtet werden (vgl. S. 138).

Etwas Richtiges lag wohl ungewollt in Horvaths Kampf gegen den Ausdruck Arbeitshypertrophie auch noch in folgendem Sinne. Unter allen Umständen bleibt es richtiger, sich bei den Energieänderungen des Herzens nicht nach der als äußere Arbeit erscheinenden, sondern nach der als Wärme + Arbeit gelieferten Gesamtenergie zu richten. Denn wie viel von dieser letzteren als mechanische Arbeit erscheint, das hängt von ganz verschiedenen und für unser Problem zufälligen Umständen ab. Zweitens aber ist es, wie z. B. auch Lange (1917) auseinandersetzt, in dem Produkte Kraft × Weg der Faktor Kraft allein, der mit der Hypertrophie Hand in Hand zunimmt, und es erscheint danach ganz richtig, wenn HASEBROEK von systolischen und diastolischen Spannungsmomenten bei der Entstehung der Hypertrophien spricht. Beim parallelfasrigen Skelettmuskel wäre es in der Tat richtiger, statt von Arbeitshypertrophie von Spannungshypertrophie zu sprechen. Indes ist hier wieder der besonderen Verhältnisse bei einem Hohlorgan zu gedenken. Nochmals muß hier daran erinnert werden, daß bei einem solchen der Innendruck kein Maß der tangentialen Faserspannung darstellt, sondern daß diese bei gleichbleibendem Innendruck mit dem Radius des Organs zunimmt. Daraus folgt nämlich z. B., daß die sogenannte isotonische Herzkontraktion für die einzelnen Fasern in Wirklichkeit einer Entlastungszuckung gleichkommt. Ferner folgt daraus, daß beim Herzen nicht allein jeder Druckzuwachs als solcher eine vermehrte Spannung, sondern außerdem jede Erweiterung der Höhle *als solche* auch noch eine Spannungsvermehrung bedeutet (vgl. die Formel S. 118). Auch wurde früher dargelegt, daß Insuffizienzen des Herzens nicht nur aus einer Verminderung der Herzkraft, sondern auch aus einer Inadäquatheit von Herzform und Arbeitsform sich ergeben können, und daß aus solchen Insuffizienzen die Bedingungen einer Herzhypertrophie hervorgehen können. Unter allen Umständen also erweist sich Name und Begriff der Arbeitshypertrophie als zu eng gefaßt und wäre stets durch den unbestimmteren Ausdruck *mechanische Hypertrophie* zu ersetzen, um so mehr, als damit auch die Erinnerung an die hier wiederholt bekämpfte Gleichsetzung von Arbeit oder Funktion mit Wachstumsreiz wegfällt. Der Ausdruck Arbeitshypertrophie aber bleibt dann zweckmäßigerweise den Fällen vorbehalten, in denen vermehrte Körperarbeit zu einem relativen Überschießen des Herzwachstums führt, wie etwa in den Versuchen von KÜLBS.

Die durch HORVATHS Arbeit angeregten Streitfragen dürften damit auf ihr richtiges Maß zurückgeführt und größtenteils erledigt sein. Auf die tiefere Frage, wie denn nun eigentlich das Wachstum selbst zustande komme, bleiben wir die Antwort natürlich ebenso schuldig, wie alle Wachstumsphysiologie überhaupt. Der Gedanke drängt sich aber doch immer wieder auf, daß wir im Wachstum der mechanischen Hypertrophie grundsätzlich dasselbe vor uns haben wie im physiologischen Wachstum überhaupt, und daß die Hypertrophie nur eine Anwendung einer allgemeingesetzlichen Parallelität zwischen Organmasse und Funktionsgröße ist. Nur darf, wie mir scheint, diese Beziehung zwischen Struktur und Funktion nicht unter dem Bilde der Reizphysiologie begriffen werden. Für dieses Verhältnis hat, dies scheint mir gewiß, die Biologie eine angemessene Betrachtungsform bis jetzt überhaupt noch nicht gefunden, und hier der wissenschaftlichen Entwicklung vorgreifen zu wollen, ist kein nützliches Unternehmen. Auch wenn wir annehmen, daß die Herzhypertrophie nur ein gleichsam fortgesetztes normales Wachstum unter besonderen Bedingungen ist, so ist als besonderer Umstand doch der zu betrachten, daß dieses Wachstum offenbar nicht in infinitum fortsetzbar, sondern durch unbekannte *andere* Kräfte wiederum begrenzt ist: schon bald nach der Geburt scheint ja die Fähigkeit zur Zellvermehrung fast, wenn nicht ganz, zu erlöschen, und auch die Zellvergrößerung dürfte ihre Grenzen haben. Da sich bei reinem Zellwachstum die Proportion zwischen Masse und austauschender Oberfläche immer ungünstiger gestaltet, ist bei ihm die Begrenzung und auch der schließliche Nachlaß der Funktion weniger unverständlich als das Aufhören des Teilungsvermögens, für das wir bis jetzt wohl gar keine Erklärung besitzen.

Für die Beziehung der Herzmasse zu der Masse der anderen Organe und des Gesamtkörpers ergibt sich aus unserer Darstellung wohl ein Bild, wonach diese Korrelation so mannigfaltig und so variabel ist, daß feste Regeln hier zu suchen nicht allein vergeblich wäre, sondern auch ein mangelhaftes Verstehen des ganzen Problems bewiese. Es kann sich nur darum handeln, im Einzelfalle die entscheidenden Faktoren aufzudecken. Aber eine allgemeine Definition, wie groß ein normales Herz sei und wann es pathologisch vergrößert genannt werden müsse, wird nie gegeben werden können. Daher hat es auch keinen Sinn, etwa zu sagen, es sei richtiger, das Herz auf das Hirngewicht (GERHARTZ 1910) oder auf das Nierengewicht (GRAWITZ und ISRAEL 1879) oder auf die Skelettmuskulatur (HIRSCH 1899, 1900) oder endlich mit W. MÜLLER (1883) auf das Körpergewicht zu beziehen. Jede dieser Methoden ist richtig, wenn sie der Fragestellung und den Versuchsbedingungen angemessen ist, aber jede wird sich auch erinnern müssen, daß in ihr eine künstliche Vereinfachung des so außerordentlich komplexen Zusammenhanges der Organfunktionen liegt. Eine solch runde Definition der Hypertrophie ist weder möglich noch nötig, noch kann sie jemals richtig sein.

Hinsichtlich der Entstehungsbedingungen der Herzhypertrophie ergibt unsere Prüfung des experimentellen Stoffes ganz klar, daß

Massenzunahmen des Herzens sowohl durch mechanische wie durch chemische Reize hervorgerufen werden können. Einer einseitigen Theorie der menschlichen Herzhypertrophie ist damit der experimentelle Boden entzogen. Auch beim Menschen dürften beide Entstehungsarten vorkommen. Eine Anzahl der auf experimentell-toxischem Wege erzeugten Herzvergrößerungen ist mechanisch nach meiner Überzeugung nicht zu erklären, aber den mechanisch erzeugten in anatomischer Beziehung auch nicht gleichzusetzen. Soweit also befinden wir uns auf dem Boden der Tatsachen, und soweit müssen wir einer dualistischen Auffassung Raum geben. Rein hypothetisch konnte aber doch gezeigt werden, daß sich eine Theorie finden läßt, die alle eigentlichen *Faser*hypertrophien schließlich doch unter einem Gesichtspunkt zu verstehen erlaubt. Dieser Gesichtspunkt wäre der, daß auch ein toxisch geschädigtes und dadurch geschwächtes Herz durch Schwäche und daran sich anschließende Dilatation unter ähnliche mechanische Bedingungen geriete, wie ein klappeninsuffizientes Herz. Auch hier wäre dann der eigentliche Wachstumsreiz für die Muskelfasern und vielleicht auch z. T. das interstitielle Gewebe letzten Endes der mechanische. Es ergäbe sich dabei, daß nicht nur das über die Norm belastete, sondern auch das infolge seiner Schwäche schon durch normale Belastung überbelastete Herz hypertrophiert. Diese Vorstellung, die man übrigens unter Umständen auch in verschiedener Beziehung etwas modifizieren könnte, ist aber wie gesagt lediglich eine Hypothese, die eine einheitliche Auffassung der Herzhypertrophien ermöglicht.

Unbestreitbar ist es, daß auf dem Gebiete der Herzhypertrophie die experimentelle Forschung und das physikalisch-physiologische Nachdenken in dem, was Klinik und Anatomie an Erklärungen und Deutungen dargeboten hatten, eine entscheidende Klärung und Sonderung des Richtigen vom Falschen herbeigeführt haben.

# Stoffwechsel und Wärmebildung des Herzens

## Einleitung

Die Herzarbeit als solche wird in anderen Abschnitten dieses Bandes behandelt. Hier werden besonders die Fragen erörtert, welche sich an die Gesamtenergieänderung des Herzens knüpfen, sei es, daß sie die Messung des Stoffwechsels, sei es, daß sie die der Wärmebildung zum Gegenstande haben. Solche Untersuchungen aber, bei denen dabei auf die mechanische Tätigkeit nicht in einigermaßen einwandfreier quantitativ messender Weise geachtet wurde, müssen auch dann kritisch betrachtet werden, wenn sie nicht zum Zwecke, energetische Fragen zu beantworten, angestellt sind. Denn fast immer wird das Herz schlagend untersucht. Nun ist es freilich eine theoretische und immerhin noch diskutierbare Anschauung, daß der Schrittmacher der chemischen Energieänderungen ein physikalischer und mit der Kontraktion verbundener Vorgang sei. Aber auch davon abgesehen ist schon die Zahl der Erregungen von fundamentaler Bedeutung für die Größe des Stoffwechsels, und ferner sind Frequenz und mechanische Bedingungen von bisher unbestrittenem Einfluß auf den chemischen Umsatz, so daß Angaben über die Wirkung von Hormonen, chemischen Substanzen, Zusammensetzung der Nährlösung usf. auf den Stoffwechsel unverständlich bleiben, wo wir nicht genau erfahren, wie die mechanische Leistung einer Versuchsperiode war. Die energetische Fragestellung darf also hier nicht nur um ihrer selbst willen im Vordergrund stehen; ihre Klärung ist auch eine methodische Voraussetzung anderer, mehr qualitativer, biochemischer Probleme. Die Energetik bedeutet ja in der Tat eine Einengung der Betrachtungsform nach zwei Richtungen. Was wir am biologischen Objekt feststellen können, sind »technische« Nutzeffekte, nicht Wirkungsgrade im Sinne der Thermodynamik. Wir kennen die Natur der arbeitliefernden Vorgänge noch nicht und können die »maximale Arbeit« (Helmholtz 1882) daher nicht berechnen. Andererseits, und dies gilt für die energetische Physik überhaupt, erfahren wir aus den Hauptsätzen der Wärmelehre nichts über die Geschwindigkeit der Vorgänge; der biologisch so wichtige Zeitfaktor bleibt außer Betracht. In dieser Hinsicht darf auch daran erinnert werden, daß am ausgeschnittenen Herzen uns die biologisch und pathologisch so bedeutsamen *langsamen* Vorgänge des Wachstums, der Hypertrophie, der Atrophie, der Formänderung unzugänglich bleiben. Aber schon der Ausdruck »Arbeitshypertrophie« zeigt, daß wir diese Vorgänge in nächste Beziehung setzen zu denen, welche am isolierten Organ allein faßbar, meßbar sind. So findet die Herzphysiologie sich in dem Falle, das, was am isolierten Organ untersuchbar ist, am unversehrten Organismus nicht nachprüfen zu können, und umgekehrt das im Leben so wichtige biologische und pathologische Geschehen zu großen Teilen am ausgeschnittenen Organ nicht fassen zu können. Was SHERRINGTON (1906) vom Reflex sagte, daß er nämlich eine pure Abstraktion sei (freilich eine unvermeidliche), dies gilt auch von der Experimentalphysiologie des isolierten Herzens. – Freilich ist es nicht ganz unwahrscheinlich, daß das Herz künftig für die allgemeine Theorie der Muskelkontraktion eine erhöhte, ja entscheidende Bedeutung gewinnen wird, wenn nämlich an ihm die thermische, chemische und dynamische Untersuchung gleichmäßig durchgeführt und vereinigt gelingen sollte. Denn die Durchblutungs- und Arbeitsbedingungen sind an ihm außerordentlich viel besser und lebensähnlicher zu gestalten als am ausgeschnittenen Skelettmuskel, dessen Verhalten in den letzten Jahren im Mittelpunkte der theoretischen Erörterung stand.

*Terminologische Bemerkung.* O. FRANK (1901) hat die von FICK (1882) für den Skelettmuskel geprägten Ausdrücke der *isometrischen* und *isotonischen* Kontraktion auf das Herz übertragen und definiert die isometrische Herzkontraktion als die bei gleichbleibendem Volumen, die isotonische als die bei gleichbleibendem Druck ablaufende. Da aber bei sogenannter isotonischer Kontraktion die Spannung im Herzmuskelelement nicht gleichbleibt, sondern sich in unkontrollierbarer Weise ändert, so hat WEIZSÄCKER (1911a) die Herzkontraktionen mit gleichbleibendem Druck als *isobarische* und die mit gleichbleibendem Volumen als *isochorische* bezeichnet. Denn für thermodynamische Betrachtungen und Vergleiche zwischen dem Hohlorgan und dem parallelfasrigen Skelettmuskel sind diese Verhältnisse wesentlich. Für eine tangentiale Wandfaser gilt bei einem kugelförmig gedachten Hohlorgan (Radius = $r$) zwischen Faserspannung $(s)$ und Innendruck $(p)$ die Beziehung:

$$s = p \cdot \frac{r}{2}$$

Man kann ja die unnötige Vermehrung der Termini niemals begrüßen. Wo aber wie hier ein präziser sachlicher Verhalt die Unterscheidung fordert, möchte ich nach vorübergehendem Schwanken zu dem Wortgebrauch der Isobarie und Isochorie zurückkehren, nachdem BOHNENKAMP (1926) ihn aus denselben Gründen mit Recht wieder aufgenommen hat. – Es ist übrigens auch praktisch unzutreffend, Herzkontraktionen bei völlig verhinderter Entleerung als isometrische zu bezeichnen. Das Herz führt dabei eine peristaltische Bewegung aus, bei der die Herzform, folglich auch die Faserlänge, sich, wenn auch nur wenig, verändern wird.

# I. Der Stoffwechsel des Herzens

## *1. Stoffwechsel und mechanische Leistung*

Daß ganz im allgemeinen eine wie auch immer bedingte Abschwächung oder Steigerung der mechanischen Äußerung des Herzens auch im Gaswechsel entsprechend zum Ausdruck kommen kann, läßt sich ja vermuten, und es geht dies z. B. ohne weiteres schon aus den Versuchen mit chemischer Beeinflussung von BARCROFT und DIXON (1906) hervor (s. u.). Aber angesichts der am Herzen gefundenen und bei ihm vollkommen sichergestellten Alles-oder-Nichts-Regel, wonach jeder überhaupt wirksame Reiz auch schon die maximale Kontraktion hervorruft, ist es a priori ganz ungewiß, ob die Veränderung äußerer mechanischer Bedingungen allein imstande ist, eine Veränderung des Stoffwechsels zu bewirken. Versuche von WEIZSÄCKER (1911 a), aus der Ermüdungsgeschwindigkeit eines mit einer abgeschlossenen Flüssigkeitsmenge schlagenden Froschherzens Schlüsse zu ziehen, hatten das Ergebnis, daß bei isobarischer und isochorischer Tätigkeitsform, aber auch bei auxobarischer mit verschiedenem Anfangsdruck merkliche Verschiedenheiten im Abfall der Kontraktionshöhen überhaupt nicht erkennbar waren.

Als erste haben BARCROFT und DIXON (1906) versucht, den Gaswechsel des Herzens des Hundes durch Veränderung seiner mechanischen Tätigkeitsbedingung zu beeinflussen. An einem sehr erschöpften Herzen fanden sie den $O_2$-Verbrauch bei isometrischer und isotonischer Tätigkeit nicht merklich verschieden. Bei wesentlich vervollkommneter Methode ist dann ROHDE (1911, 1912) zu dem sicheren Ergebnis gekommen, daß dies am Katzenherzen sehr wohl gelingt. Sowohl bei isochorischer (»isometrischer«) wie bei isobarischer (»isotonischer«) Kontraktionsform zeigte sich bei Steigerung des Anfangsdruckes eine Steigerung des Sauerstoffverbrauches bei ziemlich konstanter Frequenz. Trotz beträchtlicher Erhöhung des Druckes und der Arbeitsleistung waren aber die Sauerstoffzahlen in nicht entfernt proportionalem Maße erhöht; bei isobarischer Arbeitsweise fand ROHDE z. B. in 3 Perioden von je 20 Minuten:

| Anfangsdruck ccm Wasser | $O_2$-Verbrauch in 10 Min. | Arbeitsleistung pro Puls gcm |
|---|---|---|
| 93 | 7,45 | 2,70 |
| 23 | 6,83 | 0,64 |
| 93 | 7,75 | 2,60 |

Tatsächlich hat ROHDE selbst auch Abweichungen von ihm gefunden, nämlich dann, wenn er den Anfangsdruck übermäßig hoch machte, so daß für den Pulsdruck nicht mehr optimale und offenbar auch schädigende Bedingungen vorlagen. Dies ist begreiflich. In jedem Falle war klar, daß von einer Proportionalität zwischen Arbeit und Gaswechsel keine Rede sein kann und daß die Gaswechselwerte bei starker Variation der mechanischen Bedingungen auffallend wenig veränderlich waren. ROHDE, der ursprünglich (1910) einen relativ sehr hohen »Grundumsatz« des Herzens annahm (50% des Gesamtumsatzes), glaubte später (ROHDE u. OGAWA 1912), daß die bei der Kontraktion über den Anfangsdruck hinaus aufgebrachte *Druck*zunahme der Faktor sei, welcher mit der Gesamtenergieänderung parallel geht. Freilich wären größere Variationsbreiten der zu vergleichenden Zahlenwerte wünschenswert, um eine solche Folgerung als festen und bewiesenen Erfahrungssatz anzunehmen. Daß aber diese »Druckleistung« des Herzens die Größe sei, welcher sein Sauerstoffverbrauch proportional gehe, dieser Satz hat sich darum auch bei ihm Eingang verschafft, weil durch A.V. HILL kurz vorher (1911) und auch seitdem (1916) ein analoger für die *Spannungs*leistung des Skelettmuskels aufgestellt ist, nämlich ihre Proportionalität mit der initialen Zuckungswärme.

Am Froschherzen haben die Versuche von WEIZSÄCKER (1911 b) bei auxobarischer Kontraktion nun in gleicher Weise ergeben, daß der $O_2$-Verbrauch mit steigender Belastung zunimmt, z. B.:

| Druck mm Hg | $O_2$-Verbrauch ccm | Arbeit gcm |
|---|---|---|
| 12,6 | 0,278 | 9100 |
| 5,6 | 0,185 | 790 |
| 31,0 | 0,332 | 11600 |

Hier also wurden größere Differenzen des Gaswechsels gefunden als beim Warmblüter (bis zu Verdoppelung). Zur Erklärung des

Unterschiedes muß man bedenken, daß am Warmblüterherzen die mechanische Leistung des linken Ventrikels mit dem Gaswechsel des ganzen Herzens verglichen werden muß. Der $O_2$-Wert erscheint hier also verhältnismäßig zu groß und gewissermaßen durch die Tara des rechten Ventrikels und der Vorhöfe überdeckt. Die mechanische, durch einen in den linken Ventrikel vom Vorhof her eingeführten Gummiballon übertragene Leistung wird bei diesem Verfahren wohl immer zu klein gemessen. So wird auch vielleicht verständlich, daß die von ROHDE (1912) berechneten Nutzeffekte nur bis 22%, die von WEIZSÄCKER gefundenen bis 36% gingen. Indes sind diese Zahlen durchweg mit Vorbehalten aufzunehmen.

Aber auch in den Versuchen von WEIZSÄCKER ist der Unterschied im $O_2$-Verbrauch viel geringer, zuweilen fast unmerklich, wenn relativ hohe Belastungen (10-40 mm Hg) am Froschherzen miteinander verglichen wurden. So ergibt sich das Bild, daß bei steigender Herzarbeit zunächst der Gaswechsel relativ rasch mitansteigt, daß er aber dann bei noch weiter ansteigender Arbeit sich auf eine nahezu konstante Höhe einstellt. Diese allgemeine Feststellung ist ganz ebenso den späteren Versuchen von BODENHEIMER (1917) und LÜSCHER (1920 a, b) zu entnehmen, deren Methoden verschieden sind. LÜSCHERS Methode verdient dabei den Vorzug. Er fand bei Überlastungszuckungen (1920 b), daß bei niedrigen Anfangsdrucken die $O_2$-Zahlen mit der Überlastung zunehmen (bis um 50%), während bei hohen dieser Einfluß nicht mehr nachweisbar ist. Auch fand er den Verbrauch isobarischer Kontraktionen etwas niedriger als den isochorischer. Nach ihm streben die Verbrauche der isobarischen, der isochorischen und der Überlastungszuckung bei wachsender Leistung demselben Maximum zu, welches daher als oberer Grenzwert des $O_2$-Verbrauches anzusehen wäre. Eine schließliche Abnahme bei übermäßiger Belastung ist beobachtet, aber nicht ganz sichergestellt und nicht sicher als normaler Vorgang deutbar (vgl. EVANS u. HILL 1914). – Auch LÜSCHER findet, daß von einer Proportionalität der Herzarbeit mit dem $O_2$-Verbrauch keine Rede sein kann. Die Arbeit steigt auch bei ihm mit zunehmender Belastung viel rascher als der $O_2$-Verbrauch und steigt noch weiter, wenn der $O_2$-Verbrauch nicht mehr weitersteigt. Daß die Höhe des $O_2$-Verbrauchs pro Kontraktion kein Fixum ist, geht aus allen diesen Versuchen übereinstimmend hervor: mechanische Belastungsänderung ändert innerhalb bestimmter Grenzen gleichsinnig mit der Herzleistung auch den $O_2$-Verbrauch. Wir finden demnach zunächst eine allgemeinste Entsprechung von mechanischer Äußerung und Stoffverbrauch mit dem besonderen Merkmal, daß der Stoffverbrauch die viel weniger stark veränderliche Größe ist. Sind also jedenfalls die äußere Herzarbeit und der Stoffverbrauch keinesfalls proportional, ja nicht einmal immer gleichsinnig sich ändernde Größen, so entsteht als nächste Frage die, wovon denn eigentlich diese Werte abhängen, wie sie miteinander zusammenhängen. Diese Frage erscheint in ihrer wesentlichen Bedeutung dann, wenn man sich des Umschwungs der Physiologie der Muskelarbeit erinnert, demzufolge die Verbrennungen nicht die unmittelbare Quelle der Arbeit sein können, sondern vielmehr in die »restitutive« Phase eines kreisförmigen oder kettenförmigen Zusammenhanges verwiesen worden sind.

Soweit nun die rein mechanischen Bedingungen und die dynamischen Grundregeln der Herzarbeit in Frage kommen, ist hier auf die betreffenden Abschnitte dieses Handbuchs zu verweisen. Wie bei den meisten Maschinen, so ist auch beim Herzen klar, daß die äußeren mechanischen Bedingungen so gestaltet werden können, daß sie entweder günstig oder ungünstig für die Arbeitsmenge sind, welche aus einer gegebenen Tätigkeitsphase herausgeholt werden; sind sie ungünstig, dann geht eine Energiemenge durch Reibung in Verlust, welche sonst gewonnen worden wäre. – Um aber die Stellung des Oxydationsvorganges zu ermitteln, sind einige weitere Überlegungen und Beobachtungen anzustellen.

Man könnte auf den Gedanken kommen, die Verbrennungen erfolgten in dem Sinne unabhängig, wie es bei einer Dampfmaschine der Fall ist; es hängt dann ganz von der Steuerung des arbeitliefernden Systems ab, wieviel aus dem durch Verbrennung geschaffenen Energievorrat entnommen werden soll. Diese Art der Beziehung ist heute für den Muskel nicht ganz abzulehnen. Nur so viel ist freilich sicher, daß auch die Oxydationsprozesse mit Einstellung des arbeitliefernden Vorganges alsbald beträchtlich sinken und daß Hermanns (1867) Behauptung, der arbeitende Muskel verbrauche nicht mehr Sauerstoff als der ruhende, am Herzen nicht zutrifft. Dies hat zuerst Yeo (1885) am Froschherzen festgestellt; er zeigte spektroskopisch, daß eine Hämoglobinlösung im schlagenden Herzen 6 mal schneller reduziert wird als im nichtschlagenden. Gasanalytisch fand Weizsäcker (1912b), daß (je nach der Größe der Arbeit) der $O_2$-Verbrauch des ruhenden Froschherzens 4-12%

(bei den meisten Versuchen 4-8%) des Arbeitsverbrauchs betrug, und zwar fand er bei ca. 20° pro Gramm Muskelsubstanz und Stunde in der Ruhe einen Verbrauch von 0,065-0,164 ccm $O_2$. Er fand für Temperaturen zwischen 7,5° und 30° den Temperaturkoeffizienten (pro 10° Änderung) des Ruheverbrauchs zwischen 2,4 und 2,8 liegend. – LOCKE und ROSENHEIM (1907) haben durch Calciumentzug das Warmblüterherz stillgestellt und dabei die $CO_2$-Bildung gegenüber der Tätigkeitsperiode nur auf die Hälfte heruntergehen sehen. Die $CO_2$-Bildung pro Gramm und Stunde betrug dann 0,093 ccm (Versuch Nr. 5). Auch ROHDE (1910) sah den $O_2$-Verbrauch bei derselben Art der Stillegung am Warmblüter nur auf die Hälfte heruntergehen. Danach schien es jetzt, daß der Ruheverbrauch am warmblütigen Herzen im Verhältnis zum Arbeitsverbrauch viel höher ist als am Frosch. Später fand ROHDE (1912) aber eine so gute Proportionalität zwischen $O_2$-Verbrauch und Druckleistung, daß er die Annahme eines irgendwie wesentlichen, *neben* dem Leistungsstoffwechsel herlaufenden Grundumsatzes wieder fallen ließ. Dieser Punkt ist also bisher nicht ganz geklärt und vorläufig eine Frage der Definition.
Die Verbrennungen werden also ohne allen Zweifel dadurch zu einem großen Teil aktiviert, daß das Herz erregt wird und den mechanischen Vorgang leistet; aber die wenigen vorhandenen Angaben über den Ruhestoffwechsel zeigen schon, daß diese Beziehung nicht recht geklärt ist, daß sie vielleicht eine lockere ist. Um so mehr knüpft sich daran die Frage, welcher Faktor des arbeitenden Systems es eigentlich ist, der Einfluß nimmt auf das Verbrennungssystem. Eine nächste Vermutung wäre, daß es einfach die Zahl der Erregungen, also die Schlagfrequenz sei, welche da maßgebend ist. Man hat neuerdings dem sogenannten »Alles-oder-Nichts-Gesetz« die Wendung gegeben, daß nicht nur die Kontraktionshöhe von der Reizstärke unabhängig und stets maximal sei (was der ursprüngliche Sinn jener Regel war), sondern daß auch die pro Kontraktion geschehende Änderung der Gesamtenergie immer dieselbe sei. Daß nun dies für den Stoffwechsel *nicht* gilt, ist schon gezeigt worden. Dieser Satz wird weiter erhärtet, wenn wir statt der mechanischen Bedingungen die Reizfrequenzen variieren und dann sehen, daß durchaus nicht der pro Kontraktion berechnete $O_2$-Verbrauch immer derselbe ist.
Dies geht aus den Versuchen von WEIZSÄCKER (1912b) hervor, in denen die (künstliche) Schlagfrequenz am Froschherzen variiert

wurde. Läßt man die Frequenz von niedrigen Werten (15 pro Minute bei Zimmertemperatur) allmählich steigen, so geht auch hier die Höhe des $O_2$-Verbrauchs mit, aber keineswegs proportional der Zahl der Kontraktionen, sondern so, daß mit zunehmender Schlagfrequenz der $O_2$-Verbrauch pro Kontraktion immer geringer wird – ganz ebenso wie auch die Arbeit pro Kontraktion dabei allmählich geringer wird. Bei steigender Frequenz kommt man dann an ein Maximum des $O_2$-Verbrauchs, der trotz weiter zunehmender Frequenz nicht mehr steigt, ja sogar schließlich wieder merklich sinkt.

Die mit Lüschers (1920 a) Methode durchgeführten Versuche von Scheinfinkel (1926) kommen zu ähnlichem Ergebnis. Auch aus Bodenheimers (1917) Versuchen ergibt sich eine Abnahme des $O_2$-Verbrauchs pro Kontraktion bei steigender Frequenz.

Eine auch für die Pathologie nicht uninteressante Frage ist die nach dem $O_2$-Bedarf einer vorzeitigen, etwa extrasystolischen Kontraktion. Auch hier ergab sich, wie nach den Frequenzversuchen übrigens schon zu erwarten war, daß die vorzeitige Kontraktion, welche einen geringen mechanischen Effekt hat, weil sie in das Stadium unvollständiger Restitution der Kontraktilität fällt, einen bedeutend geringeren $O_2$-Verbrauch bedingt, wie sich aus den folgenden Versuchen ergibt (Weizsäcker 1912 b), wo immer in einer Periode auf jede Systole eine »Extrasystole« (E.S.) durch künstliche Reizung gesetzt wurde.

| Versuch Nr. | Periode in Minuten | Zahl der Kontraktilität | $O_2$ in Millimeter-Abl. | Steigerung des $O_2$-Verbrauchs in Proz. | Bemerkung |
|---|---|---|---|---|---|
| 110 a | 43 | 1080 | 23 | – | Abb. 1a |
| b | 43 | 1000+1000 E. S. | 37 | + 60% | Abb. 1b |
| 107 a | 41 | 955 | 26 | – | – |
| b | 36 | 920+920 E. S. | 35 | +45% | Abb. 1c |
| c | 37 | 900 | 25 | – | – |
| 105 a | 22 | 620 | 22 | – | – |
| b | 22 | 620+620 E. S. | 27 | +23% | Abb. 1d |
| c | 22 | 620 | 22 | – | – |
| 106 a | 35 | 900 | 29 | – | – |
| b | 35 | 913+900 E. S. | 29 | +3,5% | Abb. 1e |
| c | 35 | 900 | 27 | – | – |

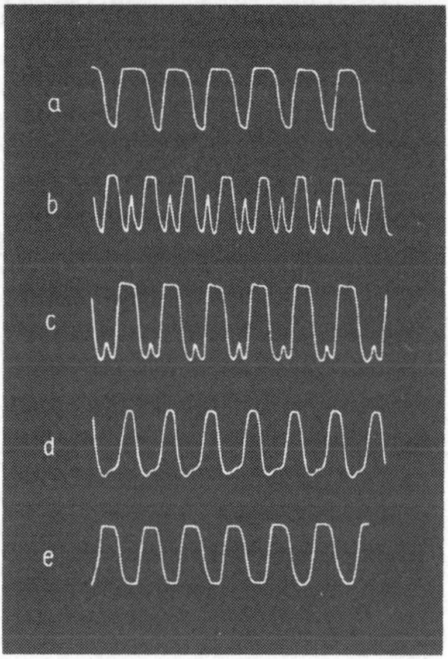


*Kontraktionskurven zu den Versuchen der Tabelle S. 170*

Die Abbildung zeigt die (von oben nach unten gerichteten) Kontraktionskurven aus diesen Versuchen. Wenn der mechanische Effekt der Extraerregung unmerklich wurde (⟨*Kurve*⟩ c), so wurde es auch die entsprechende Erhöhung des $O_2$-Verbrauchs. Besondere Versuche ergaben, daß Extrareize, welche in das absolute Refraktärstadium fallen, den $O_2$-Verbrauch überhaupt nicht beeinflussen. Dies war nach entsprechenden myothermischen Untersuchungen am Skelettmuskel von NAWALICHIN (1877) sowie VON KRIES und METZNER (1893) zu erwarten. Auch die Wärmebildung wird bei Doppelreizen um so geringer am Skelettmuskel, je früher der zweite Reiz einsetzt, je mehr die Doppelzuckung verschmolzen ist (SCHENCK u. BRADT 1894, BLIX[1]).
Systematisch können diese Fragen der Frequenzwirkung nur an dem Kaltblüterorgan mit künstlicher Schlagfolge geprüft werden. Wenn, wie in den Versuchen von ROHDE[2], BODENHEIMER (1917), zugleich Druckänderungen einhergehen, so ist das Bild nicht immer deutlich. »Reine« Frequenzänderungen (O. FRANK 1901)

1 BLIX, M. (1901) S. 117.
2 ROHDE, E. (1912) S. 426.

lassen sich nun freilich in *aller* Strenge überhaupt nie durchführen, weil nach bekannten Regeln die Leistung einer Herzkontraktion durchgehend eine Funktion seiner Frequenz ist, wobei ein freilich sehr tiefliegendes Optimum der Frequenz in bezug auf möglichst große Kontraktionsarbeit gefunden wird. Aber in WEIZSÄCKERS (1912 b) Versuchen ist doch das eine sichergestellt: dort, wo die Frequenz noch nicht von praktischem Einfluß auf die Leistung der Einzelkontraktion ist (bis etwa 30 pro Minute), dort geht auch der $O_2$-Verbrauch pro Zeiteinheit mit der Frequenz scharf in die Höhe. Wird z. B. die Frequenz verdoppelt, so kann er ganz erheblich gesteigert sein (zumal bei Abzug des Ruheumsatzes); aber er wird nicht verdoppelt, und eine Proportionalität wurde auch hier niemals erreicht. Bei höheren Frequenzen wird dann die Leistung der Einzelkontraktion wesentlich kleiner – wir stehen wieder bei dem gemischten Einfluß von Frequenz und Leistung, und gleichzeitig nähern wir uns dem oberen Grenzwert des Gasverbrauchs überhaupt.

Sind wir so zurückverwiesen auf den Einfluß des arbeitliefernden Systems, so ist der Versuche zu gedenken, *den* mechanischen Faktor herauszuschälen, der entscheidet, wieviel Energie verbraucht wird. Bekanntlich hat BLIX (1901) hier in erster Linie auf die Faser*länge* verwiesen, eine Annahme, die O. FRANK (1904) in seinem Referat als zutreffende Zusammenfassung des damals Bekannten bezeichnete, ohne ihr eine quantitative Form zu geben. Auf der andern Seite ist die *Spannung* hier von A.V. HILL (1911, 1916) in den Mittelpunkt gestellt worden. Aber alle diese Erwägungen gingen von myothermischen Versuchen aus. Ihre Bedeutung für den Stoffwechsel des Herzens ist von ROHDE (1912) und LÜSCHER (1920 a, 1921) diskutiert worden. ROHDE ging, wie er annahm, parallel mit A.V. HILL (1911) in der Ansicht, daß Druckleistung und $O_2$-Verbrauch und damit Gesamtenergieänderung einander proportional seien. Auch BODENHEIMER (1917) (unter ROHDE) ging der Ansicht ROHDES (s. o.) am Froschherzen nach, und er fand, daß bei spontaner Leistungsabnahme und bei verschiedener Schlagfrequenz auch hier jene Proportionalität zwischen Druckleistung (isochorisch) und $O_2$-Verbrauch bestehe. Freilich sind die Abweichungen der Protokolle doch größer, als man zur Erhärtung jenes Satzes wünschen möchte. Bei *stark* spontan sinkender Herzleistung wird der $O_2$-Verbrauch unverhältnismäßig hoch im Verhältnis zur Druckleistung.

Dabei wurde aber nicht beachtet, daß die Spannungsänderung bei verschiedenem Herzvolumen der Druckänderung nicht entspricht, sondern viel schneller wächst als der Druck (s. o. S. 163 f.). Darum ist ein Vergleich zwischen der Spannungsänderung bei verschiedenen Skelettmuskellängen mit Druckänderungen bei verschiedenen Herzvolumina nicht gestattet. Gleiche Druckzuwachse bedeuten bei verschiedenem Volumen verschiedene Spannungszuwachse. Dies entging auch LÜSCHER (1920b) nicht; er nahm das Produkt aus Volumen × isometrischer Druckentwicklung und untersuchte, ob *ihm* die Änderung des $O_2$-Verbrauchs parallel ging. Mit Abweichungen von 20%, die innerhalb der Versuchsfehler lagen, fand er eine Proportionalität und daher also eine Konstanz des Verhältnisses zwischen $O_2$-Verbrauch und Druckleistung? Anfangsvolumen bei isochorischen sowie bei isobarischen und bei Überlastungszukkungen. Es ist dieses bemerkenswerte Ergebnis freilich angesichts der noch großen Fehlerbreite nur ein ungefährer Hinweis. Was es in thermodynamischer Hinsicht besagt, wird später erörtert werden. Im ganzen sind auch in LÜSCHERS Versuchen die Änderungen im Sauerstoffverbrauch bei verschiedener mechanischer Bedingung auffallend gering und durchweg noch kleiner als in den Versuchen WEIZSÄCKERS (1912b). Es scheint nach alledem nicht angängig, aus den bisher vorliegenden Untersuchungen eine sichere Formel für die Beziehung zwischen mechanischer Leistung und Sauerstoffverbrauch abzuleiten. Der mechanische Begriff ist noch nicht definierbar, der über die Größe des $O_2$-Verbrauchs quantitativ entscheidet, und wir müssen überdies damit rechnen, daß dieser letztere in den Versuchen noch von anderen als den mechanischen Tätigkeitsbedingungen abhängig war.

## *2. Der Temperatureinfluß*

Der Gesamteindruck dieser Versuche ist bisher, daß der Gaswechsel des Herzens in einer engen, aber noch nicht ganz definierbaren Beziehung zur mechanischen Tätigkeit steht. Die hieran geknüpfte weitere Frage, welcher der beiden Vorgänge der bedingende, welcher der bedingte sei, wird sich im folgenden weiter klären. Man kann das Problem auch so formulieren: ist der Oxydationsvorgang oder der Arbeitsvorgang der Schrittmacher der gesamten Energieänderung? Angesichts der weitgehenden Abhängigkeit der chemischen Vorgänge in Organismen von der *Temperatur* ist auch dieser Einfluß von Interesse für jene Alternative. Die Temperatur wirkt nun am ruhenden Froschherzen nach WEIZSÄCKER (1912b) mit dem Temperaturkoeffizienten (pro 10° Änderung) von 2-3. Am schlagenden Herzen dagegen beträgt der Koeffizient, wenn die (künstliche) Frequenz *gleich*bleibt, nur 1,4-1,9. Daß die Temperaturerhöhung den $O_2$-Verbrauch am ruhenden Herzen mehr beschleunigt als am schlagenden, hatte schon YEO (1885) beobachtet. Dies besagt, daß auch bei etwa gleicher *Arbeit* des Herzens in der Zeiteinheit der $O_2$-Verbrauch ansteigt, aber nicht entfernt in dem Maße wie an der ruhenden Zelle. Im Leben und am spontan schlagenden Präparat nimmt die Schlagfolge bekanntlich mit der Temperatur rasch zu; untersucht man so, daß die Schlagfolge mit der Temperatur so zunimmt wie etwa bei spontaner Tätigkeit, dann ergibt sich ganz dasselbe: die pro Kontraktionsarbeit verbrauchte $O_2$-Menge nimmt mit der Temperatur etwas zu, aber nicht entfernt im Sinne der sogenannten »chemischen« Temperaturkoeffizienten um das 2-3fache, sondern um höchstens 50%. Anders ausgedrückt: das Verhältnis Arbeit : Sauerstoffverbrauch sinkt mit 10° Temperaturerhöhung um 4-47%, im Durchschnitt um ca. 30%. Dieses Resultat besagt im gegenwärtigen Zusammenhang zunächst ebenso wie die bisherigen Tatsachen, daß der Sauerstoffverbrauch bei Arbeit mehr unter dem Gesetz des physikalischen Vorganges der arbeitliefernden Maschine als der als chemische Reaktion in Lösung betrachteten Zellvorgänge stehen dürfte.

### *3. Giftwirkungen*

Gelungene Versuche über den Herzstoffwechsel bei Reizung der *Herznerven* besitzen wir bis jetzt kaum. BARCROFT und DIXON (1906) sahen nur gelegentlich Senkung des $O_2$-Verbrauchs bei Vagusreizung, ebenso ROHDE (ROHDE u. OGAWA 1912); aber diese Autoren waren nicht zufrieden mit ihren Experimenten. Dagegen können die Wirkungen einiger Gifte mit gewisser Einschränkung als spezifische Beeinflussung der Herznerven aufgefaßt werden. Es ist aber zweckmäßig, sie einfach zusammen mit anderen Giftwirkungen hier zu erörtern. Mit dem am Froschherzen fast unwirksamen *Adrenalin* fanden BARCROFT und DIXON an einem offenbar geschwächten Hundeherzen einen enormen, den $O_2$-Verbrauch auf das 4fache und auch die mechanische Tätigkeit mächtig erhöhenden Einfluß. *Pilocarpin* vernichtete die mechanische Tätigkeit und senkte den $O_2$-Verbrauch auf $^1/_4$ der Norm. In ROHDEs und OGAWAs Versuchen zeigte sich mit Adrenalin dasselbe: Steigerung des $O_2$-Verbrauchs bis auf das 3fache und Steigerung der Pulsfrequenz. Ähnliches, nämlich Steigerung der Frequenz mit leichter Steigerung des Pulsdrucks und Erhöhung des $O_2$-Verbrauches, fand sich bei *Strophantin* am Katzenherzen. In allen diesen Fällen erschien wieder ein paralleles Steigen von Druckleistung (= Pulsdruck × Pulsfrequenz) und $O_2$-Verbrauch. EVANS und OGAWA (1914), welche die Adrenalinwirkung am STARLINGschen (1923) Herz-Lungenpräparat untersuchten und dabei nicht isochorische, sondern ungefähr natürliche Kontraktionen nach Frequenz und Blutdruck abschätzten, fanden diesen Parallelismus, wie zu erwarten, nicht, sondern einen unter Adrenalin oft unverhältnismäßig hohen $O_2$-Verbrauch.

Im systolischen Strophantinstillstand fanden ROHDE und OGAWA den $O_2$-Verbrauch fortdauern und so hoch wie während der maximalen Leistung unter Strophantin. (Ähnliches fanden BARCROFT und DIXON in der Chlorbariumkontraktur.) Da man ganz dasselbe beim Herzflimmern sah, so verglichen die Autoren die Strophantinkontraktur mit dem Flimmern. Im übrigen betrachten sie auch die Strophantinwirkung hauptsächlich als Acceleranswirkung. – Am Froschherzen fand GOTTSCHALK (1913) (unter WEIZSÄCKER), daß bei künstlicher Reizung und demgemäß Vermeidung der Frequenzsteigerung eine Erhöhung des $O_2$-Verbrauchs auf Stophantin überhaupt nicht vorkommt. Dies entsprach den von O. FRANK (1898) und W. STRAUB (1905) angestellten Untersuchungen, wonach eine primäre Steigerung der Arbeitsfähigkeit durch die digitalisartig wirkenden Körper nicht nachweisbar ist – entsprechend der älteren Vorstellung SCHMIEDEBERGS (1882, $^2$1888). Aber auch hier blieb der $O_2$-Verbrauch in den letzten Vergiftungsstadien relativ recht hoch, so daß wie beim Warmblüter das Verhältnis von Leistung und Stoffwechsel sich zu ungunsten der Leistung verschiebt. – Hier liegt also übereinstimmend der Fall vor, daß die Ausnutzung der an den Verbrennungen gemessenen Energieänderung des Herzens im ungünstigen Sinne gestört erscheint, freilich nur in extremer Vergiftung. Dieser Befund leitet über zu den anderen, wo dies die Regel zu sein scheint.

Beim *Chloralhydrat* fanden ROHDE und OGAWA (1912) nämlich

eine wesentliche Verminderung der Druckleistung von einer relativ viel weniger starken Senkung des $O_2$-Verbrauchs begleitet, die sie auch nicht durch die gleichzeitige Frequenzabnahme erklären konnten. Dasselbe Ergebnis fand W. FISCHER (1917) in seinen Versuchen mit *Alkohol*. Dieses Verhalten wurde bei Zunahme der Vergiftung sehr ausgesprochen und wurde von den Verfassern als typisch für eine Narkosewirkung angesehen. Es konnte durch Adrenalin rückgängig gemacht werden. Dieser Annahme, daß die Narkose durch eine *Störung der Ausnutzung* charakterisiert sei, ist allerdings zunächst nicht günstig, daß dasselbe Verhalten auch bei Atropin, Cyankalium, Veratrin, Muscarin und beim spontanen Absterben des Herzens gefunden wurde. Alle diese können nicht als narkotische zusammengefaßt werden, und es überwiegt daher der Eindruck, daß dies relativ langsamere Erlöschen des $O_2$-Verbrauchs gerade beim Warmblüterherzen gegenüber dem rascheren Niedergang der mechanischen Leistung eine allgemeine und nicht mit spezifischer Substanzwirkung notwendig verbundene Erscheinung sei. Die Frage gewinnt eine gewisse Bedeutung nach zwei Richtungen: einmal für die Theorie der Narkose und dann für die Physiologie der Oxydationshemmung am Muskel.

An dem günstigeren Objekt des Froschherzens konnte nämlich WEIZSÄCKER (1917) zeigen, daß die Narkose mit Äthylalkohol und Amylalkohol die auxobarische Arbeitsleistung erheblich mehr herabsetzte als den $O_2$-Verbrauch, während bei Äthylurethan und Phenylurethan diese beiden Werte etwa gleichstark sanken. Der Unterschied ist immerhin auffallend in seinen Versuchen, aber er läßt keinen besonderen Schluß auf die Theorie der Narkose zu. Dies wird erst möglich, wenn man diese Versuche vergleicht mit den Ergebnissen, die er am mit Blausäure vergifteten Froschherzen gewann (1912 a). Diese als Oxydationshemmung sichergestellte (O. WARBURG 1910) Vergiftung wirkt am Froschherzen umgekehrt wie die mit Alkoholen: Aufhebung des $O_2$-Verbrauchs bei fortbestehender Herzarbeit. Mit diesem vollkommen reversibel darstellbaren Befund war für die Muskeltätigkeit am Herzen erwiesen, daß die Wirkung des Cyan nicht als Narkose und die der indifferenten Narkotica auf die arbeitende Muskelzelle nicht als primäre Oxydationshemmung, sondern als Eingriff am arbeitliefernden System aufgefaßt werden muß. Dieser Schluß ist nicht nur aus dem Vergleich von $O_2$-Verbrauch und mechanischer Leistung zu ziehen, sondern auch aus dem Vergleich derjenigen Konzentrationen, welche zur Aufhebung einer der beiden Funktionen nötig sind.

| Völlige Aufhebung der Kontraktilität bei | | Oxydationen gehemmt bei |
|---|---|---|
| KCN | ca. 0,05% | 0,005% |
| NaCN | ca. 0,07% | 0,005% |
| | | noch nachweisbar bei |
| Äthylalkohol | 7-8% | 12-20% |
| Amylalkohol | 1,5-1,7% | 2-3% |
| Äthylurethan | 1,5-2% | 4-6% |
| Phenylurethan | 0,95% | 1-2% |

Bei den Alkoholen und Urethanen ergab sich der merkwürdige Befund, daß eine komplette Oxydationshemmung überhaupt nicht gelingt und daß bei stärkster Vergiftung der $O_2$-Verbrauch sogar höher erscheint als am normalen ruhenden Herzen. Im übrigen ist deutlich, daß die Empfindlichkeit des arbeitliefernden Vorganges gegenüber Blausäure viel geringer ist als die Empfindlichkeit des Verbrennungsvorganges. Für die indifferenten Narkotica dagegen gilt gerade das Umgekehrte. Die beiden Vorgänge verhalten sich also entgegengesetzt zu den beiden wirksamen Substanzgruppen.
Auch wenn der osmotische Zustand des Herzens durch hypertonische (2- oder 4fach isotonische) Umgebung verändert wurde, sank (wie bei den Narkoticis) sowohl Arbeitsleistung wie $O_2$-Verbrauch, namentlich aber die erstere. Allen diesen Schädigungen gegenüber steht die Cyanwirkung einzigartig da, indem sie die mechanische Leistung unverhältnismäßig wenig berührt und auch eine beträchtliche Zeit fortbestehen läßt, nachdem die Oxydation völlig gehemmt ist. ROHDE (1914) vermutete, daß dieser Tatbestand am Warmblüterherz vermißt wurde, weil es bei höherer Temperatur untersucht wird. Bei kaltdurchströmtem Herzen berichtet er bei Cyanvergiftung über einen Befund, welcher dem von WEIZSÄCKER (1912 a) erhobenen mehr entspricht.
Die einfache Beschreibung all dieser Tatsachen lehrt, daß es ein Mittel, die Verbrennungen aufzuheben und den arbeitliefernden Vorgang dabei zu schonen, gibt: die Cyanvergiftung; daß es dagegen ein Mittel, den arbeitliefernden Vorgang aufzuheben und die Oxydationen fortgehen zu lassen, nur um den Preis schwerster und meist wohl irreversibler Eingriffe (z. B. Strophantinkontraktur) gibt, wobei noch zweifelhaft bleibt, ob dabei das arbeitliefernde

System ganz untätig ist. Diese Verhältnisse weisen deutlich genug darauf hin, daß der Oxydationsvorgang in der Kette der gekoppelten Vorgänge die abhängigere und jedenfalls zeitweilig zu entbehrende Rolle spielt – nicht umgekehrt.

Es gibt eine Beobachtung, welche diesen Sätzen vielleicht widerspricht: die von ROHDE (1914) leider nicht mehr eingehend mitgeteilte Hemmung der Druckleistung bei zu 50% fortbestehenden Oxydationen in der $CO_2$-Vergiftung des Katzenherzens. Diese Beobachtung verdient nachgeprüft zu werden. Im übrigen zeigt dieser Überblick, daß auch hier wesentliche Differenzen zwischen Warmblüter- und Kaltblüterherz zutage traten. Die einfache Entziehung des Sauerstoffs wirkt am ersteren äußerst rasch und vernichtend auf die mechanische Leistung, besonders bei normaler Temperatur; aber es ist ganz ungewiß, ob dies als Folge davon gelten muß, daß nichts verbrannt wird oder als Sekundärwirkung gärungsähnlicher Spaltungen, also einer Selbstvergiftung. Was diese anlangt, so ist wiederum noch unbekannt, *was* für Substanzen auftreten, *wie* sie wirken (H'-Ionenkonzentration, spezifisch?) und *wo* sie verbleiben; sie werden zum Teil sicher an die Durchspülung abgegeben, aber wir wissen nicht, in welchem Betrage, und nicht, wieviel sich im Muskel selbst anhäuft. Mit anderen Worten: die spezielle chemische Physiologie eines solchen isoliert schlagenden Herzens ist größtenteils noch unbekannt und auch mit den Skelettmuskelversuchen ohne Zirkulation ganz unvergleichbar. Das wenige Bekannte ist im folgenden mitgeteilt:

Gegen die Annahme, daß in der Anoxybiose auch im durchspülten Herzen eine intramuskuläre Anhäufung hemmender Substanzen (Säuerung) eintritt, ließe sich anführen, daß nach Cyanhemmung und nach Erstickung das Herz bei Zufuhr frischer $O_2$-haltiger Nährlösung sich nicht allein augenblicklich erholt, sondern auch eine nachfolgende übernormale Steigerung des $O_2$-Verbrauches nicht beobachtet wurde (WEIZSÄCKER 1912a). Ein »Nachholen« der Verbrennungen findet demnach nicht statt, was dagegen spräche, daß die Erschöpfung solcher Herzen nur auf dem Nichtverschwinden zur Verbrennung aufgespeicherter Substanzen beruhe. Aber die völlige Restitution beweist auch, daß es nicht der Aufbrauch der Reservestoffe ist, welcher die Erschöpfung in Anoxybiose bedingt. Bei wiederholten Cyanvergiftungen sieht man auch diese Erschöpfung immer wieder nur ganz langsam (wiewohl jedesmal etwas schneller) eintreten.

J. Müller (1904) sowie Locke und Rosenheim (1907) zeigten zuerst, daß das isoliert schlagende Herz der Nährlösung Glucose entnimmt. Nach Rohde (1910) war in diesen Versuchen die Durchströmungsgeschwindigkeit zu gering; darauf beruhe, daß die Untersucher so niedrige und so gleichmäßige Werte für den Zuckerverbrauch aus der Nährlösung erhielten. Locke und Rosenheim fanden immerhin, daß mit abnehmender Tätigkeit bei Calcium- und Kaliumentzug auch der Zuckerverbrauch stark sinkt. Sie fanden keine Milchsäure und nur sehr wenig Stickstoff in der Nährlösung. Die mechanische Leistung zugleich mit dem Stoffwechsel zu registrieren war dann das Verdienst Rohdes. Rohde (1910) nahm die Versuche in diesem Sinne wieder auf. Er fand 6,8-35,9 mg Zuckerverbrauch pro Stunde (Katzenherz), also große Verschiedenheiten. Die Konzentration des Zuckerangebotes ist wohl ziemlich gleichgültig, wie auch Rona und Wilenko (1914) angeben. Er denkt daran, daß die Herzen von mit Zucker kost ernährten Tieren mehr Zucker verbrennen als die von solchen, die mit Fleisch und Fett ernährt waren oder hungerten. Im Laufe eines Versuchs steigt der Zuckerverbrauch aus der Nährlösung, vermutlich weil das Herz seine Reservestoffe erschöpft. Auch Camis (1908) nimmt an, daß die pflanzenfressenden Kaninchen den Zucker aus der Nährlösung, die fleischfressenden Katzen aus dem Muskelglykogen entnehmen. Auch fand er am Kaninchen bei höherer Belastung höheren Zuckerverbrauch. Nach ihm und Gayda (1912) nimmt der Glykogengehalt des Kaninchenherzens nicht ab, wenn es mit Zuckerlösung durchspült wird. (Bestätigt von Loewi u. Weselko 1914). Rohdes Untersuchungen über den Herzstoffwechsel waren dann zunehmend von energetischen Interessen geleitet, und darum stand der Verbrennungsvorgang in ihrem Mittelpunkt. Dies mußte um so mehr geschehen, als Rohde[3] gleich zu Beginn seiner Arbeit zeigte, daß wesentlich mehr Sauerstoff verbraucht wurde, als zur Verbrennung des Zuckers nötig war, den das Herz der Durchspülungsflüssigkeit entnahm.[4] Das Herz greift also seine eigenen »Reservestoffe« an. Der Überschuß war ein ganz verschieden großer, der respiratorische Quotient dieses Überschusses war niedrig (0,74). Dies kann aber zweierlei bedeuten:

3 Rohde, E. (1910) S. 228.

4 10-40 mg pro Stunde beim Katzenherz.

unvollständige Zuckerverbrennung oder Verbrennung von Nicht-Zucker. Ein unmittelbarer Schluß aus dem respiratorischen Quotienten auf die Art der verbrauchten Reservestoffe ist meines Erachtens nicht möglich. Daß Säuren erscheinen, ist nach ROHDES Versuchen anzunehmen, und zwar besonders bei künstlicher Stillegung des Herzens und $O_2$-Mangel. ROHDE (1914) teilte später mit, daß bei wie auch gearteter Schwächung des Energiewechsels (z. B. durch Atropin) der Zuckerverbrauch aus der Nährlösung relativ und oft absolut in die Höhe ging, besonders bei Sauerstoffmangel. Daß es sich dabei um nichtoxydative Spaltungen handelt, dafür sprach das Auftreten von organischen Säuren und Aldehyden in der Nährlösung. Als einzige Ausnahme ergab sich bei der $CO_2$-Vergiftung ein entschiedenes Absinken des Zuckerverbrauchs, wobei auch das Verhältnis zwischen Leistung und $O_2$-Verbrauch, wie erwähnt, ein sehr ungewöhnliches war: beträchtlicher $O_2$- und Zuckerverbrauch bei fast fehlenden Kontraktionen.

Nicht von energetischen, sondern von biochemischen Fragen ausgehend hat STARLING[5] sein Herz-Lungenpräparat zu Messungen des Zuckerverbrauchs benutzt, ohne die mechanische Leistung möglichst genau zu messen. Herzen pankreasdiabetisch gemachter Hunde verbrauchten weniger Zucker, Zusatz von Pankreasextrakt erhöhte den Verbrauch. Bei starker Aktivität verbraucht das Herz seinen Glykogengehalt fast ganz, besonders bei Adrenalinwirkung. Im pankreasdiabetischen Herzen wurden übernormale Glykogenmengen gefunden. Es ist also möglich, daß der geringere Zuckerverbrauch aus der Nährlösung mit dem größeren Glykogenvorrat zusammenhing. Dieser Zusammenhang ging schon aus WILENKOS (1912 a, 1913) Versuchen hervor, der zeigte, daß Adrenalinzusatz den Zuckerverbrauch des Herzens steigert, während er nach Vorbehandlung des Tieres mit Adrenalin erniedrigt gefunden wird. Der respiratorische Quotient wird nach WILENKO (1912 b) durch Adrenalin wenig beeinflußt, nach EVANS und OGAWA (1914) wird er, genauer, zuerst herabgesetzt und dann erhöht, im ganzen aber nicht verändert. Dabei ist die Herzleistung erhöht; eine spezifisch den Kohlenhydratstoffwechsel steigernde Adrenalinwirkung nimmt auch EVANS nicht an. Die englischen Forscher lehnen

5 KNOWLTON, F. P., STARLING (1912). – E. H., MACLEAN, H., SMEDLEY, I. (1913). – CRUICKSHANK, E. W. H. (1913). – PATTERSON, S. W., STARLING, E. H. (1913). – CRUICKSHANK, E. W. H., PATTERSON, S. W. (1913).

in all diesen Fällen eine spezifische Wirkung ab[6], und leiten die Veränderungen des Zucker- bzw. $O_2$-Verbrauchs aus den verschiedenen Reservebeständen des Herzens einerseits, aus Veränderungen der mechanischen Herzleistung (Frequenz und Arbeit) andererseits ab. Dabei ergeben sich bezeichnenderweise je nach den mechanischen Bedingungen und der Registrierung sehr verschiedene Ergebnisse (s. o.).

Es wurde schon berichtet, daß Kaninchenherzen ihren Glykogenbestand nicht angreifen, wenn sie mit Zuckerlösung durchströmt werden. LOEWI und WESELKO (1914) bestätigen dies und finden auch das mit Adrenalin vorbehandelte Herz nicht glykogenreicher als das normale. Aber bei zuckerfreier Durchströmung verlieren normale wie mit Adrenalin vorbehandelte Herzen ihr Glykogen. Wurde nun auf solche Weise fast glykogenfrei gemachten Herzen Zucker angeboten, so entnahmen die »Adrenalinherzen« weniger Zucker als die normalen. Daraus schließen die Autoren, im Gegensatz zu STARLING, daß eine spezifische Adrenalinwirkung auf die Verbrauchsfähigkeit des Herzens vorlag. Man muß bei der Beurteilung dieser und weiterer ähnlicher Versuche aber in Rechnung ziehen, daß in ihnen eine genaue Bestimmung der mechanischen Leistung der Herzen nicht erfolgte. Wir bleiben also im Ungewissen, ob wir die gefundenen Unterschiede auf rein mechanische Leistungsunterschiede zu beziehen haben, oder ob sie die »primäre« biochemische Bedeutung haben, die ihnen zugeschrieben wird. Dieser Einwand muß auch gegen die Versuche von MANSFELD (1915, MANSFELD u. VAN PAP 1920) erhoben werden, in denen er Zuckermehrverbrauch an isolierten Herzen durch Wärmestich hyperthermisch gemachter oder vorgekühlter Tiere erhöht fand u. dgl. m. Immer wird vergessen, daß Stoffwechselzahlen am Herzen nur etwas besagen, wenn sie auf bekannte Leistungsgrößen bezogen sind. Dazu kommt, daß diese Autoren genötigt sind, die Herzen verschiedener Tiere zu vergleichen.

P. SCHENK (1924 a, b, c) hat sich der Mühe unterzogen, exakte analytische Grundlagen für eine Beurteilung des Kohlenhydratstoffwechsels des Herzens zu schaffen. Er findet den Glykogengehalt recht konstant und in konstantem Verhältnis (ca. $^1/_5$ der Gesamtkohlenhydrate) zu den Zwischenkohlenhydraten. Der

6 Vgl. auch UNDERHILL, F. P., PRINCE, A. L. (1913/14).

Milchsäuregehalt ist am frischen Organ äußerst gering. Die Werte unterschieden sich bei verschiedenen Tieren und auch gegenüber dem Skelettmuskel nur wenig. Dagegen ist der Phosphorsäuregehalt des Herzens beträchtlich höher als der des Skelettmuskels und ebenso die Lactacidogenphosphorsäure. Durch Chloroformnarkose steigt diese und die Milchsäure im Herzmuskel an. Blausäurevergiftung hatte ähnliche Wirkungen und Faradisation mit Kammerflimmern zeigte diese Veränderung im höchsten Maße.
Nach NEUKIRCH und RONA (1912) sowie MACLEAN und SMEDLEY (1913) ist am Warmblüterherzen der Verbrauch von Glucose, Galaktose und Mannose nachweisbar, während Lävulose, Maltose, Lactose, Xylose, Raffinose nicht verschwinden. Die erwähnten Monosaccharide üben, wie dies für Glucose seit LOCKE bekannt, einen bedeutend fördernden Einfluß auf die Kontraktionen aus, ebenso brenztraubensaures Natrium (NEUKIRCH und RONA). Daß dabei auch der $O_2$-Verbrauch und die $CO_2$-Bildung ansteigen, zeigte L. EVANS (1914) an STARLINGS Herz-Lungenpräparat. Zusatz von Glucose steigert auch den respiratorischen Quotienten bis 0,9; noch höher fand er ihn bei vorhergehender Kohlenhydratfütterung. CAMIS (1913) Angabe, daß auch Lävulose vom Kaninchenherzen verbraucht werde, wird von LOEWI und WESELKO[7] entschieden bestritten.
Von großer Bedeutung ist nach RONA und WILENKO (1914) die *H'-Ionenkonzentration*, deren geringe Erhöhung den Zuckerverbrauch bei gut arbeitendem Herzen auf ein Minimum herabsetzte. Ob aber das Herz anderes als nur Zucker zu verbrennen vermag, wird in Untersuchungen von HAMILL (1910) (unter DIXON) und W. FISCHER (1917) (unter ROHDE) erörtert. HAMILL sah zuerst, daß aus der Nährlösung Alkohol verschwindet und schloß auf eine energetische Nutzbarmachung, weil am erschöpften Herzen durch Alkohol die Tätigkeit zunahm (DIXON 1907). W. FISCHER fand ein Verschwinden von 10-23 mg Alkohol pro Stunde an Katzenherzen. Es verschwindet mit längerer Versuchsdauer gleich anfangs die Hauptmenge und dann immer weniger Alkohol, aber der »Verbrauch« steigt mit der Konzentration (0,05 bis 0,5%). Zuckerzusatz änderte ihn nicht. Ob dieser Alkohol oxydiert wird, ist nicht erwiesen; bei höheren Konzentrationen ist der gleichzeitige $O_2$-Verbrauch kleiner, als bei völliger Verbrennung von Alkohol zu

7 LOEWI, O., WESELKO, O. (1914) S. 163.

erwarten wäre, und auch dies spräche für einfache Absorption oder unvollständige Oxydation. Nun hat ROHDE (1910) in seinen Versuchen den respiratorischen Quotienten zwischen 0,84 und 1,0 gefunden; W. FISCHER fand ihn bei zuckerfreier Ringerlösung zwischen 0,78 und 0,82, bei Alkoholzusatz pflegte er auf 0,69-0,74 zu sinken. Er hält danach eine Verbrennung des Alkohols im Herzen für wahrscheinlich, aber der Befund ist nicht zwingend. Er sah gelegentlich reichliche Fettsäuren (Ameisensäure) auftreten. – Im Gegensatz zu DIXON sah W. FISCHER an erschöpften Herzen keine die Leistung steigernde Alkoholwirkung; setzte er dann Zucker hinzu, so bekam er regelmäßig mächtige analeptische Wirkung. Auch am Froschherzen sah ich durch Glucose starke Erhöhungen der Leistung. Wie schon erwähnt, sank unter Alkohol die Druckleistung unverhältnismäßig mehr als der $O_2$-Verbrauch; wurde aber Zucker hinzugegeben, so stellt sich ihr normaler Parallelismus wieder her, und der respiratorische Quotient ging in die Höhe.

Weder nach DIXONS noch nach W. FISCHERS Versuchen erscheint die Oxydation des Alkohols im Herzen sichergestellt. Daß er aber als eine wesentliche Energiequelle des Herzens herangezogen werden kann, ist nach FISCHERS Versuchen geradezu recht unwahrscheinlich.

Die Darstellung wies bereits darauf hin, daß die Beurteilung der chemischen Natur der oxydierten Substanzen aus dem respiratorischen Quotienten nicht eindeutig möglich ist; dies gilt am isolierten Organ in noch viel höherem Maße als am Gesamtorganismus, wo man die Stickstoffausscheidung kennt. Abnorm hohe Werte des respiratorischen Quotienten sprechen für Säuerung und werden tatsächlich mehrfach angegeben (LÜSCHER 1920a, W. FISCHER 1917). In der Cyanhemmung der Oxydationen sinkt die $CO_2$-Bildung etwa in demselben Maße wie der $O_2$-Verbrauch (WEIZSÄCKER 1912a). Allgemein wird angegeben, daß bei schlechter $O_2$-Versorgung oder Cyanvergiftung Säuren in der Durchspülung auftreten (ROHDE, WEIZSÄCKER, FISCHER). Aber gleichzeitige Analysen im Muskel verbliebener Säuremengen liegen nicht vor. WEIZSÄCKER gibt an, daß in der Cyanvergiftung die in der Lösung vorhandene Säuremenge (als Milchsäure berechnet) nicht hinreicht, um die geleistete Arbeit aus Spaltungswärme von Zucker zu Milchsäure auch nur entfernt zu decken. Der Hauptteil müßte also im Muskel verblieben sein. Aber wir besitzen bisher am Herzen keine energetischen Versuche mit gleichzeitiger Analyse der Muskelsubstanz.

Eine mehrfach erörterte, nichtgelöste Frage ist auch, ob und wann bei Abnahme des $O_2$-Partialdruckes in der Nährlösung die Oxydationsgeschwindigkeit im Herzen abnimmt. ROHDE (1910) hat gezeigt, wie außerordentlich wichtig eine möglichst große Durchströmungsgeschwindigkeit ist. Nach den Entdeckungen KROGHS (1919a, b, c) kann es sich um Gefäßverschließungen oder um verminderte Gasdiffusion oder um beides handeln. Da das Froschherz keinen Koronarkreislauf besitzt, wird hier nur das letztere in Betracht kommen. WEIZSÄCKER (1912b)[8] hat hier Versuche angestellt, aus denen eine beträchtliche Unabhängigkeit des $O_2$-Verbrauchs vom Partialdruck hervorgeht. Werden die Diffusionsgradienten an einer Stelle ungenügend, so setzen die Bedingungen der Anoxybiose ein, und man muß zugeben, daß diese Möglichkeit in einem großen Teil der hier berichteten Untersuchungen besonders des Warmblüterherzens nicht ausgeschlossen werden kann. Um so größer ist das Bedürfnis gewesen, die Energetik des Herzens nicht nur vom Stoffwechsel aus, sondern von direkten Wärmebestimmungen her beurteilen zu können.

## II. Die Wärmebildung des Herzens

Da kalorimetrische Untersuchungen am Herzen zwar zweifellos möglich, aber bisher technisch noch nicht bewältigt sind, so kommen nur die thermoelektrischen Arbeiten hier in Betracht, in denen vor allem BOHNENKAMP (1926) die überraschende Feststellung am Froschherzen machte, daß allgemein in der Kontraktionsphase des Herzens um so weniger Wärme erscheint, je mehr das Herz belastet ist, je mehr es also mechanisch leistet. Dies fand er zuerst bei isobarischen Kontraktionen bei steigendem Anfangsdruck. Wurden auxobarische Kontraktionen geleistet, so sank bei den höchsten Arbeitswerten die Wärmebildung noch stärker, und bei isochorischer Anordnung erschien bei der gegegebenen Empfindlichkeit überhaupt keine merkliche Wärme bei den Kontraktionen. Wie das Zahlenbeispiel der Tabelle zeigt, nimmt mit steigenden Drucken und steigender (isobarischer) Kontraktionsar-

8 VON WEIZSÄCKER, V. (1917) S. 7.

beit der Nutzeffekt erheblich zu, da ja die Wärmebildung stark sinkt. Da ja zunächst nur die Temperaturänderung gemessen wird, so ist zur Berechnung der Wärmebildung die Wärmekapazität zu ermitteln. Dies gelang bisher nur auf indirektem Wege, indem die (nach allem, was wir von der Muskelkontraktion wissen, zulässige) Annahme gemacht wird, daß bei steigenden auxobarischen und isochorischen Druckleistungen die Gesamtenergieänderung jedenfalls nicht fällt. Dabei aber zeigte sich, daß die geleistete Arbeit eine lineare Funktion der gemessenen Temperaturänderung war und für $T = O$ ein (durch Extrapolation gewinnbares) Maximum besaß. Damit ist aber dem Wert für den Kapazitätsfaktor eine obere Grenze gesetzt, und die Berechnung ergibt, daß die Gesamtenergieänderung bei verschiedenen Belastungen des Herzens *in der Kontraktionsphase* immer dieselbe bleibt.

| Versuch | Druck gcm | Volumen $cm^3$ | Arbeit gcm | Temperatur $^1/_{1000}$°C | Wärme gcm | Gesamt-Energie gcm | Nutzeffekt % |
|---|---|---|---|---|---|---|---|
| 54 c | 1 | 0,14 | 0,16 | 10,9 | 10,8 | 11,0 | 1,5 |
| d | 8 | 0,25 | 2,0 | 8,5 | 9,0 | 11,0 | 18 |
| e | 15 | 0,28 | 4,2 | 6,5 | 7,8 | 11,0 | 38 |
| f | 22 | 0,30 | 6,5 | 4,2 | 4,5 | 11,0 | 59 |
| g | 29 | 0,29 | 8,4 | 2,4 | 2,6 | 11,0 | 76 |
| h | 36 | 0,25 | 9,2 | 1,7 | 1,8 | 11,0 | 84 |
| i | 42 | 0,17 | 7,1 | 0,9? | 0,9 | 8,0 | 89 |
| k | 8 | 0,26 | 2,1 | 6,7 | 5,9 | 8,? | 26 |
| l | 1 | 0,15 | 0,16 | 6,7? | | <8 | |

Daß mit steigenden Belastungen die Wärmebildung am Froschherzen auffallend abnimmt, hat als erster übrigens O. Bruns (1914) mit den Bürkerschen[9] Methoden angegeben, und ebenso, daß eine »aktive«, d. h. mit Wärmebildung verbundene Diastole nicht bestehe. Eine genaue Mitteilung der Versuche ist nicht erfolgt. Eine Einwendung, welche gegen diese Folgerung erhoben werden könnte, ist die, daß die exothermen Vorgänge nicht die einzigen sind, sondern daß auch endotherme Prozesse ablaufen, so daß eine algebraische Summe zweier unbekannter Summanden in der Temperaturkurve des arbeitenden Herzens zum Ausdruck käme. Diese

9 Bürker, K. (1919) S. 295.

Frage kann nur erörtert werden, wenn man untersucht, was eigentlich für Wärmequellen in Frage kommen. Daß es nicht oxydative Vorgänge sein werden, ist zwar nach den Erfahrungen am Skelettmuskel (A. V. HILL 1913, WEIZSÄCKER 1914a, b; 1915), welche die Unabhängigkeit der initialen Wärme von oxydativen Vorgängen dartaten, zu erwarten. Aber da das geschilderte Verhalten des Herzens in thermischer Hinsicht so fundamental von allem am Skelettmuskel Gesehenen abweicht, so müssen wir mit Analogieschlüssen zurückhaltend sein.

BOHNENKAMP und ERNST (1926) haben hier weiter die möglichen, rein mechanischen Quellen von positiven oder negativen Wärmetönungen erörtert. Es kommt die innere Reibung der eingeschlossenen und bewegten Flüssigkeiten, ferner die bei Überdehnung produzierte Deformationswärme und endlich der thermoelastische Effekt in Frage. Der zweite Faktor scheidet bei den gewöhnlichen Versuchen, in denen Druck und Volumen, wie er zeigt, sich proportional ändern, aus. Den ersten und den dritten vermag man dagegen nicht gesondert zu analysieren. Fest steht nur, daß die Wärmetönung der inneren Reibung unter allen Umständen ein positives Vorzeichen hat. – Nun findet BOHNENKAMP (1926), daß bei einer passiven Dehnung das Herz sich erwärmt, bei einer passiven »Kontraktion« (Ansaugung) die Temperatur gleichbleibt oder ein wenig sinkt. Im ersten Falle haben sich Reibungswärme und ein positiver thermoelastischer Effekt addiert, im zweiten Falle haben sich Reibungswärme und ein negativer thermoelastischer Effekt addiert und annähernd ausgeglichen. Dieser Befund war nach der Theorie (II. Hauptsatz der Thermodynamik) zu erwarten und stimmt überein mit den Befunden von METZNER (1893) und besonders A.V. HILL und HARTREE (1920) am Skelettmuskel. Bei fortgesetzter rhythmischer Aufblähung und Ansaugung des Herzens geht daher seine Temperatur staffelförmig in die Höhe.

Zwar ist eine rechnerische Durcharbeitung aller am schlagenden Herzen auftretenden Wärmetönungen rein mechanischen Ursprungs auch danach noch nicht möglich. Aber es drängt sich angesichts des Befundes, daß BOHNENKAMP bei isochorischer Kontraktion überhaupt keine Temperaturänderung findet, doch die Vermutung auf, daß überhaupt alle in der Kontraktionsphase boebachtete positive Wärmebildung rein mechanischen Ursprungs ist und daß also Auftreten von Wärme hier gar nichts anderes bedeutet als: mechanische Arbeitsbedingungen, welche die an sich

*mögliche* vollständige Umwandlung der Energie in äußere Arbeit verhindern oder einschränken. Damit wäre dann gesagt, daß der theoretisch und praktisch mögliche Nutzeffekt der Kontraktionsphase des Herzens 100% beträgt (s. u.).
Die weitere Annahme BOHNENKAMPS, daß das Herz bei jeder Kontraktion dieselbe Gesamtenergie ausgebe (»erweiterte« Alles-oder-Nichts-Regel), hängt damit eng zusammen. Diese Regel trifft aber nicht zu für verschiedene Schlagfrequenzen. Wie aus der Dynamik des Herzens längst bekannt, erfolgt ja die Restitution der Arbeitsfähigkeit nach jedem Schlag nur allmählich. Entsprechend wird auch der $O_2$-Verbrauch pro Kontraktion mit zunehmender Frequenz und bei Extrasystolen immer kleiner (VON WEIZSÄCKER 1912b, 1917). Ebenso zeigt BOHNENKAMP endlich myothermisch, daß mit steigender Frequenz und bei vorzeitigen Kontraktionen mit dem mechanischen Effekt auch die Wärmebildung der Einzelschläge abnimmt.
Diese Befunde leiten über zu jenen, wo ein Zustand verminderter Kontraktilität durch Nervenwirkung erzeugt wird: zur negativ inotropen *Vaguswirkung*. Hier fanden BOHNENKAMP und EICHLER (1926), daß auch die Wärmebildung der Kontraktionsphase unter Vagusreiz abnimmt, folglich auch die Gesamtenergie. Endotherme Vorgänge, wie sie nach Annahmen und Befunden von GASKELL (1887) (bestritten von EINTHOVEN und RADEMAKER)[10], vgl. dazu SAMOJLOFF[11] hätten erwartet werden können, vermißte BOHNENKAMP vollständig; im Vagusstillstand sah er keine Temperaturveränderung, und er nimmt daher an, daß der Vagusreiz bereits in den ersten Auslösungsvorgang der Energieänderung eingreift und nicht etwa sekundär die Ausnutzung derselben durch entgegengerichtete Prozesse vermindert.
*Sympathikus*reizung vermochte, wie auch sonst bekannt, am frischen Herzen keine Steigerung der Arbeit oder Wärme der Kontraktionen zu bewirken. Aber im hypodynamen Zustand ist die Wirkung auf *beide* Größen sehr deutlich: auch die Wärmebildung steigt. Da, wie berichtet, unter gewöhnlichen Verhältnissen mit (mechanisch bedingter) Erhöhung der Arbeit die Wärmebildung sinkt, so liegt hier bei der positiv inotropen Sympathikuswirkung etwas Gegensätzliches, also Besonderes vor. Es folgt daraus, daß dieser Nerv unter solchen Bedingungen die Gesamtenergieände-

10 EINTHOVEN, W., RADEMAKER, A. C. A. (1917) S. 125.
11 SAMOJILOFF, A. (1914) S. 506.

rung zu erhöhen, »anzufeuern« vermag; ähnlich wie sonst bei einer Frequenzabnahme die Energieentladungen zunehmen, so kann es hier durch Nervenwirkung geschehen.

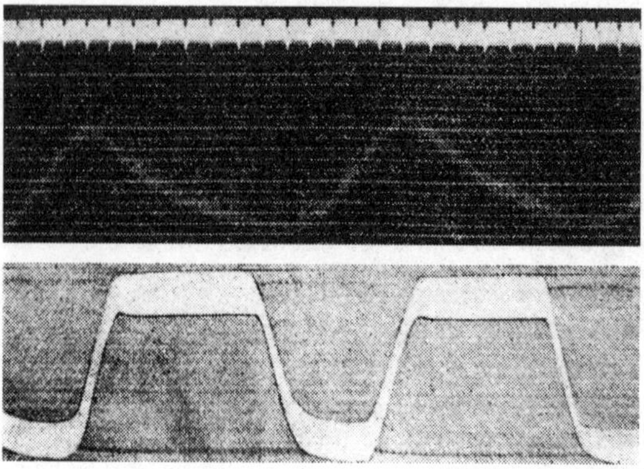

*Abb. (Nach* Bohnenkamp, *⟨1926⟩)*

Bemerkenswert sind ferner die *zeitlichen* Verhältnisse der Wärmebildung beim Froschherzen. Annähernd gleichzeitig mit der Kontraktion steigt die Temperaturkurve auch an, und mit der Wiederausdehnung sinkt sie auch wieder ab auf dasselbe oder annähernd dasselbe Niveau wie vorher. So stellt die Temperaturkurve ein mit geringer (instrumenteller) Latenz verschobenes Bild der Kontraktionskurve dar (⟨*s. o.*⟩Abb.).

Diese Beschreibung hat zuerst Snyder (1917, 1918, 1922) nach Versuchen am Schildkrötenherzen gegeben, in denen er die Suspensionsmethode mit myothermischer Registrierung verband und bei tiefer Temperatur nur wenige Schläge pro Minute erhielt. Bei sehr langsamer Schlagfolge erschien nach der Diastole noch eine zweite und eine dritte Phase der Wärmebildung von geringerem Ausmaß. Schon Snyder nimmt an, daß die systolische Wärmebildung zum großen Teil thermoelastischer Effekt ist, und ebenso, daß der rasche Abfall der Temperatur mit der Diastole auf endothermen Vorgängen beruhe. Die zweite und dritte postdiastolische Wärmebildung glaubt er mit den oxydativen Vorgängen erklären zu sollen (entsprechend Hills »verzögerter Wärmebildung«, 1913). Den Einschnitt zwischen ihnen bringt er mit dem endothermen Vorgang der Rücksynthese von Zucker aus Milchsäure in Verbindung. Die »erste Phase« ist von Bohnenkamp (1926) am Froschherzen in ganz derselben Weise beobachtet (vgl. Abb.). –

Gegen alle diese Beobachtungen hat E. FISCHER (1926) (unter A. V. HILL) eine scharfe Kritik erhoben, da er selbst am Herzen von Frosch, Aal und Schildkröte überhaupt zu keinen konstanten Temperaturmessungen gelangen konnte. Aber BOHNENKAMPS gleichmäßige Beobachtungen sind dadurch bis jetzt nicht entkräftet. Dagegen sind BERNSTEINS (1914, 1915) Einwände gegen die myothermischen Versuche von HERLITZKA (1912, 1915) am Kaninchenherzen wohl nicht widerlegt. »Negative«, einer Abkühlung unter die Normallage entsprechende und vor der Systole einsetzende Schwankungen des Thermostromes sind bisher niemals sicher bewiesen worden. Es ist unbedingt notwendig, daß der auf methodische Fragen zurückgeführte Gegensatz zwischen E. FISCHER und BOHNENKAMP aufgeklärt wird, denn bisher basieren die Einwendungen FISCHERS nicht auf Beweisen, sondern auf Versuchen mit anderer Methode.

## III. Übersicht. Pathologie

Ein Überblick über die Gesamtheit unseres Wissens von Stoffwechsel, Wärmebildung und Arbeitsleistung des Herzens nach ihrem *Zusammenhang* hat besonders zwei, übrigens eng verbundene Fragen zu erwägen: einmal, was diese Tatsachen zur Theorie der Muskelarbeit beisteuern können und dann die speziellere energetische Frage nach dem Wirkungsgrad dieser Vorgänge.
Ein Vergleich der Gaswechselmessungen mit den thermischen Messungen zeigt Übereinstimmendes und Widersprechendes. Übereinstimmung herrscht zunächst in der Feststellung, daß mit steigender mechanischer Arbeitslieferung das Verhältnis zwischen äußerer gemessener Arbeit und Gesamtenergieverbrauch steigt, also ökonomischer wird. Um diesen Satz aussprechen zu können, müssen aber zuvor zwei nicht ganz selbstverständliche Annahmen gemacht werden, nämlich daß erstens die $O_2$-Verbrauchszahlen ein Maßstab der gesamten Energieänderung des Herzens im betrachteten Zeitabschnitt seien und daß zweitens die Temperaturänderungen im myothermischen Versuch ein Maßstab der Wärmebildung seien. Die Schwierigkeiten dieser Annahmen sind nicht so groß, daß sie im *allgemeinen* nicht als berechtigt gelten dürften. Will man aber den Quotienten $A/U$ (= Arbeit : Gesamtänderung der Energie) *berechnen*, so muß man den Verbrennungswert des Sauerstoffs

mit der Fiktion einsetzen, daß die Substanzen vollständig zu den *End*produkten verbrannt werden und daß keine anderen Energiequellen (Anoxybiose, Gärungen) in Betracht kommen; und andererseits, daß die myothermische Messung alles, was als Wärme auftaucht, auch erfaßt. Die erstere Fiktion ist früher kritisch beleuchtet worden[12], die zweite Annahme trifft für alle langsam und in konstanter Geschwindigkeit auftretende Wärme sicher nicht zu. Beim Vergleich also der Stoffwechselversuche mit den myothermischen *müssen* Unstimmigkeiten auftreten, wenn die $O_2$-Messung nicht die gesamte Energieänderung oder wenn die myothermischen Versuche nicht die ganze Wärmebildung erfassen sollten. Da letzteres aber sicher der Fall sein dürfte, so ist es nicht überraschend, daß die in absoluten Zahlen kalorisch berechneten Wirkungsgrade $A/U$ sich in den beiden Beobachtungsreihen ungleich stellen, und zwar der Erwartung gemäß so, daß der myothermisch errechnete Quotient höher liegt als der aus dem Stoffwechsel erschlossene. Die am Warmblüterherzen von ROHDE (1912) gefundenen höchsten Nutzeffekte betrugen 22%, die von WEIZSÄCKER (1911 b) am Froschherzen errechneten reichten bis zu 36%; etwas niedrigere Werte erhielten wiederum BODENHEIMER und LÜSCHER (1920 b, 1921) am gleichen Organ. Andererseits stiegen in den myothermischen Versuchen BOHNENKAMPS (1926) die Nutzeffekte bis auf 99%. Die Bedeutung dieses Gegensatzes wird sogleich klar, wenn man sich erinnert, daß der myothermische Versuch hier (mit Ausnahme der Versuche von SNYDER) bisher erstens nur die Kontraktionsphase (sog. initiale Wärmebildung) betrachtet und daß er zweitens eine etwa kontinuierlich abströmende Wärme überhaupt nicht erfaßt. Mit anderen Worten: die Sauerstoffmessungen erfassen vermutlich kalorisch die Gesamtheit aller im Muskel vorhandenen Prozesse, die myothermischen erfassen in der initialen Wärmebildung den unmittelbar arbeitliefernden Anteil dieses Systems.

Keine Übereinstimmung besteht ferner darin, daß sämtliche Untersucher des Gaswechsels am Herzen bisher mit zunehmender Belastung auch deutliche Zunahme des $O_2$-Verbrauchs sahen, während nach BOHNENKAMP die Gesamtenergieänderung zwar von der Reizfrequenz, aber nicht von der Belastung abhängig berechnet wird. Auch dies würde verständlich, wenn die arbeitliefernde und

12 Vgl. WEIZSÄCKER, V. (1911 b) (»Fiktive Wärmetönung.«).

die oxydativ-restitutive »Maschine« relativ unabhängig voneinander wären.
Mit dieser Erwägung ist freilich bereits ein Bemühen wirksam geworden, den Gegensatz der beiden Beobachtungsgruppen als nicht durch einen experimentellen Fehler, sondern als tatsächlich vorhanden zu erklären. Ist diese Deutung richtig (und es ist bis jetzt kein Grund gegen sie vorhanden), dann folgt daraus weiter, daß der arbeitliefernde Systemteil isoliert betrachtet werden kann und daß er, so für sich betrachtet, die vom Standpunkt der Ökonomie aus vollkommenere Maschine wäre, hinter der das Gesamtsystem aus noch zu findenden Gründen weit zurückbliebe.
Verbinden wir jetzt dies Resultat mit der hauptsächlich am Skelettmuskel entwickelten Theorie (vgl. Bd. VIII, 1 dieses Handbuchs, besonders Fenn, Meyerhof und Embden, 1925), dann ist ersichtlich, daß auch dort die Vermutung mehrfach auftauchte, der Wirkungsgrad des arbeitliefernden Vorganges betrage etwa 100%. Aber Bohnenkamp hat als erster am Herzen die Muskelzuckung gesehen, bei der gar keine Wärme auftritt. Es bleibt dann zu erklären, warum dies am Skelettmuskel nicht der Fall ist, warum an ihm auch mit Zunahme der Belastung und Leistung die Wärmebildung zunimmt, am Herzen umgekehrt abnimmt. – Die weitere Vorstellung aber, daß sich in der Gesamtheit der zu fortdauernder Muskelarbeit erforderlichen muskulären Prozesse die Ökonomie ungünstiger stellt, ist mit den Verhältnissen am isolierten Skelettmuskel ebenso im Einklang wie mit den am Gesamtorganismus, besonders am Menschen festgestellten Wirkungsgraden der Muskelarbeit, die fast nie die 30% überschritten. Die von A.V. Hill (1913) gefundene, der Kontraktion nachfolgende Wärmebildung, die von Weizsäcker (1912a, 1914a, b) gefundene Unabhängigkeit der initialen Wärmebildung und Arbeitsleistung von Oxydationen und endlich die Tatsache des relativ niedrigen Wirkungsgrades der *Gesamt*maschine – diese drei Feststellungen ordnen sich zu der Gesamtauffassung, daß hier mindestens zwei Vorgänge gekoppelt sind, wie dies besonders A.V. Hill (1916) ausgesprochen hat. Diese von Weizsäcker (1915) als Zweimaschinentheorie bezeichnete Anschauung besagt, daß diesen beiden Vorgängen verschiedene Nutzeffekte zukommen und daß der niedrigere von beiden (nämlich der oxydative) naturgemäß der *begrenzende*, der für das Gesamtsystem maßgebende ist.
Daß nun die aus Oxydationen stammende Energiemenge zu grö-

ßeren Teilen für den arbeitliefernden Vorgang der Kontraktionsphase verlorengehen *müsse,* diese Folgerung würde das, was wir wissen, doch wesentlich überschreiten. Um diese Behauptung aufzustellen, müßte zuvor diejenige mechanische Bedingung aufgefunden sein, bei welcher wir die maximale äußere Arbeit des Herzens tatsächlich erhalten und richtig messen können. Daß dieses Ideal nicht erreicht ist, geht z. B. aus den Versuchen von ROHDE und USUI (1914) sowie von WEIZSÄCKER (1911 a), LÜSCHER (1920 a, b; 1921) u. a. zur Genüge hervor. Wohl aber bleibt von den Gaswechselmessungen dies bestimmt bestehen, daß erstens die Verbrennungsenergie nicht einem selbständigen Reservoir gleicht, aus dem der arbeitliefernde Vorgang nach Belieben schöpfte, daß zweitens vielmehr der Verbrennungsvorgang wesentlich gesteuert erscheint von der Zahl und von der Intensität der einzelnen Kontraktionen, also vom arbeitliefernden Vorgang, und daß drittens der arbeitliefernde Vorgang wenigstens beim Kaltblüter längere Zeit ohne den Verbrennungsvorgang erfolgen kann, während der letztere eine solche Selbständigkeit nur in dem Sinne besitzt, daß er, als der nachfolgende, nicht sogleich und auch in Ruhe nicht völlig sistiert, nachdem der arbeitliefernde Vorgang unterbrochen wurde. Chemische Substanzen der narkotischen Gruppe und Alkaloide könnten die gegenseitige Adjustierung der beiden Vorgänge in zweierlei Sinn stören: sie könnten den arbeitliefernden Vorgang und damit auch indirekt die restitutiven chemischen Abläufe einschließlich Oxydationen hemmen; sie könnten aber auch zweitens diese letzteren primär beeinträchtigen. Diese zweite Annahme ist aber unwahrscheinlich, da jedenfalls das Bild der Oxydationshemmung ein ganz anderes ist, indem es die arbeitliefernden Vorgänge nur langsam fortschreitend beeinträchtigt. Die Narkotika aber setzen die Arbeit sofort herab.

Der Vergleich von Herz- und Skelettmuskel zeigt in energetischer Beziehung aber gleichwohl beträchtliche Unterschiede, auch wenn wir von der Verschiedenheit der Experimentalbedingungen absehen. Zwar ist es scheinbar gelungen, für eine Analogie zwischen der Regel A.V. HILLS $Tl/H$ = const (Spannung × Länge / Wärme = const) (1911, HARTREE u. HILL 1921) und den vom Stoffwechsel und der Druckleistung am Herzen ausgehenden Beobachtungen ROHDES und LÜSCHERS eine gewisse Verwandtschaft herzustellen. Aber diese schon vorher fragliche Gesetzmäßigkeit (s. o.) wird zur Unwahrscheinlichkeit, wenn wir uns auf den Boden der myothermischen Befunde von BOHNENKAMP stellen. Solche Vergleiche können nicht vorbeigehen an den gewaltigen Verschiedenheiten der Tätigkeitsweise der beiden Muskelarten, vor allem in zeitlicher, aber auch in anatomischer Beziehung beim Herzen (Rhythmus, Fehlen des Tetanus, Alles-oder-Nichts-Regel, stärkere Durchblutung, ununterbrochenes Funktionieren, andere Beziehung zum Nervensystem u. v. a.). Auffallend ist, daß die pro Gramm Muskelsubstanz bei einer Kontraktion erfolgende Energieänderung am Herzen bei optimaler Belastung etwa 7mal größer gefunden wurde als am Skelettmuskel (FICK 1878 und WEIZSÄCKER[13]), ein Ergebnis, zu dem schon auf anderen Wegen ZUNTZ (1892) gelangt war:

| | Wärmetönung in Mikrokalorien pro Kontraktion pro gr Muskel |
|---|---|
| FICK: Skelettmuskel (Frosch) | 2,48 |
| WEIZSÄCKER: Herzmuskel (Frosch) | 11,93 |

Hierbei ist in Rücksicht zu ziehen, daß eine einfache Zuckung für den Skelettmuskel nicht die normale Tätigkeitsform ist wie für das Herz, sondern der Tetanus. Manches spricht dafür, daß für die Energieänderung einer Kontraktion die *Dauer* des Verkürzungsvorganges eine für die beiden Muskelarten verschiedene Bedeutung hat. Daher ist auch in Erwägung zu ziehen, daß die Herzkontraktion erheblich träger verläuft. Trotzdem ist ihr Nutzeffekt in der Kontraktionsphase kein geringerer, vielleicht ein höherer als der des Skelettmuskels.

Kommen wir danach auf den Wirkungsgrad zurück, so ergibt sich zunächst das Bild, daß ein Wirkungsgrad des arbeitliefernden und einer des oxydativen Vorganges zu unterscheiden ist, sowie daß der letztere im Verdachte steht, als der wesentlich unökonomischere den Wirkungsgrad des Gesamtvorganges herabzudrücken. Zieht man aber in Betracht, daß ein maximaler Wirkungsgrad des arbeitliefernden Vorganges von 100% heute recht wahrscheinlich ist, daß aber von dieser maximalen Arbeit bei den allermeisten Anordnungen ein wesentlicher Teil durch Reibung usw. (sei es *im* Muskel, sei es an den übertragenden Massen) verlorengeht und sich der Messung entzieht, so ergibt sich für den oxydativen (restitutiven) Anteil der Maschine wieder ein günstigeres ökonomisches Bild: ein

13 WEIZSÄCKER, V. (1911 b) S. 476.

Teil der Verluste fällt ihm dann nicht mehr zur Last. Es muß als noch unentschieden bezeichnet werden, wie die Verluste sich quantitativ auf die beiden gekoppelten und zu einer Art Kreisprozeß sich schließenden Vorgänge verteilen. In dieser Beziehung dürfte nun gerade Herz und Skelettmuskel sich verschieden verhalten. Es ist zu befürchten, daß sehr vieles am Skelettmuskel Beobachtete unter der Bedingung partieller Anoxybiose stand; die isolierten Muskeln müssen ja rein durch Diffusion von außen versorgt werden. Aber alle, auch die am Herzen angestellten, Betrachtungen über den Wirkungsgrad setzen stillschweigend voraus, daß die »Maschine« ausreichend gefeuert werde. Gewöhnt man sich aber (etwa unter dem Eindruck der Entdeckungen KROGHS 1919 a, b, c) an die Vorstellung, daß dies sehr oft nicht der Fall ist und daß die Zellvorgänge nicht durch die Größe eines »Bedarfs« im Sinne von PFLÜGER (1872) und RUBNER (1902, 1908, 1909) bestimmt, sondern durch Diffusionsgeschwindigkeiten von Substanzen und Gasen begrenzt sind, dann erscheint unser ganzes Versuchsmaterial unter einem etwas veränderten Licht. Die ganze sogenannte »Thermodynamik« des Muskels ist dann eigentlich eine Deskription der Energieverluste, welche in verschiedenen Phasen aus verschiedenen Ursachen eintreten, zugleich aber eine Deskription der unter verschiedenen Verhältnissen eintretenden Begrenzungen des »Bedarfs« durch die »Versorgung«.

Daß nun gerade Momente der hier zuletzt angedeuteten Art am *pathologisch*-anatomisch veränderten oder in abnormen Kreislaufsystemen arbeitenden Herzen besonders in Frage kommen können, leuchtet wohl leicht ein. Die hypertrophischen Herzen besitzen Fasern von abnormem Volumen, also ein ungünstigeres Verhältnis von Oberfläche und Masse. Die Entwicklung des Gefäßapparates hält anscheinend mit der der Muskelzunahme nicht Schritt. Gefäßsklerose kann hinzukommen. Die für die Leistung äußerer Arbeit günstigsten Bedingungen der Muskel*form* und des Druckablaufs in der Aorta können bei Dilatationen, Aneurysmen und selbstverständlich Klappenfehlern und Bildungsfehlern ungünstig werden. VON WEIZSÄCKER (1917, 1920, 1921) hat die Tatsachen und Gesichtspunkte, die vom Standpunkte der Energetik und Experimentalphysiologie hier von Bedeutung werden können, zusammengestellt. Hier ergibt sich, daß allein die Dilatation wegen der früher erwähnten (s. S. 163 f.) Beziehung zwischen Radius und Spannung eine »Inadäquatheit« von Muskelform, Muskelmasse und Arbeitsform bedingen kann (»Forminsuffizienz«). Eine mäßige Vergrößerung des Durchmessers bedeutet erhebliche Steigerung der zur Entwicklung eines gegebenen Druckes notwendigen Faserspannung. Es wird dann zu jedem Längenwert einer Faser ein anderer (höherer) Spannungswert zugeordnet, und die Aktion der Faser nähert sich der isometrischen Form. Ähnliches wird eintreten, wenn durch Veränderungen am Klappenapparat oder durch Ausdehnungs- sowie Elastizitätsveränderungen an der Aorta und den anderen Gefäßen der Ablauf der Druckkurve im Herzen sich nach Form und Höhe ändert. Welche Rückwirkungen eine solche *Gestalt*veränderung der Herzarbeit aber auf die Energetik und den Nutzeffekt des Herzens ausübt, wissen wir keineswegs. – Eher ist es möglich, die Bedeutung einer andauernden Rhythmus- und *Frequenz*änderung beim Kranken von unseren experimentellen Feststellungen aus einzuschätzen. Es ist zu vermuten, und die Beobachtung der Klinik widerspricht dem nicht, daß die bloß durch Frequenzsteigerung, nicht durch Drucksteigerung erhöhte Stundenarbeit des Herzens nicht zur Herzhypertrophie führt. Auch vergleichend-physiologische Beobachtungen weisen darauf hin, daß die mittlere Kontraktionsarbeit der Einzelkontraktion zum Herzgewicht in einer festen Proportion steht, während eine solche Parallelität zwischen Herzmasse und Arbeit in der Zeiteinheit nicht besteht. Dagegen ist es doch wohl ziemlich feststehend, daß lange anhaltende Blutdruckerhöhung mit Herzhypertrophie einhergeht, ebenso wie die Klappenstörungen, bei denen die Arbeit der Einzelkontraktion steigt. Wir fanden nun, daß in solchem Falle auch die Gesamtenergie einer Kontraktion, am Gaswechsel gemessen, steigt. Diese Übereinstimmungen würden also sagen, daß die Erhöhung des Gesamtumsatzes pro Kontraktion der zur Hypertrophie führende Faktor ist. Freilich ist nun ferner der Fall denkbar, daß durch mechanische Faktoren (Sklerose im Myokard) oder chemische Verhältnisse (Blutversorgung, Giftwirkung) der Nutzeffekt eines Herzens verschlechtert wird, ebenso wie sich dies bei gewissen Vergiftungen oben experimentell gezeigt hat. Auch in diesem Fall hätte ein Herz seinen Gesamtenergieumsatz dann zu steigern, um der normalen Anforderung gerecht zu werden. Jedenfalls beobachtet die Klinik nicht selten Hypertrophien bei Myokarditis und ohne erschwerende äußere mechanische Ausnutzungsbedingungen. Wir würden dann sagen müssen, daß ein Herz hypertrophiert, wenn es seinen Gesamtenergieumsatz pro

Kontraktion steigert, sei es, um die äußere Arbeit zu erhöhen, sei es, um sie bei schlechterer innerer Ausnutzung auf der Norm zu erhalten. Diese Sätze kann man auch in den Satz zusammenfassen: Herzen, welche längere Zeit in der Nähe ihrer oberen Akkommodationsgrenze arbeiten, pflegen zu hypertrophieren. Wenn diese Anschauungen zutreffen oder wenn es auch nur zum Teil richtig ist, daß für die Entstehung der Hypertrophie nicht die äußere Arbeit, sondern die Gesamtenergieänderung maßgebend ist, dann ist der eingebürgerte Ausdruck »Arbeitshypertrophie« jedenfalls im Lichte physiologischer Betrachtung ungenau und irreleitend. Aber nach den hier zuletzt gegebenen Darlegungen ist auch daran zu denken, daß nicht nur die Gesamtenergieänderung pro Kontraktion, sondern auch das Verhältnis von Arbeit und Wärmebildung, welches sich ja mit der Zunahme der Belastung ändert, von selbständiger Bedeutung für die Herzmasse ist. In welchem Faktor wir nun letzten Endes den Wachstumsreiz zu erblicken haben, ist freilich noch völlig dunkel. Zur Lösung dieser Meisterfrage der Biologie wird neben der energetischen wohl die chemische und morphologische Betrachtung eingreifen müssen.

# Fortschritte der Physiologie und Pathologie des Herzens[1]

Man darf wohl feststellen, daß die gleichsam monarchische Stellung, welche dem Herzmuskel in einer früheren Epoche für die Beurteilung des Kreislaufs zukam, durch eine ganze Reihe von neueren Entwicklungen stark eingeschränkt worden ist. An die Spitze möchte ich die Auffassung stellen, die Herr EPPINGER (EPPINGER, KISCH, SCHWARZ 1927) von der Kreislaufinsuffizienz ausgebildet hat, und in welcher er die Pathologie der Zirkulation mit der des Stoffwechsels verbindet. Allgemein neigt man zu einer höheren Einschätzung der sogenannten Peripherie, der Kapillaren, der Venen, und, wenn man früher das Herz gleichsam von der Aorta her betrachtete, so tut man dasselbe jetzt von der Vena cava her: deutlicher erkennt man die überragende Bedeutung der Füllung von dort her und sucht nach ihren Bedingungen. Immer vielfältiger enthüllt sich sodann das Spiel einer nervös-reflektorischen Koordination des Gesamtkreislaufs, sowie der Bildung von Blutdepots. Immer zahlreichere Stellen werden im Herzen selbst und in den Gefäßen bekannt, von denen regulatorische Reize ausgehen können; ich erinnere an die Arbeiten von HERING (1927), BAINBRIDGE (1914, 1915 a, b; 1920), HEYMANS (1929 a, b), GOLLWITZER-MEIER (1928 a, b; 1929 a, b, c) und anderen. Aber man wird auch diejenigen Überlegungen nennen müssen, welche das Herz mit der Skelettmuskulatur zu einem einheitlichen Koordinationssystem zusammenfassen. Offenbar muß das Herz in arbeitsphysiologischer Beziehung in ständiger Wechselwirkung mit der Gesamtmuskulatur vorgestellt und von hier aus verstanden werden. Nicht übergangen seien endlich die Ansätze zu einer Hormonlehre des Herzens, wie sie für die Automatie von ZWAARDEMAKER (1928 a, b), für die Leistung von HABERLANDT (1925-1931), für die Vaguswirkung von LOEWI (1921-1926) versucht worden sind.

Angesichts dieser Lage ist es nun gewiß wünschenswert, den Blick auch wieder dahin zurückzuwenden, wo wir in der Lehre vom

1 Diese Übersicht greift einige Gegenstände heraus, welche auf den Tagungen des Kongresses für innere Medizin 1929 und für Kreislauf in Köln 1928 weniger zur Sprache kamen, aber gleichwohl grundlegende Bedeutung haben.

Kreislauf anfingen: zum Herzen *als Muskel.* Wenn irgendwo, dann ging man beim Muskel von einer »Maschinentheorie des Lebens« aus; wie oft haben wir den Ausdruck »Muskelmaschine« gebraucht. Prüfen wir diese Idee also erneut – nicht aus dem Bedürfnis der Naturphilosophie, sondern des klinischen Verstehens. Der historische Hergang war ja der, daß man, gewiß auch unter dem Eindruck der technischen Fortschritte, den Muskel sich als eine Wärmekraftmaschine, als Analogie einer Dampfmaschine vorstellte, so etwa ENGELMANN (1892 a). FICK (1882, 1893 a, b) war es dann, der darauf hinwies, daß das nicht so sein könne, weil der Nutzeffekt des Muskels mit seinen 20 bis 30 Prozent und darüber die bei Wärmekraftmaschinen erzielten Höchsteffekte (unter 10 Prozent) weit übersteigt. Vielleicht ist dieses Argument überschätzt worden; aber die Frage klärte sich in derselben Richtung, als HERMANN (1867) bewies, daß große Arbeitsmengen aus Muskeln zu gewinnen sind, in denen durch Sauerstoffentzug sicher alle Verbrennungen verhindert waren. Der Typus der Dampfmaschine oder des Explosionsmotors kommt also nicht in Frage, und alle weiteren Forschungen stellen heraus, daß im Muskel zwei Systeme relativ unabhängig voneinander funktionieren: ein arbeitlieferndes und mit Verbrennungen nicht befaßtes, und eine potentielle Energie bereitstellendes und speicherndes (restituierendes), welches durch Verbrennungsenergie Milchsäure zu Zucker synthetisiert (Zweimaschinentheorie).

Ziemlich früh trat dann ein Gegensatz zwischen Herz und Skelettmuskel zutage, demzufolge das Herz nicht in der Lage ist, bei einer Kontraktion nur einen Bruchteil seiner Kraft zu benutzen: die in LUDWIGS Laboratorium so benannte »Alles- oder Nichts-Regel«. Der Unterschied bezieht sich wohl darauf, daß das Herz, einmal erregt, stets alle seine Fasern einsetzen muß, der Skelettmuskel nicht. Denn, wie namentlich die englischen Physiologen, wie ich glaube, gut begründet haben, es gilt jene Regel für die einzelne Faser auch im Skelettmuskel; aber es vermag die Anzahl der erregten Fasern mit der Reizstärke zu variieren. Man müßte sich danach fragen, ob etwa die Gesamtenergieänderung (Arbeit + Wärme) beim Herzen auch einer Alles- oder Nichts-Regel gehorche, oder ob sie doch variabel sei. In einer an sich nicht besonders tiefgehenden Untersuchung fiel mir (1911 a) schon vor 18 Jahren auf, daß die Ermüdung eines Froschherzens immer gleichschnell erfolgte, ob nun das Herz eine hohe oder eine niedrige Kontraktionsarbeit zu leisten hatte. Nur die Zahl, nicht die Arbeit der Zusammenziehungen erschien bedeutsam. Die hieraus möglichen Schlüsse hat dann BOHNENKAMP (1926, BOHNENKAMP, EISMAYER u. ERNST 1928, BOHNENKAMP u. ERNST 1926, 1928a, b, 1929) auf Grund von myothermischen Versuchen scharf dahin präzisiert, daß in der Tat die Gesamtenergieänderung (Arbeit und Wärme) des Herzens bei großer wie bei kleiner Belastung und Arbeit immer dieselbe sei. Holt man viel Arbeit heraus, so erscheint wenig, unter Umständen sogar keine Wärme, holt man wenig heraus, so erscheint entsprechend mehr Wärme. Die Gesamtproduktion von Energie wäre danach eine Konstante, die nicht einmal so interessant wäre als ein Atomgewicht. Die Folgerung aus dieser Untersuchung, und es gibt bisher keine Widerlegung derselben, wäre, daß ein etwa bei Körperruhe arbeitendes, also in einem Minimalzustand befindliches Herz eine erhebliche Verschwendung treibt; das Herz treibt *Luxus*. Das aber, was wir als Akkommodation oder als Reservekraft zu bezeichnen gewohnt waren, die Fähigkeit zu überdurchschnittlichen Leistungen, das wäre nichts anderes als eine verbesserte *Ausnutzung* und nicht ein erhöhter Energieverbrauch. Aus dem luxuriösen würde ein sparsamer Haushalt bei gleichem Budget. Die Erklärung der relativen Herzinsuffizienz aus einer Minderung der Reservekraft würde hinfällig, weil es eine solche gar nicht gäbe, und die Erklärung der Hypertrophie als Folge vermehrter Leistung müßte wohl fallen, will man nicht ein so sekundäres Moment wie die technische Ausnutzung als Wachstumsreiz heranziehen, was gewiß unbefriedigend wäre. In dieser letzteren Frage habe ich immer schon eine Schwierigkeit gesehen, die sich noch vergrößert.

Wir müssen indes jetzt auch eine andere Seite des Problems feststellen. Maß man den *Sauerstoff*verbrauch des Herzens, so fand man seit RHODES (1912) und meinen (1911a, b) Versuchen immer wieder bestätigt, daß proportional mit höherem Anfangsvolumen des Herzens die Verbrennungen zunehmen. Von Anfang an freilich fiel auf, daß der Anstieg mit dem der mechanischen Leistung nicht Schritt hält, was bedeutet, daß der Nutzeffekt, berechnet auf den Verbrennungswert des Sauerstoffs auch hier erheblich ansteigt, wenn man das Herz stärker belastet. Die Ökonomie verbessert sich, wenn sie auch niemals die Werte, die aus myothermischen Versuchen errechnet werden, erreicht. Sie bleiben unter 40 Prozent. Daraus folgt, daß das arbeitliefernde System einen höheren

Nutzeffekt hat, als das energiespeichernde. Für die Gesamtmaschine ist natürlich das letztere, also das ungünstigere, maßgebend. Denn in einer kettenförmig verbundenen Reihe von energieliefernden Maschinen bestimmt die unökonomischste den Gesamteffekt. Wir sind nun über die Wirkungsweise gerade der Verbrennungsmaschine leider viel schlechter orientiert; wir wissen wenig von ihrer Natur und Leistungsgeschwindigkeit. Nur der Vorgang der Zuckersynthese aus Milchsäure ist gut bekannt, also ein Teil dieses Systems. Darum können wir so wenig darüber aussagen, wie schnell sich die vorrätige Energie erschöpfen und wiederherstellen kann, wie die beiden »Maschinen« aufeinander eingestellt, wie weit sie unabhängig zu denken sind, an welchen Orten Verbrennung, Ermüdung und so fort zu denken ist.
Obwohl demnach an einer mit den Herzfüllungs- beziehungsweise Belastungsänderungen einhergehenden Änderung der Verbrennungen nicht zu zweifeln ist, darf doch als gemeinsames sicheres Ergebnis aller Experimente dies genannt werden, daß das Herz bei geringer Belastung viel mehr Energie verschwendet und daß seine Gesamtenergieänderung pro Kontraktion auffallend wenig veränderlich sein muß. Was man früher Akkommodation nannte, muß zum großen Teil bessere Ausnutzung sein. Stets wird mit einer Kontraktion eine Energiemenge umgesetzt, die relativ wenig Rücksicht auf die äußere Arbeit zeigt, welche gleichzeitig aus dem Herzen herausgeholt wird; ist diese gering, dann geht ein großer Teil als Wärme in Verlust.
Nur wenn die Schlag*frequenz* zunimmt, dann nimmt auch die Energieänderung pro Kontraktion ab. Es ist nun überhaupt wichtig, daß das Herz namentlich des Ungeübten erhöhten Anforderungen vor allem durch Beschleunigung der Schlagfolge nachkommt. Auf solche Weise gesteigerte *Minutenarbeit* erhöht nun den $O_2$-Verbrauch (und die Gesamtenergieänderung) *pro Minute* erheblich mehr, als wenn sie durch Verstärkung der Einzelkontraktion bei gleicher Frequenz erzielt wurde. Wir wissen noch nicht, ob diese Tatsache unter pathologischen Verhältnissen Bedeutung hat. Es wäre daran zu denken, daß Tachykardie eine zu geringe Einzelkontraktionsleistung ausgleicht und die Verbrennungen besser in Gang setzt, als Erhöhung des Schlagvolumens. Andererseits wissen wir, daß Tachykardie von bestimmten Frequenzen an die Förderung beeinträchtigt. Ein schwerwiegendes Argument dafür, daß Ausgleich durch Schlagbeschleunigung das Herz weniger an-

strengt als vermehrte Füllung, ist noch aus folgendem zu entnehmen. Es ist bekannt, daß Tachykardien auch bei langer Dauer nicht zur Hypertrophie führen, wenn nicht noch besondere Momente hinzutreten, wie etwa bei Morbus Basedow. Nur die Erhöhung der Einzelkontraktionsarbeit scheint ein kräftiger Reiz zur Hypertrophie zu sein. Es wird damit sein wie mit dem Kolben einer Dampfmaschine. Für die Erhöhung der Tourenzahl wäre eine Vergrößerung des Zylinders sinnlos; wenn aber die Kraft der Maschine erhöht werden soll, muß der Querschnitt des Zylinders vergrößert werden.

Übrigens ist in einer Beziehung die Analogie der Dampfmaschine nun doch erhalten geblieben, nämlich im Prinzip einer Koppelung zweier Systeme von Energietransformationen. Und wenn wir einen Augenblick deduktiv verfahren dürfen, so wäre zu fragen, ob nicht die als Herzinsuffizienz zusammengefaßten Zustände ebenfalls von zweierlei Art sein können, wenn nämlich die Schädigung einmal am äußere Energie liefernden, ein andermal am die Verbrennungen leistenden System angreift. Es liegt nahe genug, ⟨*in der*⟩ relative⟨*n*⟩ Arbeitsinsuffizienz, wie sie etwa in der Unfähigkeit zu raschem Treppensteigen zum Ausdruck kommt, ein Beispiel von Schädigung des arbeitliefernden Systems zu erblicken, während die chronische Insuffizienz, bei der die Minutenvolumina sogar erhöht, der Blutdruck hypertonisch sein kann, ⟨*als*⟩ Störung im Haushalt der restituierenden Maschine ⟨*ge*⟩wertet werden kann. Man darf vielleicht erwarten, daß diese Annahme oder eine ähnliche einen Widerspruch aus den Anschauungen Eppingers (Eppinger, Kisch, Schwarz 1927) beseitigen kann, der darin besteht, daß ein in der Kreislaufinsuffizienz arbeitsfähiges, ja übernormale Blutmengen förderndes Herz dasselbe sein soll, durch dessen Versagen jene Kreislaufinsuffizienz entstanden ist. Wenn es sich dabei aber nur um eine Störung in der *restituierenden* Maschine des Herzens handelt, die das Herz durch Anspannung seiner *arbeit*liefernden *selbst* ausgleichen kann, dann verstehen wir den Zusammenhang ohne weiteres als eine Art *Selbstkompensation* in der Dekompensation. Der Wert des besprochenen Luxus wird jetzt klar: die motorische Reserve des arbeitliefernden Apparates dient dazu, das Leck in der restitutiven chemischen Maschine auszugleichen.

*Genügen* wie *Versagen* der Herzleistung ist ganz gewiß immer auch ein energetisches Problem, und die aus den zwei Hauptsätzen der Thermodynamik sich ergebenden Gesichtspunkte sollen nicht unterschätzt werden. Aber: wenn wir jetzt wissen, daß erstens das Herz in ökonomischer Hinsicht ein recht luxuriöses Organ ist und daß zweitens die Fähigkeit, gegenüber der Ruhe erhöhte Arbeit zu leisten, eine Kreislaufinsuffizienz noch nicht ausschließt, dann kommt es eben für das klinische Verstehen auf andere Momente noch an, die wir jetzt näher formulieren müssen.

Wenn das Herz wirklich mit jeder Systole sozusagen dieselbe Patrone verschießen sollte, dann ist offenbar diese Energieänderung eine Art von Naturkonstante und ein Grenzwert, demgegenüber alles Interesse auf die Art der Verwaltung dieses Kapitals sich richten muß. Hier wäre immerhin noch die Frage einzuschalten, was wir über experimentelle Änderungen dieses Nutzeffektes wissen. Denn klinische und am Menschen gewonnene Erfahrungen gibt es hier natürlich nicht. Eigentlich kennen wir nur einige pharmakologische Wirkungen (von Weizsäcker 1912, 1917). Alkohole in hohen (unphysiologischen) Konzentrationen schädigen die Arbeit viel schwerer als die Oxydationen: Verschlechterung des Nutzeffektes. Die Urethane beeinträchtigen auch die mechanische Leistung stark neben den Verbrennungen. Cyanide zeigen die wichtige Fähigkeit des Herzens, beträchtliche Arbeit trotz völliger Sauerstoffentziehung zu leisten. Freilich tritt nach einiger Zeit Erschöpfung ein. Fügt man der Nährlösung reichlich Zucker bei, dann steigen der Zuckerverbrauch und die Oxydationen an: hier zeigt sich wieder die Neigung zum luxuriösen Verhalten; Zuckermangel verbessert die Ökonomie. Beeinflussung des Nutzeffektes der arbeitliefernden Maschine durch die Herznerven hat Bohnenkamp (Bohnenkamp u. Eichler 1926) nicht gefunden. Ist ein Herz erschöpft (im Absterben, »hypodynam«), so sinken die Verbrennungen und die Milchsäurebildung (Eismayer u. Quincke 1929, 1930, Bohnenkamp 1927, Bohnenkamp u. Eichler 1926), aber der Nutzeffekt ändert sich nicht wesentlich. Besser sind wir in anderen Fragen am Skelettmuskel orientiert. Gessler (Gessler u. Markert 1927) fand die wichtige Tatsache, daß der Nutzeffekt vom 20. bis zum 40. Lebensjahr immer besser wird, so daß er sich um zirka 50 Prozent erhöht. Sollte dies nicht auch fürs Herz gelten? – Es ist bekannt, daß die digitalisartigen Körper die Gesamtenergieänderung des normalen Herzens nicht erhöhen, und die von manchen Operateuren noch geübte vorbeugende Digitalisierung scheint uns an klinischer Erfahrung nicht hinreichend begründet. Experimente von Eismayer u. Wachsmuth (1929) ergaben direkt ungünstigen Synergismus von Narkoticis und Digitalis am Herzen. – Wir müssen bekennen, daß es eine pathologische Physiologie der Ermüdung des Herzens noch erst in den Anfängen gibt, und wir wenden uns daher den anderen Faktoren zu, welche die Insuffizienz verständlich machen.

Ausgangspunkt bleibt dabei unser Ergebnis, daß die Akkommodation des Herzens an größere Füllung der Höhlen und Erhöhung des Widerstandes nicht in erster Linie durch Erhöhung des Energieumsatzes als vielmehr durch erhöhte *Ausnutzung* des Umsatzes erfolgt. Dies also muß offenbar durch eine Anpassung nicht so sehr der Stärke als der Art der Kontraktion an die Widerstände geschehen. Was damit gemeint ist, geht nun eigentlich zurück auf Dinge, die Engelmann (1892 b-1900) im Auge hatte, als er, vielleicht in etwas scholastischer Weise, die chrono-, dromo-, bathmo- und inotropen Eigenschaften des Herzens unterschied; heute spricht man auch von klinotropen und tonotropen Wirkungen. Das Herz war ja wohl der erste Muskel, an dem man nervös bedingte Umstimmungen des muskulären Erregungs- und Kontraktionsablaufs in Gestalt der Vagus- und Sympathikuswirkungen festgestellt hat. Heute ist uns dieser Vorgang auch am Skelettmuskel bekannt, wo wir die sogenannte Entartungsreaktion nur als ein Beispiel oder als eine Übertreibung schon normalerweise möglicher Umstimmungen der Erregbarkeit sowie der Umstimmungen im *zeitlichen* Ablauf des Erregungsvorganges selbst betrachten. Offenbar ist die Beschleunigung und Verlangsamung des Erregungs- und Kontraktionsvorganges dasjenige Phänomen, von dem aus auch die Änderungen der Refraktärphase, der Frequenz, der Reizausbreitung und das Verhältnis der verschiedenen Herzteile zueinander verständlich werden kann. Die Chronaximetrie, als die zur Zeit geeignetste Methode hierfür, hat ergeben, daß die Chronaxie des Purkinjeschen Faserbündels etwa 3mal größer als die des übrigen Herzens ist. War dieses zu erwarten, so haben die Versuche über die Umstimmung durch Vagus und Accelerans bisher das unerwartete Ergebnis gehabt, daß der Vagus Verkürzung, der Accelerans Verlängerung der Chronaxie herbeiführt. Hier besteht also vorläufig ein unaufgeklärter Widerspruch zu dem, was wir nach unserer Vorstellung von der Wirkung dieser beiden Nerven erwarten sollten.

Man darf sagen, daß das Herz eine gewisse Grundeigenschaft fortgesetzt innerhalb bestimmter Grenzen zu variieren und so jeden Augenblick gleichsam ein anderes zu werden vermag. Nicht zu bezweifeln ist, daß die *Weite der Herzhöhlen* in hohem Maße funktionell, das heißt durch eine Umstimmung dieser Grundeigenschaft des Muskels veränderlich ist. Sie wirkt sich vor allem zugleich mit der Änderung der Schlagfrequenz aus. Es darf im Augenblick offenbleiben, ob hormonale Zwischenglieder zwischen nervöser Substanz und Erfolgsorgan notwendig oder nur fakultativ sind. Wir wissen, daß das embryonale Herz jene Grundeigenschaften besitzt, noch ehe nervöse Substanz differenziert ist, und so mag es sein, daß die hormonale Regulation die primitivere, die nervöse eine ihr aufgesetzte höhere Form darstellt. Die Frage, ob es eine bei gleicher Frequenz durch Nerveneinfluß ausgelöste Veränderung des Herz*tonus* (Tonotropie) gibt, ist noch nicht klar entschieden. Nur dies wissen wir sicher, daß wirksame Substanzen und Gifte diesen Tonus verändern, wie dies besonders bei den digitalisartigen Körpern seit SCHMIEDEBERG (1874, 1882) bekannt ist. Alkohole, Kohlensäure, Calciummangel, Erstickung und andere hypodyname Zustände erniedrigen den Herztonus (O. BRUNS 1928), und die Pathologie faßt die Summe der Tonusnachlässe mit MORITZ (1913) unter dem Namen der myogenen Dilatation zusammen, deren Entstehungsweise freilich physiologisch noch ungeklärt ist. Was bedeutet eine derartige Tonusverminderung nun in dynamischer und energetischer Hinsicht für das Herz? Wenn ein Herz bei gleichem Druck in seiner Höhle beziehungsweise in der Aorta ein größeres Volumen bekommt, so nimmt nach einer annähernd richtigen Formel $s = p \times r/2$ die Tangentialspannung seiner Wandung mit dem Radius zu. Das heißt also, daß bei gleichem Druck und gleichem Schlagvolumen die Herzmuskelfaser dieselbe Arbeit ($p \times v$) unter größerer Spannung mit geringerer Verkürzung leisten muß: bei gleicher Größe der Arbeit eine Veränderung ihrer *Form*. Ein kürzerer Weg muß mit größerer Kraft überwunden werden gegenüber dem nicht dilatierten Zustande. Hier also finden wir eine Anforderung zur Anpassung nicht im Sinne der Arbeitserhöhung, sondern im Sinne *veränderter Arbeitsform*. Vermag ihr das Herz zu genügen ohne zugleich an Nutzeffekt einzubüßen? Auf diese Frage kommt jetzt alles an. Das Herz ist jetzt etwa in der Lage eines Radfahrers, der mit einer großen Übersetzung einen Berg hinauffahren soll oder einer Schnellzugslokomotive, welche auf einer Bergbahn ziehen soll. Ähnliches könnte sich in umgekehrtem Sinne ereignen, wenn etwa der Elastizitätskoeffizient des Organs zunähme.

Während wir am Herzen noch wenig von dem energetischen beziehungsweise ökonomischen Verhalten in solchen Fällen wissen, ist beim Skelettmuskel einiges bekannt. So hat A.V. HILL (1922, 1923) gezeigt, daß es für diesen Muskel in der Tat ein *Optimum der Arbeitsform* hinsichtlich der maximalen Leistung (größtmögliche Arbeit) wie auch der Ökonomie gibt. Es scheint, daß die Ökonomie nur innerhalb eines engbegrenzten Kreises der Arbeitsformen optimal ist. Dafür sprechen auch die Untersuchungen von ATZLER (1927) am arbeitsphysiologischen Institut. Neben dem Verhältnis von Kraft und Weg kommt es natürlich auch auf Geschwindigkeit und Frequenz einer Bewegung an, und auch hier ist eine enge optimale Zone vorgeschrieben. Weicht die Arbeitsform von diesen optimalen Bedingungen ab, so sinkt der Nutzeffekt. Wie unendlich oft wird im konkreten Leben dies der Fall sein. Man wird es als das nächste Ziel dieser Studien bezeichnen müssen, die Anpassungsfähigkeit, die »Akkomodationsbreite« in diesem neuen Sinne der Anpassung an Arbeitsformen im Hinblick auf Ökonomie und Ermüdung immer genauer festzulegen. Denn wie sich zeigt, tritt an die Stelle des älteren energetischen Anpassungsproblems immer mehr die neue Anpassungsfrage als Form- oder Gestaltproblem.

Wie bei der Dilatation, so wird auch bei der Elastizitätszunahme in den arteriellen Wandungen eine solche Forderung zu veränderter Arbeitsform gestellt. Ihr gegenüber würde ein sich langsam und mit langer Austreibungszeit kontrahierendes Herz viel günstiger sein, da ja die Windkesselfunktion versagt. Eine kräftige Vaguswirkung und Bradykardie ist die günstige und bekanntlich häufig einsetzende Anpassung an diesen Zustand, während zu rasche Kontraktionen den systolischen Blutdruck in die Höhe treiben müssen. Wiederum eine allzu leicht einsetzende oder pathologisch fortwährende Tachykardie kann sehr leicht zu einer Arbeitsinsuffizienz führen, weil die Füllungen ungenügend werden und ein zu großer Teil der Energie in Stoß und Wärme verschleudert wird. Dieser Zustand kann sehr leicht erklären, daß auch die sogenannten rein nervösen Tachykardien trotz des intakten Organs zu einer relativen Insuffizienz Anlaß geben, sobald eine größere Körperanstrengung gefordert ist. – Es leuchtet nach alledem ein, daß wir das Herz und seine Ökonomie überhaupt nur im Spiegel des Kreislaufs und der Skelettmuskulatur und ihrer Ökonomie richtig beurteilen können. Wenn zu jedem Tornistergewicht nur eine bestimmte Schrittlänge, eine bestimmte Marschgeschwindigkeit optimal (das heißt ökonomisch) paßt, wenn zu jedem Schritt, zu jedem Fahrrad nur ein bestimmtes Tempo, eine bestimmte Phasenlänge optimal gehört, dann muß ja auch für Kreislauf, zirkulierende Blutmenge, Blutdruck eine bestimmte Bedingung gefordert und für diese wieder eine bestimmte Form der Herztätigkeit gesucht werden. Das Herz wird so mit dem Skelettmuskel gewissermaßen zu einem einzigen Koordinationssystem zusammengefaßt.

Unter solchem Gesichtspunkte möchte ich aber wieder davor warnen, gerade den energetischen Nutzeffekt für die entscheidende Frage zu halten und mit seiner Feststellung die großen Anpassungs- und Insuffizienzprobleme des Privatlebens und des Arbeitslebens, insbesondere der Industrie, für gelöst zu halten. Dies wäre berechtigter, wenn wir voraussetzen müßten, daß die *Ermüdung* sich nach der Energetik richtet, daß sie etwa einem Verbrauch an Gesamtenergie entspricht und dieser wiederum vom »Wirkungsgrad der Muskelmaschine« abhängt. Aber es spricht vieles dafür, daß dies nicht der Fall ist. Der Begriff der Ermüdung ist selbst so vieldeutig, daß er jedesmal ad hoc neu definiert werden muß. Viele Ermüdungen scheinen nicht darauf zu beruhen, daß ein Muskel weniger Arbeit liefern kann, sondern darauf, daß seine Innervation schwächer wird (also nervöse oder zentrale Ermüdung) oder darin, daß die Koordination der Muskeln sich so ändert, daß die Bewegungen nicht primär schwächer, sondern ungeschickter werden, daß eine gelernte Leistung auf die primitivere Form des Ungelernten, des Ungeübten zurücksinkt. Ferner lernten wir, daß neben Ökonomie immer auch Verschwendung zu finden ist. Sollte Bohnenkamp (1926, Bohnenkamp u. Ernst 1929) recht behalten, so besäße das Herz gar keine Möglichkeit, seine Anpassungsfähigkeit an erhöhte Anforderung an Gesamtenergie (pro Kontraktion) zu *verlieren*, da diese stets maximal *schon ist*. Das Herz wäre ein besonders im Luxus lebendes Organ. Man wird den Gedankengängen aber auch sonst Gehör schenken müssen, welche uns zeigen, daß die menschliche Organisation keineswegs einem so armen Prinzip, wie dem der Sparsamkeit allein gehorcht, daß es vielmehr der Ausbildung verfeinerter und *qualitativ* hochwertiger Leistungen oft und gerne das Sparsamkeitsprinzip opfert. Das Leben, so würde mein Kollege Buytendijk (1928, 1929) sagen, hat eine seigneurale Grundhaltung. Insuffizienzen, Ermüdungen, dies folgt daraus, werden sich vielleicht immer zuerst in *verminderter qualitativer Anpassung* der Formen und Gestaltungen geltend machen, und darin liegt, wie wir jetzt wohl gesehen haben, zwar keine Widerlegung oder Aufhebung des Maschinenbegriffes, aber doch eine Erweiterung zu einer Funktionenlehre des qualitativ mannigfaltigen Leistungskreises. Nicht nur Ökonomie oder Größe der Leistung, auch ihr Formenreichtum entscheidet über gesund und krank.

Damit dürften nun auch einige von den klinischen Aufgaben eine Beleuchtung erfahren, welche im Rahmen energetischer Betrachtung ungelöst bleiben müßten. Wie wir aus Versuchen WOLLHEIMS (1929) erfahren, scheint bei den lividen Kreislaufinsuffizienzen die zirkulierende Blutmenge vergrößert, die Depots also verkleinert, während bei den hochrot zyanotischen Insuffizienzen, die wir zum Beispiel bei Pneumonien sehen, die Depots umgekehrt überfüllt und die zirkulierende Blutmenge verkleinert ist. Es ist gerade zum Beispiel bei Grippe-Pneumonien oft auffallend, daß die Kranken eine horizontale Lage im Bette brauchen; wir verstehen dies, wenn wir hören, daß im Liegen die zirkulierende Blutmenge größer ist als im Sitzen. Aus demselben Umstand wiederum ist auch die »Orthopnoe« der anderen Gruppe verständlich, bei der eine übergroße Blutmenge angetrieben wird. Besonders aber sei nochmals auf die den Kreislauf regulierenden Reflexe hingewiesen, die von verschiedenen Stellen des Herzens, der Aorta, der Venen, der Peripherie, auf Atemzentrum, Vagus und Accelerans, Blutgefäße (auch auf die Venenmuskulatur) zu wirken vermögen und ebensoviel Möglichkeiten der Regulation wie der Regulations*störung* darstellen. Für die Pathologie erschließt sich ein großes Gebiet ungelöster Fragen. Immer wird man sich vergegenwärtigen müssen, daß nicht nur eine primäre Organschwäche, sondern ebenso eine Inkoordination der Teilfunktionen oder eine Einschränkung der Variationsbreite nervöser Steuerungen zur Insuffizienz des Systems führen kann. Ebenso wird es Aufgabe der Therapie nicht nur sein, die Organe zu stärken, sondern die dem Gesamtzustande adäquate Arbeits*form* zu finden, bei der ein Kreislauf suffizient bleibt. Bad, Massage, Gymnastik, besonders die mit Verbindung von aktiven und passiv geführten Bewegungen, sind eigentlich nichts anderes als derartige Änderungen der Leistungsform. Wir müssen sie nicht nur als Einwirkungen auf bestimmte Organe verstehen, sondern als Herbeiführung veränderter Lebensform. Vielleicht ist unter dem Einfluß der energetischen Maschinentheorie eine Überschätzung der Ermüdung durch Überarbeitung eingetreten. Aber die ältere französische Physiologie (Paul Bert) kannte den Satz, ein Organ ermüde durch Nichtgebrauch noch mehr wie durch übermäßigen Gebrauch. Eine einseitig festgelegte Lebensform kann daher einem Kranken zum Verhängnis werden, und wir mögen uns daher des paradoxen, aber klugen Rates von Schweninger erinnern: lebe unregelmäßig. Nicht der stärkste Motor, auch nicht der ökonomischste Motor ist der beste, sondern der für wechselnde Ansprüche am leichtesten umstellbare. Und: einseitige Beanspruchung schädigt ihn.

Es ist für das Handeln am Kranken nicht gleichgültig, welche theoretischen Grundvorstellungen wir mitbringen. Solche Grundvorstellungen sind immer bis zu einem gewissen Grade konstruktiv und über das bloß Tatsächliche hinausgehend. Sie wissen so gut wie ich, wie der Begriff der *Herzschwäche* vorherrschend war, und welche Summe von verfehlter Therapie oder vielmehr Aktivität sich gerade hieran knüpfte. Wir verstehen besser, warum der Versuch, das Herz zu »stärken«, so oft versagen muß, wenn wir wissen, wie oft eine Störung nicht so sehr als Herzschwäche, wie als Koordinationsstörung der vielen ineinandergreifenden Funktionen aufzufassen ist. Ich habe heute die auf dem Stoffwechselgebiet bekannten zurückgestellt, um mich wieder dem Herzen selbst zuzuwenden. Gerade hier aber mit ähnlichem allgemeinem Ergebnis. Es muß störend empfunden werden, wenn wir hier immer noch uns vorwiegend auf Tierexperimente stützen müssen und aus ihnen vieles deduzieren. Ich persönlich stehe einer Übertragung solcher Ergebnisse auf den Menschen nicht nur skeptisch, sondern ablehnend gegenüber. Und doch zeigt unser Beispiel, daß es möglich ist, gerade die vorgefaßten Grundvorstellungen, ohne die niemand an den Kranken herantritt (der sogenannte Intuitive am wenigsten) an der objektiven Naturwissenschaft immer wieder zu messen und zu korrigieren. Diesen Sinn hat es auch, wenn wir heute neben die Lehre von der Funktionsminderung die vom Funktionswandel setzen.

# Naturphilosophie

# Neovitalismus

Vitalismus ist die Lehre, welche die ausschließliche Erklärung der Organismen aus dem Mechanismus der Natur für prinzipiell unmöglich erklärt, und welche die Existenz eines besonderen, autonom in den Mechanismus eingreifenden Naturfaktors den Erscheinungen des Lebens zugrunde legt.

Unter allen geistigen Erzeugnissen der modernen Welt sind Form und Inhalt der Naturwissenschaft, und insbesondere der exakten, dasjenige, welchem die allgemeinere Ideen- und Kulturgeschichte vielleicht am wenigsten ihr besonderes Gepräge mitzuteilen vermocht hat. Unbeirrt um den Geist der Zeiten entwickelt die Naturwissenschaft nur sich selbst folgend ein Gebäude, dessen Struktur nur ihrem Objekte, fast nirgends aber der allgemeinen Geschichte zu entspringen scheint. Mag der Vitalismus als Ausnahme dieser, im innersten Wesen der mathematischen Naturwissenschaft begründeten Regel gelten – auch sein Einfluß hat sich selten bis über die Vorreden und Einleitungen hinaus erstreckt, die Gestaltung der empirischen Wissenschaft hat er kaum jemals ernstlich beeinflußt. So ist die Gefährlichkeit dieser Lehre von jeher von der Naturwissenschaft bedeutend überschätzt worden. Meist war ihr Auftreten mehr Symptom einer außerhalb der Naturwissenschaft, nicht in ihr selbst vorhandenen Bewegung.

Insbesondere war der Vitalismus stets eine isolierte, von einer anderen antimechanistischen Geistesrichtung unabhängige Strömung, einer Richtung, in der man mit mehr Recht einen gefährlichen Erbfeind erblicken durfte, und deren sachliche und historische Fundamente weit tiefer reichen als die des Vitalismus: wir meinen die Form der Naturbetrachtung, die man kurz als die aristotelische bezeichnet hat, und deren moderne Ausbildung am kürzesten in zwei Namen sich ausdrücken läßt: Goethe und Schelling.

Das Folgende handelt nicht von der Geschichte des Vitalismus, sondern davon, was der Vitalismus der *Gegenwart* bedeutet, oder vielmehr, was die Aufgabe sei, die er zu lösen unternommen, und inwiefern er ihr nicht gewachsen sei. Wir knüpfen dabei an dasjenige Werk an, in welchem der etwa mit Eduard von Hartmanns (1906) »Problem des Lebens« einsetzende »Neovitalismus« kulminiert, an die »Philosophie des Organischen« von Hans

DRIESCH (1909). Denn hier gerade erreicht der Vitalismus eine Gestalt, in der jenes äußerliche Verhältnis zur Naturwissenschaft zu Fragestellungen vertieft ist, die mit den Grundlagen der Naturerkenntnis sich berühren: aus der biologischen Hypothese ist mehr und mehr der Versuch einer Naturphilosophie geworden.
Das Zentrum der vitalistischen Theorie ist der vitale Naturfaktor. Man nannte ihn vor Jahren die Lebenskraft. DRIESCH nimmt den Ausdruck des ARISTOTELES, Entelechie, dafür in Anspruch, setzt dieselbe aber ebenfalls in Parallele zum Kraftbegriff der Physik.[1] Doch ist die Entelechie keine mechanische Kraft, auch keine Energieform[2], und daher auch nicht meßbar, ohne Quantität, denn sie ist überhaupt nicht im Raume, sondern, ähnlich wie etwa die Empfindung, nur unteilbare, intensive Mannigfaltigkeit.[3] Doch ist die Entelechie nicht etwa ein Bestandteil der inneren Wahrnehmung, der Seele, sondern sie ist direkt überhaupt nicht wahrnehmbar, so wenig wie etwa eine Energie. Aber sie steht zur Materie im Raume in einer bestimmten Beziehung, welche als Modifikation des räumlichen Geschehens manifest wird, und aus dieser Modifikation kann man auf sie schließen. Diese Beziehung besteht im wesentlichen darin, daß die Entelechie etwas, was in einem gewissen Augenblick nach den Gesetzen der anorganischen Wissenschaft geschehen müßte, z. B. den Ausgleich irgend einer Potentialdifferenz, vorübergehend aufhält, »suspendiert«[4], um später dem suspendierten Geschehen wieder freien Lauf zu lassen. Diese Einwirkung der Entelechie auf die Materie steht daher mit den beiden Hauptsätzen der Thermodynamik nicht in Konflikt, wohl aber mit dem Beharrungsgesetz der NEWTONschen Mechanik (1687), dessen Allgemeingültigkeit für die Organismen nicht besteht.[5] Damit im Zusammenhang steht, daß auch dem »Zerstreuungssatze« der Physik zuwiderlaufende Vorgänge durch die Entelechie hervorgebracht werden können.[6] Indem ihr so die Macht, einzelne »anorganische« Gesetze zu durchbrechen, gegeben ist, hat sie die Fähigkeit, die Bewegung der Materie derart zu beeinflussen, daß die Erscheinungen der Formbildung, Entwicklung, Selbsterhal-

1 l.c. Bd. II, 335.
2 l.c. Bd. II, 171.
3 l.c. Bd. II, 137⟨*ff*⟩.
4 l.c. Bd. II, 181⟨*f*⟩.
5 l.c. Bd. II, 223.
6 l.c. Bd. II, 175, vgl. z. B. BOLTZMANN.

tung, Vererbung, Handlung zustande kommen. Noch sei hervorgehoben, daß auch die Tätigkeit der Entelechie notwendigen Gesetzen unterworfen ist; ein LAPLACEscher Geist vermöchte jedes einzelne entelechiale Geschehen vorherzusagen. Die Entelechie ist nicht frei.[7]

Beinahe jeder Vitalismus geht aus von den Bedürfnissen der empirischen Biologie, von der instinktmäßig empfundenen Unmöglichkeit, Lebenserscheinungen wie die vorhin genannten jemals den Prinzipien der mathematischen Naturwissenschaft einordnen zu können. Nicht die Hypothese als solche aber, nicht ihre spezialwissenschaftlich-heuristische Seite fordert Interesse, sondern das tiefgehende Bedürfnis nach einer naturphilosophischen Grundwissenschaft der Biologie ist es, was sich in ihr ausdrückt und philosophische Beachtung mit Recht beansprucht. Indem wir Berechtigung und Notwendigkeit dieses Bedürfnisses hier voraussetzen, finden wir den Maßstab unserer Kritik auf einem anderen Boden, als dem, der in der Antithese Mechanismus – Vitalismus befangen bleibt. Der in dieser Antithese Befangene erkennt, daß es nicht gelingt, jedes organische Geschehen aus mechanischen Prinzipien herzuleiten. Da nun aber auch Organismen nichts sind als Materie, im Raume, und damit den Gesetzen der Materie unterworfen – und doch von ihnen scheinbar abweichend –, so sieht er keine andere Möglichkeit der Erklärung als die Erschließung einer besonderen Welt von Existenzen, welche in den mechanischen Ablauf auf irgend eine Weise eingreift. Die Überwindung des Mechanischen ist für ihn nicht anders denkbar, als durch Modifikation des materiellen Geschehens und damit, *immer* und *notwendig*, Durchbrechung der Gesetze des Anorganischen. Indem also das, was die Erscheinungsform der Materie zur organischen, lebenden macht, selbst als reale Beeinflussung ihres Mechanismus gefaßt wird, ist der Organismus nichts als eine selbst mechanische Modifikation des Mechanischen. Indem andererseits diese Modifikation von der Entelechie bewirkt wird, kann man sagen, daß der Vitalismus mit einem Fuße noch im Mechanismus, mit dem andern aber in einer Metaphysik steht, deren Haltbarkeit zu prüfen sein wird.

Es ist dem Begriffe des Vitalismus also wesentlich, daß die beiden Momente, die in der eingangs gegebenen Definition enthalten sind:

7 l.c. Bd. II, S. 154.

die Unmöglichkeit mechanischer Erklärung und die Einführung der Entelechie, für ihn die Glieder einer vollständigen Disjunktion ausmachen. Die Disjunktion lautet: entweder können Organismen mechanisch erklärt werden, oder es muß ihnen ein besonderer Naturfaktor realiter zu Grunde liegen. Ist das Erste als unmöglich bewiesen, so ist damit die Existenz des Zweiten bewiesen. Darauf beruhen die drei ersten Beweise, die DRIESCH für die Entelechie führt. Es leuchtet ein, daß zunächst die *Vollständigkeit* jener Disjunktion bewiesen werden müßte. Wichtiger als die Tatsache, daß DRIESCH diesen Vorbeweis schuldig geblieben ist, ist die Einsicht, daß ein solcher Beweis prinzipiell unmöglich ist.

Der Begriff des Mechanismus nämlich ist kein empirisches Merkmal, das an den Naturgegenständen bald angetroffen wird, bald fehlt, sondern er konstituiert die Natur. Wenn man von den Dingen sagt, sie seien nicht erklärbar durch Mechanismen, so drückt man damit nicht eine Schranke der Natur, sondern eine Unzulänglichkeit der Naturerkenntnis aus. Wenn man ferner von der Entelechie als einem Gegenstande der Natur, der – wenigstens indirekt – erfahrbar sei, spricht, so kann über deren Existenz oder die Wahrscheinlichkeit derselben nur die Erfahrung entscheiden. – Es läßt sich nun leicht zeigen, daß der *Begriff* des Organismus nicht in dem des Mechanismus enthalten ist, nicht aus ihm abgeleitet werden kann. Es läßt sich somit auch leicht beweisen, daß, wenn Gegenstände Organismen sind, sie nicht aus Mechanismen erklärbar sind. Doch ist es umgekehrt nicht möglich zu beweisen, daß etwas, was nicht als Mechanismus begriffen ist, darum Organismus sein muß, und noch weniger, daß ihm darum eine »Entelechie« zu Grunde liege.

Daß etwas mechanisch prinzipiell, d. h. notwendig unerklärbar sei, kann daher hier nur scheinbar und so bewiesen werden, daß von Erfahrungsbegriffen, die den Begriff eines Organismus *bereits enthalten*, die Unableitbarkeit aus mechanischen Prinzipien dargetan wird. Eben darum besagen auch diese Beweise von DRIESCH nicht mehr als eine Beleuchtung des Verhältnisses von organischen und mechanischen Prinzipien; ob dem Begriff des Organischen aber ein Gegenstand entspricht, wie er in DRIESCHS Entelechie geschildert wurde, darüber kann der Beweis nichts aussagen.

Es ist darum von grundsätzlicher Bedeutung, einzusehen, daß der Vitalismus ein zunächst nur begriffliches Verhältnis von Anfang an wie ein Verhältnis von Gegenständen fälschlich behandelt. Aus dem Verhältnis von Mechanismus und Organismus wird ihm der Gegensatz der Materie und der Entelechie. Aus dem Bedürfnisse, der Kategorie des Organischen, möge man sie nun Organismus, Zweck oder, wie DRIESCH, Individualität nennen, eine objektive Realität zu verschaffen, zieht er sofort die Konsequenz eines eigentümlichen Naturreiches, das nun neben die räumliche Natur und in äußere Beziehung zu dieser tritt. Seinem sachlichen und persönlichen Ausgang vom Empirischen gemäß, bleibt der Vitalist im gegenständlichen Denken so sehr befangen, daß ihm eine andere Art von Objektivität als die der Physik oder Psychologie geläufige im Reiche der *Natur* undenkbar ist. Und hier ist die Wurzel der Konflikte. Indem die Entelechie die räumliche Natur im *mechanischen* Sinne muß beeinflussen können, räumliches Geschehen modifizieren muß, gerät sie notwendig mit der Allgemeingültigkeit der Naturgesetze in Konflikt, die jeder Naturforscher mit Recht als unantastbar zu verteidigen pflegt. Vor allem aber wird der wahre Inhalt des Begriffs Organismus vollkommen zerrissen einerseits in eine mechanische, nur mit Hilfe der räumlichen Anschauung zu beschreibende Modifikation einzelner Bewegungen der Materie, die als solche von dem Begriff des Organismus, wie ihn etwa unsere idealistische Philosophie von KANT bis HEGEL ausgebildet hat, nichts mehr an sich hat, und andererseits in ein unanschauliches Etwas, das zwar die Idee des Organischen auf unerkennbare Weise vielleicht repräsentiert, zur Verkörperung der Idee selbst aber, dem Tier, der Pflanze, nur das äußere Verhältnis des hin und wieder funktionierenden Regulators besitzt, die Verkörperung der Idee somit nicht in sich, sondern außer sich hat. Das Verhältnis der Idee des Organismus zu seiner Wirklichkeit verkehrt sich in ein Verhältnis zweier Wirklichkeiten, deren eine die anschauliche, deren andere die begriffliche Bestimmung übernimmt. Keines von beiden, weder das materielle Lebende, noch die Entelechie, sind darum wahrhaft Organismus, dessen Wesen nicht die Trennung, sondern die Einheit beider ist.

Der Vitalismus verwickelt sich auf diese Weise in folgenden Widerspruch. Man nehme den Begriff der Selbsterhaltung, wie er in den Begriffen der Assimilation, Regulation, Restitution u. a. enthalten ist. Wenn ich von einer organischen Einheit – einem Tiere – sage, daß sie *sich selbst* erhalte, so besagt dies, daß das, was erhält, und das, was erhalten wird, ein und dasselbe ist, daß somit Ursache und Wirkung zusammenfallen, identisch sind. Daß dies Verhältnis nicht mechanisch erklärbar sei, ist nur ein anderer Ausdruck dafür, daß im Mechanischen Ursache und Wirkung stets auseinander, getrennt sind. Materie verhält sich zu Materie stets äußerlich, Organismen verhalten sich zu sich selbst, somit innerlich. Der Vitalismus fragt nun, wie ist das Phänomen der Selbsterhaltung zu erklären, und er antwortet: durch eine außer dem räumlichen Organismus stehende Entelechie, die Ursache seiner – *Selbst*erhaltung ist. Also ist die Selbsterhaltung keine Selbsterhaltung, sondern Erhaltung von außen. War aber die Selbsterhaltung keine Selbsterhaltung, so war es auch nicht notwendig, eine besondere Erklärung dafür zu suchen, denn daß die Erklärung durch Mechanismen ausgeschlossen wurde, geschah ja nur, weil wir annahmen, daß wirkliche *Selbst*erhaltung vorläge. Der Vitalismus *löst* dadurch, daß die organischen Erscheinungen auf *außer* ihnen Befindliches bezogen werden, jedesmal den organischen Begriff, von dem er ausgeht, *auf*, und bricht damit selbst die Sprossen aus der Leiter, die ihn erheben sollte ins Reich der Entelechie. Es ist leicht, an sämtlichen wichtigeren Begriffen der Biologie als *wesentliche* Bestimmung die nachzuweisen, welche KANT (1790) in der »Kritik der Urteilskraft« aufgedeckt hat, nämlich, daß Organismen sich als Ursache ihrer selbst verhalten. Diese Grundbestimmung wird, sobald sie auf außer dem Organismus Befindliches bezogen wird, aufgehoben. Die Beziehungen der Organismen auf ihre anorganische Umwelt, das Milieu, sind in der Tat rein mechanisch zu verstehen und haben mit jener Grundbestimmung nichts zu schaffen. –

Man würde aber das Wesen dieser interessanten Hypothese nicht völlig begriffen haben, wenn man nur ihren Widerspruch und nicht auch ihre innere Notwendigkeit sich vor Augen führte. Schon historisch genommen muß die Gesetzmäßigkeit, mit der der Vitalismus in der Geschichte der Biologie auftritt, ebensosehr zu denken geben, wie die Regelmäßigkeit seiner Ablehnung durch die überwiegende Mehrheit der Biologen und Physiologen. Man kann diesen beinahe nie ruhenden Kampf der Vitalisten und Mechanisten geradezu als den historischen Beweis der Wahrheit, die in KANTS Antinomie der teleologischen Urteilskraft liegt, betrachten. Dieser Kampf ist nichts anderes als diese Antinomie, auf den *empirischen* Boden verpflanzt. Darum muß sich der Gegensatz von Mechanismus und Teleologie in den von Mechanismus und Vitalismus verkehren. Aus dem Gegenüber der Begriffe wird hier der

Dualismus der Gegenstände der Natur. Der Begriff »Ursache seiner selbst« ist für die räumliche Anschauung unvollziehbar, materielles Geschehen kann nicht Ursache seiner selbst sein, der Begriff ist nur uneigentlich anwendbar, Organismen sind Ursache ihrer selbst nur dem *Begriffe,* nicht der Realität nach. So lehrt KANT. Begriffe also werden selbst zu Ursachen dessen, was sie begreifen, ihres Gegenstandes. Für das *empirische* Denken aber sind die Begriffe, die wir von den Gegenständen haben, nicht die Ursache derselben, die Gegenstände vielmehr sind, so wie sie sind, man muß die Begriffe *nach* ihnen bilden, so scheint es dem empirischen Denken. Sie, die Gegenstände, sind hier das wahre a priori, die Begriffe aber a posteriori. Wie muß sich in *dieser* Denkweise die Forderung, Organismen als Ursache ihrer selbst, somit Begriffe als Ursache ihrer Gegenstände zu begreifen, gestalten? Es muß, wie in allem empirischen Denken, das sich ursprünglich auf das Räumliche bezieht, Ursache und Wirkung als zweierlei auseinanderfallen, der Begriff wird ein Gegenstand für sich, und der Gegenstand ebenfalls ein Gegenstand für sich. Diese Zerreißung der im Organismus als notwendige Einheit gedachten Bestimmungen ist es, die wir früher dem Vitalismus zum Vorwurf gemacht haben, und die in jenen inneren Widerspruch und damit zur Auflösung des Organismenbegriffes führte.

Somit ist hier der Vitalismus, wenn man will, *deduziert* worden als notwendige Erscheinungsform eines philosophischen Gedankens im empirischen Denken. Hiermit ist der Punkt bezeichnet, in dem die Wahrheit und die Falschheit dieser Hypothese gleichermaßen erkennbar wird und der gleichzeitig das, was wirklich Problem ist und in einer zukünftigen »Philosophie des Organischen« sein sollte, andeutet. Es ist die Frage, ob der Begriff des Organismus eine Kategorie ist, oder enthält, und ob er objektive Realität besitze. Und in welchem Sinne. Besitzt er ein Schema? Ist er Bedingung möglicher Erfahrung? Die Antwort, die KANT gibt, ist bekannt.

Auch DRIESCH erkennt an, daß eine Erweiterung des KANTschen Naturbegriffes hier in Frage steht. Und er zieht auch die Konsequenz, eine Kategorie des Organischen, die »Individualität«, zu statuieren, deren objektive Realität die Entelechie ist. Die Entelechie ist die Materie der Individualität, sie verhält sich zur Individualität wie die Materie in KANTS (1786) reiner Naturwissenschaft zu den Kategorien. Dies ist der wichtige Schritt, in dem sich eine

Überwindung des Vitalismus ankündigt. Es sind noch weitere Symptome vorhanden, in denen DRIESCH seinen Gegensatz zum älteren Vitalismus bekundet. Es ist dies z. B. die Einsicht, daß das Verhältnis der Entelechie zur Materie nicht als kausales gefaßt werden kann. Es wird das im Kausalitätsbegriff der reinen Naturwissenschaft notwendige Auseinandersein von Ursache und Wirkung als dem Begriff des Organismus inadäquat wenigstens – empfunden. Es wird ferner Gewicht auf die *unanschauliche* Natur, die auch gewissen Grundbegriffen der Physik zukomme, gelegt, wie dem Begriff der Kraft, Energie u. dgl., offenbar, weil sie diese Unanschaulichkeit mit den organischen Grundbegriffen teilen, ohne darum doch für weniger objektiv zu gelten. Es wird endlich der Begriff der Objektivität zwar scheinbar in der Form KANTS akzeptiert, die Erfahrung aber in unkantischer Weise so aufgefaßt, als ob sie ein »Einordnen« des »Gegebenen« in das Schema der Kategorien bedeute. Indem so die erkenntnistheoretische Betrachtung in eine methodologische sich auflöst, wird auch die Wurzel der Objektivität unmerklich aus der transzendentalen Sphäre in die methodologische des Erkenntnis*prozesses* verpflanzt.
Es ist dies zum zweiten Male ein Punkt, wo sich DRIESCHS Wege mit den unsrigen berühren, indem sie sich zugleich auch scheiden. Wie wir früher die Einsicht in die Notwendigkeit eines der Biologie eigenen Grundbegriffes, des Organismenbegriffs, mit ihm teilten, die Realität eines korrespondierenden Gegenstandes in Form der Entelechie aber ablehnten, so können wir jetzt die Bestrebung, KANTS regulatives Prinzip in die Sphäre der Objektivität zu erheben, mit ihm teilen, müssen aber eine methodologische, auf den selbst empirischen Erfahrungsprozeß gestützte, Deduktion ablehnen. Wir stellen die Frage, um deutlich zu sein, in KANTS Denkweise: »Wie ist reine Biologie möglich?« Ist sie überhaupt möglich?
Eine kurze Abschweifung in das KANTsche System wird die Absicht am schnellsten verdeutlichen. Wir behaupten nämlich, daß die Lehre, daß regulative Prinzipien bloß subjektive, konstitutive Begriffe allein objektive Geltung haben, in KANTS System selbst nicht konsequent durchgeführt ist und Handhabe genug bietet, auch den »bloß« regulativen Prinzipien eine bestimmte Art von Objektivität zu verleihen. So ist es eine bezeichnende Tatsache, daß KANT in der ersten Ausgabe (1781) der »Kritik der reinen Vernunft« in der transzendentalen Deduktion da, wo er von der HUMEschen Assozia-

tion spricht, einen Begriff einführt, den er in der zweiten Auflage (1787) in diesem Zusammenhang ganz fallen gelassen hat: es ist der Begriff der transzendentalen Affinität.[8] Derselbe tritt zum zweiten Male auf im Anhange über die regulativen Prinzipien[9], und hier erst hat er seine *ordnungs*mäßige Stelle. Denn Affinität oder Verwandtschaft heißt hier ein regulatives Prinzip und befaßt die der Homogeneität und Spezifikation in sich. Ihr Auftreten in der transzendentalen Deduktion der *konstitutiven* Verstandesbegriffe ist folgendermaßen zu motivieren.

KANT kritisiert hier die HUMEsche (1739) Ableitung der Kausalität aus der Assoziation und weist darauf hin, daß das Mannigfaltige nur assoziiert werden kann, wenn es selbst schon Affinität hat; ich kann die regelmäßige Verknüpfung von A und B nur assoziieren, wenn das A nicht nur einmal, sondern mehrmals in die Erscheinung tritt, so daß B oftmals als auf A folgend erkannt wird. Die Tatsache, daß diese Sukzession mehrmals wiederkehrt, heißt »empirische Affinität«, und diese, so lehrt KANT, ist die bloße Folge der transzendentalen Affinität[10], welche somit der *objektive Grund* aller *Assoziation* der *Erscheinungen* ist.[11] »Die Affinität aller Erscheinungen ist eine notwendige Folge einer Synthesis in der Einbildungskraft, die a priori auf Regeln gegründet ist.« Die Möglichkeit empirischer *Gesetze* ist also gesichert durch die objektiv notwendige Affinität der Erscheinungen. Sie bewirkt, daß die Natur kein Chaos sei, daß sie notwendige Einheit unter empirischen Gesetzen habe. Eine ganz andere Einheit aber ist die, welche aus der Einheit der Apperzeption mittels der Verstandesbegriffe fließt. KANT hat die beiden in dieser Deduktion nirgends klar unterschieden.

Ein Naturgesetz hat zweierlei Arten allgemeiner Geltung; einmal die, daß, wenn A ist, B jederzeit notwendig folge. Es ist die philosophische, absolute Allgemeinheit. Zweitens die, daß die Kausalität A B eine in der Natur verbreitete, oft, nicht nur einmal vorkommende sei. Dies ist die naturwissenschaftliche, relative Allgemeinheit. Diese letztere beruht auf Affinität. In der Deduktion der ersten Ausgabe fließen beide Allgemeingültigkeiten aus der *einen* Quelle der Einheit der Apperzeption. Erst im Anhange löst

8 Hrsg. v. K. Kehrbach (1878) S. 132ff ⟨*A 122ff*⟩.

9 ibid. S. 512 ⟨*A 657f, B 685f*⟩.

10 ibid. S. 126 ⟨*A 114*⟩.

11 ibid. S. 116, 132 ⟨*A 100ff, 122*⟩.

sich die Affinität mit ihren Unterbegriffen reinlich ab von den konstitutiven Begriffen, um diesen als bloß regulative gegenüberzutreten. Der beredte Ausdruck des damit geschaffenen Zwiespaltes ist der, daß die regulativen Prinzipien bald subjektive Grundsätze heißen, bald ihnen in Ansehung der Erfahrung objektive Realität zugeschrieben wird.[12] Die durchaus wechselnde, relative Bedeutung der Worte regulativ und konstitutiv zeigt sich z. B. auch da, wo KANT sagt, die dynamischen Grundsätze seien in Ansehung der Anschauung bloß regulativ, in Ansehung der Erfahrung konstitutiv.[13]

Es geht somit nicht an, die regulative Einheit der Natur ohne weiteres als subjektiv zu bezeichnen. Die regulativen Prinzipien gehören zum Besitzstande der *Vernunft*, des Vermögens der Prinzipien.[14] Die Vernunft aber »geht niemals *zunächst* auf Erfahrung oder auf irgend einen Gegenstand, sondern auf den Verstand, um den mannigfaltigen Erkenntnissen desselben Einheit a priori durch Begriffe zu geben«.[15] In diesem Sinn mögen die Prinzipien der Vernunfteinheit subjektiv heißen, sofern sie sich auf das subjektive *Vermögen* des Verstandes beziehen, objektiv aber, sofern sie sich, zwar indirekt, mittels des Verstandes auch auf Gegenstände beziehen. In Ansehung der Gegenstände allerdings sind sie nur regulativ, in Ansehung der systematischen Einheit aller Erfahrungen aber konstitutiv. Die systematische Einheit der Erfahrungen ist nichts anderes, als was aus Erfahrung *Wissenschaft* macht. Die *Form* der Wissenschaft wird konstituiert von regulativen Prinzipien. Soweit kann bei KANT von objektiver Geltung dieser Prinzipien – und auch das organische, das der teleologischen Urteilskraft gehört zu ihnen – gesprochen werden. Sofern diese Form der Wissenschaft subjektiv ist, sofern sind es auch jene Prinzipien, wenngleich sie a priori notwendig und transzendental heißen.[16] Kein Zweifel – diese Form ist bei KANT im Gemüte, sie ist nicht die Form der Natur selbst, und damit bleibt an ihnen die Subjektivität so sehr haften, wie sie an dem »Vermögen« der Vernunft haften bleibt. Kein Zweifel – dieses Vermögen objektiv machen heißt soviel – wie den Schritt von KANT zu SCHELLING und HEGEL tun. Die bisherigen

12 ibid. S. 518 ⟨*A 665 f, B 693 f*⟩.
13 ibid. S. 517 ⟨*A 664 f, B 692 f*⟩.
14 S. 265 ⟨*A 299 f, B 356*⟩.
15 S. 267 ⟨*A 302, B 359*⟩.
16 Am entschiedensten in der »Kritik der Urteilskraft« (1790).

Ausführungen hatten keinen anderen Zweck, als die Stelle des KANTschen Systems zu bezeichnen, von der aus dieser Schritt getan werden muß, wenn anders wir zu einem System der »reinen Biologie« gelangen wollen. Denn die Grundsätze einer reinen Biologie sind keine andern als die regulativen Prinzipien der Teleologie, Spezifikation, Verwandtschaft, wozu heute vor allem noch der Entwicklungsbegriff zu treten hat. Wir begnügen uns, einige Schlußfolgerungen aus diesem Resultat zu ziehen. Die erste ist, daß der Schwerpunkt der Untersuchung auf eine Entwicklung der *»Form der Wissenschaft a priori«* fallen muß. Was die Biologie von der anorganischen Wissenschaft unterscheidet, ist nicht die Form der Erfahrung (KANTS Kategorie), sondern die Form des Systems der Erfahrung, die Verknüpfung der Einzelerfahrungen. Man könnte in diesem Sinne die Verstandesbegriffe die Schemata der Vernunftprinzipien nennen. Und so sind wir auch in der Lage, die Antinomie der teleologischen Urteilskraft im Umrisse wenigstens zu lösen. Wir nehmen hier im Sinne KANTS an, das regulative Prinzip der Biologie sei der Zweckbegriff. Also muß die Biologie ihre Einzelerfahrung nach dem Prinzip der Zweckmäßigkeit ordnen. Diese Einzelerfahrungen nun haben die Form der reinen Naturwissenschaft KANTS, sind also bloße Mechanismen. Sie sollen so betrachtet werden, als ob sie realiter verbunden wären zum Zweck der Realisierung des Begriffes vom Organismus. Also *betrachtet die Biologie die Mechanismen als Mittel zur Realisierung des Begriffes des Organismus,* d.h. als zweckmäßig. Die Eigentümlichkeit der Biologie gegenüber der Physik beruht also in der Form der Verbundenheit ihrer einzelnen Inhalte, welche, für sich genommen, nur Mechanismen sind, in beiden Wissenschaften. Beide streben zur systematischen Einheit des Systems ihrer Erfahrungen. Während aber die höchsten Begriffe der Physik Einheit durch abstrakte Allgemeinheit haben, liegt die Einheit der Biologie in der systematischen Beziehung der gesamten individuellen Fülle aller Mechanismen auf den Zweck des Organismus.

Die Biologie betrachtet Naturgegenstände so, als ob eine Idee sie erzeugt hätte. Die Form dieser Gegenstände ist dieser Idee adäquat; sie sind in ihrer Formung die Realisierung der Idee. Zweck der Idee sind diese Gegenstände in ihrer organischen Form, also sie selbst. Die empirische Erforschung der Organismen liefert aber zunächst nur ihren Mechanismus. Indem ich diesen Mechanismus verstehe, verstehe ich zwar, wieso der Gegenstand Dasein hat, aber nicht, wieso die Form dieses Daseins einer Idee adäquat sein kann. Indem ich also verstehe, wieso der Zweck Realität haben kann, entschlüpft mir das Verständnis, wie diese Realität die der Idee adäquate Form haben kann. Also begreife ich durch die unmittelbare Erfahrung nur, wie Organismen Dasein haben können, nie, wie sie organische Form haben können. Also erklärt mir die Biologie zwar die Realisiertheit, aber nicht die Organisiertheit des der Idee adäquaten Gegenstandes; somit ist für die Biologie der Organismus nur als Mittel für die Realisierung solcher Naturgegenstände, welche gewissen Ideen adäquat sind, begreiflich. Denn sein Mechanismus ist Mittel zum Zweck der Idee; er wird unter eine Einheit gebracht, als ob ihn die Idee als Mittel zu ihrer Selbsterzeugung gebrauchte.

Von einer neuen Seite ergibt sich uns ein gewissermaßen psychologisches Verständnis für den Vitalismus. Das empirische, konkrete Denken erträgt keine »als-ob«-Betrachtung. Diese ist ihm entweder alles oder nichts. Aut Caesar aut nihil. Ist sie ihm alles, *so haben* die Vernunftideen selbst Realität, und so entstehen Entelechien. Stets stellt ja die Biologie teleologische Fragen, und stets erhält sie mechanische Antworten. Stets geht sie aus von der geschlossenen organischen Einheit, stets muß sie enden bei deren Auflösung in unendlich viele einzelne Mechanismen. Stets steht dem vitalen Interesse die kausale Befriedigung gegenüber. So entsteht die Skepsis der Biologie – oder, was gleichbedeutend ist, der biologische Mechanist.

Wir glauben, einen der Wege angedeutet zu haben, auf dem der Vitalismus überwunden werden kann, aus einer ignava Ratio der biologischen Wissenschaft zu einer wahren Ratio derselben werden kann. Der Schritt ist aber nicht möglich ohne eine Beseitigung der Lebenskräfte und Entelechien.

Es wird alles darauf ankommen, die Prinzipien der Biologie nicht als Kategorien im Sinne Kants, sondern als die notwendige Form des *Systems* der Biologie zu fassen, das sie von der Physik, Chemie usf. Unterscheidende in dem Unterschiede der Vernunftprinzipien zu sehen. Es wird ferner darauf ankommen, die Aufgabe nicht als methodologische Beschreibung der empirischen Wissenschaften zu fassen. Es ist eine Frage für sich, ob sich im Entwicklungsprozeß dieser Wissenschaften die notwendige Form derselben mit genügender Reinheit ausdrücke.

Es wird endlich eine der vornehmsten Aufgaben bilden, sich des

Verhältnisses der modernen Naturphilosophie zu SCHELLING und HEGEL *wissenschaftlich* bewußt zu werden. Es ist bekannt, wie es mit diesem wissenschaftlichen Bewußtsein im Kreise der Naturwissenschaft auch heute noch steht. Habe KANT die Wege, die vom Gegenstande zum Denken führen, zu schützen und befestigen gesucht, so habe sich die Identitätsphilosophie diese Wege leicht, allzuleicht gemacht, indem sie das Denken für den Gegenstand ausgegeben habe. Das ist etwa die rohe Formel, mit der dies Thema erledigt wird. Die Identitätsformel ist ungefähr der unglücklichste Ausgangspunkt für ein Verständnis der nachkantischen Naturphilosophie. Sollte das Vorhergehende einen der fruchtbareren Anknüpfungspunkte an dieselbe beleuchtet haben, so wäre der Hauptzweck dieser Ausführungen erfüllt. Ist der Anfang einmal gemacht, so werden sich der inneren Zusammenhänge zwischen der modernen Naturwissenschaft und ihr eine Fülle ergeben.[17]

Daß Hans DRIESCH sich eines inneren Zusammenhangs mit der »alten« Naturphilosophie bewußt wäre, darf nicht behauptet werden, und ein solcher dürfte sich auch kaum ernstlich konstruieren lassen. Der Nachdruck liegt auf dem vitalistischen Grundgedanken. Die Einführung des Zwecks (Individualität) als dritte Relationskategorie, anstatt der Wechselwirkung KANTS, in die reine Naturwissenschaft läßt ihn nun auch das Entelechienreich mehr oder weniger in die Ketten des KANTschen Naturbegriffes schlagen. Dasselbe wird dem Satz der Notwendigkeit unterworfen, es wird angedeutet, daß die Entelechie Gesetzen von der Form der physikalischen unterworfen sei, so »daß nichts eigentlich Neues im Universum geschehen kann«.[18] Es ist klar, daß damit jede Einführung eines fruchtbaren und echten Entwicklungsbegriffes in die Prinzipien der Biologie abgeschnitten ist. Dieser Schritt ist die natürliche, ja notwendige Konsequenz des Begriffs einer »Kategorie des Organischen«. Es begreift sich zugleich aus dem Umstande, daß DRIESCH als Biologe zu den Führern der antidarwinistischen Strömung gehört hat. Die antimechanistische Tendenz führt ihn als Vitalisten unwillkürlich mit derselben zusammen, und es ist bekannt, wie oft die Gegner des Darwinismus mit seiner Selektionstheorie auch Deszendenz und Entwicklung über Bord geworfen haben.

17 Vgl. z.B.: WINDELBAND, W. (1899) Bd. II, S. 325.
18 DRIESCH, H. (1909) Bd. II, S. 154.

# Kritischer und spekulativer Naturbegriff

In der gestaltenreichen naturphilosophischen Schöpfung des 19. Jahrhunderts dürfen der spekulative und der kritische Naturbegriff als die beiden Pole betrachtet werden, um welche man die zahlreichen Einzelbewegungen sich gruppiert denken kann. In dieser Orientierung der verschiedenen Naturbegriffe an dem großen Gegensatz der neueren deutschen Philosophie liegt zugleich eine Anknüpfung an die allerältesten, im griechischen Denken vorgezeichneten Gegensätze des wissenschaftlichen Denkens überhaupt; aber die Gegenwart sieht sich doch vorzugsweise im Bannkreise jener Gestaltungen des letztvergangenen Jahrhunderts, wie sie einerseits aus spekulativem Idealismus, andrerseits aus kantischem Kritizismus hervorgegangen sind. Übergreifende geschichtliche Bewegungen haben dahin geführt, daß dem spekulativen Naturgedanken kein selbständiges und fruchtbares Weiterleben beschieden war – nur in verhüllter Gestalt wirkt er fort –, während der Naturbegriff des kantischen Kritizismus sich der allgemeineren Entwicklung der Wissenschaften mühelos einzufügen und so immer neu zu bewähren schien. So hat eine antispekulative Stimmung am liebsten mit empirischer Wissenschaft sich verbündet, und deren übermächtige Entwicklung schien am meisten beizutragen, daß Spekulation im Widerspruch, kantischer Kritizismus im Einklang mit der unantastbaren Empirie geglaubt wurde. Allein ein größerer geschichtlicher Abstand läßt uns jene tiefe Entfremdung zwischen Spekulation und Empirie zuweilen schon als seltsam, jedenfalls als etwas in solcher Schärfe nur Episodisches erscheinen. Auf der andern Seite wird der Bund zwischen Neukantianismus und Empirie illusorisch werden in dem Maße, in welchem aus jenem ein neuer und selbständiger Gedanke von den Aufgaben der Philosophie hervorwächst, diese aber gar manche ihr früher gezogenen Grenzen hinter sich läßt.

Die Entwicklung der Naturphilosophie wird nicht trennbar sein von der erwachten Auseinandersetzung mit spekulativer Philosophie. Diese wird zersetzend auf den kantischen traditionellen Naturbegriff wirken und wird die Aufmerksamkeit stärker als bisher darauf lenken, wie sehr die tatsächliche Entwickelung der Naturforschungen über jenen traditionellen Rahmen hinausgewachsen ist in Physik, Biologie, Seelenlehre und »technischer

Wissenschaft«. Es darf hier an einen noch jüngst von H. RICKERT ([3]1915) wiederholten Satz angeknüpft werden, wonach mit KANTS (1783) Begriff der Natur »als des Daseins der Dinge, sofern es nach *allgemeinen Gesetzen* bestimmt ist, auch der allgemeinste Begriff der Naturwissenschaft wohl für absehbare Zeiten endgültig festgestellt sei«. Auch wer sich jenen methodologischen Erwägungen, welche in der Gegenüberstellung von nomothetischer und idiographischer Wissenschaft, von Natur und Kultur, Generalisierung und Individualisierung resultierten, auf Wegesstrecke anschloß, konnte nicht übersehen, daß hier und anderwärts, soweit Naturforschung in Frage stand, *zu* konservativ verfahren ward. Zu sehr blieb man bei den Idealen der mathematischen Naturwissenschaft stehen, die im 18. Jahrhundert zentrale Bedeutung, aber schon im 19. Jahrhundert eine völlig veränderte Stellung im Ganzen der Wissenschaft besaßen. Auch konnte man nicht übersehen, daß gewisse Mängel, die der Naturalismus in den historischen Wissenschaften aufwies, in der Naturwissenschaft keine Mängel sein sollten. Man mußte bemerken, daß im Kampfe gegen diesen Naturalismus zuweilen eine Phantom-Natur zu entstehen schien, welche die Natur eben jenes Naturalismus, aber doch nicht die Natur moderner Naturwissenschaft war. So konnten die allgemeinen Fortschritte, die hier erzielt wurden, gerade den Naturbegriff wenig fördern. Zu sehr hatte das Problem der Individualität sich im streitbaren Gegensatz zu gewissen naturwissenschaftlichen Formen herangebildet.
Allerdings lag ja der Akzent dieser ganzen neueren Bewegung der Logik auf den historischen Wissensgebieten. Wer dabei an die Wertphilosophie sich anschloß, mochte als Bekenner zur Natur von einer Empfindung des Ausgeschlossenseins beschlichen werden. Denn Natur ward ausdrücklich das nicht auf Werte bezogene, und der Wertbegriff war es doch, welcher die idealistische Tradition der Wissenschaft hier in sich aufnahm.
Darin freilich blieb die Transzendentalphilosophie sich selbst treu, daß sie in ihren kritischen Begriff der objektiven Wirklichkeit Formen wie Gesetz, Zweck, Individualität, Gattung nicht aufnahm, daß sie der Lockung, aus KANTS (1781, 1790) regulativen Prinzipien konstitutive Kategorien zu machen, widerstand, daß sie damit den Begriff »Natur« im wesentlichen doch wieder in kantischer Weise beschränkte auf mechanische Natur. Nach vergeblichen Versuchen, den kantischen Naturbegriff auch den biologischen Gegenständen anzuschmiegen, ist geschultes Denken hier immer

wieder auf die Grundlinien der »Kritik der Urteilskraft« zurückgekommen. Wenn gegenwärtige Naturforschung Gravamina gegen diesen Naturbegriff vorzubringen hat, so müssen sie sich nicht gegen ihn selbst, sondern gegen die systematischen Ursachen seiner Konstruktion richten. Ist dem aber so, dann kann die Diskussion an den allerverschiedensten Punkten einsetzen; sie wird doch immer nur *eine* Seite der Sache zunächst beleuchten können. Aus den systematischen Bedingungen des Kantianismus einerseits, der spekulativen Philosophie andrerseits, kann man versuchen, die beiderseitigen Naturbegriffe herzuleiten. Bei der geradezu uneingeschränkten Anerkennung und Freiheit, der sich alle empirischen Wissenschaften heutigen Tages erfreuen, pflegen die stärksten Meinungsverschiedenheiten erst dann zu Tage zu treten, wenn man dazu übergeht, das Verhältnis beider Naturbegriffe zur empirischen Naturforschung festzustellen, insbesondere wenn es sich darum handelte, den kantianischen Naturbegriff in Frage zu stellen. Denn Empirie ist gegenwärtig ein noli me tangere, und ein übermäßiger Respekt vor ihr wirkt oft lähmend auf die philosophischen Versuche, den traditionellen Naturbegriff zu überwinden.

Naturforschung, die als Naturforschung gefragt wird, was Natur sei, muß antworten: forsche in ihr, bis sie dir Antwort steht; forsche nicht in der Wissenschaft, in dem doktrinären Niederschlag, sondern begreife in der unmittelbaren Berührung mit der Unbekannten. Naturforschung hat mit der Natur selbst, nicht mit dem Begriffe der Natur zu schaffen. Sie geht auf das Einzelne, auf das, was Natur in sich selbst ist. Was Natur überhaupt und im Ganzen der wißbaren Dinge sei, ist eine transnaturale Frage, eine Frage der Naturphilosophie.

So sucht Naturforschung das Unabhängige, Naturphilosophie das Abhängige der Natur. Und, wenn alles Denken Beziehen ist, so geht Naturforschung auf die Beziehung des Naturalen zum Naturalen, Naturphilosophie auf die Beziehung der Natur zu dem, was Nicht-Natur ist. So ist in der vorher gleichsam unbegrifflichen Natur ein erstes Begriffliches aufgetreten. Indem sich dem, was Natur ist, ein Anderes, was nicht Natur ist, gegenüberstellt, hat Natur sich in Natur-selbst und in Natur-als-anderes differenziert. Und in erster Systematik kann man Natur-selbst den Gegenstand der Naturforschung, Natur-als-anderes den Gegenstand der Naturphilosophie nennen.

Unendlich ist die Mannigfaltigkeit der Art und Weise, nach welcher der Mensch die Natur sieht, begreift, besitzt. Er sieht Schönheit, Entwickelung, Produktivität, auch Gesetz, Unvernunft, ewiges Einerlei und tötende Notwendigkeit in ihr. Die Mannigfaltigkeit dieses *Sehens* ist nicht geringer als die Zahl der sehenden Individuen, welche in ihrer Vielheit und Mannigfaltigkeit selbst wieder Produkte der Natur sind. So scheint der Reichtum der Natur selbst den Reichtum der Subjektivität hervorzubringen und in dieser in sich selbst zurückzulaufen. Und der Reichtum der Subjektivität in den Naturbildern und Naturbegriffen scheint sich so aus der Natur selbst heraus zu rechtfertigen, Natur beweist die Wahrheit jedes Einzelnen dieser Bilder aus seiner Naturgeborenheit. Die Naturgeborenheit der Subjektivitäten ist der Rechtstitel der mannigfaltigen Begriffe und Anschauungen, die die Menschen von der Natur haben.
Allein die Fülle der Naturbegriffe, die tägliches Erleben und Erkennen in Gegenwart und Vergangenheit uns zeigen, ist doch niemals zusammenhanglos, und der eine dem andern doch immer in gewisser Richtung noch verständlich – was wir eben durch das Wort »Natur« zum Ausdruck bringen. Nirgends herrscht Beziehungslosigkeit, im Gegenteil, stets wird ein Gesichtspunkt des Vergleichs, ein übergreifendes und das scheinbar Disparate verknüpfende Moment des Verstehens zu finden sein, irgendein System, irgendeine Organisiertheit muß doch in dieser Fülle naturgeborener Subjektivitäten liegen, und mit ähnlichem Gedankengang wie vorher ist auch diese durchgängige Bezogenheit aller Naturbegriffe das Widerspiel der erzeugenden Natur selbst, das Zeugnis für ihre durchgängige Bezogenheit und Organisiertheit. Wo ist hier der feste Punkt, wo die Zentralsonne, welche Ordnung, Licht und Schatten hervorbringen kann? Ganz richtig ist die Bemerkung, daß der Begriff der Natur stets davon abhänge, womit man die Natur in Gegensatz bringe. Nichts anderes ist damit gesagt, als das vorhin Formulierte: Gegenstand der Naturphilosophie ist Natur-als-anderes. Nur dies »in Gegensatz bringen«, nur ein logisch-systematischer Akt ermöglicht die Bestimmung des Begriffes Natur. Nur durch ihn wird Natur *Begriff,* nur dadurch, daß ich sage, sie ist Nicht-Kultur oder Nicht-Geist oder Nicht-Kunst, nur indem sie das »Andere« der Kultur, des Geistes, der Kunst wird, ist die Bestimmtheit des Naturbegriffes erreicht.
Allein es kann die Aufgabe nicht so verstanden werden, als hätten

wir zu *wählen,* welchem Seins- oder Wissensgebiet die Natur als »Anderes« entgegenzusetzen wäre. Denn nach welchem Prinzip sollte diese Wahl erfolgen, mit welchem Recht wäre der Geist der Kultur oder die Kultur der Kunst usf. hier vorzuziehen? Und überdies: was wäre damit erreicht, wenn nicht zugleich vorausgesetzt würde, wir wüßten zwar, was Geist, Kultur oder Kunst sei, nur nicht, was Natur sei? In Wahrheit ist doch die Bestimmung dessen, was »Kultur« ist, genau denselben Schwierigkeiten ausgesetzt, die wir an Hand des Naturbegriffes bemerkten, ihre Begriffsbestimmung kann in solchem Zusammenhang daher nicht als bekannt vorausgesetzt werden. – Vielmehr ist Natur offenbar als das Andere der Nicht-Natur unendlich vieldeutig, und keine Sphäre hat das Vorrecht, diese Nicht-Natur zu sein. In jeder Sphäre kann Natur als Anderes erscheinen. Wir reden von natürlicher Anmut, natürlichem Anstand, naturhaftem Wollen, natürlichem Recht, von naturwahrer Kunst und naturwidriger Empfindung, von natürlicher Religion, von natürlichen Folgen und natürlichen Bedingungen im Menschlichen, Geschichtlichen, Politischen usf. Nur die Umkehrung sieht man hier von dem, was in Gedanken liegt, wie Geist der Natur, Gedanke der Natur, Geschichte der Natur, Gott in der Natur, Schönheit der Natur, Leben der Natur. All dieses sind lauter Verbindungen des Naturbegriffes mit seinen Gegensätzen, Bestimmungen des Naturbegriffes durch Verbindung mit dem ihm Entgegengesetzten. Nicht eine Vieldeutigkeit, sondern eine Vielseitigkeit des Naturbegriffs ist hieraus zu erkennen. Sein »Scheinen in Anderem« ist fast unbegrenzt, seine Wahrheit schier überreich. Die Aufgabe, ihm Festigkeit und wissenschaftliche Klarheit zu geben, kann aber nicht in der Restriktion seiner Bedeutungen, in der Beschneidung seiner Vielfältigkeit, sondern nur in der Organisierung der Bestimmungen, im System seiner Beziehungen gefunden werden. *Die kritische Aufgabe erschöpft sich in einer systematischen Aufgabe,* sie *ist* diese systematische Aufgabe.

Nur ein naiver Abstraktionismus kann hoffen, in einem Satze und mit einem Prädikat zu erfahren, was der Begriff der Natur ist. Vielmehr ist das Geschäft der Naturphilosophie ebenso vielgestaltig, wie die Beziehungen der Natur zu allem theoretisch Faßbaren, welches Nicht-Natur ist. Im *Übergang* der Wissenschaft von Natur zu Nicht-Natur liegt die eigentliche Domäne der Naturphilosophie, und sie gliedert sich in ebensoviele Disziplinen, als solche

Übergänge stattfinden können. Die Gliederung der Naturphilosophie erfolgt hiernach nach Maßgabe dessen, wozu übergegangen wird, die Einteilung erfolgt nicht nach den internen Modifikationen der Natur selbst, sondern nach den Sphären, die ihre Nachbarn sind: Mathematik, Logik, Kunst, Religion, Geschichte, Kultur oder was es auch immer sein möge. Die Einheit des Naturbegriffes kann sich als Einheit nur an dieser Vielheit bewähren. Gerade das aber kann Naturphilosophie nie feststellen wollen, was »Natur-selbst« ist. Denn alles Intranaturale ist Gegenstand der Naturwissenschaft.

Dies kann als Andeutung des näheren Sinnes unserer ersten systematischen Scheidung zwischen Natur und Nicht-Natur gelten. Die Möglichkeit solcher Scheidung ergab sich in der Begriffsbestimmung der Natur, und diese Begriffsbestimmung wiederum war nur möglich in einem Übergang von Natur zu Anderem, in einer Reflexion auf Natur als Anderes der ganzen Fülle der Gegenstände aller Wissenschaft. Somit ist das Wesentliche der Systematik hier in die Begrifflichkeit gelegt, in der Begrifflichkeit *besteht* die Systematik. Es bedarf hiernach kaum des ausdrücklichen Hinweises, daß, sofern *innerhalb* der Naturwissenschaft gleichfalls System vorhanden sein soll, auch hier die Systembildung nicht anders als durch Begriffsbestimmung der Unterteile und der Einzelheiten innerhalb der Natur erfolgen kann und daß der Vorgang der Systembildung hier prinzipiell derselbe ist. Diese Anmerkung bedeutet, daß manches, was herkömmlicherweise zur Naturphilosophie gerechnet würde, in der hier erstrebten Ordnung zur Naturwissenschaft gehört.

Die ganze Ineinssetzung von Begriffsbildung und Systembildung, die wir hier üben, darf, obwohl ihre Begründung völlig außerhalb des Rahmens unserer gegenwärtigen Untersuchung liegt, wohl kurz für sich betrachtet werden. Wir schalten daher eine Erwägung über die Grundlagen der Systematik hier ein.

System ist das, was wissenschaftliches Erkennen vor dem Erkennen überhaupt auszeichnet. Systematisches Denken und wissenschaftliches Denken sind Eins. Schon darum muß das Systematische der Wissenschaft gemeinsam, allgemeingültig sein, denn wenn es gerade Wissen zu Wissenschaft macht, kann es nicht der Willkür überlassen bleiben. Weiterhin aber ist das Systematische nicht nur nicht willkürlich und beliebig, sondern vielmehr notwendig. Es ist das konstitutive Prinzip der Wissenschaft. Wenn Wissenschaft in irgend etwas wahrer ist als Nichtwissenschaft, so muß sie um dieses Systematischen willen wahrer sein. Die Eigenart des wissenschaftlichen Wahrseins muß so in der Wahrheit ihres Systematischen liegen. Umgekehrt: der Charakter der Wahrheit verwandelt sich in der Sphäre der Wissenschaft in Systematik, und zwar verhält es sich damit folgendermaßen. Wissen wird zu Wissenschaft, indem es alles, was nicht Wissenschaft ist, von sich abstößt. Das Resultat nennt man auch die Reinheit der Wissenschaft, und im Hinblick auf Praktisches das Postulat ihrer Uninteressiertheit. Gerade aber in der Ausscheidung des Unwissenschaftlichen, in der Trennung von der weiteren Sphäre des Wissens überhaupt, zeigt sich eine Unerfüllbarkeit des Postulates der Reinheit. In Erfüllung der Forderung zu scheiden und zu trennen, zu bejahen und zu verneinen, bestimmen wir ja das Eine wie das Andere, das wissenschaftlich Wahre wie das wissenschaftlich Falsche und treten dabei über die Grenze der reinen Wissenschaft beständig hinaus. In der Sphäre der Wissenschaft bewährt sich so nur, was in der Sphäre *jeder* Wahrheit gilt: daß sie, um sich selbst zu gewinnen, über sich selbst hinausgreifen muß, daß jede Wahrheit, sofern sie Erkenntnis ist, zur Bestimmtheit, somit zur Begrifflichkeit nur gelangt, indem ihr Selbst von ihrem Anderen sich scheidet. Oder: bestimmte Wahrheit ist begriffliche Wahrheit, als begriffliche Wahrheit aber ist sie notwendig auf Anderes bezogene Wahrheit, nach altem Ausdruck: verum index sui *et* falsi. Die Bezogenheit also ist die Grundform *aller* Wahrheit; statt Bezogenheit sagen wir auch Bedingtheit, Mittelbarkeit, Endlichkeit, Negativität. Die Bezogenheit und Begrifflichkeit, nun gleichsam zum System gemacht, ist nichts anderes als eben das Systematische, und so folgt denn das Systematische der Wissenschaft, wie schon vorhin behauptet, aus dem eigentlichen Wesen und Charakter der theoretischen *Wahrheit als einer begrifflichen Wahrheit.* Die Objektivität dieser wissenschaftlichen Wahrheit hat aber keine andere Form und keine andere Gewähr als eben diese. Die Objektivität des Erkennens überhaupt ruht in dieser Form der Wahrheit überhaupt, die Objektivität der wissenschaftlichen Wahrheit aber in der Systematik als derjenigen Gestalt, welche »Wahrheit« in der Sphäre der Wissenschaft annimmt. Diesen Sinn also hatte es, wenn wir Systematik das konstitutive Prinzip der Wissenschaft nannten. Wissenschaftliche Objektivität beruht schlechthin auf Systematik, Systematik ist das Wahrsein der Wissenschaft.

Ist hierin nun eine etwas strengere Begründung unserer Systematik der Natur gewonnen, so haben sich für eine vergleichende Betrachtung des kantischen und des spekulativen Naturbegriffes noch keine näheren Momente ergeben. Um diesen Zweck zu erreichen, muß versucht werden, die besondere Gestaltung eben des *System*gedankens in der Transzendentalphilosophie einerseits, der spekulativen Philosophie andererseits kurz zu verfolgen. Denn festzuhalten ist daran, daß nur auf dem Grunde eines geklärten Systembegriffes in die Erörterung des Naturbegriffes eingetreten werden kann. – Man drückt die innere Dialektik der Wahrheit, daß sie, um *sich* zu bestimmen, zugleich auch das Nichtwahre bestimmen muß, auch aus durch die Prädikate der Bezogenheit, Abhängigkeit, Mittelbarkeit, Endlichkeit, Relativität. Und wir sahen, daß *darin* alle Wahrheit etwas Systematisches schließlich an sich hat, daß sie in diesem Sinne relativ ist, und diese Relativität war wiederum der Grund aller Systemhaftigkeit, alles Systematische ruhte in den letzten Bedingungen des Wahrseins überhaupt. Eben dies, daß alle bestimmende nur bedingende Erkenntnis, alle Bestimmung nur Bedingung ist, eben diese Relativität der Wahrheit ist nun ebensowohl die Wurzel des weitesten Verstehens des Wahrseins wie auch des stärksten Zweifels an allem Wahrsein. Aus *einer* Quelle fließt so höchstes Verstehen wie tiefste Verwirrung. Der Weg aber, auf welchem sich das zuerst unendlich verstehende, eben darum aber unendlich zweifelnde und an Wahrheit verzweifelnde Denken zur wissenschaftlichen Beständigkeit und Ordnung zurückfindet, hat im neuzeitlichen und mittelalterlichen Denken in jenen zwei großen Grundformen der Philosophie sich ausgeprägt, die bekannt sind als der transzendentale Beweis und als der ontologische Beweis. Als »Beweise« sollen sie die Aufgabe erfüllen, dem im Zweifel verlorenen Denken den festen und grundlegenden Maßstab der Wahrheit wiederzugeben, diesem Denken die Richtung auf die Gewißheit seiner Inhalte anzuzeigen. Indem sie als höchste Maßstäbe des Wahren dienen und das Gewisseste von allem Wißbaren enthalten, von dem alle andere Gewißheit nur abgeleitet ist, bestimmen sie die spezifische Ordnung aller Wahrheiten des Systems, und so sind sie auch maßgebend für den Charakter der Objektivität der Inhalte. Der transzendentale wie der ontologische Beweis vereinigen so in sich die drei höchsten Aufgaben: die Überwindung des Zweifels, die Grundform des Systems, das kritische Prinzip der Wahrheit.

Wenn so aus jenen beiden Formen philosophischer Grundlegung sich die spezifische Struktur der von ihnen beherrschten Wissenschaft ergibt, so müssen sie zugleich als Urbilder systematischer Einzelheiten dienen können; auch die spezifische Struktur der Naturbegriffe muß irgendwie in ihnen vorgebildet sein. Insbesondere muß das *System der Dignitäten* in ihnen vorgebildet sein, sie müssen anzeigen, welche Elemente Objektivität bedingen, welche nicht, und sie müssen sichtbar machen, wie der Begriff der Objektivität überhaupt konstruiert ist.

Nicht darin gehen Transzendentalphilosophie und Ontologie auseinander, daß der Gedanke des PARMENIDES, daß Sein und Denken dasselbe sei, hier angenommen, dort abgelehnt wäre. Die Korrelativität von Sein und Denken ist hier wie dort der Ursprung der Objektivität, die identische Funktion gilt hier wie dort als Erzeugerin der objektiven Wahrheit. Denn KANTS kopernikanische Tat gipfelt ja in der Logizität des Seins, »Sein« ist selbst nicht ein Metalogisches, sondern Logisches, logische Grundfunktion. Ebenso aber auf der andern Seite ist das Logische gerade das Seiende, das Reale, und das begrifflich Allgemeinste, eben um seiner Allgemeinheit und Begrifflichkeit willen, das Allerrealste. Ontologie heißt Seinsartigkeit des Logischen, Transzendentalismus Logizität des Seins. In den abstrakten Bestimmungen der Seinsartigkeit des Logischen und der Logizität des Seins fallen jene zwei Grundformen daher zusammen.

Ihr Auseinandergehen erfolgt erst in der Art, in welcher der in jenem Grundgedanken liegende Widerspruch gelöst wird. Oder: in dem Gebrauche, welchen die Philosophie von der Negativität des Widerspruchs macht, trennen sich die transzendentale und die ontologische Wissenschaft. Denn offenbar ist, daß der Begriff des Erkennens widerspruchsvoll ist. Es soll Übereinstimmung des Denkens mit dem Sein, der Vorstellung mit ihrem Gegenstand sein. Er fordert Übereinstimmung des Verschiedenen, Einheit der Zweiheit, Identität des Nichtidentischen. Hieraus kann aber erstens gefolgert werden, daß alle Wahrheit in der Übereinstimmung des Verschiedenen, in der Duplizität des Einheitlichen befangen ist, daß Wahrheit Dialektik sein muß. Die *Grenze* aller Wahrheit aber ist alsdann ihr abstrakter *Begriff*. Denn dies ist gerade die Weisheit des PARMENIDES, daß das Nichtsein nicht sein und auch nicht gedacht werden kann. Es liegt im Begriffe des erkennenden Denkens, daß ihm ein Sein zukommt, im Begriffe des transzendentalen

Ich, daß es gegenständlich ist, folglich kann diese Urbeziehung nur ausgeübt, niemals kritisiert werden. Denn alle Kritik wäre nur selbst die Ausübung der zu kritisierenden Funktion. Die Funktion der Gegenständlichkeit kann nicht selbst vergegenständlicht werden, daher ergibt es keinen erkennbaren Begriff des Erkennens, keine Erkenntnistheorie, denn dieser Begriff ist seine eigene Grenze, der *Begriff* des Erkennens ist die Grenze des Erkennens. Der Widerspruch im Erkennen der Wahrheit ist die einzige Form, in welcher diese Grenze sichtbar werden kann, menschliches Wissen muß dialektisch, der Gegenstand menschlichen Wissens antinomisch sein, denn dies ist die logische Form aller Wahrheit. Hierin spricht sich zunächst nicht etwa die Subjektivität der Erkenntnis aus, sondern ihre Eigenart, die Form der Bedingtheit. Als Grundform aller Wahrheit ist der Widerspruch ebenso subjektiv wie objektiv, oder besser weder subjektiv noch objektiv, denn er ist gerade die Form der Bezogenheit des Subjekts auf das Objekt, welche Form daher weder dem einen noch dem anderen als solchem zukommt. So lehnt dieser erste Standpunkt die Möglichkeit der Erkenntnistheorie ab und hält fest daran, daß jedes Denken ein Sein bei sich haben muß, jeder Begriff eine Realität. Dieses Urverhältnis kann nicht selbst erkannt, sondern nur ausgeübt, getan werden. In dieser Sphäre ist auch keine Trennung des subjektiven vom objektiven *Anteil* an der Wahrheit eingetreten, denn alles, was hier subjektiv ist, muß auch objektiv sein, und der Begriff der Wahrheit ist nicht trennbar von dem, was sie aussagt, der formale Bestandteil ist nicht trennbar von dem materialen Elemente. Die Kritik der Wahrheit hat mit ihrer Subjektivität »oder« Objektivität ursprünglich nichts zu tun, die Kriterien liegen auf ganz anderem Gebiete, sie liegen in der Bewegung der Wahrheit selbst.

So ist auch der Zweifel, welchen der ontologische Beweis überwindet, gar kein erkenntnistheoretischer Zweifel im engeren Sinne, er ist ebensosehr ein Zweifel an der Welt selbst wie am Erkennen. Er ist noch gar nicht berührt von der erkenntnistheoretischen Reflexion, keine Trennung des Begriffes der Erkenntnis vom Inhalte der Erkenntnis ist eingetreten und keine Reflexion über die Gleichgültigkeit beider gegeneinander. Und der Sinn der Ontologie muß darauf hinauslaufen, daß in Ansehung der im Begriffe der Wahrheit notwendig liegenden Korrelation von Denken und Sein das Unbedingte des Denkens zugleich das Unbedingte des Seins sein muß –

sie sind ein und dasselbe. Jene auch der Transzendentalphilosophie bewußte notwendige Korrelation wird nicht auf das formale »überhaupt« beschränkt, sondern auf das Ganze des Erkennens ausgebreitet. Unvermeidlich ist auch die Anerkennung des transzendentalen Sollens zugleich die Anerkennung des Seins, jene ist von dieser ununterscheidbar. Aber nur der ontologische Beweis gelangt von der Bedingtheit aller Dinge zum *Unbedingten* selbst als der allgegenwärtigen, allerrealsten Voraussetzung aller bedingten Realitäten. Der transzendentale Beweis gelangt von der Bedingtheit der Wahrheiten nur zur Unbedingtheit der Voraussetzung des *Erkennens.*

So gelangt der ontologische Beweis zum Unbedingten selbst, der transzendentale zur Unbedingtheit des Seinsollens. Man kann daher sagen, die ontologisch begründete Wissenschaft *tut*, was die transzendentale zu tun *fordert.*

Der ontologische Beweis ist so die Grundlage aller Seinserkenntnis, denn in ihm wird das Sein erobert, zuerst für das unbedingte Sein selbst. Auf ihm, dem ens realissimum, ruht aber auch alle bedingte Wirklichkeit, aller Gegenstand endlichen Erkennens. Die endliche Realität ist real, nur weil Bedingung ihrer Realität jenes Unbedingte ist. Hierin nun steht sie gerade dem empirischen Denken am nächsten. HEGEL (1830) spricht dies so aus: »Es liegt im Empirismus dies große Prinzip, daß, was wahr ist, in der Wirklichkeit sein und für die Wahrnehmung da sein muß. Dies Prinzip ist dem *Sollen* entgegengesetzt, womit die Reflexion sich aufbläht und gegen die Wirklichkeit und Gegenwart mit einem *Jenseits* verächtlich tut, welches nur in dem subjektiven Verstande seinen Sitz und Dasein haben soll. Wie der Empirismus erkennt auch die Philosophie nur das was *ist*; sie weiß nicht solches, was nur sein *soll* und somit *nicht da ist.*« Im Prinzip des Realismus der Wissenschaft stellen sich daher der empirische und der spekulative Standpunkt auf einen Boden; ihr gemeinsames theoretisches Fundament ist der ontologische Gottesbeweis.

Die Transzendentalphilosophie hingegen muß mit dem ontologischen Gottesbeweis auch den einfachen, »naiven« Empirismus zerstören. Das Wirkliche selbst vermag nach ihr weder empirische Einzelforschung noch Philosophie zu erkennen. Den Apriorismus-Phänomenalismus für Empirie zu bejahen und die Ontologie zu verneinen, war ja ein und derselbe Gedanke, waren zwei Seiten derselben Entscheidung des Kritizismus. Hierin ist gerade Transzendentalphilosophie die Gegnerin der einfachen Grundform empirischer Arbeit, daß sie *Wirklichkeits*forschung sei und ihre Wahrheiten, um wahr zu sein, »in der Wirklichkeit sein und für die Wahrnehmung da sein müssen«.

Diese Gemeinsamkeit der Grundlage der spekulativen Philosophie mit dem Realismus der empirischen Wissenschaft ist heute dem Bewußtsein allzusehr entfallen, und es war ja das Schicksal der HEGELschen Philosophie, daß ihre völlige Durchdrungenheit von realistischem Geiste vergessen, die romantischen und spiritualistischen Elemente als ihr maßgebender Charakter angesehen wurden. Eine angenommene und selbst hegelianisierende Deutung ist die, daß sein Werk des »Panlogismus« in das Gegenteil, nämlich den Irrationalismus SCHELLINGS und FEUERBACHS umgeschlagen sei. Mit größerem Rechte noch läßt sich sagen, daß HEGEL an der Schwelle des Zeitalters moderner *Wirklichkeitsforschung* steht, daß sein Januskopf auf KANT und FICHTE zurück-, aber auch nach den neuen Formen moderner Wissenschaft vorwärts blickt, deren Wirklichkeitsliebe mit dem stärksten Sehnen seiner eigenen Wissenschaft zusammenfällt. Wir erinnern uns an seine Wirkung in RANKES Geschichtsschreibung. Welche nächsten Folgerungen ergeben sich für die systematische Struktur des Naturbegriffs und für das System der Dignitäten in ihm?

Das Urbild der Ontologie ist die Seinsartigkeit des Logischen, und die Struktur aller ontologisch begründeten Wissenschaft besteht darin, daß die Seinsartigkeit des Logischen über das Ganze der Wissenschaft sich ausbreitet. Aus der abstrakten Seinsartigkeit des Logischen wird in solcher Ausbreitung die Realität alles Begrifflichen; so entsteht die Konkretheit des Begriffes. Begrifflichkeit bedeutet so stets gleichzeitig Realität, und je begrifflicher ein Erkenntnis ist, um so realer muß auch sein Gegenstand sein. Realität und Begrifflichkeit sind hier in nachbildlicher Weise ebenso korrelativ wie Sein und Gott in urbildlicher Weise in der ontologischen Denkart.

Damit ist die Hauptbedingung des Systems der Dignitäten in einer spekulativen Naturphilosophie aber bezeichnet: Begrifflichkeit und Realität sind Korrelate; das Begrifflich-Allgemeine ist stets das wahrhaft Wirkliche; je begrifflicher die Wissenschaft ist, um so begriffener ist ihr Gegenstand, um so vollständiger und unbedingter ist das Gewußte auch das Wirkliche. Rationalität ist daher gleichbedeutend mit Realität, Irrationalität gleichbedeutend mit

Irrealität. Das Logisch-Allgemeine ist immer das Wirklichkeits-Nähere.
Ein Gesetz ist, um seiner Allgemeinheit willen, eine umfassendere, vollständigere, bestimmtere, wirklichere Wirklichkeit als eine bloße Regel der Beobachtung, eine Regel, wiederum in entsprechender Weise, der wahren Wirklichkeit näher als eine Einzeltatsache. Eine Gattung steht in ähnlichem Verhältnis zu einer Art, oder eine Art zu einem Exemplar. Ein Organismus ist eine realere Natur als ein Mechanismus, wenn er diesen seinem Begriffe nach einschließt usw. Die so charakterisierte Rangordnung nennen wir das System der Dignitäten in einem spekulativen Naturbegriff.
Wir wenden uns zurück zum transzendentalen System, um auch in ihm die Urstruktur des transzendentalen Systems der Dignitäten herauszuheben. Aus der Gemeinsamkeit mit Ontologie in der abstrakten Korrelativität von Sein und Denken löst das transzendentale System sich los in seiner Auffassung der Negation und damit des im Begriffe der Wahrheit liegenden Widerspruches. Sie ⟨*i. e. die Transzendentalphilosophie*⟩ schließt aus ihm nicht auf eine notwendigerweise dialektische Struktur aller Wahrheit und Wirklichkeit, sondern auf eine notwendige Unerreichbarkeit der Wirklichkeit durch die Wahrheit, auf eine ursprüngliche Idealität des Wahren. Zu dieser Entscheidung gelangt sie aus ihrem Begriff der Kritik, welcher ihr gebietet, nicht von inhaltlich bestimmter Erkenntnis auszugehen, sondern vom abstrakten Begriffe der Erkenntnis. Vom kritischen Begriff der Erkenntnis geht sie als von einer wesentlichen Zweiheit, *ursprünglichen Polarität* aus, während spekulative Wissenschaft von ihm als wesentlicher Einheit, ursprünglicher Identität ausging. Auf diesem Ausgehen von ursprünglicher Polarität – wenngleich Korrelativität – von Denken und Sein ist der Gedanke der transzendentalen Gegenständlichkeit gleichsam aufgesetzt, er fügt sich ihr, nur für einen sehr engen Kreis des wissenschaftlichen Erkennens überhaupt geltend, ein, ohne doch die ursprüngliche Dualität wirklich aufzuheben. So kommt es, daß in spekulativer, von der Identität von Denken und Sein ausgehender Wissenschaft die Grenze der Erkenntnis ihr Begriff ist und daß umgekehrt in kritischer, von der Polarität von Denken und Sein ausgehender Wissenschaft, die Grenze der Wissenschaft eine doppelte ist, nämlich einerseits Sein-selbst, andererseits Denken-selbst. Eingeschlossen zwischen beide als ihre Grenzen, wird Wissenschaft zum Mittelglied und zu einem Prozeß der

das Ziel niemals erreichenden Annäherung. Sie ist ein Mischgebilde des Begrifflichen mit dem Realen, des Denkens mit dem Sein, des Formalen mit dem Materialen. Sie ist aufgebaut aus Bestandteilen von der einen wie von der anderen Seite, und nur auf einer einzigen Linie berühren die von beiden Seiten einander zustrebenden Elemente sich völlig, nur in einer einzigen solchen Berührungslinie ist Wissenschaft völlig objektiv: sie wird bezeichnet durch den Ausdruck der konstitutiven Kategorie. Was aber zu beiden Seiten der Berührungslinie liegt, ist, liegt es auf der Wirklichkeitsseite, um so weniger rational, liegt es auf der Seite des Denkens, um so weniger real, je mehr es von jener Linie abliegt. Objektive Wirklichkeit, Vereinigung der Realität und Rationalität ist gleichsam ein lineares Vorkommnis im System, kein flächenhaftes oder räumliches. Daher ist die volle und ganze Wirklichkeit in der Gestalt ursprünglicher Gegebenheit oder Erlebtheit irrationale, unübersichtliche, heterogene Mannigfaltigkeit; erst durch logische Berührung, Bearbeitung und Umformung wird sie zum Inhalte einer Wissenschaft. Auf der anderen Seite ist die reinste logische Form die wirklichkeitsfernste, als Gelten, Sollen oder Wert das nach der Definition Nichtwirkliche. Und in der Allgemeinheit des Begrifflichen liegt gleichfalls Ausschluß der Wirklichkeit, notwendige Nicht-Objektivität. In ihrer Begrifflichkeit ist Wissenschaft daher Wirklichkeitsfremdheit, jede Begriffwerdung bedeutet Entwirklichung der wissenschaftlichen Inhalte.
Das aus der Konstruktion des transzendental begründeten Wissenschaftsbegriffes folgende System der Dignitäten ist also in gewissem Sinne geradezu eine Umkehrung des ontologischen. Gerade die Begrifflichkeit, Allgemeinheit, Rationalität begründet hier eine Subjektivität, gerade der Begriff ist das Irreale, gerade das Wirkliche aber das Irrationale. Die Form des Gesetzes ist eine bloß methodologische Beziehung, bloß regulative Idee, bloß subjektive Bedeutung. Von der Form des Organismus und von der Form der Zweckmäßigkeit gilt dasselbe.
In gewissem Sinne nur kann man davon sprechen, daß das System der Dignitäten hier eine Umkehrung der im spekulativen Naturbegriff waltenden Ordnung sei. In Wahrheit sind die Verhältnisse verwickelter. Aber eine orientierende Bedeutung hat dies Schema doch, wonach eine geradezu inverse Anordnung stattfindet. Welch gänzlich verschiedene Bedeutung nämlich das Systematische als solches im Kritischen und im Spekulativen besitzt, mußte ja schon

aus dem an Hand der »Beweise« erkennbaren Gegensatz hervorgehen. Weiteres Licht kann auf die Unterschiede des Systembegriffes fallen, wenn am Beispiele des Naturbegriffes die von WINDELBAND (1894) und RICKERT (1899) näher begründete Methodologie hier kurz betrachtet wird.

Die von diesen Forschern aufgestellte Einteilung der Wissenschaften in nomothetische und idiographische, in Natur- und Kultur- (oder historische) Wissenschaften, bekennt sich schon darin zu einem Kantianismus, daß eine Inkongruenz der formalen und der materialen Einteilung zugelassen wird. Denn es ist unmittelbare Folge jener polaren Konstruktion, daß sowohl von der materialen Wirklichkeits-Hemisphäre wie von der formal-logischen Geltungs-Hemisphäre her gewisse und von einander unabhängige systematische Grundlinien dem Äquator der »objektiven Wirklichkeit« zustreben. In der Mittelzone der Wissenschaft können diese Linien in unberechenbarer Weise parallel laufen oder sich schneiden. Materiale und formale Einteilung grenzen inkongruente Teile der Wissenschaft gegeneinander ab, da z. B. jeder Teil der Wirklichkeit ebensowohl generalisierend wie individualisierend behandelt werden kann, sei er nun Natur oder Geschichte. Formale und materiale Einteilung fallen nicht zusammen. Trotz ihrer scheinbaren Klarheit ist diese Anschauung gewissen Verwickelungen ausgesetzt, wenn sie z. B. betont, daß das Wesen naturwissenschaftlicher Begriffsbildung Generalisierung – mindestens überwiegend – sei, während die Geschichte individualisierend verfahre. Zugleich wird nämlich gesagt, daß auch einige Naturwissenschaften, z. B. die Geologie, nur individualisierend ans Ziel kommen. Selbst wenn die Richtigkeit dieser Aufstellung völlig zugestanden wird, kann doch behauptet werden, daß dies formale Prinzip der Einteilung (Generalisierung – Individualisierung) sich bei näherer Betrachtung als die Wissenschaften *Einteilendes* schon völlig verflüchtigt hat: einmal ist keine Materie von der Generalisierung grundsätzlich ausgeschlossen, die Beziehung zur Materie hat sich aufgelöst, und andererseits ist auch die Einteilung der Wissenschaften damit geopfert, daß Naturwissenschaft sowohl generalisierend wie individualisierend verfahren kann. Es bleibt also die Einteilung des Formalen selbst allein übrig: es gibt eine generalisierende und eine individualisierende Methode; eine Einteilung, die aber nie über sich selbst hinausgreift. Sie ist keine logische Einteilung, sondern eine Einteilung des Logischen, keine formale Einteilung,

sondern eine Einteilung des Formalen. Sie wird daher zur Bestimmung des Naturbegriffes untauglich bleiben müssen.
Ebensowenig ist eine Systematik rein aus dem Inhalt zu schöpfen, es gibt auch keine materiale Einteilung. Dies liegt schon im Begriffe »Systematik«, der selbst ein Formbegriff ist. Auch wenn man sagt, daß der materiale Inhalt des Naturbegriffes immer davon abhänge, mit welcher andern Materie man nur Natur in Gegensatz bringe, etwa dem Menschen, der Geschichte usw., ist doch gerade dies In-Gegensatz-Bringen stets ein formaler Akt, eine Form der Begriffsbildung.
Formale und materiale Systematik sind in Wahrheit genau dasselbe; es gibt nur formal-materiale Systematik, und man kann dies auch so aussprechen: die Form der Wissenschaft ist die Form der Wirklichkeit, der Inhalt der Wirklichkeit ist der Inhalt der Wissenschaft. Isolierung der Form raubt ihr jede systematische Wahrheit, denn diese kann nur in der Geformtheit des Inhaltes bestehen, eine Inkongruenz des Formalen und Materialen ist hiernach ausgeschlossen. Solch bloß methodologisch-formale Unterscheidung zeigt ihren Mangel an eigentlich systematischer Kraft auch darin, daß sie bloß schlechthin trennend und auseinanderhaltend wirkt; sie ist Teilung, aber nicht Einteilung und muß daher immer an ein willkürlich rezipiertes System, wie es etwa das akademische ist, anknüpfen. Nun liegt selbst in diesem bloß formalen Gegenüberstellen von Allgemeinheit und Besonderheit der Anlauf zu einer Synthese. Nahe liegt ja der Hinweis darauf, daß das Allgemeine unverständlich ist ohne das Besondere, daß die Besonderheit als Individualität nur erkennbar ist als das Besondere eines Allgemeinen, als Unteilbarkeit im Gegensatz zur Teilbarkeit. So ist Besonderheit die Bedingung möglicher Allgemeinheit, Allgemeinheit Kategorie der Besonderheit. Auch WINDELBANDS (1894) Darstellung streift diesen Gedanken, wenn er davon redet, wie nomothetische und idiographische Wissenschaft aufeinander angewiesen sind, und gleich darauf doch bestreitet, daß diese beiden Arten menschlichen Wissens sich auf eine gemeinsame Quelle zurückführen ließen. Allein dies ist gerade dem Kantianismus wesentlich, daß der Schritt einer Vereinigung in *einem* Prinzip nicht getan wird und Nachdruck darauf liegt, daß das Allgemeine doch immer unfähig bleibe, das Besondere aus sich zu entwickeln, und daß das Besondere in diesem Sinne die Grenze des Allgemeinen, die Grenze generalisierender Wissenschaft bleiben muß. Der Abstraktionis-

mus der Logik und jene polare Struktur der Wissenschaft hängen untrennbar zusammen, sind zwei Seiten derselben Sache; daß das Begriffliche das Abstrakt-allgemeine ist, muß als eine andere Ausdrucksweise für die Irrealität des transzendentalen Sollens, des »Geltens« der »Werte« angesehen werden. Denn Wertphilosophie ist von methodologisch-erkenntnistheoretischer Stellung ausgehendes Denken, hat ihren Ursprung in der kritisch-abstrakten Stellung. Auch ein transzendental-philosophischer Naturbegriff wird nur in einer *abstraktionistischen* Logik sein Genüge finden, wie auf der anderen Seite ein spekulativer Naturbegriff immer auf eine emanatistische Logik des konkreten Begriffes hinweist. Transzendentalphilosophie sieht im Emanatismus der Logik und völlig analog in spekulativer Naturphilosophie nur den Ikarusflug der Begrifflichkeit, den sie allein mit den Argumenten eben des Abstraktionismus zu bekämpfen vermag. Mag die Transzendentalphilosophie auch den Vorwurf von sich weisen, daß ihr naturwissenschaftlicher Wissensbegriff einer Flucht vor der Wirklichkeit gleichkomme: so lange ihr das Allgemeine nicht wirklich und das »Gesetz« eine abstrakte Allgemeinheit ist, solange ist auch Gesetzeswissenschaft keine Wirklichkeitswissenschaft.

In der Diskussion dieses kantisch-methodologischen Naturbegriffes, als des nach *Gesetzen* bestimmten Daseins, spitzt sich so der Gegensatz zwischen kritischem und spekulativem Naturbegriff in einer neuen Form zu: im Problem des Verhältnisses zwischen Allgemeinem und Besonderem. In dieser Zuspitzung aber lag, wie angedeutet, ein unmittelbarer Hinweis auf die Gegensätze der analytischen und der emanatistischen Logik.

Der Reihe nach sind so die in den beiden Naturbegriffen liegenden Anspielungen zuerst auf den fundamentalen »Beweis«gedanken, dann auf das System der Dignitäten und endlich auf die logischen Begriffstheorien herangezogen worden. Im Ersten ist eine metaphysische, im Zweiten eine systematische, im Dritten eine logische Anspielung enthalten. In jeder dieser drei Beziehungen ergeben sich wesentliche Charakterzüge für den kantischen und für den spekulativen Naturbegriff, die folgendermaßen zusammengefaßt werden können:

1. In der Struktur des ontologischen Beweises läßt sich das Urbild aller *Seins*erkenntnis nachweisen. Er ist das Vorbild und die theoretische Grundlegung aller realistischen Wissenschaft; wo immer die Wissenschaft das Wirkliche besitzt, da besitzt sie es kraft jener

Grundlage, die der ontologische Beweis liefert, und jede empirische Wirklichkeit erweist sich als wirklich nur kraft ihrer Bedingtheit durch jene höchste Wirklichkeit. Daher ist ein erstes Merkmal des spekulativen Naturbegriffes, daß *die wirkliche Natur durch irgend eine höhere Realität bedingt ist, daß sie natura naturata ist.* Da dies stufenartige Verhältnis bedingter Realität sich über das Ganze der Wissenschaft ausbreitet, folgt, daß auch die Natur selbst als System nur ein System von Stufen sein kann.

2. Aus der Korrelativität von Begrifflichkeit und Realität ergibt sich weiter, daß *das ordnende Prinzip in diesem Stufenbau der Realitäten die Begrifflichkeit der Stufen sein muß.* Das System der Dignitäten ist geordnet nach Maßgabe der Begrifflichkeit oder Rationalität. Dasjenige, welches ein Anderes begrifflich umschließt, ist dadurch das die höhere Dignität, die größere Realität besitzende. Wenn der Begriff Leben den Begriff Mechanismus einschließt, so ist hier im Leben die höhere Realität der Natur. Wenn ein Gesetz einen Sonderfall begrifflich einschließt, so ist das Gesetz die höhere Realität usf.

3. Aus dem in der Ontologie begründeten Begriffsrealismus, der in der Theorie des konkreten Begriffes sich ausdrückt, folgt endlich das nicht abstraktionistische, sondern emanatistische Verhältnis der Stufen untereinander, *das reale Bestehen einer qualitativen Mannigfaltigkeit,* einer heterogenen Realitätenwelt. Jede Stufe ist in ihrer Art real, keine Stufe in ihrer Art unbedingt. Ein System von Übergängen zu qualitativ Anderem, eine Fülle der Differenzierungen, eine dialektische Bewegung der Begrifflichkeit: Natura *facit* saltum.

Auf der anderen Seite wiederum:

1. Statt der im ontologischen Denken begründeten Realität folgt aus der transzendentalen Beweisform, die nur auf einen Begriff des Erkennens und eine reine Naturwissenschaft überhaupt geht, die *Nur-Idealität der letzten Voraussetzung der Natur;* die letzte Bedingung der Natur ist nicht wißbar, denn notwendig ist nur eine letzte Voraussetzung des Erkennens, nicht eine solche des Seins, *die ideale Voraussetzung der Natur ist nicht wirklich,* oder »Natur« ist nur eine »Idee«.

2. Die von Polarität beherrschte Systemstruktur bewirkt ein dem spekulativen inverses System der Dignitäten: die Begrifflichkeit bedingt Wirklichkeitsferne, denn sie ist abstrakte, formale Begrifflichkeit. Auch hier ist zwar Wissenschaftlichkeit nur in ordnender

Begrifflichkeit zu finden, aber gerade *Begrifflichkeit bringt Subjektivität mit sich.* Die logischen Formen in der »reflexiven« Schicht der Kategorien, das »Etwas«, »Andere«, »Allgemeine«, aber auch die für die Natur im besonderen in Betracht kommenden Formen des Ganzen und seiner Teile (Organismus), der Zweckmäßigkeit, Spezifikation, sie alle gelten nicht für die objektive Wirklichkeit der Natur, sondern haben nur die subjektive Bedeutung eines »Denken als ob«, einer an Erkenntniswert untergeordneten Stufe der logischen Formen, einer Methodologie.

3. Strebt der Prozeß der Wissenschaft auch hier dem Begreifen und der Begrifflichkeit der Wahrheit zu, so strebt er daher doch nicht der Realität zu, sondern von ihr weg zu einer schlechthin unerreichbaren Idee. Die heterogene Mannigfaltigkeit kann in diesem Prozeß nicht bestehen, sondern muß überwunden werden im Sinn einer Umformung und Herausarbeitung eines absolut Allgemeinen. Dem in Gebilden wie »Weltformel«, »Laplacescher Geist«, »letzte Naturwissenschaft« ausgedrückten Ideal wird, da Wirklichkeitsferne doch nicht Wahrheitsferne ist, irgend eine höhere Dignität gegenüber der qualitativen Mannigfaltigkeit zuerkannt, so daß sie, wenn auch nicht absolut wahr, immerhin wahrheitsgemäßer wie die Mannigfaltigkeit ist: *es resultiert die Qualitätslosigkeit und Uniformität des Naturbildes* und in ihr die undialektische Beschaffenheit der Wissenschaft, eine homogene Kontinuität der realen Natur. Natura *non* facit saltum.

Von diesen drei, den spekulativen und kritischen Naturbegriff allgemein orientierenden Vergleichspunkten ist nun der zweite für den hier eingeschlagenen Weg der Untersuchung am wichtigsten. Er beschäftigt sich mit der Bedeutung der Begrifflichkeit.

Denn dies war ja der Gedankengang: Aufgabe der Naturphilosophie ist, im Gegensatz zur Naturwissenschaft selbst, der Begriff der Natur. Die Aufgabe, den Naturbegriff kritisch zu bestimmen, ward in eins gesetzt mit der systematischen Aufgabe, die organische Mannigfaltigkeit der Beziehungen der Natur zu dem, was nicht Natur ist, zu bestimmen. Begriffsbestimmung und Systembildung waren so ein und dasselbe, und sie waren wieder das, was Wissen zu Wissenschaft macht, und die Gestalt, welche objektive Wahrheit in der Sphäre der Wissenschaft annimmt. Begriffsbildung, mithin Systembildung bedingen so das Wahrsein der Wissenschaft, sind die Objektivitätsform des Wissenschaftlichen.

Im Gegensatz von Nominalismus und Realismus, in der Auffassung der Begrifflichkeit und des Systematischen drängen sich so auch für die Naturbegriffe des 19. Jahrhunderts alle die Gegensätze zusammen, welche in PLATON und DEMOKRIT ihre Urbilder stets suchen werden. Diese Urdualität der wissenschaftlichen Form bleibt das Schicksal aller Naturphilosophie; nur in welcher Form diese Urdualität rezipiert wird, kann Problem sein, *daß* sie rezipiert werden muß, kann nicht zweifelhaft bleiben.

Nach dem Bisherigen, und im Rahmen des hier gestellten Zieles, kann die Aufgabe einer Harmonisierung der Gegensätze ihre Lösung nur im engsten Zusammenhang mit jener systematischen Frage finden. Die systematische Frage: was ist Naturwissenschaft und was ist Naturphilosophie? und die Frage nach der objektiven Bedeutung der Begrifflichkeit der Natur sind im Grunde ein und dasselbe.

Die systematische Frage nach dem Inhalte von Naturwissenschaft und Naturphilosophie oder, in objektiver Fassung, nach den Gegenständen von Naturwissenschaft und Naturphilosophie ist nämlich selbst in allen Teilen ihrer Auflösung jenem ursprünglichen dialektischen Gesetze aller Wahrheit unterworfen. Die im Eingang ausgesprochene erste Systematik war ja die: Gegenstand der Naturwissenschaft ist Natur selbst, Gegenstand der Naturphilosophie aber der Begriff der Natur. Wenn nunmehr, über diesen ersten Schritt hinausgehend, weiter gefragt wird, *was* denn nun eigentlich der Gegenstand der Naturwissenschaft und -philosophie sei, muß auch hier wieder dieselbe Grundfunktion, dieselbe Differenzierung in den Gegenstand selbst und seine Begrifflichkeit erfolgen.

Denn die Struktur aller Wissenschaft bleibt, um was es sich auch handeln möge, darin sich immer gleich, daß im Wechselspiel von Realität und Begrifflichkeit alle Wahrheit zustande kommt. Kaum bestimmt, kaum ganz Begriff geworden, wird dieser auch schon wieder zum Ding, zum Objekt, kaum erklärt und erkannt auch schon wieder zum neuen Rätsel. Der theoretische Niederschlag, das System der Doktrinen, Wissenschaft als das Gewußte und als solches Subjektive, als fixierte Begriffswelt, ist nur *ein Moment* der Wissenschaft, nicht die ganze Wissenschaft. Wissenschaft ist nicht nur *Lehre,* sie ist gleichzeitig stets *Forschung,* sie ist ihrem Wesen nach in beständigem Wechsel bald fest, bald bewegt, bald subjektiv geschlossen in sich, bald offen gegen ihr Anderes. Immer ist sie die Vereinigung eines theoretischen mit einem atheoretischen Prinzip, sie *ist,* indem sie *wird,* aber sie *wird* nur zu dem, was sie ist, durch die Form der Begrifflichkeit. Die endlose Umwendung des aktiven Ergreifens in passives Begreifen und das immer neue Einsetzen desselben Prozesses an den Resultaten dieser Umwendung, diese unendliche Bewegung der Wissenschaft, umfaßt aber das kritische *und* das spekulative Moment ihrer Wahrheit.

Nicht auf die Genese, sondern auf den Begriff der Erkenntnis bedacht, geht Erkenntnistheorie von der Frage aus, wie ein als gegeben vorausgesetztes Erkenntnis objektiv sein kann, und bestimmt damit nur die Funktion des Erkennens als Synthesis, seinen Inhalt aber sogleich als Resultat, als Festes, seinem Wesen nach Ruhendes und Abgeschlossenes, *»Gegebenes«*. Objektivität nur in das feste Einzelerkenntnis legend, muß ihr der Fortgang zur Begrifflichkeit, d.h. zum System der Erkenntnisse, sich als ein Schritt über die einzig objektive ursprüngliche Synthesis hinaus darstellen. Nur im »Ideal« der Wissenschaft, welches notwendig unerreichbar ist, setzt sie ihren ursprünglichen Wahrheitsbegriff auch in der Sphäre der Wissenschaft wieder ein, aber als bloß subjektive Vorstellungsart, denn reine Begrifflichkeit hebt Realität auf.

Von der Bewegung des Erforschens und Ergreifens ausgehend, stehen Spekulation (und Empirie) in einem Begriff der Erkenntnis als einem einfachen Eingehen des Wirklichen in das Wissen. Reflexionslos dieser Bewegung des Aufnehmens sich hingebend, kann sie die Wirklichkeit jederzeit in die Wissenschaft eintreten lassen, in jedem Begriffe liegt auch eine volle Wirklichkeit. Das Kriterium der Objektivität ist zugleich das Kriterium der Realität, sie sind ein und dasselbe. Der Charakter objektiver Wirklichkeit haftet nicht am Gebrauch einiger bestimmter Kategorien und ebensowenig an den Gegebenheiten sinnlichen Wahrnehmens, sondern allein an der systematischen Ortsbestimmung in einem größeren Ganzen des Wissens.

Geht kritisches Denken so von fester Einzelerkenntnis, spekulatives und empirisches Denken von bewegter Gesamt-Wahrheit aus, die erste mithin mehr von einer ontischen, die zweite von einer genetischen Auffassung des Wissens, so kann der erste Standpunkt zugleich als Grundlage der doktrinären, der zweite als Grundlage der forschenden Seite der Wissenschaft erfaßt werden. Wie aber das Wissen in der Wissenschaft, indem es in Fragen übergeht, der Ausgangspunkt des Forschens ist, worauf dieses durch Finden in Wissen zurückkehrt, so wandelt auch das Objekt der Wissenschaft

im Durchgang durch diese Bewegung fortwährend seine Beschaffenheit.
Wenn der kritische Gedanke als ein Moment des Wissens, der spekulative als ein Moment des Forschens der Wissenschaft gedacht wird, folgt, daß die Unendlichkeit oder Unbeendbarkeit der Wissenschaft nicht aus der Unerreichbarkeit ihres Ideals und ebensowenig aus der Unvereinbarkeit des Subjekts mit dem Objekt folgt. Sondern vollendbar ist Wissenschaft darum nicht, daß sie weder reines ruhendes Wissen noch reine bewegte Produktivität ist. Weder kann sie im einfachen Haben des Gewußten stehen bleiben, wie denn auch Wissen bloß um des Wissens willen ganz sinn- und wertlos ist, noch kann sie im beständigen Nehmen des Ungewußten in Anschauung, Rezeptivität, Produktion jemals zu sich selbst kommen. Denn dies Nehmen und Finden muß immer nicht nur Greifen, sondern Begreifen werden, in der Begriffsbestimmung, theoretischen Scheidung des Zugehörigen vom Nichtzugehörigen, liegt allein das *systematische*, das Wissen zur Wissenschaft machende Moment. Die »Unvollendbarkeit« der Wissenschaft ruht also nicht, wie man (besonders in der Diskussion der mathematischen Unendlichkeit) zuweilen sagt, in der Irrationalität ihres Materiales, bzw. in der Rationalität ihrer Aufgabe, sondern sie beruht darin, daß Wissenschaft eine ontisch-genetische Struktur hat, daß Wissen und Forschen die Elemente ihres Daseins, Kritik und Spekulation die Momente ihrer Wahrheit sind. Das Moment des Werdens ist so ein integrierendes der Wissenschaft; in ihren Begriff tritt das Element des Werdens selbst ein, so daß z. B. die historische Seite der Wissenschaft ein unveräußerlicher, notwendiger Bestandteil ihrer Realität und Wahrheit wird. Daher kann in diesem Sinne die Wissenschaft auch gar nicht mehr als unvollendbar in dem Sinne genannt werden, als ob sie ihren Zweck gleichsam stets verfehle. Sondern ihr eigenes Wesen und ihre eigene Aufgabe erfüllt sie jederzeit voll und ganz, wenn sie nicht nur weiß, sondern auch forscht, nicht allein ist, sondern wird. Ihre Grenze liegt nicht in der Struktur ihrer Aufgabe, sondern in der begrenzten Bedeutung der Wissenschaft überhaupt. Die sinnlich-intelligible Doppelnatur des Naturerkennens macht niemals die Grenze und eigentliche Not des Naturerkennens aus und ist nicht das, was die Endlichkeit oder Ärmlichkeit unseres Erkennens, die Schwäche im Besonderen der Gesetzeswissenschaft ausmacht. Irrational-*sinnliche* Gebundenheit ist ein spezielles Problem der *Natur*wissenschaft; dieses darf mit

einem allgemeinen Erkenntnisproblem nicht vermengt werden, und die dialektische Struktur *aller* wissenschaftlichen Wahrheit kann mit dem sinnlich-intelligiblen Antagonismus nichts Unmittelbares zu schaffen haben. *Diese* Dialektik aller Wahrheit spricht sich aber nur in jenem Doppelwesen des Seins und des Werdens, des Ontischen und des Genetischen aus.

Aus dieser Trennung der ontisch-genetischen Urstruktur aller Wissenschaft von der sinnlich-intelligiblen Dualität des *Natur*erkennens gewinnen wir endlich die Elemente einer Lösung des Problemes der Begrifflichkeit in der Naturphilosophie und gelangen damit zum Schluß der in dieser Untersuchung gestellten Aufgaben.

Die sinnliche Gebundenheit des Naturerkennens und das Zueinander von sinnlichem Material und rationaler Form ist nicht der Mangel, sondern der Reichtum dieser Wissenschaften. Die Vorstellung, daß es sich um Überwindung der mannigfaltigen Gegebenheit hier handle, widerstrebt schon einem gar nicht nachdenkenden Gefühl des Naturkenners und -erkenners, einem Gefühl, welches sich stets ebenso stark nach der individuellen, konkreten, wie nach der abstrakten, allgemein-gesetzlichen Seite gezogen sieht. Auch ist das Ganze der Natur durch jenes Prädikat ihrer Sinnlichkeit zu einer eigenartigen Realität spezifiziert und darin das Interesse gerade der so geschaffenen *sinnlichen* Eigenart zugewendet; das Ganze der Natur ist eben durch die Sinnlichkeit eine Besonderheit, wenn auch nicht nur durch diese. Diese einzigartige Natur ist hier Gegenstand, *ihre* einmalige, unteilbare Individualität, *sie* als einziges Riesenindividuum. Diese Anknüpfung weist aber auf das Fortgehen vom Ganzen zu den Teilen, vom Allgemeinen zum Besonderen in immer weiterer Verbreitung, immer feinerer Verästelung. Naturwissenschaft erweist sich nicht als Vereinfachung, sondern als Entfaltung, ihr Streben nach Allgemeinheit der Gesetze als im Dienste eines Strebens nach Ganzheit, Vollständigkeit der Durchdringung und Erfüllung.

Auch wenn man nicht die Totalität der Natur als *das* Individuum einführt, kann doch die Stellung des Einzelnen in der Natur schwerlich als das prinzipiell Gleichgültige betrachtet werden. Nicht allein ist das Verhältnis, z. B. zwischen einem rationalen Gesetz und einer irrationalen Gegebenheit in keiner Weise in das Schema der Spezifikation einfügbar, da das Allgemeine als Allgemeines nicht rationaler ist wie das Besondere, das Besondere als *solches* nicht irrationaler denn das Allgemeine – allgemein und besonders sind beide rationale Formen. Vielmehr ist auch einzig in der *Relation* des Allgemeinen auf das Besondere ein Ausdruck für formale Arbeit der Naturwissenschaft zu erblicken; daß der Schwerpunkt hier immer auf dem Allgemeinen liege, ist keine begründbare Annahme. Die Mechanik von Heinrich HERTZ (1894) bringt gewiß ein Moment, aber auch nur *ein* Moment des Systems der Naturwissenschaft zum Ausdruck. Ja es läßt sich geradezu sagen: jede naturwissenschaftliche Erkenntnis kann ebensosehr als ein generalisierender wie als ein spezifizierender Akt angesehen werden. Wenn ich z. B. alles auf ein mechanisches Gesetz zurückführe – also »generalisiere« – so spezifiziere ich eben damit auch alles zu der besonderen Form des Mechanischen; mithin gilt: je genereller die Generalisierung, desto spezieller eben dadurch die Spezifizierung. Es gibt keine Generalisierung, die nicht zugleich Spezifizierung wäre. Es ist selbstverständlich, daß eine Allgemeinheit gar keine solche wäre, wenn sie keine Domäne der Besonderheiten hätte, die sie umschlösse. Aber es hat keinen Sinn, diese Relation mit dem Gedanken an eine Dualität von Theorie und Wirklichkeit zu erfüllen, derart, daß das Allgemeine die Theorie, das Besondere die Wirklichkeit wäre, da jedes der Momente doch nur durch Beziehung auf das andere Bestand hat, wie denn auch HEGEL die aus der Synthesis des Allgemeinen und Besonderen entsprungene *Einzelheit* das Wirkliche bekanntlich genannt hat, oder wie GOETHE, als höchstes Ziel ein Begreifen nennt, in dem alles Wirkliche schon Theorie ist. So ist das Allgemeine nicht mehr und nicht weniger rational wie das Besondere, und ebenso aber nicht mehr und nicht weniger *wirklich* als das Besondere. Das Besondere wird als Besonderes erst sichtbar im Allgemeinen; und ebenso wird das irrational-Sinnliche als irrational Sinnliches erst sichtbar in seiner Umschlossenheit von rationaler Form. Auch die sinnliche Qualität ist nicht wirklicher als die rationale Form, in welche sie als Inhalt eingeht.

So ist die Begrifflichkeit der Wissenschaft, sofern das Allgemeine im Gegensatz zum Besonderen, oder das rationale (intelligible) im Gegensatz zum sinnlichen Element darunter verstanden wird, niemals etwas Nichtwirkliches in der Wissenschaft, was den »bloß methodologischen«, »bloß regulativen«, »bloß aufgegebenen« Teil ausmachte. Das Begriffliche ist nach diesen Richtungen das Wirkliche, so gut wie Farbe, Raum, Duft, Empfindung. Der sinnlich-intelligible Aufbau der Natur, ihre Gliederung in Qualitäten, Quantitäten, Räumlichkeiten, Zeitlichkeiten, Dynamik, Leben, Seele, Entwickelung, Gesetz, Mechanismus, Kausalität, Zweckvollendung oder was immer es sein möge – dieser Aufbau ist immer ein Aufbau durchgängiger Realitäten.

*In* diesem heterogenen Komplex von Elementen läßt sich eine Grenze der Wirklichkeit an dem *Einzelnen* niemals finden, Realität solcher Elemente an sich nie behaupten oder leugnen, eine Zugehörigkeit oder Nichtzugehörigkeit zu Natur auch gar nicht entscheiden. In ihrer Vereinzelung tragen sie nicht ein einziges Kriterium der Wirklichkeit oder Objektivität, und so definierte Begrifflichkeit ist jedenfalls kein Wirklichkeitsferne oder -nähe bedingender Faktor.

Vielmehr liegt das Kriterium der wissenschaftlichen *Gegenständlichkeit* immer nur in der *Gegensätzlichkeit* des Besonderen zum Allgemeinen, des Sinnlichen zum Rationalen, des Mechanischen zum Vitalen, des Kausalen zum Teleologischen. Denn in solcher Gegensätzlichkeit ist der Ausgang der Begriffsbestimmung und durch sie der Anfang der Begriffswerdung, deren Resultat Begrifflichkeit in unserem Sinn erst ist. Begrifflichkeit ist eben dies, daß ein Etwas-überhaupt durch Gegensätzlichkeit, durch negierende Beziehung zu seinem Anderen und Trennung von diesem Anderen zu dem begrifflich bestimmten Etwas werde. So drückt wissenschaftliche Begrifflichkeit und mithin wissenschaftliche Objektivität nichts anderes aus als das Resultat jener genetisch-ontischen Bewegung der Wissenschaft; die Kritik der Wissenschaft ist das so gewordene System der Wissenschaft, und Kritiklosigkeit ist Systemlosigkeit.

So befestigt die objektive Wahrheit der einzelnen Erkenntnisse sich in der Wissenschaft allein durch Zunehmen des Systems. Durch die begriffliche Bestimmung des Einzelnen tritt dieses überhaupt erst als solches hervor. In der begrifflichen Durchdringung des Ganzen wird der Organismus der Wissenschaft erst geschaffen und, was jedes Einzelne an seiner Stelle *ist*, die *objektive* Wahrheit über sein Sein, überhaupt erst enthüllt. *So* ist Wissenschaft nicht Überwindung, sondern Ergründung des Mannigfaltigen; einfach deucht Wahrheit nur dem unwissenschaftlichen Denken, ihren Reichtum erschließt sie erst dem systematischen Denken.

KANTS (1781) Gedanke, dem *menschlichen* Wissen seine Festigkeit dadurch zu geben, daß seine menschlichen *Grenzen* aufgedeckt wurden, ist ein Gedanke von stets durchschlagender Kraft; im Gedanken der Kritik muß so immer durch die anthropologische Färbung eine Bejahung des Wissenkönnens durchleuchten. Sein Prinzip der transzendentalen Synthesis ist im Grunde schon Überwindung der kritischen Stellung. In der vielleicht rücksichtslosen Ausnutzung der durch dieses Prinzip geschaffenen Freiheit und Selbständigkeit der Vernunft und in der Erfassung der *Universalität des Prinzips eines notwendigen Zusammenhanges aller Begriffswelt* muß die spekulative Philosophie immer als der überlegene Nachfolger dastehen. Dies Übergewicht beruht eben auf jener Universalität, und ihr lebendiger Ausdruck war die völlige *Ergründung des Systembegriffes,* die Umwandlung des Kritischen in das Systematische. Nur in diesem Sinne ist die Verwandlung der Antinomie in Dialektik zu erfassen; der Grundgedanke: Festigung des Erkennens durch Entdeckung seiner spezifischen Natur ist in Kritik und Dialektik derselbe. Aber die Kritik KANTS bleibt – nach HEGELS Ausdruck – in einer »Zärtlicheit für die weltlichen Dinge« hängen, und in der Überwindung dieser Zärtlichkeit beruht wiederum ein Übergewicht seiner Nachfolger.

Die nicht auszulöschende Bedeutung der spekulativen Philosophie für den Naturbegriff liegt daher vor allem in diesen beiden Schritten, die sie tat: in ihrem Universalismus der Begrifflichkeit der Wissenschaft öffnete sie zuerst die Bahn für einen freieren und aus der Enge des Jahrhunderts KANTS heraustretenden Naturbegriff; sie führte den Begriff des Organismus und des Lebens vollwertig in die Natur ein, sie zeigt mehr ahnend als wissend die Wege zur Harmonisierung des Jahrhunderts der Mathematik mit dem Jahrhundert der Entdeckungen und der Biologie. Aller Überwertigkeit eines beschränkten Kausalismus in der Wissenschaft wird hier ein Ziel gesetzt. Und mit dieser Erweiterung des Ideals der mathematischen Naturwissenschaft hängt wiederum das Zweite eng zusammen: die Philosophie läßt ab, sich vor allem andern um die Sicherung der Erkenntnis der »weltlichen Dinge« zu bekümmern und setzt diese – unter ihnen die Natur – in ein systematisches Verhältnis zu den übrigen Wissenschaften, ja zu allem, was im Bereich des Menschen überhaupt liegen mag. In dieser Fähigkeit der Verknüpfung liegt zum zweiten ein Übergewicht; und die historische Bedeutung der Naturphilosophien SCHELLINGS und mehr noch HEGELS liegt in der straffen Verknüpfung und durch diese ebenso strenge Begrenzung dessen, was Natur ist, in der Erhöhung der kritischen zu einer systematischen Leistung. In der Hervorhebung *dieser* Leistung der Naturphilosophie liegt zugleich eine Andeutung der zum großen Teile selbstverständlichen Grenzen, welche wir uns in der Rezeption älterer Naturphilosophien aufzuerlegen haben. Nicht nach ihren Resultaten, aber nach ihrem Prinzip begrifflicher Zusammenhänge betrachtet, wirft sie das Problem des Zusammenhanges der verschiedenen Sphären der Natur, der einzelnen Disziplinen der Naturwissenschaft tiefgründiger und energischer auf, als dies jemals seither geschehen ist. In weitem Umfange ist die Entwicklung der naturwissenschaftlichen Disziplinen seit 100 Jahren selbst als die Lösung dieser Systemprobleme aufzufassen. Eben dadurch ist aber der Boden für eine Naturphilosophie vorbereitet, deren Inhalt nicht eine Deduktion des längst gewordenen, bestehenden und noch immer werdenden Systems der Natur selbst sein kann, deren Aufgabe vielmehr im Sinne der hier nur andeutbaren Systematik lösbar sein muß. Die Bestimmung des Naturbegriffs ist eine transnaturale und als solche von Naturwissenschaft streng gesonderte Aufgabe. In der Naturphilosophie erscheint Natur nicht als jenes große bewußtlose Individuum, sondern als *begriff*gewordene Realität. Sie scheint in Anderem als Inbegriff alles Natürlichen und lebt im Ganzen der Wissenschaft so fort, in aller Mannigfaltigkeit der Strahlenbrechung ihr Wesentlichstes und Wirklichstes erst recht sichtbar machend.

# Empirie und Philosophie

Weit über die Bannmeile der Wissenschaft hinaus hat jenes von Siemens (1886) so genannte »naturwissenschaftliche Zeitalter« seine Wirkungen entfaltet, und diese sind heute gewiß nicht abgeschlossen. Aber die Verallgemeinerung jenes spezifischen Geistes, die prinzipielle Übertreibung, das, was man als naturwissenschaftliche Weltanschauung bezeichnete, scheint doch in annähernder geschichtlicher Abgeschlossenheit hinter uns zu liegen. Zwei an sich trennbare Dinge waren hier eng verbunden und gemeinsam zu überwinden. Das eine war der Glaube, daß die Natur das Maß aller Dinge, die moderne Betrachtungsform der Natur der Schlüssel zur wahren Erkenntnis aller Dinge sei: der Naturalismus. Und das andere war ein Erbteil jener Kämpfe zwischen den Ausläufern der sogenannten romantischen Philosophie und der empirischen Forschung, es war die Gegensätzlichkeit zwischen Empirie und Philosophie überhaupt, die Philosophiefeindlichkeit und Aphilosophie der Empiriker. Naturalismus und Empirismus aber haben aufgehört, ein Feldgeschrei zu sein. Die Geisteswissenschaften haben sich durch die Tat und dann auch durch die Theorie von den Formeln des Naturalismus befreit, und nur in den Naturwissenschaften selbst stößt die Umbildung des theoretischen Wirklichkeitsbegriffes auf stärkeren Widerstand; dieser harrt noch der – auch ihm nötigen – Befreiung vom Naturalismus des vorigen Jahrhunderts. Der Empirismus andererseits, philosophiefeindlich wie er war, ist als Prinzip selbst ja nur eine philosophische Richtung, eine flüchtige und nicht originelle Erscheinung auf dem Felde des Streites der Meinungen. So stehen wir im Wechselspiel von Anziehung und Abstoßung zwischen Empirie und Philosophie *heute* gewiß in einer von anziehenden Kräften beherrschten und belebten Phase der Entwicklung: beide suchen einander. – Das Verhältnis von Empirie und Philosophie ist denn auch geistesgeschichtlich ein Angelpunkt – vor Kant und in neuer Gestalt seit Kant. Denn in seinem Begriff der Erfahrung waren neuzeitliche Philosophie und Empirie zum erstenmal in ein Gleichgewicht gesetzt, welches das Denken der Naturwissenschaft völlig zu befriedigen schien, zugleich aber die kopernikanische Entdeckung der Selbständigkeit der reinen Vernunft brachte. Inneres Gesetz aber führt von dieser ersten Erlösung der Vernunft zu schier schrankenloser Freiheit, zum »System der Vernunft« der großen nachkantischen Philosophie und damit zur tiefsten Entzweiung mit dem neu erwachten Wirklichkeitsbegriff der Natur- und Geschichtsforschung. Zwar scheint der Neukantianismus für einige Zeit den Riß zu verdecken, aber doch nur so lange, als er die letzten Entscheidungen, an welchen Vernunftsystem und empirische Wissenschaft sich trennen sollten, künstlich fernhält. Abermals gehorcht die Gegenwart dem Gesetz der Geschichte, indem einem »Zurück zu Kant« das »Zurück zu Fichte und Hegel« gefolgt ist.

Soll sich das fruchtlose Beginnen wiederholen und von neuem jenes hoffnungslose gegenseitige Unverstehen, welches HEGEL und die empirische Forschung trennte, in die Wissenschaft einziehen? Oder sind im wissenschaftlichen Bewußtsein der Gegenwart andere, neue Grundlagen vorhanden, auf welchen ein harmonischer Bau entstehen kann?

Eine ähnliche, wir sagen Schicksalsfrage der Wissenschaft wird aber vielleicht eine andere philosophische Bewegung der Gegenwart stellen, die an Selbständigkeit, Ausbreitung und Bedeutung den Hegelianismus heute noch übertrifft: die Wertphilosophie. In dem Maße, in dem diese sich anschickt, über Methodologie und Erkenntnistheorie hinauswachsend, die Gesamtheit der philosophischen Probleme systematisch zu ergreifen, in dem Maße wird auch der unermeßliche Dualismus, die Kluft sichtbar werden, welche zwischen dem Reich der Wirklichkeit und dem Reich der Normen, des Geltens, der Werte befestigt ist. Noch läßt sich nicht voraussehen, wie dieses System der Werte zu Inhalt und Fülle gelangen wird. Darum ist auch nicht vorauszusehen, ob wir, wenn wir das System der Werte einmal vor uns liegen sehen, bei solcher »Zweiweltentheorie« von einer organischen Einheit der Wissenschaft überhaupt noch sprechen können, ob empirische Wissenschaft und Philosophie noch Sprachen sprechen werden, die sich gegenseitig verstehen können. Ob nicht erneut der Kampf um den Inhalt, die Eifersucht der gedoppelten Wahrheit entbrennen wird?

So feindselig Hegelianismus und Wertphilosophie sonst stehen – darin sind sie Genossen, daß der Dualismus der Wissenschaft ihr unvermeidliches Schicksal zu sein scheint. Ob wir dies hinzunehmen haben oder ob es ein Durchgangsstadium sein wird, hat der Lauf der Geschichte zu lehren. Allein man kann das »ob?« und das

»wie?« einer Einheit aller Wissenschaft einmal dahingestellt sein lassen und die Frage aufwerfen, wie in unserem heutigen naturwissenschaftlichen Denken jener Gegensatz von freischaffender Vernunft und von erfahrungsgebundener Erkenntnis sich erfassen läßt, jener Gegensatz, an dem die Einheit des wissenschaftlichen Bewußtseins in Deutschland im 19. Jahrhundert zersplittern sollte. Uns scheint einmal, als ob gerade in der Philosophie ein veralteter Begriff von der Naturwissenschaft fortlebte, ja, als ob diese letztere zuweilen, sich selbst verkennend, hergebrachte Formeln über ihr eigenes Wesen fortschleppte. Und ferner: jener Gegensatz, den wir in der Vergleichung von gegenwärtiger Philosophie und Erfahrungswissenschaft vorfinden, jener Zwiespalt von Gelten und Sein, von Kategorialem und Gegebenem – er ist ja gar nicht an den Unterschied der beiden Wissenschaften gebunden, als vielmehr ein Charakter *jeder* Wissenschaft, der »erfahrenden« sowohl wie der »rein denkenden«.

Nur soviel sollte hier zunächst klar werden: der Dualismus, in dem die gegenwärtige Wissenschaft sich befindet, der Dualismus des philosophischen Prinzips und des empirischen Prinzips ist an sich, als Dualismus des Prinzips unbestreitbar; ob dieser Dualismus jedoch zugleich diese systematische Bedeutung für die Einteilung oder Trennung des Wissens in Philosophie und Empirie besitzt, das soll einmal als zweifelhaft gelten. Es ist denkbar, daß er einen integrierenden Charakter jeder Wissenschaft darstellt, einer jeden Naturwissenschaft, Geschichte, Philosophie oder was immer es sein möge. Alsdann wäre der Dualismus der wissenschaftlichen Disziplinen aufgelöst in einen Dualismus im Erkennen, jedem Erkennen selbst. Er gewänne dadurch eine gänzlich abweichende Bedeutung.

In der Tat ist nun – und wir schränken damit die Fragestellung enger ein – das, was man das Prinzip, oder den Geist, oder die Methode des naturwissenschaftlichen Erkennens nennen kann, keineswegs ohne weiteres anerkannt und eindeutig, so daß man es gleichsam mit Händen greifen könnte. Was Naturforschung ist, will, tut, darüber pflegen gerade ganz bestimmte philosophische Grundvoraussetzungen zu entscheiden; ein unmittelbares Bewußtsein über das eigentliche *Wesen* der Natur und der Naturerkenntnis besitzt niemand. Allerdings sind bestimmte Ansichten hierüber wohl allgemein verbreitet; von erstarrten Schlagwörtern an bis zu der eindringenden Zergliederung, welche Logik und Erkenntnistheorie in den letzten Jahrzehnten geleistet haben, finden wir in irgend einer Abstufung wohl bei jedem Naturforscher eine gewisse Vorstellung vom Wesen seines Tuns. Allein jene verhält sich zu diesen wie Theorie und Wirklichkeit: beide können nach Umständen ihre eigenen Wege gehen. –

Die Materie im Raume ist zwar *einförmig*, sofern sie eben durchgehend im Raume und durch räumliche Beziehungen darstellbar ist, aber auch *mannigfaltig*, sofern diese räumlichen Beziehungen von Ort zu Ort, von Zeitpunkt zu Zeitpunkt wechseln. Diese wechselnden Beziehungen sind teils mathematisch erfaßbar, *geordnet* (etwa wie das Planetensystem), teils mathematisch *ungeordnet* (etwa wie die Wärmebewegung). Außer den mathematischen Ordnungen finden sich an der Materie solche, welche nicht mathematischer Art, sondern qualitativ sind: z. B. der Unterschied von Gravitationskräften und elektrischen Kräften, von ponderabler Materie und Äther. Es finden sich ferner die qualitativen Ordnungen der Chemie. Auch wenn diese qualitativen Ordnungen seinerzeit in quantitative auflösbar sein sollten, so würden sie als *Mannigfaltigkeit* bestimmter *Art* bestehen bleiben, die Natur würde darum nicht qualitätlos, sondern der Grad der mathematischen Beherrschung hätte zugenommen. – Wir finden aber weiterhin die ganz heterogenen Ordnungen der geophysischen und der geographischen Tatsachen: Flüsse, Gebirge und Wolken sind Beispiele von typischen, Umrisse von Kontinenten solche untypischer Gestalten. Und im Reiche der Biologie wiederum ein unübersehbarer Reichtum an Gesetzmäßigkeiten ganz neuer Art, nirgends ein Widerspruch mit der unbelebten Natur, selbst gleichsam immer ein Teil und eine Bestätigung der anorganischen Naturerkenntnis und zugleich doch die quantitative und qualitative Mannigfaltigkeit der Physik, Chemie vermehrend um die Tatsachen des morphologischen Aufbaus, der Fortpflanzung, Vererbung, Zweckmäßigkeit, Anpassung, des Stoffwechsels, Wachstums und – der Beseelung. Nicht die Lebewesen allein als solche sind Teile der Materie im Raume, auch ihre Nestbauten, ihre Wanderungen auf der Erde, ihr Zwitschern und Brüllen, die Symbole ihres Liebens und Hassens. Was hilft es, wenn wir das alles »mechanisch« einmal verstehen sollten (wer möchte die Möglichkeit behaupten oder leugnen?). Auch die Schallwelle vom Munde eines Redners »ist« sicher »nur« eine Welle der atmosphärischen Gase, aber sie »ist« trotz allem Form eines Gedankens, Ausdruck eines Willens, »enthält« irgend-

wie das Vollgewicht einer Welt der »Ideen«, der »Normen«, der »Werte«, der »Vernunft«, trägt diese fort zu den Hörern, setzt sich um in eine unübersehbare Folge von materiellen, biologischen, seelischen, ideellen Wirkungen.
So weist ein und dieselbe Materie nicht etwa *eine*, etwa die mechanische Ordnung auf, sondern eine unübersehbare Vielheit und Mannigfaltigkeit der Ordnungen. Gleichviel, wie weit die Durchdringung alles materiellen Geschehens durch mathematische oder mechanische Erklärung einmal gelangen wird – eine prinzipielle Grenze ist in diesem Sinne nicht angebbar –, daß chemische Elemente sind, Lebewesen leben, Menschen reden, schreiben, Häuser und Maschinen bauen, Gedanken in materielle Erscheinungen, Werturteile in materielle Ausdrucksformen umsetzen – all dies wird dadurch nicht weniger wahr, nicht minder Tatsache.
Wo fängt die *Natur* an, wo hört sie auf? Was von alledem ist Naturwissenschaft, was nicht?
Die Festlegung einer Grenze wird vielleicht einigermaßen willkürlich sein. Wichtiger als die Umgrenzung ist die Erkenntnis, daß die Natur bei solcher Betrachtungsweise nicht als homogen, einförmig, sondern als *heterogen, pluriform* erscheint. Schwerlich kann man, wie geschehen ist, dem Wesen der Naturwissenschaft gerecht werden, wenn man das sie Auszeichnende in ihre *Methode* oder Betrachtungsform legt, etwa so, daß die Überwindung der gegebenen Mannigfaltigkeit durch Gesetze als ihre Aufgabe bezeichnet wird. Diese kann gar nicht überwunden, sie kann nur verstanden werden. Auch ist die Mannigfaltigkeit – sei es die des Ungeordneten oder die der Ordnungen selbst – nicht »gegeben«, sondern gesucht. Denn was wir Allgemeingültigkeit der Gesetze nennen, das steht nicht unmittelbar fest; es ist ein Hauptgeschäft, den Gültigkeitsbereich der Gesetze zu erweisen und zu begrenzen. Auch widerstrebt es gerade der empirisch gerichteten Forschung, ihren Gegenstand durch ein bloß *subjektives* Kriterium zu umgrenzen; sie möchte ihren Gegenstand, wenn auch nicht unfehlbar abgegrenzt, so doch nicht in eine subjektive Betrachtungsweise, in einen »Standpunkt« verflüchtigt sehen. Denn was Natur selbst sein soll, zergeht ihr dabei unter den Händen, verkehrt sich in eine Brille, durch welche die Wirklichkeit gesehen ist, ein Verhältnis, welches gerade dem stärksten Ehrgeiz *empirischen* Erkennens zuwiderläuft.
Wir gingen von einem wesentlich mathematisch-mechanischen

Naturbegriff aus, von der Materie in Raum und Zeit. Wir mußten aber zugestehen, daß ein so uniform gedachter Naturbegriff einseitig wäre und nur eine sehr wichtige, aber keineswegs allein vorhandene Ordnung der Materie darstellen würde. Andere Ordnungen eigener Art lagern sich über und in die mechanische. Und unter diesen untereinander fremdartigen, heterogenen Ordnungen der Materie erschienen zuletzt solche, die wir unvermeidlich als vernunftgemäß, vielleicht auch als vernunftwidrig, als wertvoll oder wertfeindlich anerkennen müssen. Zwischen der Erfahrbarkeit mechanischer und vernünftiger Ordnungen scheint nicht einmal ein prinzipieller Unterschied zu bestehen: durch die Sinne kommen sie herein, im Geist werden sie empfangen, Täuschung und Meinungsverschiedenheit gibt es bei beiden. Überdies weisen »mechanische« und »vernünftige« Ordnung uns auf zwei anscheinend besonders fremdartige, polar sich verhaltende Ordnungen hin, doch liegen daneben und dazwischen eine gar nicht näher zu bestimmende Anzahl weiterer. Der besonders durch KANTS Autorität so eingewurzelte einseitige Begriff einer mathematisch-mechanischen, nach Gesetzen erkennbaren Natur – wobei KANT (1786), seiner Zeit folgend, wesentlich auf NEWTONS Mechanik (1687) fußen mußte – ist in der Tat ganz unvermögend, vom heutigen Aufbau der Naturwissenschaften, vom heute vor uns stehenden Naturbild Rechenschaft zu geben. Der unermeßliche Reichtum, welchen die Naturforschung der letzten 100 Jahre zutage brachte, hat dies Schema verlassen, fordert ein freieres, beweglicheres, unabhängigeres Prinzip. Dieses Prinzip hat einmal der heterogenen Mannigfaltigkeit der Gegenstände der Natur Rechnung zu tragen, ihren mannigfachen Gesetzen, Typen, Entwicklungen sowohl wie ihren individuellen, zufälligen, einmaligen Gestalten; weiter aber wird dieser neue Naturbegriff auch den *Zusammenhang* dieser verschiedenen Sphären einschließen und irgendwie begreiflich machen müssen. Er muß zeigen, wie die Ordnungen aufeinander sich aufbauen, sich durchkreuzen, sich überlagern und durchflechten können.

Dieses Prinzip des Zusammenhanges findet sich nun ohne weiteres in dem, was wir *Naturerklärung* nennen. Eine Überlegung, was Naturerklärung sei, zeigt nämlich, daß jede Naturerklärung nichts ist als die *Herstellung* eben *eines solchen Zusammenhanges zweier verschiedener Ordnungen.* Erklärungen sind immer Zurückführungen einer Erscheinung einer Art auf die Erscheinungen einer anderen Art; so z. B. die Erklärung einer Bewegung durch eine Kraft, der Wärme durch Bewegungen von Molekülen, der chemischen Reaktion durch elektrische Kräfte, gewisser Lebenserscheinungen durch Phänomene der Physik und Chemie, gewisser Sinnesempfindungen durch die Erregung nervöser Elemente usf. Jede solche Erklärung ist eine μετάβασις εἰς ἄλλο γένος, die Herstellung eines bestimmten Zusammenhanges zweier verschiedener Erscheinungsarten, Sphären, Ordnungen. Diese Erklärungen schaffen zwar bestimmte Zusammenhänge, ermöglichen ein bestimmtes einheitliches Begreifen, aber sie schaffen die Heterogenität und verhältnismäßige Fremdartigkeit jener Sphären und Ordnungen nicht aus der Welt; diese bleiben, was sie waren. Der Unterschied zwischen Gold und Blei bleibt, was er war, auch wenn er nur eine Differenz von Zahl und Aufbau der gleichartigen Elektronen bedeutet. Ein zweckmäßiger organischer Vorgang wird ja nicht unzweckmäßig oder zwecklos dadurch, daß wir eine mechanische Erklärung für ihn finden. Und so in allen anderen Fällen. Man hat zuweilen glauben machen wollen, die Naturwissenschaft erziele eine allmählich immer größere »Umwandlung« des Naturbildes in rein mechanische, mathematisch darstellbare Vorgänge. Man vergaß dabei, daß sie sich damit selbst aufhöbe. Denn welchen Sinn hätten all jene Erklärungen, wenn das zu Erklärende sich als völlige Illusion erwiese? Das Besondere, welches uns zur Erklärung gerade auffordert, bleibt auch nach der »Umwandlung«, die die Erklärung bringt, noch immer jenes Besondere; nur erscheint es durchleuchtet, *zusammenhängend* mit dem weiteren Umkreis, dem größeren Ganzen der Natur. Erklärung ist nicht Umwandlung und Aufhebung, sondern Verbindung und Einordnung, ebensosehr Bereicherung wie Vereinfachung. Jede Zurückführung z. B. einer besonderen Erscheinung auf ein allgemeines Gesetz ist zwar eine Vereinfachung der Betrachtungsform, aber zugleich eine Vervielfältigung der Anwendbarkeit des Gesetzes, eine Erweiterung seiner Geltung. Jede Anwendung eines Gesetzes auf einen Vorgang spezifiziert diesen zur besonderen Form jenes Gesetzes.

So wird auch begreiflich, daß die Ausbreitung der Naturforschungen nicht etwa, wie man nach der hier bekämpften Meinung erwarten sollte, eine immer größere Vereinfachung und Uniformität des Naturbildes, sondern vielmehr eine immer noch anschwellende Vielfältigkeit, Differenziertheit der Naturerscheinungen gebracht hat, wie ja ein wahres Zeitalter der Entdeckungen dem Jahrhundert der Mathematik gefolgt ist. Diese Vielartigkeit ist nicht das Hindernis, sondern die Voraussetzung einer zugleich erreichten, um so größeren organischen Einheit aller Disziplinen, die sich schon äußerlich darin ausspricht, daß vorher geschiedene Gebiete zu neuen Synthesen sich verbinden: »physikalische Chemie«, »physiologische Chemie«, »pathologische Physiologie« und vieles Ähnliche. So ist begriffene Wirklichkeit immer vermehrte Wirklichkeit.

Die Einseitigkeit des mechanischen Naturbegriffes also kann man aufgeben, ohne den klassischen Grundlagen dieser Wissenschaft untreu zu werden. Die mechanische Ordnung wäre ohne den Gegenspieler der Vernunftordnung der Naturgegenstände eine Partie ohne Partner. Wie weit der menschliche Geist in der Lösung seiner Aufgaben gelangen mag – dies möge jeder Naturforscher sich selbst beantworten. – Einen abstrakten Wissenschaftsbegriff ersetzen wir so durch einen organischen, dessen Ziel ein universelles System der Natur, keine mathematische Weltformel ist. Ein Physiker wird mit der vernünftigen Ordnung der Materie kaum je zu tun haben, der Physiologe aber oft auf Schritt und Tritt. Aber auch dem Physiker werden die Analoga begegnen. Das Problem, wie eine Kraft eine Bewegung bewirken oder wie sie in die Entfernung wirken könne, ist im Grunde kein geringeres »Welträtsel« wie die Entstehung des Lebens, die Wirkungen zwischen Leib und Seele. Diese Welträtsel aber mit einem ganz besonderen Ignoramus auszuzeichnen, besteht kaum Veranlassung mehr, wenn man die Heterogenität der Naturgegenstände, die μετάβασις εἰς ἄλλο γένος, die jedem Erklären zugrunde liegt, als etwas ganz Allgemeines, das Gefüge der Wissenschaft selbst Ausmachendes einmal erkannt hat.

So liegt in der Überwindung eines engen Naturbegriffs auch ein Teil einer Umbildung des allgemeinsten Begriffes aller Wissenschaft. Daß Naturerkenntnis in steter Überwindung der Heterogenität und zugleich beständiger Neuschaffung des Heterogenen besteht, daß sie gleichsam eingefangen ist in die Aufgabe, das Verschiedene gleich zu machen und mit ihrem Erklären die Verschiedenheit doch eben zu besiegeln, dies alles drückt das aus, was eigentlich die *Dialektik* der Wissenschaft ist. Die Zurückführung einer besonderen Erscheinung auf ein allgemeines Gesetz, eines biologischen Geschehens auf ein physikalisch-chemisches, einer psychischen Tatsache auf eine physische – das alles sind die gewöhnlichsten Handlungen der Wissenschaft, und sie alle enthalten einen unlösbaren Widerspruch. Denn wie kann ein allgemeines Gesetz eine besondere Wirklichkeit erklären, ein abstrakter Gedanke die konkrete Realität? Wie kann eine chemische Reaktion die Zweckmäßigkeit eines organischen Geschehens, eine physiologische Erscheinung eine psychische Wahrnehmung verursachen? Und das eine wie das andere sind Wirklichkeiten; die Zweckmäßigkeit ist ebenso unleugbar und gewiß vorhanden wie die chemische Reaktion, das Gesetzmäßige wie die einzelne Erscheinung. Diese Dialektik der Wissenschaft aber bedeutet ihre Qual, ist der *Inbegriff ihrer Problematik*, ist aber eben dadurch der Quell, aus dem ihr Dasein fließt, die Bedingung ihres Fragens, Forschens, Lebens. Nicht in der Trennung und Entgegensetzung, sondern in der beständigen Verbindung und Durchdringung des Prinzips der Vernunft und des Prinzips der Erfahrung liegt so das Wesen der Naturforschung. Diese umspannt nicht etwa das Reich des Seins und daneben das Reich des Geltens, sondern ihr Tun ist ein Prozeß, in dem das Geltende zum Sein wird, und das Sein wiederum gilt. So gilt, wenn ich etwas erkläre, ein Gesetz für ein Sein; ebendadurch aber wird, was eben galt, zur Wirklichkeit, das erklärte Sein ist die Realisierung des Gesetzes; man sagt dann, das Gesetz sei eine Beschreibung des Seins; und dies gleiche Sein kann im nächsten Augenblick wieder als Erklärungsprinzip eines anderen Geschehens in dieses eingehen, um von neuem dem Wechselspiel des Geltens und Seins (wie vorher) zu verfallen. In dieser ewigen dialektischen Umwandlung muß so jedes Forschen dem Grundgesetz alles Erkennens seinen Tribut entrichten: der dialektischen Beziehung von Denken und Sein, der Negativität menschlicher Erkenntnis.

Damit aber fallen die Schranken, welche Vernunft und Wirklichkeit, Gelten und Sein trennen nicht; wohl aber hören sie auf, das Prinzip eines Gegensatzes zwischen Empirie und Philosophie sein zu können. Denn in ihrem Wechselspiel liegt hier wie dort die letzte Form und Wurzel alles Erkennens.

Grundlegende Werke der (nicht von ihren Urhebern so genannten) *»Wertphilosophie«* sind besonders: H. RICKERT ([2]1913) Grenzen der naturwissenschaftlichen Begriffsbildung, ([3]1915 a) Der Gegenstand der Erkenntnis. Ferner E. LASK (1911) Die Logik der Philosophie. Zur Einführung geeignet: W. WINDELBAND ([5]1915) Präludien. H. RICKERT ([3]1915 b) Kulturwissenschaft und Naturwissenschaft.

Die als *Neuhegelianismus* bezeichneten, vielfach auseinandergehenden Bestrebungen finden ihren Ausdruck bisher in kleineren Aufsätzen und gewissen historischen Studien. Zur Orientierung vgl.: W. WINDELBAND ([5]1915) Präludien, I. Bd., ⟨*darin*⟩: Die Erneuerung des Hegelianismus (Rede 1910).

# Kritische Wende

# Am Anfang schuf Gott Himmel und Erde

## Grundfragen der Naturphilosophie

# Inhalt

# I. »Am Anfang schuf Gott...«

Nicht ohne ein gewisses inneres Zögern beginne ich diese Vorlesung über Naturphilosophie. Nicht, weil eine einstündige Vorlesung nicht vollständig ausführen und nicht immer hinreichend überzeugen kann, nicht, weil ich, wenn ich etwas Persönliches sagen darf, nicht Philosoph von Fach bin. In dieser letzteren Beziehung fühle ich mich dadurch Ihnen ja nur näher, und überdies ist Philosophie ja eigentlich kein Fach, sondern allenfalls das, worin Fächer sind.

Aber Philosophieren heißt, so scheint es wohl vielen, im Grunde das Unmögliche wollen. Naturphilosophie suchen, heißt doch wissen wollen, *was Natur im Ganzen eigentlich sei* und wie wir zu ihr stehen. Und das wissen wir doch wohl jetzt schon, daß wir das auch am Ende unserer Betrachtungen nicht wissen werden, ja ich möchte sagen, gerade das wissen wir doch eigentlich ganz gewiß. Und da fragt es sich denn, ob wir uns nicht lieber gleich fragen sollen und sagen sollen: ich weiß, daß alles, was ich von Natur sagen kann, weniger wahr, weniger groß, weniger vollkommen sein wird als Natur selbst. Also erhebt sich doch die weitere Frage, wie man denn eigentlich dazu komme, so große Fragen aufzuwerfen, zu philosophieren. Manche sagten, die Philosophie beginne mit dem Sich-Wundern, dem θαυμάζειν der Griechen, in dem zugleich ein Bewundern liegt. Andere wieder sagten, die Philosophie beginne mit dem Zweifel. Ich habe mir erzählen lassen, daß vor noch nicht siebzig Jahren an dieser Universität ein junger Dozent sein Kolleg mit dieser Thesis begann, daß Philosophie mit dem Zweifel beginnen müsse. Diesem Dozenten wurde dafür die Venia legendi an der Universität Heidelberg entzogen. Nun, ich glaube nicht, daß sich Ähnliches heute wiederholen würde. Aber obwohl wir demnach wohl den Freibrief hätten, mit dem Zweifel anzufangen, möchte ich dies doch nicht tun. Ich möchte vielmehr glauben, daß unter Ihnen manche sind, die gar nicht zweifeln, die auch gar nicht zu zweifeln wünschen, denen das, was man wohl Grübelei nennt, ganz ferne liegt. So veranlagten Naturen wäre nach jener Thesis der Weg zur Philosophie verschlossen.

Aber vielleicht denkt auch mancher unter Ihnen, daß Philosophie etwas sei, was man tun, was man aber auch lassen könne. Das nun möchte wohl immerhin zu überlegen sein. Jeder von uns ist durch

Sprache, Gewohnheit, Erziehung, Beruf in einem Maße Kind seiner Zeit, dessen er sich meist nicht bewußt ist. Wir sind Kinder unserer Zeit, das heißt, Produkte und Bekenner einer ganz *bestimmten* Summe von Vorstellungen über das Wesen und den Zustand dieser Welt, einer bestimmten Weltanschauung – bei allen Differenzen im einzelnen –, die immerhin auch ganz anders sein könnten, die einmal andere waren, die später andere sein werden. Wenn dem so ist, dann sind wir auch Mitwirkende an einem bestimmten Stück Geistesgeschichte: wir alle schaffen geistige Werte und zerstören solche, wir zerstören Unwerte und schaffen wohl auch Unwerte. Wir machen also Geschichte. Daraus aber folgt Verantwortung, Mitverantwortung. Das klare Bewußtsein solcher Verantwortung aber, das wollen wir einmal Philosophie nennen. Wenn wir also sagen, wir wollen hier philosophieren, so soll das heißen, wir wollen ein klares Verantwortungsgefühl und ein klares Bewußtsein des Inhaltes der Verantwortung entwickeln, die wir an unserer Natur- und Weltanschauung alle mittragen.

Vielleicht erscheint hiernach die Behauptung weniger paradox, daß jeder von uns ein latenter Philosoph ist und daß auch jeder die Pflicht hat, sich seiner Mitverantwortung bewußt zu werden, d. h. zu philosophieren.

Wenn Sie mir erlauben, diese Beschäftigung mit Philosophie noch einmal auszudrücken, so wäre zu sagen, daß Sie allein durch die Tatsache Ihrer Existenz, und im besonderen Ihrer Existenz an einer Hochschule, ein Stück Mitschuld an einem Stück Geistesgeschichte tragen, und daß Ihnen danach die Pflicht obliegt, sich dieser Ihrer Verantwortlichkeit klar bewußt zu werden, wenn anders Sie den Anspruch erheben, frei sich entscheidende Menschen zu sein.

Es erhebt sich also nun die Frage, wie man zu diesem Ziel gelange. Das eben soll uns hier beschäftigen. Über die Art, wie diese Vorlesung sich gestalten wird, habe ich nur wenige Worte zu sagen. Nur in einer Richtung muß ich mich jetzt gleich bestimmt äußern: sie betrifft das Verhältnis zur sogenannten Erkenntnistheorie. Ganz bestimmt sei da vorausgeschickt, daß die Erkenntnistheorie der Naturwissenschaften uns hier nicht wesentlich beschäftigen soll. Die meisten von Ihnen werden wissen, daß der sozusagen amtliche Weg der deutschen Philosophie seit sechs bis sieben Dezennien einem Ausbau und Weiterbau der Philosophie KANTS gleichkam, d. h. KANTS, wie jene Philosophen ihn verstanden, des Erkenntnistheoretikers KANT. Und darin, daß Philosophie sich wesentlich als Erkenntnistheorie verhielt, lag nun etwas sehr Eigentümliches und für uns sehr Wichtiges. Dieses Eigentümliche besteht darin, wie sich Philosophie als Erkenntnistheorie zu den erfahrenden Naturwissenschaften stellt, also zu Physik, Chemie usw. Sie stellt sich nämlich so, daß sie den *Inhalt* dieser Naturwissenschaften durchaus nicht antasten will; sie will vielmehr nur ihre *Form* erkennen, will feststellen, unter welchen *logischen* Voraussetzungen sie eigentlich zustande kommen und stehen. Der Inhalt der Erfahrung der Physik usw. ist ihr ein völliges noli me tangere. Damit aber begibt sich Philosophie durchaus des Rechtes, welches sie sich von altersher glaubte zuschreiben zu dürfen. Sie begibt sich selbst des Rechtes, *die* Wissenschaft zu sein, des Rechtes, die Welt als Ganzes selbst und mit eigenen Mitteln anzuschauen. Ja, sie setzt die Erfahrung der Einzelwissenschaft gleichsam auf einen Thron, der höher steht als der Stuhl des Philosophen. Und so statuiert sie – als Erkenntnistheorie – selbst einen ursprünglichen Dualismus, der dem alten ersten Gedanken der Philosophie, das Ganze der Wissenschaft zu sein, gründlich zuwiderläuft. Und so ist in der Tat die Frage die: soll dieser Dualismus der Wissenschaft ferner ihr letztes Wort sein, oder soll nicht vielmehr der Kampf aufzunehmen sein, der Kampf um eine einheitliche Weltansicht? Soll der Zustand verewigt werden, daß die wissenschaftliche Welt – um das wenigste zu sagen – zwei Sprachen spricht, die einander im Grunde doch nie verstehen, oder soll eine Universitas literarum noch einmal erblühen?

Stellt man aber die Frage so, dann kann und darf der Dualismus der erfahrenden und der rein denkenden Wissenschaften nicht eine Voraussetzung sein, sondern vielmehr gerade das ganz Ungewisse, das eigentliche Problem, die Frage. Und soweit Naturphilosophie an ihrer Lösung mitarbeiten kann, soweit wird sie eben nicht Erkenntnistheorie sein dürfen, und nicht die Wahrheit der Erfahrungswissenschaften schlechthin bejahen dürfen. Naturwissenschaft muß hier nicht nur formal, nein, auch inhaltlich gewogen werden; uns muß es etwas angehen, was Naturwissenschaft eigentlich behauptet – und das ist uns sogar die Hauptsache.

So werden wir die Erfahrungswissenschaft nicht schlechthin respektieren. Und gerade die Frage wird uns am allermeisten interessieren, ob die sogenannte moderne Naturerkenntnis wirklich der einzige Weg ist, der ins Innere der Natur führt; ob nicht auch noch ganz andere Standpunkte möglich sind, um hier hinter die Kulissen zu sehen, ob es also eine philosophische Naturerkenntnis wirklich gibt. Sie wissen, daß die Geschichte der Wissenschaft vom Streit um diese Frage voll ist. Und es scheint in der Tat, als ob das letzte Wort im Kampfe zwischen DEMOKRIT und PLATON, zwischen NEWTON und GOETHE, zwischen HELMHOLTZ und SCHELLING noch nicht gesprochen sei.

Daß nun die rein erkenntnistheoretische Stellung der Philosophie auf die Dauer nicht befriedigt, diese Weisheit läuft ja schon in allen Gassen. Aber es sei noch ausdrücklich auf ein besonders markantes Symptom dafür hingewiesen: es ist das Problem des Lebens. Die Unfähigkeit jener kantisch orientierten Erkenntnistheorie, die Aufgabe der Biologie zu begründen und aufzuklären, ist zu offenkundig, um nicht äußerst nachdenklich zu stimmen. So vollendet die Logik der Mathematik und Physik heute ist, so kläglich sind ihre Erfolge bei der Biologie. Hier enthüllt sich irgendein Schaden, ein Mangel, der ganz tiefe Gründe hat und sich in jenem Dualismus der Wissenschaft, von dem wir sprachen, nur äußerlich offenbart.

Wir wenden uns jetzt zu unserer Aufgabe. Wir beginnen, indem wir an ein bestimmtes historisches Dokument einer Naturphilosophie anknüpfen, das älteste vielleicht, das wir besitzen, den Schöpfungsbericht der Bibel. Sie werden sehen, daß er die wichtigsten Probleme der Naturphilosophie alle enthält.

»Am Anfang schuf Gott Himmel und Erde. Und die Erde war wüst und leer, und es war finster auf der Tiefe; und der Geist Gottes schwebte auf dem Wasser.

Und Gott sprach: Es werde Licht. Und es ward Licht.

Und Gott sah, daß das Licht gut war. Da schied Gott das Licht von der Finsternis und nannte das Licht Tag und die Finsternis Nacht. Da ward aus Abend und Morgen der erste Tag.

Und Gott sprach: Es werde eine Feste zwischen den Wassern, und die sei ein Unterschied zwischen den Wassern.

Da machte Gott die Feste und schied das Wasser unter der Feste von dem Wasser über der Feste. Und es geschah also.

Und Gott nannte die Feste Himmel. Da ward aus Abend und Morgen der andere Tag.«

Die Berechtigung, das erste Kapitel der Genesis als Naturphilosophie zu bezeichnen, erhellt nicht etwa daraus, daß hier Sonne, Mond, Tiere, Pflanzen und dergleichen, also Naturgegenstände, behandelt werden, sondern daraus, daß sie, als ein Ganzes genommen, in Gegensatz gebracht sind zu etwas, was nicht Natur ist, nämlich zu Gott. Natur und Gott werden hier unterschieden, es gibt etwas, was nicht Natur ist und doch zu jedem einzelnen in ihr in Beziehung steht. Die Natur wird dadurch sogar erklärt, und *solche* Naturerklärung nennen wir Naturphilosophie. – In dem Augenblick, als der erste Satz dieses Gedankens von einer Tragweite sondergleichen niedergeschrieben war, da war er auch schon nicht mehr Gewißheit, sondern Problem. Alles einmal Niedergeschriebene, mit Worten Ausgesprochene, bedeutet Erkenntnis und somit etwas Bezweifelbares, etwas Problematisches. Und so ist denn auch menschliches Denken seitdem erfüllt vom Zweifel und vom Kampf um jenen ersten Satz. Ist Natur von Gott geschaffen, oder ist sie es nicht? Ist sie selbständig, oder ist sie es nicht?

Schon in dieser Frage liegt die ganze Geschichte von Naturwissenschaft und Naturphilosophie enthalten. Man kann dies durch historische Bemerkungen sehr leicht zeigen; durch Beispiele aus den Naturwissenschaften ist aber auch leicht zu zeigen, daß alles und jedes an dieser Frage hängt. Das ganze Gewicht eines jahrhundertelangen Kampfes zwischen Theologie und Naturwissenschaft, zwischen Religion und Vernunft, zwischen Glauben und Wissen, zwischen menschlichem Bedürfnis und kritischem Denken lastet ja darauf. Die Wissenschaft des Mittelalters ist wesentlich Theologie, und sie geht schlechthin von Gott aus. Aus ihrem geistigen Zustand sind dann die neuzeitlichen Wissenschaften hervorgegangen.

Aber wir wollen eine geschichtliche Betrachtung jetzt nicht vornehmen, sondern nur dies beachten: eines ist jener theologischen oder theokosmischen Weltanschauung mit der modernen Naturwissenschaft gemeinsam, die ursprüngliche Frage: woher kommt die Welt, wohin geht sie, wodurch besteht sie? Und so verschieden die Antworten sind, so übereinstimmend ist doch die Frage: die Frage nach dem Ursprung, die Forderung des Erklärungstriebs, des Erkenntnisbedurfnisses. Und von hier aus müssen wir die Antithese der theologischen und der naturwissenschaftlichen Erklärung zu verstehen suchen. So muß die nächste Frage sein: was heißt denn eigentlich Schöpfung?

Damit wenden wir uns zurück zum Schreiber des Schöpfungsberichtes. Er bewegt sich keineswegs einförmig im Begriff des Schaffens; vielmehr führt er uns die göttliche Tätigkeit in einer nicht geringen Fülle von Zeitwörtern vor. Wir können zwei Gruppen von Tätigkeiten unterscheiden: bei der einen bleibt der Schöpfer bei sich selbst, bezieht sich auf sich selbst, bei der anderen wirkt er nach außen, auf die Welt, in die Welt hinaus. Zur ersten Gruppe gehört sein Schweben über den Wassern, oder daß »er sah, daß es gut war«. Zur zweiten rechnen wir die eigentlichen Schöpfungsakte, und hier sind drei Formen vorhanden: Gott *schuf*, Gott *sprach*, Gott *schied*. Diese müssen zuerst und im einzelnen betrachtet werden.

Wir finden als erstes den höchsten und allgemeinsten Begriff eines Hervorbringens in dem »Er schuf«. Hier ist nicht gesagt, wie er schuf, wir wissen weder, welche Beschaffenheit es ihm ermöglicht, Schöpfender zu sein, noch, wie er die Tätigkeit dazu anwendet. Wir erfahren nichts von Motiven, nichts von Mittel und Weg. Wir wissen auch gar nicht, ob er etwa auch als Nichtschaffender vorzustellen sei. Wir hören nur – »im Anfang«.

Vers zwei bringt hier die erste Klärung: der Geist Gottes schwebt über den Wassern. Nicht Gott, nein, der Geist Gottes. Offenbar aber ist dies die erste Einleitung, die Voraussetzung für die nunmehr erst anhebende Schöpfung: daß er als Geist sich verhalte. Daß dem wirklich so ist, wird klar, als nun der erste Schöpfungsakt hervortritt; es heißt: »Und Gott *sprach:* es werde Licht. Und es ward Licht.« Er schuf also durch ein Sprechen. Durch Sprechen, durch ein Wort, durch einen Befehl wird er zum Schöpfer; und ein Schöpfer ist er durch seine Geistigkeit: der Schöpfungsakt ist ein geistiges Schaffen und ein Befehlen.

Sie sehen, daß aus der Unbestimmtheit des »Er schuf« nun schon ein recht Bestimmtes geworden ist; in gar nicht mißzuverstehender Klarheit ist die Schöpfung als geistiges Produzieren in Befehlen gekennzeichnet und damit von anderen möglichen Arten des Hervorbringens unterschieden. Wir wollen einige solche Arten nennen, um diese Besonderheit göttlichen und nicht-göttlichen Hervorbringens zu erläutern.

Innerweltliche, nicht-göttliche Arten der Hervorbringung sind z. B. folgende: in den Kreisen der Planeten sind wirkende Kräfte – Anziehung der Sonne und Zentrifugalkraft des Planeten – Ursache einer elliptischen Bewegung. Wir haben hier Ursache und Wirkung, wir haben *Kausalität*; hier ist kein Geist, der befiehlt. In der bewußten Tätigkeit eines Menschen haben wir *Motive*, Willen und daraus folgende Bewegung, ein Handeln; im Schöpfungsakt hören wir nichts von Motiven, Gründen, noch von Organen der Ausführung, etwa den Bewegungen unseres Körpers entsprechend. Wir können nicht sagen: es werde Licht; oder wir können es sagen, aber es wird nicht Licht. In der Wissenschaft der *Logik* hören wir von Beweisen, von Gründen und von Folgen, von notwendigen Verhältnissen eines Hervorgehens der Schlußsätze; in der Schöpfung ist keine logische Begründung noch Folgerung, sondern es heißt einfach: Gott schuf, Gott sprach, und es ward.

So zeigt sich, daß eine völlige Unvergleichbarkeit des Schöpfungsaktes von aller innerweltlichen Art des Werdens, Bewirkens, Hervorgehens besteht. Wir haben drei hauptsächliche innerweltliche Werdensarten berührt: die Form der Kausalität, die Form motivierten willkürlichen Handelns und die Form logischer Folge. Die Schöpfungsakte aber sind nicht von dieser Form, denn sie stellen keine *Ketten* her. Die innerweltlichen Werdensformen aber sind Abhängigkeiten, Bedingtheiten, sie stellen ein A an ein B, und zwar in unlösbarer Weise. Das göttliche Schaffen aber ist nicht eine Form des Bedingens, schafft keine solche Kette, ist unbedingt, ist ein freier *Anfang*. Hier liegt die Wurzel jener Logoslehre, die sich im Eingang des Evangeliums JOHANNIS findet, und auf deren Grund sich später die Verschmelzung der *griechischen* Philosophie mit dem *christlichen* Denken vollzog. Aus ihr wächst die Philosophie der Trinität, die Dreieinigkeitslehre, hervor; auf ihr ruhen die Grundformen auch wieder des nachkantisch-idealistischen Denkens, das seine Krönung in den Systemen HEGELS und SCHELLINGS fand.

Nun finden wir aber noch jene dritte Form der Schöpfung vor: er schied. Sie ist beim ersten Akte noch nicht genannt, das Licht wird frei geschaffen, ohne Nebenwirkung. Das Scheiden ist für den Vorgang der Schöpfung selbst noch nicht wesentlich. Aber trotzdem ist es nicht minder fundamental bedeutungsvoll; denn es gibt den ersten Hinweis auf das Ergebnis der Schöpfung, das Geschaffene. Der Begriff des Scheidens weist nicht rückwärts auf Gott, er weist von ihm weg, auf die Welt, erhellt nicht das Wesen des Schöpfers, sondern das der Schöpfung. Das Scheiden wiederholt sich an jedem folgenden Schöpfungstage: jedes Tagewerk bringt zwei Dinge hervor, die im Gegensatz zueinander stehen. Es sei nur daran erinnert, daß die orientalischen Religionen das duale Prinzip als ursprüngliches vielfach besitzen und daß der jüdische Monotheismus diesen Dualismus eben dadurch überwindet, daß er das doppelte Prinzip als ein diesseitiges, von Gott erst geschaffenes darstellt. – Da wir hier nicht Theologie, sondern Naturphilosophie zu treiben uns vorgesetzt haben, so ist dieser dritte Begriff vielleicht inhaltlich von dem größten Interesse für uns.

Wir sahen, daß im Gegensatz zu allem innerweltlichen Geschehen das Geschehnis der Schöpfung ein *un*bedingtes, *un*abhängiges, *ab*-solutes ist. Dies sind lauter negative Ausdrucksweisen, und Sie haben wohl schon bemerkt, daß wir etwas so recht Positives dadurch nicht erfahren konnten. Nun hören wir, daß das göttliche Schaffen nicht nur Schaffen, sondern auch ein Scheiden ist. Mit *trennender* Gebärde greift der Schöpfer ins Weltall; er schafft und spaltet und teilt, was vorher Eines war, in ein Zwei: er schied vom Lichte die Finsternis. Und damit entsteht *unsere* Welt, nämlich eine Welt der Geschiedenheiten, der Gegensätze, der Polaritäten, der Negationen. Und auch damit lernen wir etwas, was uns weiterhin unablässig wird beschäftigen müssen: es ist das Urphänomen der Gegensätzlichkeit in der Welt und im besonderen der Natur. Muß ich daran erinnern, daß der Aufbau der Materie von keiner Physik anders als durch einander entgegengesetzte Kräfte jemals erfolgen konnte? Daß gerade die allerletzten Atommodelle den elektropositiven Kern von dessen negativen Trabanten umkreist sein lassen? Oder daß das Leben nur als ein Kampf mit dem Tode, die Erkenntnis nur als der Unterschied zwischen wahr und falsch definiert werden kann? So hat auch SPINOZA richtig bemerkt, daß jede Definition eine Negation sei. Das ist in der Tat unsere Welt, und sie ist so, weil – wie der Schöpfungsbericht sagt – »er schied«. In der Sprache der Philosophie haben wir also hier das Problem der *Negation* entdeckt, als Urphänomen der Wissenschaft und damit der Natur, als Urphänomen der Natur und damit der Wissenschaft.

Es kann fürs erste darauf verzichtet werden, die Bedeutung dieser Negativität genauer zu bestimmen. Wir haben, das genügt, die Grundbegriffe kennengelernt, auf denen die Naturphilosophie ruht.

Als erster und vornehmster tritt uns der Schöpfungsbegriff entgegen, er ist gleichsam das Ei, aus dem sich alles Folgende entwickeln muß. Er ist der Urbestand unserer Erkenntnis, er besagt, daß die Welt das, was sie ist, nicht durch sich selbst, sondern durch Gott ist. Es ist aber, wie es sich jetzt zeigt, nicht richtig, von einem Unterschied zwischen Gott und der Welt zu sprechen. Denn Gott allein scheidet, indem er sein Schöpfungswerk vollzieht. Unter-

scheidungen, d.h. Negation und Position von Prädikaten, sind daher nur am Geschaffenen möglich, nicht am Schöpfer selbst, an dem nichts Negierbares sein kann. Er selbst, der Urheber *aller* Unterschiede, kann nicht selbst ein Unterschiedener sein. Damit haben Sie den wesentlichen Sinn des Gottesbegriffes, welcher der ganzen abendländischen Wissenschaft zugrunde liegt. Sie werden diese nie ganz verstehen, wenn Sie sie nicht, sei es als Einfügung, sei es als Auflehnung (Luzifers) gegen den Gedanken, daß es einen Gott-Schöpfer gibt, verstehen. Die Größe und die Folge dieses Konfliktes ist die Größe und die Konsequenz eben dieser abendländischen Wissenschaft.
Untrennbar von dieser Grundvorstellung ist aber die nähere Bestimmung des Schöpfungsaktes als eines Schaffens aus dem Geiste durch das Wort, durch den Befehl: »Es werde.« Gerade für den Gang der Naturerkenntnis kann entscheidend werden, daß der Schöpfungsakt in einer Weise erfolgt, welche von den innerweltlichen Naturakten sich fundamental unterscheidet: der Schöpfungsakt schafft ein Naturgeschehen, ist nicht selbst ein Naturgeschehen. Naturgeschehen wird dadurch etwas Besonderes, nämlich aus Geist Erschaffenes, nicht selbst Geistiges: Natur ist an sich ungeistig.
Vielleicht ist dies in den fünf ersten Versen noch nicht deutlich, aber der zweite Schöpfungstag läßt darüber keinen Zweifel mehr.

Unsere erste Stunde hat uns mithin zunächst auf das Schöpfungsproblem als das erste der Naturphilosophie geführt, und die erste Antithese, die uns begegnete, war die einer erschaffenen und einer selbständig gedachten Welt, einer Welt mit Gott und einer Welt ohne Gott. Jede dieser beiden Anschauungen führt auf ein selbständiges wissenschaftliches System mit einer großen Zahl geschichtlicher Lehrgebäude. Die erste auf das der christlichen Philosophie und den von ihr weithin abhängigen deutschen Idealismus, die zweite auf die Systeme, die nicht mit einem Gottschöpfer rechnen und zu denen auch die sogenannten modernen Naturwissenschaften gehören.
Um dies näher zu verstehen, mußten wir auf einige Grundbegriffe der beiden Systemgruppen etwas näher eingehen, und wir fanden da auf der einen Seite den Gedanken einer Schöpfung der Natur aus dem Geiste Gottes durch das »Er schuf«, durch das »Er sprach« und durch das »Er schied«. Wir fanden so die Elemente

der Lehre vom Absoluten, der Logoslehre, und den Ursprung der Dialektik. Und wir fanden auf der anderen Seite jene Philosophien einer ungöttlichen oder gottlosen Wissenschaft, insbesondere die Entwicklungs- und Erhaltungsgesetze, und die Begriffe innerweltlich-natürlichen Geschehens: der Kausalität, der motivierten Handlung und der logischen Konsequenz. So ist gleich jetzt eine gewaltige Spannung zwischen den Grundmotiven des Denkens entstanden, und wir werden in der nächsten Stunde zu untersuchen haben, was aus dieser Spannung weiterhin werden wird.

Vielleicht wird jemand von Ihnen es nicht recht finden, daß wir hier den Schöpfungsbericht als Naturphilosophie behandelt haben. Er wird vielleicht sagen, daß dies ein Mythos, keine Philosophie, eine Dichtung, keine Wissenschaft sei. – Soviel mir bekannt ist, war es zu der Zeit, als dieser Bericht verfaßt wurde, noch nicht üblich, verschiedene Professoren für Mythologie, Philosophie, Religion, Kunst und Wissenschaft anzustellen. Vielleicht ist es ein Fortschritt, daß wir die Gebiete heute nicht durcheinanderbringen. Vielleicht ist es aber auch ganz nützlich, sich zu erinnern, daß der einzelne Mensch immer doch nur eine Einheit ist, und daß es seine Schattenseiten hat, die Distinktionen zu weit zu treiben. Mir scheint, diese Genesis hatte den Vorteil, einfach zu sein und dabei Wichtiges kurz zu sagen. Darum möchte ich auch weiterhin an sie anknüpfen.

## II. »...Himmel und Erde«

Unsere ersten Betrachtungen waren eigentlich etwas ergebnislos. Sie gaben keine Lösung, sondern sie ließen vielmehr eine Spannung entstehen, die Spannung zwischen einer Welt mit Gott und einer Welt ohne Gott, zwischen einer geschaffenen Welt und einer von selbst entstandenen und von selbst bestehenden Welt. Wir wollen das Philosophieren ja nicht mit dem Zweifel beginnen – aber wir sind nun irgendwie in einen Zweifel, in eine Alternative hineingeraten, jedenfalls in Schwierigkeiten. Wie kam das?

Sie werden mir sagen: weil du mit dem MOSES angefangen hast, weil du einen Schöpfungsbegriff so aufgestellt hast, daß er mit dem Naturbegriff, den wir haben, zusammenstoßen mußte. Aber darin lag doch eigentlich gar nichts Zwingendes. Man kann ja den Schöpfungsbegriff so konstruieren, man kann ihn ebensogut vielleicht anders aufstellen, so daß er nicht kollidiert, oder man braucht ihn überhaupt nicht aufzustellen; er ist ja nur ein Begriff, aber keine Tatsache. Denn daß die Schöpfung der Welt durch Gott keine Tatsache ist, die wir feststellen können, das scheint ja wohl selbstverständlich. – Für einen bibelgläubigen Menschen wäre hier ein Konflikt unabwendbar. Doch was kann die Wissenschaft dafür; dem Manne kann nicht geholfen werden. – Aber in Wahrheit liegen die Dinge ja überhaupt wohl ganz anders. Es sind die Ziele der Wissenschaft gar nicht so hochfliegend, daß sie den Ursprung und den Fortbestand der Welt erklären will. So weitreichende Ziele überläßt sie gerne dem Glauben und hält sich an die Dinge, die man wissen kann, die man erforschen kann. Sie will nur erfahren, wie die Natur aussieht, nicht, woher sie kommt, noch wohin sie geht, und auch nicht, was ihr zugrunde liegt. Ihr Feld sind Tatsachen, nicht Möglichkeiten und Vermutungen, und eine andere Gewähr für ihre Erkenntnisse als die der Tatsächlichkeit kennt sie nicht. Die ganze kaum zu glaubende Oberflächlichkeit derartiger Deduktionen wird man um so unverständlicher finden, wenn man bedenkt, daß wohl zwei bis drei wissenschaftliche Generationen diese Art Weisheit sogar als ihren geistigen Besitz zu preisen sich berechtigt geglaubt haben. Es ist hier nicht unseres Amtes, zu untersuchen, wie weit dies von KANT verschuldet ist, durch Fahrlässigkeit gewiß mehr als durch den Kernpunkt seiner Lehre, die in Wahrheit ganz und gar andere Konsequenzen nach sich zieht.

Hier liegt ein Schwamm und Kreide. Sie sehen es, und was Sie ersehen, sagen Sie, ist eine Tatsache. Sie sagen, das kann man wissen, denn man sieht es ja. Nun schreibe ich mit der Kreide ein Wort an die Tafel (»Gott«). Und nun lösche ich es mit dem Schwamme wieder aus. Es ist nicht mehr. Auch das ist eine Tatsache, die man sehen und folglich wissen kann. Wir haben also eine Naturbeobachtung gemacht und wollen sie jetzt analysieren. Hier stand vor einem Augenblicke »Gott« – jetzt aber nicht mehr. Also war vorher Gott und jetzt ist er nicht mehr – der Schwamm hat ihn ausgelöscht, also gibt es jetzt keinen Gott mehr. Hier ist Ursache und Wirkung; der Schwamm – die Ursache – hat »Gott« vernichtet. Nun sagen Sie also: das ist völliger Unsinn. Warum ist es Unsinn? Weil, werden Sie sagen, das Wort, welches Gott bedeutet, und Gott selbst nicht dasselbe sind. Die Tatsache also, daß das Wort, welches Gott bedeutet, hier geschrieben stand, beweist noch nicht, daß Gott ist, und wenn die Schrift aufhört zu sein, so beweist dies nicht, daß er aufhört zu sein. Denn die Bedeutung, so sagen Sie, bleibt bestehen, auch wenn die Schrift gelöscht ist. Sie bleibt *bestehen*, sagen Sie. Also scheint es doch Dinge zu geben, die man nicht sehen kann und die doch vorhanden sind, und Sie selbst haben etwas Derartiges entdeckt: es war die Bedeutung eines Wortes. Ja, das ist noch nicht das Merkwürdigste, daß es überhaupt so etwas wie eine unsichtbare Wirklichkeit gibt. Denn optisch sichtbar ist ja auch unser seelisches Dasein nicht. Viel sonderbarer ist: daß etwas Sinnlich-Sichtbares etwas bedeuten kann, sei es etwas Sinnliches oder etwas Unsinnliches, sei es sichtbar oder unsichtbar. Was Sie also soeben entdeckt haben, ist die Tatsache, daß Sinnlich-Sichtbares etwas *bedeuten* kann. Sie selbst haben nicht umhin gekonnt, dies aus dem Beispiel an der Tafel zu erschließen.

Nun möchte ich Sie erinnern, daß Sie vorhin vielleicht meinten, man könne den Begriff eines schöpfenden Gottes ruhig bilden, ihm brauchte ja in der Wirklichkeit nichts Tatsächliches zu entsprechen. Ebenso wie auch Kant (1781) ja sagte, daß aus dem Begriffe von einhundert Talern noch nicht folge, daß ich sie in der Tasche habe. Mittlerweile ist uns etwas sehr Eigentümliches begegnet: nämlich, daß aus einer Tatsache – nämlich der, daß hier das Wort Gott geschrieben stand – die völlige Gleichgültigkeit, Bedeutungslosigkeit dieser Tatsache für den Begriff hervorging.

Also ebensowenig, als der Begriff eines Schöpfers etwas über das

Dasein eines Schöpfers sagt, ebensowenig sagt das Dasein des geschriebenen Wortes »Gott« etwas über seine Bedeutung, seinen Begriff.

Diejenigen von Ihnen, welche sich schon mit Philosophie beschäftigt haben, wissen, daß diese Thesen KANTS Idealismus aussprechen. Vorgreifend muß ich bemerken, daß beide Thesen nur bedingt, nicht unbedingt richtig sind, und daß alle die Begriffe, mit denen wir hier operieren, wie Tatsache, Begriff, Wissen usw., später eine völlige Auflösung erfahren müssen. Im gegenwärtigen Augenblick aber würden unsere Voraussetzungen nicht zu dieser Aufgabe hinreichen.

Was wir hier also lernen, ist, daß man einerseits Begriffe aufstellen kann, ohne daß dadurch irgend etwas über die Wirklichkeit ausgesagt ist. Man kann den Begriff von dreihundert Talern aufstellen, aber man hat sie darum doch noch nicht in der Tasche. Hier entscheidet doch nur die sinnlich-greifbare Tatsache. Aber andererseits gibt es Tatsachen, deren Tatsächlichkeit, sinnliche Vorhandenheit gänzlich gleichgültig ist für ihre Bedeutung, für den Sinn, den sie haben; ob $2 \cdot 2 = 4$ ist, darüber entscheidet die sinnliche Tatsache, ob $2 \cdot 2 = 4$ mit Tinte oder Kreide geschrieben steht, gar nicht, und ebenso ist es für die Fragen, ob Gott sei oder nicht sei, höchst einerlei, ob das Wort, welches Gott bedeutet, an der Tafel steht oder nicht. Wenn Sie aber mit mir darin einig sind, dann haben Sie auch zugegeben, daß es zwei ganz verschiedene Garantien einer Erkenntnis gibt: eine erste, bei der die sinnliche Tatsächlichkeit entscheidet, eine zweite, in der die sinnliche Tatsächlichkeit nicht entscheidet, sondern gleichgültig ist. Zuerst hieß es: Tatsachen entscheiden, und dann hieß es: Tatsachen entscheiden nicht. Sie werden zugeben: darin liegt zunächst ein völliger Widerspruch. Man kann die erste Ansicht als Empirismus oder Positivismus, die zweite als Apriorismus oder auch Idealismus einmal bezeichnen. Ehe wir uns näher mit diesen beiden Möglichkeiten beschäftigen, sei aber vorgreifend bemerkt, daß sie eine endgültige Stellungnahme der Philosophie beide nicht bedeuten. Vielleicht ist es doch nützlich, diese Andeutung mit einem möglichst einfachen Beispiel nun doch ganz kurz zu erläutern. Im Sinne des Idealismus ist sinnlich gegebene Natur also nur gleichsam eine Schrift, die etwas bedeutet, sie wird zu einem Symbol, sie ist Ausdruck für etwas. Aber was heißt denn das eigentlich im Grunde, dies Bedeuten? Ist sie das, was sie bedeutet? Doch offenbar nicht. Beweist sie die

Existenz dessen, was sie bedeutet? Auch dieses nicht. Was ist denn ein Symbol? Doch offenbar nur ein Zeichen für etwas, was man selbst doch nicht besitzt, ein Hinweis, ein bloßes Surrogat, das Uneigentliche. Es liegt also etwas ganz Unbefriedigendes darin, bloß das Zeichen und nicht die Sache selbst zu besitzen. Man hat das, was hier vorliegt, auch so ausgedrückt: eine solche Stellung zu den Dingen ist bloß subjektiv, nicht objektiv. Aus dieser Unbefriedigung heraus tut denn das Denken auch den letzten Schritt: es sucht das Zeichen mit dem, was es bedeutet, wieder zu vereinigen, es schafft die Einheit zwischen dem Symbol und dem Wirklichen selbst und erreicht hier erst seine Vollendung. Auf dieser Stufe ist unsere Stellung zur Natur eine ganz neue, die beiden vorhergehenden völlig Lügen strafende und überwindende. Hier heißt es nicht mehr: dies bedeutet, sondern vielmehr: dies ist. Das sinnliche »Dieses« und das, was dies »Dieses« bedeutet, sind jetzt identisch geworden, und was so vor Ihnen entstanden ist, ist die sogenannte Identitätsphilosophie, die das Subjekt und das Objekt in sich vereinigt zeigt. Wir können uns den Gedanken der Identitätsphilosophie hier schwerlich in kurzen Worten begreiflich machen, aber Sie alle kennen eine Lehre oder einen Vorgang, durch den Sie das Prinzip der Identitätsphilosophie sofort begreifen werden, es ist das, was die Kirche die Hostie nennt. In dem Augenblick, da der Priester sagt »dies ist mein Leib«, in dem Augenblick wird das sinnliche »Dieses« mit Gott identisch, in diesem Augenblick wird das sinnliche Diesseits der Welt mit dem, was die Welt bedeutet, nämlich mit Gott, identisch. Es ist kein historischer Zufall, daß gerade an der Schwelle zwischen mittelalterlichem und neuzeitlichem Denken der Streit zwischen Luther u. Zwingli steht, der Kampf des »Dies ist« mit dem »Dies bedeutet« des modernen Idealismus. Sie werden erst viel später sehen, daß gerade der harmlose, von Erkenntnistheorie nicht berührte Forscher es ist, welcher nie sagt »dies bedeutet«, sondern stets »dies ist«, und daß dieser sogenannte naive Empirist gerade dem Identitätsprinzip, wie es die Hostie enthält, folgt. Doch um dies ganz einzusehen, müssen Sie, die Sie alle erkenntnistheoretisch präokkupiert, ja präformiert sind, erst verschlungene Wege gehen. Aber ohne Zweifel gibt es für ein gegenwärtiges naturwissenschaftliches Denken keine stärkere Umdrehung, keinen stärkeren Affront, nichts Anstößigeres als diese Identifizierung des sinnlich Vorhandenen mit seinem geistigen Inhalt. Das Mysterium der Theologie ist für sie das Unmögliche des Unmöglichen, das alle Vernunft auf den Kopf Stellende. Durch nichts läßt sich ihr Standpunkt schärfer bestimmen als durch diesen Vergleich mit den Sakramenten. Daraus ergibt sich aber zugleich, daß eben dieser Geist gegenwärtiger Naturwissenschaft ganz und gar nicht der des sogenannten naiven Realismus ist, der sagt: dies ist, sondern durchaus der erkenntnisbewußte ist, der nur sagen will: dies bedeutet.

Dadurch, daß wir nicht bei den allgemeinen Erörterungen stehen bleiben, sondern uns einem ganz bestimmten, einzelnen Naturphänomen zuwandten, nämlich einem an die Tafel geschriebenen Worte, ist uns nun ein ganz neuer, gähnender Spalt unserer Welt offenbar geworden, die Kluft, auf deren einer Seite die Tatsache der Wahrnehmung, auf deren anderer der Sinn dieser Tatsache steht. Man kann dies auch so ausdrücken, daß diese Tatsache zweier ganz verschiedener Auffassungen fähig war, nämlich einmal als eine kleine Menge von durch Adhäsion dem Holze anhaftender Kreide, und ein andermal als Zeichen für etwas nicht Wahrnehmbares, nämlich für Gott. – Ich will gar nicht die Frage aufwerfen, ob eine Naturwissenschaft denkbar ist, welche das Zustandekommen gerade dieser Kreidemenge in dieser Form zu erklären vermöchte. Ich weiß zwar, was ich davon denke, aber ich weiß, daß wir uns darüber heute nicht einigen würden. – Sondern es kommt darauf an, daß wir hier am Einzelobjekt eine Zweiheit möglicher Betrachtung, möglicher Erklärung fanden.

Wir werden uns diese Zweiheit am besten klarmachen, wenn wir uns klarmachen, wie aus dem einfachen Hinnehmen der Dinge einerseits ein »Das ist« und andererseits ein »Das bedeutet« hervorgeht. Jenes »Das ist« haftet realistisch an der sinnlichen Gegenwart, und dieses »Das bedeutet« läßt sie zugunsten eines eigentlichen, dahinter liegenden Wesens wieder fallen. Wir erwähnten schon, daß man dieses Wesen schlechthin als Geist bezeichnet, und so hat die Formel »Das bedeutet« die Wirkung, daß die Welt in ein sinnlich uns gegebenes Symbol und in einen dahinterliegenden Geist zerfällt. Das heißt, sie zerfällt in sinnliche und geistige Welt: in Natur und Geist. An die Stelle unserer ersten Antithese von Gott und Welt tritt jetzt eine neue, die von Natur und Geist. Und die Natur entsteht so in der Form einer Entgeistigung der Welt, einer Trennung des Sinnlichen vom Geistigen. So erhalten wir denn eine erste nähere Bestimmung der Natur darin, daß sie der ungeistige, der sinnliche Teil der Welt sei. – Die Behauptung einer Welt ohne Gott heißen wir Atheismus, die Behauptung einer Welt ohne Geist Materialismus. Und so steht denn in der ersten Entsetzung des Materialismus auch die erste Entsetzung der Naturwissenschaften vor uns. Und gleich in ihrer ersten und bekannten Gestalt findet diese Wissenschaft durch LEUKIPP und DEMOKRIT die entscheidenden Eigenschaften der geistlosen Natur, die Sätze, die sich bis heute als fundamentale der Naturwissenschaft erhalten haben: die Notwendigkeit und Gesetzlichkeit der im Raume sich bewegenden Atome. Das Weltbild des griechischen Materialismus besitzt den Raum, also die Sinnlichkeit, das notwendige Geschehen im Raum, also die Unfreiheit, den Zufall, also die Geistlosigkeit des Naturbildes, genau wie unsere Physik. Daß diese unsere Physik den Geist in der Natur nicht duldet, vielmehr eine unablässige Bewegung auf das völlig geistlose Geschehen hin ist, das ließe sich an Hunderten von Beispielen zeigen. Ganz wie bei den Alten wird die Welt durch Zufall regiert, und in letzter Linie nur durch Zufall.

Die Entstehung der modernen Naturwissenschaften ist ein beständiges Ringen um solche Reinheit des Naturbildes von allem Geist; dieser Gedanke, daß Natur nicht geistig sei, sondern das Geistige nur bedeute, treibt von Stufe zu Stufe zu immer völligerer Lösung vom Geist, und jener Bedeutungsgedanke des Idealismus wird zur Arena, auf der der moderne Naturbegriff ausgefochten wird. Im Begriff eines Naturmechanismus vollendet sich dieser Prozeß der Entgeistigung, und Sie sahen schon, wie dieser Krönung des ganzen Gedankens auch schon die ersten Symptome seines Zerfalles sich anheften. Denn in jener Zufallstheorie beginnt diese Wissenschaft bereits absurd zu werden. Denn die Folgen jener Annahme, die Natur sei ein Mechanismus, sind ja doch der Urspung von Absurditäten wie der, daß das Leben ein Mechanismus sei; Absurditäten, die dann zu gleich unmöglichen Korrekturen, wie der des Vitalismus, führen, von denen später die Rede sein wird. Je mehr sich diese Wissenschaft in diese Richtung des Denkens einbohrt, um so blinder wird sie für die Tatsachen der Natur, welche etwas bedeuten, welche – wie wir es ausdrückten – auf Geistiges hinweisen, etwa auf die Lebenserscheinungen, die ästhetischen, logischen oder sittlichen Ordnungen in der Natur. Sie alle existieren nicht mehr für diese Wissenschaft, sind nicht mehr Gegenstand ihrer Erkenntnis. Daß ein an die Tafel geschriebenes Wort etwas be-

deute, das will und kann sie nun gar nicht mehr beachten, obwohl sie doch nicht leugnen kann, daß jenes Häufchen Kreide in der Natur Teil der Natur ist, so gut wie ein anderes Molekül kohlensaurer Kalk auch.
So kommt es denn zu einer Spaltung der Erkenntnis, es entsteht jetzt plötzlich die Idee, daß es noch andere Wissenschaften gibt. Diese soll das Geistige etwas angehen, sie sollen es erkennen und erklären. Es gibt nun plötzlich statt einer Welt zwei Welten, die Naturwelt und die Geisteswelt. Aber hierin liegt doch eine völlige Verkennung und Verschiebung des eigentlichen, ursprünglichen Sachverhaltes, der nicht der war, daß es zwei Wirklichkeiten gibt, sondern der, daß das sinnliche Dieses nur etwas bedeutet. Es gibt gar nicht eine Naturwelt und obendrein eine Geisteswelt, wie uns die akademische Disziplinierung glauben machen will, sondern es gibt nur ein Sein und eine Bedeutung dieses Seins. Auch die Behauptung, daß Naturwissenschaft nur eine andere Art oder Methode sei, das Sein zu erkennen, als die Geistes- oder Kulturwissenschaft, vergißt ja völlig, daß sie dergleichen nie will und nie gewollt hat. Vielmehr ist für ihren Weg etwas ganz anderes entscheidend, nämlich eben der des Zurückstrebens vom Sein der Dinge zu ihrem bloßen Sein. Sie verfolgt mit Leidenschaft alles bloß Erdachte, Vermutete, Geahnte, Erschlossene, und nichts ist bezeichnender für diese ihre Gesinnung als ihre Unterscheidung zwischen Hypothese und Erfahrung. Es ist eine bekannte – auf dem augenblicklichen Niveau unserer Darlegung nicht weiter zu verstehende – Anschauung, daß gewisse und gerade entscheidend wichtige Erkenntnisse der Naturwissenschaften zuerst als Theorie und dann erst als Entdeckung auftreten. So besitzt schon DEMOKRIT die Theorie einer diskreten Materie, d. h. der einzelnen, räumlich getrennten Teilchen, der Atome. Aber ein *gewisser* Inhalt der Erkenntnis wurde diese Theorie vor einigen Jahren erst, als es gelang, die Wirkung jedes solchen Einzelteilchens auf der photographischen Platte zu *sehen*. Unendlich bedeutungsvoll! Und ebenso hatten KANT und andere den Gedanken der Erhaltung der Energie, der Erhaltung der Substanz fast klar ausgesprochen. Aber JOULE (1850, 1879) und Robert MAYER (1845) waren es, welche das mechanische Äquivalent der Wärme *gemessen* und als konstant gefunden haben. Der tiefste Grund für jene Entgeistigung der Welt ist eben dieser: daß Erkenntnis nicht die Welt als einen bloßen Hinweis, als ein bloßes Signal, sondern als das Wirkliche selbst

besitzen möchte. Sie haftet mit unerschütterlicher Hartnäckigkeit an der erlebbaren und empfindbaren Tatsache, und ihr ganzes Gewissen ist das Gewissen der sinnlichen Tatsachen. Jenes ganze Blindwerden für die Geistigkeit ist nichts anderes als die Konsequenz dieses ihres Wahrheitsgewissens; und ihr ungeheures Mißtrauen gegen alle geistigen Inhalte des Lebens rührt von ihrer Pedanterie der Tatsachen her.

Nirgends kommt die Größe und das Schicksal dieser Gesinnung reiner zum Ausdruck als in KANT, wenn er aus Gewissenhaftigkeit die Erkenntnis auf Erfahrung einschränkt. Es ist eine wahre Tragik des protestantischen Geisteslebens geworden, daß es durch den Mund KANTS aus Gewissenhaftigkeit beweisen ließ, daß man das Dasein Gottes nicht beweisen, ihn also auch nicht eigentlich erkennen könne. KANT steht mit dieser Peinlichkeit des logischen Gewissens auf den Schultern GALILEIS wie LUTHERS und zerstört den letzten Rest des Erbes theokratischer Wissenschaft. Was er dafür eintauscht, ist nicht weniger und nicht mehr als eben die völlige Befreiung eines Wahrheitsgewissens, wie es die Wissenschaft bis dahin nicht gekannt hatte. Und jetzt erst entsteht Wissenschaft im eminenten Sinne, jetzt wird sie, wie man sagte, kritische Wissenschaft.

Bedenken Sie aber dies, so werden Sie den Atheismus der Naturwissenschaften anders, schwerer, tragischer und folgenreicher empfinden als jene höchst oberflächliche Einteilung der Menschen in eine linke Hälfte, die weiß, und eine rechte, die glaubt, scheinen läßt. Denn die linke weiß, was die rechte tut. Sie weiß, daß solcher angeblicher Glaube nichts Sicheres ist. Und der Glaube fühlt, daß ihn ein logisch und empirisch begründetes Wissen bedrängt und anficht. Bedürfnisse des Gemütes lassen sich durch einen Waldspaziergang am Sonntag wohl befriedigen. Aber hier ist nicht die Rede von Bedürfnissen des sogenannten Gemütes, sondern hier ist die Rede davon, daß in der Tat *nur* eine atheistische Wissenschaft vor dem Forum der Gewissenhaftigkeit Bestand hat, die uns im Laboratorium ehrlichstes Gesetz ist. Denn wo kommt die Wissenschaft hin, welche zuläßt, daß ein Gott zwischen unsere Experimente fährt, welche ein abweichendes Experiment als gottbefohlen hinnimmt? Wo aber kommt der religiöse Mensch hin, der in dem Augenblick, da er sein Laboratorium betritt, mit Hut und Stock auch seinen Gott an den Nagel hängt?

Hier also bleibt ein Achselzucken, ein non liquet. Es ist aber das

Adelsrecht der Philosophie, nicht die Achseln zu zucken, sondern die Konsequenzen zu ziehen, die sie ziehen muß, koste es da, was es wolle. Die Paradoxa und die Absurditäten der Philosophie sind in Wahrheit die Zeichen ihres aristokratischen Mutes und Hochmutes, der unter Verachtung der Communis opinio notwendige Folgen zieht. Die notwendige Folgerung nun, die wir hier zu ziehen haben, ist die, daß der Atheismus der Erfahrungswissenschaften eine von ihrem Wahrheitsgewissen diktierte Pflicht ist; daß diese Wissenschaft in ihrem Bereich Gott leugne, ist die Form, welche die Wahrhaftigkeit in dieser Wissenschaft besitzt. Als Empirismus opfert sie einem Wahrheitsgesetz, welches ihr höher steht als ein Schöpfergott, den man aus seinen Taten nur ungewiß erkennen kann; sie opfert, wenn Sie wollen, in diesem Wahrheitsgesetz einen schlechthin unbekannten Gott, von dem sie schlechthin nichts weiß – also auch nicht, ob er existiert. So wird in diesem Wahrheitsgesetz die Entgottung der Welt, die gottlose Natur, als eine geistige Notwendigkeit erkannt, durch die jeder, der wissenschaftlich erkennen will, einmal hindurch muß.
Kaum braucht betont zu werden, daß, was hier von der Entgottung der Natur gesagt ist, auch für ihre Entgeistigung gilt. Denn wenn Sie sich an unseren Ausgangspunkt (das an die Tafel geschriebene Wort) entsinnen, so war ja das Zwingende unseres Gedankenganges aus der Bedeutsamkeit einer sinnlichen Tatsache entsprungen. Was für das Wort »Gott« gilt, gilt auch für jede andere beliebige Bedeutsamkeit, d. h. jede beliebige andere Geistigkeit.

Sie werden verstehen, wie das Thema der ersten Stunde, die Entgottung der Welt, das Thema der heutigen Stunde, die Entgeistigung der Natur, unmittelbar aus sich hervorgehen läßt: die Entgeistigung ist nur die Folge der Entgottung. Darin eröffnet sich dann auch ein Verständnis für die Definition: Gott ist Geist, jene Definition, welche jeden Pantheismus völlig ausschließt. Sie macht verständlich, warum in unseren Wissenschaften die Entgottung, von der wir das erstemal sprachen, nun auch die Entgeistigung nach sich ziehen mußte.
Aber in einer Beziehung konnten wir heute erheblich weiter gehen: wir haben die Notwendigkeit dieses Prozesses als durch eine neue Form eines Wahrheitsgewissens bedingt eingesehen, nämlich das, was wir das Gewissen der Tatsachen der Erfahrung nennen

konnten. Es scheint, daß damit jener mosaische Schöpfergott ins Wanken kam. Wir haben dafür eine andere Unterwerfung eingetauscht, die unter jenes empirische Gewissen. In ihr lebt ja nunmehr eine Hierarchie der Wissenschaft sofort wieder auf; aber eben nur unter der Voraussetzung einer entgotteten Natur. Denn, wir wiederholen es, dieser durch Gewissenhaftigkeit gebotene Weg der Wissenschaft muß, um jenem unbekannten Gott dienen zu können, ihn nicht ins Bekannte setzen, muß ihn aus dem Kreise des Erkennbaren schlechthin ausschließen. Schon früh hat das Denken diesen seinen unvermeidlichen Weg erkannt; schon früh in unserer Zeitrechnung wird der mosaische Schöpfergott entthront, wird zum Demiurgen, ja zum Teufel. So wurde unser weltlich-wissenschaftliches Erkennen als der Abfall Luzifers von einem neuen, wahren Gott begriffen, und was hier geschah, war im Grunde nichts anderes als der mit KANT und den modernen Wissenschaften kulminierende Vorgang der Entgottung und Entgeistigung der Natur. Die entgeistigte Natur ist so, wie Sie sehen, das Korrelat, der unvermeidliche Schatten eines als Geist gedachten Gottes, formal betrachtet: seine Ergänzung. Ganz andere Wege geht das Griechentum, ganz andere SPINOZA (1677), ganz andere der Pantheismus GOETHES, ganz andere eine auf einen natürlich gedachten, nicht als Geist erkannten Gott begründete Naturphilosophie. Dies näher zu verstehen, wird uns die Betrachtung des dritten Schöpfungstages hinreichenden Anlaß geben. Hier werden wir diese ganz und gar geistig gebliebene Natur sehen, jene Natur, von der es z. B. bei GOETHE (GOETHE/TOBLER 1782) heißt: »Gedacht hat sie und sinnt beständig; aber nicht als ein Mensch, sondern als Natur. Sie hat sich einen eigenen allumfassenden Sinn vorbehalten, den ihr niemand abmerken kann.«

Diese Natur ist nicht selbst Geist, aber sie hat Geist, und sie zeigt ihn in der Fülle ihrer Formen, in der Genialität ihrer organisch konstruierten Lebewesen, in der seelischen Erscheinung, mit der sie sich im Menschen widerspiegelt. – Diese Natur ist für heutige Wissenschaft die unwissenschaftliche Natur. Ob sie sich dadurch anfechten läßt, ist eine andere Frage.

## III. Die Elemente und das Leben

Wenn Sie mich fragen, was ich denn eigentlich in der letzten Stunde habe sagen wollen, und ich einmal freiweg darauf antworten soll, so ist es dies: ich habe das nicht sagen wollen, was ich eigentlich meine. Ich habe in der Tat ganz bewußt nichts sagen, sondern etwas fragen wollen. Ich habe, nicht zum Spiel, sondern in vollem Ernst, fragen wollen: ist jemand unter Ihnen, der begreifen und erklären kann, daß eine kleine Menge Kreide sich so auf einer Tafel zusammenfindet, daß jenes Wort entsteht? – Nun wäre es lächerlich, hier Geheimnistuerei zu treiben. Aber wenn ich behaupte, wir würden uns doch nicht verstehen, so will ich damit sagen: wissenschaftlich verstehen. Gefühlsmäßig haben wir uns vielleicht schon verstanden. Aber hier, an dieser Stelle, sind uns Pflichten der Wissenschaft auferlegt. Und nun haben wir ja gesehen, welche merkwürdige Antwort die Naturwissenschaft auf jene Frage erteilt; sie sagt: der Zufall bestimmt die Richtung des Geschehens in der Natur. Also hat der Zufall jene Kreide so zusammengewürfelt; also ist das Wort »Gott« durch Zufall an die Tafel gekommen. Denn letzten Endes ist die Richtung des Geschehens vom zweiten Hauptsatz der Wärmetheorie bestimmt, und dieser ist das Ergebnis der Wahrscheinlichkeit im Zufallsspiel der Moleküle. Ich weiß nicht, ob jemand unter Ihnen den Mut hat, den zweiten Hauptsatz für falsch zu erklären. Vielleicht ja. Aber wenn ihm jemand folgen soll, dann hat er doch wohl die Pflicht, ihn mindestens mit derselben Überzeugungskraft zu widerlegen, mit der CARNOT (1824) und CLAUSIUS (1850, 1864, 1867) ihn bewiesen haben. Bis dahin bleibt er das, was wir ein Naturgesetz nennen, d.h. etwas, wovon es keine Ausnahme gibt. Gibt es aber Ausnahmen, so ist es höchst lächerlich, überhaupt Naturgesetze zu dozieren.

Also wieder stehen wir vor einer Absurdität, wieder vor einem Zweifel. Nun kann ich Sie versichern, daß Ihnen dies gewiß nicht peinlicher sein kann als mir selbst. Aber da wir zunächst einmal von einem naturwissenschaftlichen Bewußtsein ausgehen und die Naturwissenschaft als wahr voraussetzen, so ist das, was ich zu sagen habe, in objektivem Widerspruch mit dieser Wissenschaft. Und es hätte wenig Wert und würde uns nichts helfen, zwei einander widersprechende Behauptungen so einfach nebeneinander zu setzen. Es ist aber ein objektiver Widerspruch, wenn ich einmal behaupte, daß die Kreidehäufchen an der Tafel durch den Zufall zustandekommen, und dann behaupte, sie seien durch meine bewußte Absicht zustandegekommen. Nichts kann dem Durchbruch der Wahrheit gefährlicher sein, als wenn man einen solchen Widerspruch irgendwie mit Argumenten zu vermitteln sucht, mit Argumenten, die doch selbst nicht stärker sind als die beiden streitenden Parteien. Nur der Richter, dem auch die reale Macht über die kontradiktorischen Behauptungen zukommt, wird einen Spruch fällen, der ein Richtspruch ist, d.h. der das Rechte wirklich findet.

Aber da müssen wir wohl ein wenig Geduld üben und zunächst an dem kontradiktorischen Verfahren noch festhalten. Ich konnte nicht gut anders, als diese Vorlesung als eine über Grund*fragen* der Naturphilosophie benennen; wir müssen uns wenigstens eine Zeitlang hier problematisch unterhalten. Es ist wohl nützlich, sich dies ganz klarzumachen. Warum fangen wir denn hier nicht ganz harmlos zu erzählen an, genau wie MOSES erzählt: »Im Anfang schuf Gott Himmel und Erde«? Warum würden Sie es nicht mit derselben Unbefangenheit hinnehmen, mit der Sie sich erzählen lassen, daß am Oberarm der Musculus biceps und der triceps und der coracobrachialis liegen? Warum fangen Sie schon an zu mißtrauen, wenn man Ihnen von dem Verhältnis von Leib und Seele ebenso harmlos erzählt, warum schütteln Sie den Kopf, wenn jemand sagt: die Ursache der Krankheit ist die Sünde? Obwohl letzteres in der Wirklichkeit vorkommt, erklärt man doch zum mindesten, daß dergleichen nicht in die Wissenschaft gehört. Also was ist denn eigentlich Wissenschaft, was ist denn der Unterschied zwischen einem Bazillus und einer Sünde, wenn beides in der Wirklichkeit vorkommt und beides Krankheit erzeugt? Sind wir nicht ganz unglaubliche Stümper, wenn wir auf derartige, ebenso einfache wie wichtige Fragen nicht sofort eine Antwort bereit haben, sondern vielmehr nichts wissen, als in dumpfes Brüten über ein »Problem« zu verfallen? Also Probleme, Probleme und wieder Probleme.

Nun, diese Art von Unbildung und Unfähigkeit geistigen Dingen gegenüber – und eine Sünde ist, wie wir sagen, ein geistiger Vorgang – ist in der Tat ein Geschenk jener durch Entgeistigung der Natur entstandenen Naturanschauung, welche das sinnlich-natürliche Sein von seiner geistigen Bedeutung gewaltsam und unheilbar abreißt. Es ist dies ein Erbstück des Vorgangs der Entgeistigung, die wir das letztemal betrachtet haben, des Zerfalls in Natur und Geist. Sie erinnern sich der ersten Stunde und des Wortes: »Gott schied«. So ward unsere Welt eine Welt des Widerspruches. Die Wahrheit des Wortes bezeugte die zweite Stunde, den unvermeidlichen, notwendig gewordenen Widerspruch zwischen Natur und Geist.

Auch der Schöpfungsbericht hat dies ausgedrückt. Wir können nachtragen, daß auch er am zweiten Tage Himmel und Erde voneinander trennte. Er entspricht demnach dem, was wir Geist und Natur nannten. Es mag erwartet werden, daß jedenfalls seit AUGUSTINUS der Himmel in diesem geistig-überirdischen Sinne zum irdischen Diesseits, also unserer Natur, in Gegensatz gesetzt ist. Das Thema der letzten Stunde war jedenfalls auch das Thema des zweiten Schöpfungstages, und wenn wir uns heute dem dritten Tage zuwenden, so werden Sie sehen, wie er anfängt, uns aufzuklären, wie sich diese Entzweiung abspielen mußte.

Die Reiche des Himmels und der Erde, des Lichtes und der Finsternis, verharren noch völlig im Allgemeinen, keine Andeutung befriedigt den neugierigen Frager, *was* sie denn eigentlich seien. Kann sich jemand eine nur Licht und Finsternis, nur Himmel und Erde enthaltende Welt vorstellen, in der sonst nichts, kein irgendwie gestaltetes Wesen, und seien es auch nur Steine, Wolken oder Sterne, vorhanden sind? So ist hier im Prinzip vielleicht ein Etwas geschaffen, aber doch in einer menschlicher Vorstellungskraft völlig unzugänglichen, übermenschliches Abstraktionsvermögen heischenden Form.

Mit dem dritten Schöpfungstage ändert dies sich mit einem Schlage: er ist der Schöpfungstag der Dinge. Und mehr: der diesseitigen, sinnlich-konkreten Dinge, der uns vertrauten Natur. Das trockene und das nasse Element treten auseinander, es entstehen die feste Erde und das Meer, Gräser, Kräuter und Bäume. Zwei Urphänomene der Natur treten also hier in Erscheinung: zuerst die qualitativ verschiedenen Elemente und dann das organische Leben. Jetzt also befinden wir uns mitten in der Natur, ihr eigentlicher Inhalt gewinnt jetzt greifbare Gestalt. Bevor wir aber das wichtige Verhältnis der zwei Sonderwerke des dritten Tages beleuchten, muß die Entstehung des Besonderen in der Natur allgemein erörtert werden. Denn die im Chaos-Problem allgemein gestellte Frage: Entstehung aus Nichts oder Entstehung aus Etwas? – diese Frage kehrt jetzt bei der Entstehung der Dinge tausendfach wieder. Wie entsteht die qualitative Besonderheit, abstrakt gesprochen: die Qualität? Der Berichterstatter sagt: »Gott schuf.« Der Grieche beginnt darüber zu denken, sich klarzumachen, daß dies »Er schuf« ein Gedanke ist; daß dieser Gedanke selbst ein Teil der Welt, ein innerweltlicher ist, ein Menschengedanke; daß der Mensch nicht Gott, daß er vielmehr selbst Natur ist. So wird sein Denken immanent, er wird selbst *natürlich*; er faßt jenes »Gott schuf« nicht mehr unmittelbar, sondern als Erkenntnis, problematisch, als Erklärung – und *seine Erklärung* muß daher die *natürliche* Erklärung sein.

So entsteht überhaupt zuerst das immanente Prinzip des Wissens, aus Wissen wird eine Funktion: die Wissenschaft. Dies ist in der Tat die erste Wurzel auch der modernen Naturerklärung. Und wie erklärt nun diese moderne Naturerklärung die qualitative Verschiedenheit der Dinge? Im Grunde sehr einfach: sie erklärt sie gar nicht, sondern sie leugnet sie. Sie trachtet, die Qualitäten aufzuheben, aufzulösen in qualitätfreie, in quantitative Differenzen, in Differentialgleichungen. Dies ist der große und geschichtliche Sinn der quantifizierenden Methode der Naturwissenschaften, dies das erste Resultat jener Entgottung und Entgeistigung der Natur, dies die Wurzel jenes berühmten Ausspruches KANTS (1786), daß die Wissenschaften nur soviel Wahrheit als Mathematik enthalten.

Mit der Vernichtung der qualitativen Mannigfaltigkeit scheint der gesamte geistige Ausdruck der Natur, das Reich der Farben und Töne, des Lebens und der Schönheit, des Sinnes und des Zweckes aus ihr zu verschwinden. Die Qualitäten werden immer spärlicher, verblassen und verdünnen mehr und mehr. Doch dies alles geschieht wie im Traum, nur vermöge einer immer stärkeren Entfernung von dem damals gerade entscheidenden Ausgangspunkt: der sinnlichen Erlebtheit, der unmittelbaren Erfahrbarkeit der Gegenstände; die Welt der Elektronen und Quanten, der Strukturformeln und der Differentialgleichungen ist ja zunehmende Erlebnisferne, Sinnlichkeitsfremdheit. Und ferner: indem die quantifizierende Naturwissenschaft die qualitative Mannigfaltigkeit scheinbar überwindet, sie durch quantitative Beziehungen zu erklären immer mehr fortschreitet, scheint sie völlig zu vergessen, was sie eigentlich »erklären« möchte: nun, doch eben das *Qualitative* der Dinge. Dies scheint also *doch* zu existieren? Bedürfte es sonst überhaupt der Erklärung? In seltsamer Einzelbewegung muß diese Wissenschaft gerade das zu Überwindende, die qualitative Vielheit der Dinge, immer und immer wieder voraussetzen und anerkennen, um nur etwas zu Überwindendes zu behalten. Denn ihr Wesen, das Wesen der physikalischen Erklärungen, liegt in diesem *Vorgang des Überwindens*, nicht in den festen Resultaten. – In völligem Einklang damit steht die Tatsache, daß diese quantifizierenden, vereinfachenden Naturwissenschaften sich in Wirklichkeit, je mehr sie fortschritten, gar nicht vereinfacht, sondern im Gegenteil eher vervielfältigt und unaufhörlich kompliziert haben. Denn der Bewegung von der Mannigfaltigkeit zur einfachen Erklärungsformel – der Weltformel schließlich, die LAPLACE gesucht hatte – stand beständig eine Gegenbewegung des Wiederaufbaues der bunten Welt der Dinge, der Analyse, der synthetische Gegenstrom entgegen. Nur so begreifen Sie das Gefüge und Getriebe moderner Naturforschung, nur so, als einen Prozeß der Überwindung und zugleich Anerkennung der vielfachen Dinge, als einen Urwiderspruch, als innere Dialektik der Wissenschaft, als ihren Kampf des Geistes mit dem Geiste: des eigenen Geistes mit dem Geiste der Natur. Darin liegt ein ewiges Nichtbegreifenkönnen gegenüber der Natur; darum sprach der Erdgeist zu Faust: »Du gleichst dem Geist, den du begreifst – nicht mir.«

Damit lenken wir wieder ein in den Ausgangspunkt: ein letztes Begreifen des Ursprungs der Dinge ist verschlossen – gerade der in innerer Dialektik sich selbst umkreisenden Naturwissenschaft. Die flügge gewordene Vernunft aber wagt nicht, rund heraus zu bekennen: »Gott schuf.« Sie sagt uns: »Mein Erkennen ist begrenzt.« Aber was ist dies Bekenntnis zur Begrenztheit der menschlichen Vernunft anderes als ein Bekenntnis des Unbegrenzten? Das eine ist ja nicht möglich ohne das andere. Und wenn HEGEL (1836) nachmals KANT vorgeworfen hat, er wolle schwimmen lehren, ohne ins Wasser zu gehen, Grenzen setzen, ohne die *beiden* Grenzländer zu kennen, so hat er die in der Bejahung der Endlichkeit eingeschlossene Bejahung des Unendlichen bei KANT unterschätzt, die eigene Kraft der Vernunft aber überschätzt und dafür gebüßt.

Aber wenn HEGEL in dem Zusammenbruch seiner Wissenschaft – den er nicht mehr erlebt hat – gebüßt hat, so hat er für etwas Kantisches in ihr gebüßt. Denn das Diesseits, das Sinnlich-Gegebene, das lehrte KANT kraft *eigener* Vernunft, kraft *eigenen* Gewissens erkennen. So hatte er dies Ich der Vernunft – wenn auch in

Grenzen, so doch befreit. Ja, *nur* in diesem Ich waren noch die festen Maßstäbe und Normen auffindbar, an denen die Welt zu messen war. Kein Wunder, daß einmal noch nach ihm die so befreite Vernunft des Ichs den Flug gegen die Sonne unternimmt; mit geschmolzenen Flügeln stürzt sie wieder in die Tiefe, und was übrigbleibt, ist nur das schnatternde Räsonieren darüber, warum der Flug habe mißlingen müssen, die brave Weisheit, es sei besser, auf ebener Erde zu gehen: und das ist die Erkenntnistheorie. Und doch: der ursprüngliche Gottesgedanke ist auch in dieser Position noch enthalten, wenngleich nur latent, wie wir schon sahen: im Bekenntnis zur Begrenztheit liegt das Bekenntnis zum Grenzenlosen ungewollt versteckt; und hier kann er aufs neue hervorbrechen – um den Preis aber einer Auflösung des gesamten bisherigen Wissensbegriffs.

Wenn uns die Dinge nicht an sich, sondern nur als Erscheinungen faßbar sind, so ist im Grunde jede Dingerkenntnis aufgelöst. Es gibt in der Tat keine Dinge, so wie der Schöpfungsbericht sie sah. Und wenn das Wesen des Wissens nicht Ding- und Sach- und Wirklichkeitserkenntnis, sondern Überwinden dieses Mannigfaltigen ist, dann liegt der Sinn der Wissenschaft nicht mehr im Wissen, sondern im Überwinden, d. h. im Verneinen zum Zweck des Bejahens, in der Bejahung durch Verneinen. Und in dieser Funktion des Aufhebens und Auflösens der Dinge bejaht diese Wissenschaft unaufhörlich die Gottheit; denn nicht die Natur schuf, auch nicht die Vernunft schuf; sie beide, unfähig zum Schaffen, können nur verneinen und vermitteln – und *daß* sie nur dies können, das ist ja ihr einziges Ja, und daß sie es *tun*, das ist *ihr* Bekenntnis der Gottheit. So ist denn ein jedes naturwissenschaftliche Erklären ein Prozeß der Vernichtung, und in jeder Vernichtung eine Verneinung einer Diesseitigkeit, und in jeder solchen Verneinung eine Bejahung des Absoluten, Unendlichen, Unbegrenzten. Der Name Gottes lebt hier nur noch in den Negationen.

So vorbereitet, vermögen wir nun in bestimmter Form Stellung zu nehmen zum Schöpfungsinhalt des dritten Schöpfungstages. Er ist ein doppelter; in heutiger Sprache: die anorganische und die organische Natur. Von beiden nur ein Teil, denn die Gestirne und die Tierwelt bleiben den späteren Tagen vorbehalten. Wir beschränken uns zunächst wieder auf das Grundsätzliche an dieser Duplizität. Es liegt darin, *daß* eben diese beiden Reiche des Unlebendigen und Lebendigen getrennt auftreten. Und hier ist nicht die Geste des

Scheidens gebraucht, sondern es folgen einfach nacheinander die Schaffung von trockener Erde und Meer und alsdann von Gräsern, Kräutern und Bäumen, aber zuerst der anorganischen, dann erst der organischen Natur. Dies erscheint uns überaus einfach und natürlich, denn die Voraussetzung der besagten Gewächse ist die trockene Erde, diese ist, wie wir sagen, ihre Lebensbedingung. Höchst einfach anmutend und doch wieder von großer Bedeutung: denn hier zum ersten Male stoßen wir auf das innerweltliche, intranaturale Verhältnis des Bedingten zu seiner Bedingung – einen Begriff, der, wie alles Abstrakte, zwar nicht ausgesprochen, aber angewandt erscheint. Und die Art, wie er angewandt wird, wirft ein erstes Licht auf die Orientierung des Schöpfungsberichtes im Ganzen. Denn was hier aufblitzt, ist zum erstenmal eben die innerweltliche Funktion, an der nichts Göttliches erkennbar ist. Es ist eben einfach so; es bedarf dazu keines besonderen Schöpfungsaktes. Und so mögen wir hier die Geburt der natürlichen Wissenschaft, der ungöttlichen Naturerkenntnis erblicken. Unbewußt verfährt hier auch weiterhin der Bericht im Aufbau seiner Welt nach Art der Naturwissenschaft, indem er chronologisch verfahrend natürliche Voraussetzungen voranstellt: das Anorganische dem Organischen, die Pflanze dem Tier, das Tier dem Menschen und später die Natur der Geschichte. Er mischt so ein völlig neues Prinzip dem Schöpfungsprinzip bei: das Prinzip des natürlich-notwendigen Zusammenhanges der Dinge; zwar immer erzählend, nie erklärend, aber doch den Keim der Erklärung voll enthaltend. So klar ist dies, daß dies ganze historische Schema mit nur geringen Abweichungen dem Schema so mancher natürlichen Erd- und Schöpfungsgeschichte des 19. Jahrhunderts einfügbar ist.

Die eigentlich entfaltete Naturerklärung der heutigen Wissenschaft kann nunmehr definiert werden. Zwei ihr wesentliche Züge haben wir schon erkannt. Der eine liegt in der Negativität ihres Denkens, der andere in der quantifizierenden Überwindung der qualitativen Mannigfaltigkeit der Dinge. Beide hängen eng zusammen. Wir können nun ein Drittes hinzufügen: wir können jetzt die eigentümliche *Richtung* dieses Überwindungsvorganges angeben: er spielt sich nach dem Prinzip der natürlichen Bedingungen der Dinge ab. Erklären heißt nichts anderes als Zurückführen der Dinge auf ihre Bedingungen, Aufhebung und Auflösung in diese Bedingungen. So entstehen die Grundbegriffe der Kausalität, der

Kraft, der Materie. Jede ⟨*Erklärung einer*⟩ Naturerscheinung ist somit eine Zurückführung auf ein *Anderes* und damit die Zerstörung dessen, was erklärt wird: wir erklären das Leben durch den toten Mechanismus, die Bewegung der Kräfte, die chemischen Elemente durch Elektronen, und indem wir so diese bunte Welt der Dinge in nichts als Bewegung und nochmals Bewegung von Elektronen und nochmals Elektronen auflösen – indem wir das tun, uniformieren wir die Natur wieder zur einheitlich qualitätslosen Ursubstanz, zu einem Zufallsgewirr von Atomen; wir nähern uns wieder dem Chaos. In der Tat mündet so dieser Prozeß da ein, wo wir anfingen.

Und eindringlicher drängt sich jetzt die Frage auf: was wird aus jenen Qualitäten, aus den Dingen, wohin gehen sie, woher kommen sie? Wo bleibt das, was wir die Geistigkeit der Natur früher genannt haben? In der Tat ist dies die Frage, an der sich heute die Krise der Naturwissenschaften entwickelt. Sie werden sehen, daß dies eigentlich das aktuelle Problem der Naturphilosophie ist, und daß es einer der Gründe ist, aus denen heraus heute wieder Naturphilosophie erwächst. Zu seiner Lösung müssen wir aber noch weitere Kräfte heranziehen.

Wenn auch, wie mir scheint, diese Krise der Wissenschaft heute in hohem Maße brennend schon *ist*, so darf man doch nicht glauben, sie sei an sich *von heute*. Sondern so alt der Mechanismus, so alt der Materialismus, so alt die exakten Naturwissenschaften sind, so alt sind auch die Reaktionen, Gegenbewegungen, der Widerspruch gegen sie – durch Kritik und durch Besseres als Kritik, durch Tat. Es sind wohl in erster Linie künstlerische, sittliche, religiöse Empfindungen, welche sich aufbäumen gegen die trostlosen und sei es auch noch so unentrinnbaren Folgerungen der mechanischen Naturauffassung. Aber man braucht wohl doch gar nicht diese hochtönenden Worte von Sittlichkeit und Kunst und Religion. Es ist ja doch etwas so ganz Einfaches in uns, was sich sträubt; es lebt in uns das ganz natürliche Gefühl für irgendeine Einheit der Natur, eine Art von Menschlichkeit des Dinglichen, die sich ein gesunder Mensch nicht rauben lassen will. Diese Dinge um uns haben doch auch ihre Schicksale; und sei es auch nur ein Wölkchen, das an einem heißen Sommertage am blauen Himmel aufzieht und in phantastischen Formen in wenigen Minuten an der Sonne in nichts zerfließt – es war doch einmal da, war doch einmal ein Teil jener großen unendlichen Natur, die ohne es unvollständig wäre. So lehrt ja wohl auch das Gesetz von der Erhaltung der Substanz. Und so steckt in jedem Baume die Dryade und in jedem Felsblock ein Pan. Denn der Felsblock hat einmal seine individuelle, ihm originale Gestalt und repräsentiert zugleich das unendliche Naturgesetz, nicht mehr und nicht weniger, wie eine Zelle im Gehirn des Aristoteles es repräsentiert, d. h. vorstellt. Und diese Natur ist doch schön über die Maßen und ist doch lebendig und mächtig, gewalttätig, furchtbar, schöpft und schafft und gebiert und tötet, im Größten wie im Kleinsten. Und wer tausendmal sagt, daß alles nichts ist als ein Mückenschwarm von Atomen, dem antworten wir tausendmal, daß jede Mücke eines Mückenschwarmes ein wunderbares, voll Geist und Sinn und Kraft steckendes Gebilde ist, das Liebe, Schmerzen und Tod erleidet, es weiß nicht wie.

Das also ist es, was man mit dem trockenen Wort des Pantheismus bezeichnet. Das ist die Gesinnung, die nicht sagt: Gott ist Geist, sondern sagt: die Natur hat Geist, ist Geist durch und durch. Das ist das Empfinden der Naturmythologien, das ja in allem das genaue Gegenteil jener von uns bisher betrachteten Natur der Naturwissenschaft erfaßt. Hier ist nichts hinter den Dingen, hier werden die Dinge nicht verneint, nein, bejaht; jedes Ding ist, was es ist: der Baum ein Baum, kein Mechanismus, der Mensch ein Mensch, keine Maschine. Hier wird nichts auf Mathematik reduziert, auf Begriffe abstrahiert, in Gesetzen generalisiert, sondern alles als Einheit des Zwecks, der Idee und des Sinnes verstanden. Darum war GOETHE (1820) doch so glücklich, als er den Zwischenkiefer am menschlichen Kiefer entdeckte, weil sein Glaube an die Einheit des Bauplanes in der Natur gestärkt wurde, weil ihm irgendeine Harmonielosigkeit unerträglich schien; darum haßte er NEWTON am meisten, weil ihm die Farbenpracht der Welt verwandelt wurde in – Wellenlängen (1810).

Diese Naturgesinnung ist heidnisch. Und wenn unsere Naturwissenschaft die Welt entgottet hat, so wird sie hier vergottet und vergöttert. Diese Vergötterung der Natur ist nicht Gleichsetzung der Natur mit Gott. Mitnichten ist das einzelne »Dieses« Gott selbst wie bei der Hostie, sondern im Gegenteil: gerade weil die diesseitigen Dinge bejaht werden, weil sie gerade wirklich sind und Gott nicht der Einzelne ist, sondern alles zusammen, der Inbegriff des Wirklichen, das ens realissimum und generalissimum, eben darum ist er ebensowenig faßbar und erkennbar wie dieses Unermeßliche und Ganze der wirklichen Dinge. Gott ist hier über allem

Einsehen, Erkennen und Verstehen; man kann von ihm nur sagen, er sei das All der Natur, sonst aber nichts, rein gar nichts. Denn wenn ich sage: er ist alles, so weiß ich von ihm im Grunde so viel und so wenig wie nichts, denn ich weiß nicht alles, weiß nicht, was das All ist. Dieser Skeptizismus der Möglichkeit, Gott zu erkennen, wird als negative Theologie bezeichnet, d. h. hier wird von Gott schlechthin nichts erkannt, als daß er ist.

So kommen wir zu dem Ergebnis, daß sich die Naturwissenschaft von der geschaffenen zur entgotteten, von der entgotteten zu einer entgeistigten und heute nun auch von einer entgeistigten zu einer entdinglichten, qualitätenlosen Natur bewegt. – Als Korrelat aber dieser Tendenz sehen wir gerade auch ein ganz entgegengesetztes, umgekehrtes Naturbild entstehen: das der vergötterten, durchgeistigten, sinn- und planvollen dinglichen Natur.

Diese beiden liegen im Streit. Jedes von beiden aber enthält doch noch irgendwie eine Beziehung auf Gott: die Naturwissenschaft in ihrer Selbstbeschränkung eine Bejahung des Unbeschränkten, Unendlichen – nur als ihr unvermeidliches, rein abstraktes Anhängsel; die Natur des Pantheismus in der Allbegeisterung und Allbejahung des sinnlichen Diesseits. Und wie diese beiden Formen der Naturanschauung sich nur verhalten wie Schraube und Mutter, wie Plus und Minus, ebenso haben sie auch in ihrem Verhältnis zu Gott etwas Gemeinsames: die Negativität der Theologie. Beide können nicht mehr bestimmt von Gott sagen, was er tut, wie MOSES – beide sagen im Grunde nichts von ihm, was man verstehen kann.

In beiden liegt somit der Ansatz zum mystischen Verhalten des Menschen (oder jedenfalls die Freiheit dazu), d. h. zu dem Verhalten zu Gott, welches die rationale Erkenntnis Gottes grundsätzlich verneint, ebenso verneint, wie es die rationale Erkenntnis der Natur bejaht. So ist denn auch in der Tat SPINOZA in die nächste Nachbarschaft der Mystik seiner Zeit zu setzen, so huldigt GOETHE überall dem Dämonischen, Irrationalen, und will doch nie »ihn nennen, noch bekennen«.

Die Namen, welche dieses Bewußtsein für Gott findet, sind daher nur Ausdrücke des subjektiven Verhaltens zu Gott, sie bezeichnen nicht Gott selbst. – »Nenn's Glück! Herz, Liebe! Gott! Ich habe keinen Namen dafür!« Aber Gretchen darauf: »Wenn man's so hört, möcht's leidlich scheinen, steht aber doch immer schief darum; denn du hast kein Christentum.« Was Gretchen hier mit zwei Worten ausspricht als eine strenge Richterin, das ist doch das Schicksal des als Atheisten verfolgten SPINOZA. Gerade bei diesem hat ja diese innere Verwandtschaft der negativ-theologischen Naturerkenntnis mit subjektiver Religion ihren höchsten und glänzend klaren Ausdruck darin gefunden, daß er (1677) die Erkenntnis als amor Dei bezeichnete.

Aber diese allgemeinste Übereinstimmung der entdinglichten und der dinghaften Natur kann doch ihren tiefen Gegensatz nicht überbrücken. Mit Gedanken über verschiedene Methoden und dergleichen läßt sich nicht verhüllen, daß die beiden Arten zu sehen doch wirklich ganz Verschiedenes als Wahrheit sehen. Und dieser Gegensatz wird, wie Sie sehen werden, sich noch immer tiefer einreißen. Heute ist NEWTON Sieger über GOETHE; aber nicht jeder, der besiegt ist, ist darum ein Toter.

## IV. Zeichen und Zeiten

Wir mußten das letzte Mal eingestehen, daß wir aus den widersprechenden Behauptungen nicht herauskommen konnten. Zwei grundverschiedene Ansichten der Natur waren uns entgegengetreten: die naturwissenschaftliche, mechanische, gesetzliche und die pantheistische, vergeistigend-vergötternde, belebend-beredende. »Hier Newton – hier Goethe« kann sagen, wer Namen braucht.
Wir haben uns nicht entschieden. Wir haben die zwei stehen lassen. Ist das nicht Denkschwäche oder Schlimmeres – Schwäche der Überzeugung, des Wollens? Oder können wir wirklich nicht? Kann denn das Denken überhaupt Widersprüche und Gegensätze gelten lassen, besteht es nicht vielmehr in deren Überwindung, Vereinigung? Offenbar ist es doch wahrhaftiger gedacht, unüberwindliche Gegensätze als solche zu bejahen, als mit Gewalt das Unsinnige sinnig zu machen. Offenbar ist doch das Gesetz des Denkens nicht die Eins, sondern die Zwei, ebenso wie das Gesetz des Lebens nicht die Eins, sondern die Zwei ist. Gott schied – die Welt. Wir haben das in unseren bisherigen Betrachtungen erfahren müssen. Wir haben Kämpfe von Weltanschauungen, ihr Ringen um die Eins erlebt. Es ist keine Frage: das Denken ringt um die Einheit, ebenso wie das Leben um die Überwindung der Zwei ringt. Und so möchten Sie vielleicht auch wieder sagen wollen: das Gesetz des Denkens ist die Eins. Aber wenn die einen sagen, das Gesetz ist die Eins, und die anderen sagen, das Gesetz ist die Zwei, so sind die einen und die andern schon wieder eine Zwei. Aber vielleicht möchten sich die streitenden Parteien auf eine Mittellinie oder einen neuen Weg einigen, und alsdann entsteht die dritte Möglichkeit: es entsteht die Drei.
So merkwürdig und gesucht Ihnen vielleicht diese Sätze erscheinen möchten, so unendlich folgenreich ist ihr Inhalt. Diese Sätze sind merkwürdig, denn sie enthalten vielleicht das Wunderbarste, was es in der Wissenschaft gibt: das Geheimnis der Zahl. Ein Geheimnis, um so geheimnisvoller, als es der Schlüssel zu allen anderen Geheimnissen ist und alle anderen Geheimnisse aufzuschließen, zu entgeheimnissen scheint. Was uns hier nur so eben aufdämmert, das ist die letzte, tiefe Verwandtschaft von Mathematik und Logik, von Gott und Wort. Es ist die Frage: entspringt das Erkennen aus der Eins oder der Zwei, der Einheit oder dem Widerspruch?

Fragen wir einmal KANT (1781). Das ist an sich keine gute Methode, keine therapia magna, aber vielleicht bringt sie weiter. Wir müssen nur klar bleiben, wenn wir fragen, wenn wir ihn fragen. Nun, eben den großen Mann, der den Kreidestrich der theologischen, theokratischen Wissenschaft zu überschreiten glaubt; der noch im Diesseits des theologischen Wissens stand, der letzte große Mann der Wissenschaft, ein Stubenhocker, wie NIETZSCHE ihn nannte, mit all den Ecken und Türmchen, Spitzbögen und Strebepfeilern der Scholastik und aber zugleich der erste Kolumbus, der die *kompaßlose* Fahrt aufs Meer der Wissenschaft antritt. Und was sagt er? Unser Erkennen beruhe auf »transzendentaler Synthesis«, auf der »synthetischen Einheit der Apperzeption«. Da also haben wir es: unser Erkennen ist diese Kraft der Synthesis, ist ein synthetisches Vermögen. Daher seine bedenkliche Verachtung der analytischen, der formalen Logik, daher die Revolution, die er gerade in der Logik hervorbringt, indem er statt der Lehre vom Begriff die Lehre vom Urteil ins Zentrum der Betrachtung rückt. Also Erkennen ist Synthesis, und nur synthetisches Erkennen ist produktiv, bringt etwas zustande, während analytische Urteile das Erkennen nicht erweitern, sondern nur erläutern. Also wir vermögen in der Tat unser Erkennen zu erweitern: wir, unsere Vernunft, hat die Kraft der Synthesis, ja sogar das Vermögen synthetischer Urteile a priori.
Hier in diesem wahren Zentrum KANTischer Philosophie steckt denn auch sein Atheismus, der Atheismus der neuen Wissenschaften, begründet.
Und mit dieser kantischen Synthesis wollen wir denn heute diese gottlose Fahrt aufs Meer der Wissenschaft antreten, wollen es wagen. Noch in der letzten Stunde war uns ja die theologische Beziehung nicht völlig entschwunden, aber sie war doch als Element der *Wissenschaft* schon auf ein Minimum zusammengeschrumpft: auf ein Fast-weniger-als-nichts, auf negative Theologie.
Heute nun werden wir uns dieser Synthesis einmal anvertrauen, werden sehen wollen, was sie leistet. Freilich: schon mit dem ersten Schritt auf dieses Kolumbusschiff scheinen wir einen Augenblick zu straucheln – ein böses Omen, wenn der Volksmund recht hat. Denn schlagen wir KANTS Buch auf: das erste Wort, das uns da entgegenstarrt, es ist nicht sehr wohlklingend: Kritik. Das Wort kommt von κρίνω, scheiden. Also scheiden sollen wir, nicht

einen? Man sagt wohl nicht zu viel, wenn man behauptet, daß in diesem ersten Wort der »Kritik der reinen Vernunft« der Urwiderspruch der kantischen Philosophie schon liegt. Aber wir wollen dies hier nur anmerken und uns dadurch jetzt nicht aufhalten lassen.

Vorerst wollen wir unser, nun schon Gewohnheit gewordenes Verfahren einschlagen: wir stehen heute beim vierten Schöpfungstage, und Sie werden alsbald bemerken, daß er gerade es ist, welcher unseren Weg uns vorzuzeichnen scheint. Der Bericht darüber lautet:

»Und Gott sprach: Es werden Lichter an der Feste des Himmels, die da scheiden Tag und Nacht, und geben Zeichen, Zeiten, Tage und Jahre, und seien Lichter an der Feste des Himmels, daß sie scheinen auf Erden.

Und es geschah also.

Und Gott machte zwei große Lichter: ein großes Licht, das den Tag regiere, und ein kleines Licht, das die Nacht regiere, dazu auch Sterne.

Und Gott setzte sie an die Feste des Himmels, daß sie schienen auf die Erde und den Tag und die Nacht regierten, und schieden Licht und Finsternis. Und Gott sah, daß es gut war.

Da ward aus Abend und Morgen der vierte Tag.«

Das Schöpfungswerk des dritten Tages hat den Umkreis der Natur mit einziger Ausnahme des Menschen im wesentlichen erschöpft. Es hat einen doppelten Inhalt: die Dinge der unbelebten und dann der belebten Natur. Im vierten und fünften Tagewerk kehren nun beide Gruppen getrennt wieder, indem am vierten Tage die Himmelskörper, am fünften Tage noch die Tiere geschaffen werden. Wir bekommen dadurch Anlaß, uns mit den beiden Erscheinungsgruppen erneut und eingehender zu befassen.

Zuerst mit der Erschaffung der Himmelskörper. Der soeben noch auf die winzigsten Produkte der Vegetation geheftete Blick wird mit starker Kontrastwirkung plötzlich wieder emporgerissen und in die Unermeßlichkeit des Weltraumes geführt. Aber hier begegnet uns von neuem etwas Überraschendes, das aus dem Vorstellungskreise des vorhergehenden Werkes völlig herausführt. Es ist die Erschaffung der Himmelskörper nicht als solche allein genannt, sondern als *Zeichen* und *Zeiten*: der erste Begriff der Astronomie – der Astro-Nomie.

Schon in den zwei ersten Worten des ganzen Schöpfungsberichtes war die Zeit fühlbar: »Am Anfang.« Zeit überhaupt also war schon da; der Schlüssel zum vierten Werk liegt für uns eher in dem Wort *Zeichen*. Was hier geschaffen wird – darin liegt das Neue –, es ist nicht allein ein reales Ding, wie am Tage vorher, sondern zugleich ein *Zeichen*, ein Hinweis auf eine Realität. Was Sie hier sehen, ist der erste wissenschaftliche Begriff, der im Schöpfungsbericht auftaucht. Die Himmelskörper treten nicht als solche nur in Erscheinung, sondern die Gestirne sind ein Zeichen *für uns*, die wir, nach Erkenntnis strebend, die Zeit zu erkennen streben. Gleich wichtig aber ist, daß dies Erkennen der Zeit kein anderes ist und sein kann als *Messung*, das Messen der Zeit durch Räumliches, durch Himmelskörper. Was hier mithin entsteht, ist nichts anderes als angewandte Mathematik, mathematische Physik. Und gleich hier ist ausgesprochen, daß wir die Zeit nur mit Hilfe des Raumes messen. Auch dies, daß – soviel wir wissen – das Kindesalter der Wissenschaft Astronomie ist, bleibt bis heute eine entscheidende Eigenart unserer Wissenschaft von der Natur.

Wir waren ihr schon früher begegnet; heute ist aber die Rolle der Mathematik eingehend zu erläutern. Warum eigentlich ist Mathematik die Grundlage der Physik und, da Physik die Grundlage der Naturwissenschaft ist, auch Grundform aller sogenannten exakten Naturforschung? – Sie sahen bereits, daß hier ein Geheimnis, das Geheimnis der Wissenschaften, bloßgelegt wird. Vom ersten Tage an hat uns der Dualismus unserer Welt beschäftigt: Gott schuf Himmel und Erde; vom Anfang an bestand die Entzweiung, als eine Zwei entsprangen Geist und Natur seiner im Schaffen schon trennenden Gebärde. Im Anfang wird die Zwei: die Vielheit, die Zahl. Und immer wieder war es die unausrottbare Spannung *zweier* Welten, die uns begegnete. Diese letzte Mannigfaltigkeit nun muß im Erkennen überwunden werden; und so ist Erkennen die Verschmelzung von Natur und Geist, die Überwindung des Sinnlichen der Erscheinung durch das Denken. Wie diese beiden so völlig verschiedenen Sphären zur Berührung kommen können, das ist in der Tat das eigentliche Geheimnis der Wissenschaften, ihr Kunstgriff. Und dieser Kunstgriff heißt Mathematik. Sie schafft die Zeichen, wodurch das Anschauliche vom Denken erfaßbar wird; diese Zeichen sind die Zahlen.

Durch Zahlen wird das in Zeit und Raum Gegebene dem Denken faßbar. So liefert Mathematik für KANT (1781) die Schemata, »Monogramme« zur Anwendung der reinen Verstandesbegriffe auf die sinnlichen Gegebenheiten und überbrückt so in nicht weiter begreiflicher Weise die Kluft, welche reines Denken von reinem Anschauen des Raumes und der Zeit, welche Logik von »Ästhetik« – wie KANT sich ausdrückte – trennt. Hier also wurzelt seine etwas schwierige, aber unendlich wichtige Lehre vom »Schematismus der reinen Verstandesbegriffe«. Durch Zahlen überwinden wir die Kluft, welche Geistigkeit und Sinnlichkeit zu trennen schienen. Noch scheint die sprunghaft fortschreitende Reihe der Zahlen der Kontinuität des räumlich und zeitlich uns Erscheinenden, der Kurve sich nicht recht bemächtigen zu können. Aber in der Infinitesimalrechnung überwindet Mathematik auch dieses Hindernis und wird zu einem Denkinstrument von vollkommener Schmiegsamkeit gegenüber dem flüssigen Geschehen der Physik.

So ist das mathematische Bild der Physik entstanden. Es ist ein Bild, weil es ein Zeichen, ein Symbol ist, wodurch das Denken auf den sinnlichen Stoff hinzeigt, ihn repräsentieren läßt. Nicht der sinnliche Stoff selbst als solcher ist dem Denken erfaßbar, sondern nur sein Bild, Symbol, Repräsentant. Und diese Symbole, Repräsentanten sind die mathematischen Naturgesetze. Nicht diese Gesetze selbst haben Realität, aber die Natur gehorcht ihnen, unabänderlich, notwendig.

Dies Ihnen ganz geläufige Gehorsamsverhältnis der Natur zu ihren Gesetzen ist auch dem Beschreiber des vierten Schöpfungstages nicht fremd; es mußte ihm ja in die Feder fließen in dem Augenblick, da er zum ersten Male den Gedanken rationaler Wissenschaft aufdämmern läßt: ausdrücklich sagt er – das passive Gehorchen aktiv ausdrückend –, daß das große Licht den Tag »regiere«. Er, der regierende Schöpfer, setzt hier zuerst einen Regenten in die Welt selbst ein. Der Satrap aber wird von Jahrhundert zu Jahrhundert mächtiger und selbständiger: er lehnt sich schließlich im eignen Herrscherbewußtsein auf gegen den alternden Gott: Luzifer wird selbst der Vater aller Dinge und selbständig. Wir haben diesen Weg der Wissenschaft bereits kennengelernt.

Menschliche Erfindungswahl hat dies Verhältnis der Zahl und symbolischen Mittlerschaft der Mathematik im Gang der Zeiten verschieden auszudrücken versucht. Der Ausdruck, den wir kennen, ist der der exakten Naturwissenschaften. Sie wissen, daß diese sich in erbitterten Kämpfen gegen die arabische Magie, die jüdische Kabbala, gegen die Astrologie des Mittelalters durchgesetzt hat.

Wenn zwei dasselbe Ziel mit verschiedenen Mitteln zu erreichen glauben, so pflegen sie am heftigsten aneinander zu geraten. Das Ziel von Magie, Kabbala und Astrologie ist auch das der exakten Wissenschaft gewesen: die Gesetzgebung der Natur durch das Symbol der Mathematik darzustellen, wie schon PYTHAGORAS gewollt zu haben scheint.
Mathematik ist so, als Instrument des die Sinnlichkeit ergreifen wollenden Denkens, der Vermittler der Spannung zwischen Geist und Natur. Sie ist eine Lösung dieser Spannung und damit *ein* gewaltiger und höchst erfolgreicher Versuch zur Lösung jener Krise, die die Mannigfaltigkeit der Dinge zuerst in der Naturforschung heraufzubeschwören schien. –
Und in der Tat: kann denn jemand einen Augenblick nur glauben, dieser ganze Weg sei ein Versehen, ein Irrtum gewesen? Kann jemand die Angriffe GOETHES – und HEGEL wetteifert mit ihm in der Beziehung – auf NEWTON für etwas anderes als einen groben, von Sachunkenntnis getragenen Mißgriff ansehen? GOETHE irrte sich ganz gewaltig. Und sofern er selbst Naturwissenschaft mit Erfolg betrieb, leistete er doch ganz genau dasselbe wie jede andere Naturforschung seiner Zeit, trieb er in ganz demselben Strome mit, der alsbald zu DARWIN und zur Sinnesphysiologie führte und führen mußte. Wir haben in der Tat doch gar keine Wahl mehr; zwischen den Dryaden, Panen und Dämonen einerseits und Physik und Chemie andererseits wählen wir doch gar nicht mehr, denn jene existieren eben nicht mehr für uns – darüber besteht doch ebensowenig Zweifel als darüber, daß sie eben für den mittelalterlichen Menschen existiert haben. Es ist also ein hoffnungsloses Beginnen, diese einmal entgeistigte Natur nun mit Gewalt wieder vergeistern zu wollen, das werden wir noch näher sehen. Denn der Gang der Naturwissenschaften enthält etwas schlechthin Zwingendes, und dies Zwingende heißt: *Wahrheit der Erfahrung*. Sie stimmen eben, diese Naturgesetze. Mag noch soviel Licht im »Faust« über Natur verbreitet sein: man wird durch Erforschung der Natur nach der *Methode* des Faust von GOETHE (1808, 1832) keine einzige wissenschaftliche Erkenntnis zustande bringen. Sie werden in HELMHOLTZ' Reden ([4]1896) recht viele Zitate aus dem »Faust« finden, aber sie machen mir offengestanden einen etwas journalistischen Eindruck; sie berühren doch mehr wie das höfliche Handanlegen an die Kopfbedeckung, wenn sich zwei Helden in Walhalla zufällig begegnen. Aber HELMHOLTZ weiß dabei genau, daß er

gesiegt hat und daß es ein Zurück in diesem *Sinne* nicht gibt. Jene pantheistisch durchwebte und durchgeisterte Natur ist tot, und der Gang der Dinge erfährt unvermutet von einer ganz anderen Seite her eine neue Wendung.

Hier nehmen wir den Faden von der letzten Stunde wieder auf mit der Frage: was wird denn aus der Mannigfaltigkeit der Qualitäten in einer quantifizierenden Wissenschaft?

Zunächst scheint es ja, als ob diese selbst sich immerhin auf eine Mannigfaltigkeit aufbaute. Die Chemie z. B. hat sogar eine Unzahl von Elementen und Verbindungen, die sich durch Farbe, Konsistenz, Gewicht, Reaktionsvermögen usf. unterscheiden. Aber von allen diesen vielen Qualitäten scheidet die quantifizierende Wissenschaft mehr und mehr aus, und am Ende dieses Reinigungsprozesses stehen nur noch ganz wenige Begriffe wie Kraft, Materie, Bewegung, Raum, Zeit, Kausalität. Was ist nun eigentlich das Prinzip dieses Reinigungsverfahrens? Wonach entscheidet sich denn, ob ein Begriff physikalischer Grundbegriff sei oder nicht? Die Antwort lautet: danach, ob er objektive oder nur subjektive Bedeutung hat. Das ist es also: wir fragen, ob eine gewisse Erscheinung auch *außer* uns oder nur *in* uns sei. Ist sie nur in uns, dann ist sie jedenfalls nicht physikalisch real, sie ist eben nur subjektiv. So zeigte sich z. B., daß Blau und Rot nur Empfindung, aber durchaus nicht außer mir im Raume ist, denn da ist nur die Wellenlänge 400 oder 500.

Wer die Geschichte der Physik überblickt, wird finden, daß in der Tat ihr Weg der einer unablässigen Zurücknahme zuerst objektiv scheinender Erscheinungen ins Subjekt ist. Wir sprachen schon von den Farben. Dasselbe geschieht mit den Tönen. In dem Raume selber tönt nichts. In ihm herrscht ewiges Schweigen und ewige Nacht: nur Bewegung der Masse, ein stummes Wogen der Materie. Aber auch die Materie selbst scheint aus der Physik zu verschwinden. Auch sie ist nur eine Sinnestäuschung. Die Physiker des 18. Jahrhunderts wollen sie rein aus Kräften konstruieren. Aber auch der Kraftbegriff scheint ja aus dem subjektiven Gefühl unserer Muskeln gekommen zu sein; und das 19. Jahrhundert kennt mehr als einen Versuch, die Kräfte ganz aus der Physik zu entfernen. Das berühmteste Beispiel davon ist ja die Mechanik von Heinrich Hertz (1894), die ganz auf dem Wege liegt, den auch Ernst Mach (1883) begeht, der ihr freudig zustimmt und im Kraftbegriff üble Reste eines Fetischismus der Physik sieht. Die Grundlage der Physik nähert sich hier in der Tat schon dem Ideal, das einst DESCARTES (1644) aufgestellt hat, nämlich die ganze Physik in eine Geometrie der Bewegungen zu verwandeln. Die Materie hat dann nur noch zwei irreduzible Eigenschaften, Grundqualitäten, nämlich Ausdehnung und Bewegung – in der Bewegung ein Hinweis auf ein drittes Unentbehrliches, die Zeit. Der Substanzbegriff ist endgültig durch den Funktionsbegriff ersetzt, der auch zugleich die letzte Befreiung des Kausalbegriffes von der Metaphysik darstellen soll.

Was wird nun aus diesen letzten Qualitäten, die schon beinahe keine mehr sind, was wird aus Raum und Zeit? Sie sind es ja, auf welchen die Sinnlichkeit der Physik, die anschauliche Vorstellbarkeit des von Physik Gedachten, jetzt allein noch ruht! Und mit dieser Frage stehen wir denn vor einem Grundproblem der Physik des 20. Jahrhunderts, der Gegenwart. Sie alle wissen, daß unser dreidimensionaler euklidischer Raum und unsere an diesem Raum gemessene Zeit für heutige Physiker nicht mehr die zweifelsfreie Objektivität besitzt, die er eben seit EUKLID besaß. Sie wissen, daß unsere Maßstäbe, die doch die Voraussetzung sind, daß wir sagen können, zwei Körper seien gleich groß, zwei Seiten gleich lang, daß diese Maßstäbe selbst anfingen, dehnbar zu werden; daß in der Relativitätstheorie die Begriffe der Gleichräumigkeit und der Gleichzeitigkeit sich aufzulösen scheinen.

Wir stehen, wie gesagt, vor einer Gegenwartsfrage und vor einer Entwicklung, der auch unter den ersten Physikern einige abwartend gegenüberstehen. Ich werde mich nicht unterfangen, selbst hier Schlüsse ziehen zu wollen; um so weniger, als wir Nichtphysiker alle mit den größten Auffassungsschwierigkeiten hier kämpfen, welche wohl jede Revolution der Physik von jeher für die Mittelmäßigen mit sich bringt – man denke an die Entdeckung des KOPERNIKUS.

Aber gefühlsmäßig scheint uns diese letzte Phase der Physik einen folgerechten Endpunkt in dem durch Entgottung zu Entgeistigung und Entdingung der Natur fortschreitenden Prozeß der Wissenschaft darzustellen. Zu diesen drei Stufen gesellt sich nämlich jetzt als vierte die endgültige und völlige *Entsinnlichung* der objektiven äußeren Natur. Denn dieser nicht-euklidische Raum moderner Physik ist nicht mehr sinnlich anschaubar. Er ist nur denkbar, konstruierbar; man kann mit ihm rechnen, aber sinnlich ist er nicht faßbar. (Schon das dreidimensionale Gebilde ist den meisten von uns ja entfernt nicht so deutlich wie das zweidimensionale; wir beherrschen das Bild in einer Ebene unendlich viel vollständiger als das plastische Gebilde. Sinnlich-transzendent aber ist uns ein mehr als dreidimensionaler Raum.)

Aber diese so rücksichtslos gegen unser ganzes gewohntes Vorstellen einschreitende Wissenschaft hatte wohl auch die Pflicht, nun doch irgendwie verständlich zu machen, wie in diese Welt der Physik, in diese Welt der mathematischen Funktionen die Farbe, der Geruch und der Ton, die Wärme und die Kälte eigentlich hineinkommen. Denn auch sie sind da; das wagt man doch schwerlich zu bestreiten. Diese Frage wird im 18. Jahrhundert noch nicht so brennend empfunden. Man steht noch unter dem überwältigenden ersten Eindruck mechanistischer Aufklärung, und LAMETTRIE (1748) hat noch den Mut zu sagen: »L'homme machine.« Aber im 19. Jahrhundert, als die auf die vollkommene Entdinglichung und selbst Entsinnlichung der Natur hinauslaufende Konsequenz der Physik sich mehr und mehr enthüllt, da drängt sich den Physikern die Absurdität eines reinen Materialismus, eines nur physikalischen Weltbildes selbst mächtig auf. Und so sehen wir jetzt Physiker von erstem Range mit fast gleichem Interesse neben dem physikalischen Objekt dem sinnlichen Subjekt sich zuwenden. Und so ist es gewiß kein Zufall, daß gerade HELMHOLTZ, FECHNER, MACH halb Physiker, halb Sinnesphysiologen werden. Der erste, der den klaren Begriff dieser neuen Wissenschaft schuf, war Johannes MÜLLER (1826, 1838), der in seinem Gesetz der spezifischen Sinnesenergie die große Frage löst: woher kommen denn eigentlich die Qualitäten, wenn sie nicht in den äußeren Vorgängen der Natur enthalten sind? Er antwortet: sie beruhen auf den spezifischen Verhältnissen unserer Sinnesorgane.

Zwar sind also die Empfindungen selbst subjektiv, aber ihr Zustandekommen beruht doch auf der spezifischen Tätigkeit der Sinnesorgane. Und mit dieser Einsicht setzt dann in der Tat eine völlige Peripetie und eine völlige Verschiebung, Umstellung aller Schachfiguren im Brett der Wissenschaft ein. Denn bisher sollte doch Physik alles, auch die lebenden Organismen erklären. Aber jetzt mit einem Male hören wir das gerade Gegenteil: der Organismus, die Struktur seiner Organe erklärt die Phänomene, auf denen Physik beruht! Denn worauf sonst beruht sie ursprünglich, wenn nicht auf Sehen und Hören? Und dies Sehen und Hören ist jetzt mit einem Male Ergebnis von etwas, was die Physik kaum beachtet hatte: Ergebnis der lebendigen Organisation. Und bald geht man weiter! Nicht nur die Empfindung von Blau und Rot beruht auf dem Mechanismus der Retina, sondern auch das gesamte Vorstellen und Denken des Menschen auf der Tätigkeit seiner Hirnrinde. Und selbst der objektive Raum ist nur Vorstellung und in seiner Dreidimensionalität nur das Produkt gerade unserer physiologischen Organisation. Statt von Raum spricht man jetzt plötzlich von Raumvorstellung, statt von Zeit von Zeitvorstellung. Ja, es gibt Leute, die im Gehirn, also im Raum, ein Raumzentrum suchen, einen Ort im Raum, an dem die Vorstellung des Raumes – doch der einzige Raum, den es gibt – entsteht! Der Raum entsteht im Raum. Hier dreht sich uns schon alles im Kreise; hier weiß keiner mehr, wo ein und aus.

Bedenkt man diese gewaltigen Verschiebungen, so versteht man, wie HELMHOLTZ 1877 – all dies mehr ahnend als schon klar sehend – sagen konnte, er sei geneigt, das Gesetz von Johannes MÜLLER der Entdeckung des Gravitationsgesetzes gleichzustellen. Man darf sagen: mehr ahnend. Denn in welchem Maße die besonderen Inhalte der physikalischen Begriffe in Sinnesphysiologie sich verwandelten, hat er ja noch nicht übersehen können, und daher auch nicht, daß der Schwerpunkt des wissenschaftlichen Systems unmerklich aus der Physik in eine andere Wissenschaft hinüberzugleiten drohte – in die *Biologie*.

Seltsam genug! Das war ja doch gerade im bösen Mittelalter und in den phantastischen Schöpfungen der BRUNO, CAMPANELLA, CUSANUS, PARACELSUS das zentrale Phänomen gewesen: das Leben! Das war ja doch in SCHELLING und OKEN in leidiger Wiedergeburt und Mißgeburt noch einmal über die Bühne gehuscht! Es wäre reizvoll, die sich mühsam aneinander abringenden Begriffe der Sinnesphysiologie – auf der einen Seite Empfindung, auf der anderen Bewegung, hier Subjekt, dort Objekt, aus denen dann das Amphibium der Bewegungsempfindung (HELMHOLTZ 1879) wird – gerade bei HELMHOLTZ zu verfolgen. Aber viel charakteristischer arbeitet sich dieser Zustand der Wissenschaft bei Ernst MACH (1875, 1886) heraus, diesem persönlich so viel anziehenderen, überragenden Forscher. Bei ihm ist in der Tat die Physik schon zu einer Analyse der Empfindungen, also meiner subjektiven Vorgänge, geworden. Das Erstaunlichste bei Ernst MACH ist die Verbindung hellseherischer Konsequenz mit einer völligen Ahnungslosigkeit gegenüber dem Umsturz, der damit droht, daß mit diesem Übergang des Pluszeichens ins Subjekt, des Minuszeichens aufs Objekt die Wissenschaft sich auf den Kopf stellt. Daß gerade in ihm die logischen Wandlungen SCHELLINGS sich wiederholen! Und auch die Folgen machen gerade bei ihm sofort sich bemerkbar: gerade in seine Erkenntnistheorie (1882, 1883) schleichen sich typisch biologische Begriffe fortwährend ein, der Begriff der Ökonomie, der der Harmonie, der von Mittel und Ziel usw.

Weiter haben wir die Betrachtung, die sich nun dem Leben zuwendet, nicht zu führen. Aber eins ist noch zu fragen und führt uns in unseren heutigen Ausgangspunkt wieder zurück: wird, wenn das *Subjekt* das Maß der Dinge wird, nicht das Objekt unerkennbar; ist nicht das, was ich erkenne, nur meine Vorstellung, die Welt als Wissenschaft nur Welt als Vorstellung? Ja. Dem ist so! Sind nicht diese meine Vorstellungen nur Symbole für etwas an sich Unerkennbares? Ja, auch dies! Ist dann nicht der Bau der mathematischen Physik nur ein Kunstbau, etwas Künstliches, Gemachtes? Ja, auch dies! Ist da nicht Wissenschaft jetzt Schwester der Poesie, die auch nur künstlich macht? Auch dies! Wollte nicht Wissenschaft aber Wissen sein, d. h. das Wirkliche selbst ergreifen, ganz und gar und ohne Einschränkung, und ist sie nun nicht nur die Bühne, die die Welt bedeutet, aber nicht *ist*? Ja, auch dies. Steht sie nun noch wirklich höher als der Glaube – und nicht am Ende tiefer? Fraglich. Ist ihre Form notwendig, oder könnte am Ende ein anderes Bild ebenso wahr und gleich unwahr sein? Ist sie nicht nur eine von verschiedenen möglichen Arten, das auszudrücken, was man auch anders ausdrücken könnte? –

Nicht einen Augenblick haben die Ersten dieser Wissenschaft gezögert, diese Konsequenzen zu ziehen. Als Kronzeugen nenne ich Ernst MACH (1886, 1905), Joh. VON KRIES (1916); auch HELMHOLTZ (1879) gehört in gewissem Sinne hierher. Wirft damit Wissenschaft aber nicht den Vorrang mit eigenen Händen weg, den sie vor spekulativer Wissenschaft aus reiner Vernunft zu haben behauptete? Und desgleichen den Vorrang, den sie vor dem Glauben zu haben schien?

Nun, ich glaube nicht, daß mit der Bejahung dieser Frage eine Errettung eines schon rettungsbedürftig gewordenen Glaubens eintritt. Ich halte diese Fragestellung schon für falsch. Ich kann nicht glauben, daß wir in der Wissenschaft nur möglichst passende Bilder, möglichst ökonomische, d. h. kurz ausdrückbare und harmonische Analysen unserer Sinnesempfindungen suchen. Ich glaube das alles nicht, oder vielmehr, ich weiß ganz genau, daß ich, wenn ich beobachte am Krankenbett oder im Laboratorium experimentiere, nicht poetisch vorgehe, sondern wissen will, was da ist – punctum. Ich will wissen, ob der Blutdruck erhöht ist, und wenn ich ihn gemessen habe, dann ist er auch erhöht, und das weiß ich, daß er es ist. – Vielleicht ist Ihnen diese Argumentation zu elementar; und in der Tat, ich habe hier nicht widerlegt und nicht bewiesen. Doch vielleicht gehören die beweislosen Behauptungen ebenso in die Wissenschaft wie die beweisbaren.

Was sich heute uns darstellte, das ist unser erster Gang durch die entgottete, gottlose Wissenschaft, die Welt durch KANTS Synthesis. Es war ein Blick auf ein Werk von unglaublicher Fruchtbarkeit, unglaublichem Erfolg. Aber einen Ruhepunkt, einen Abschluß konnten wir nicht finden. Der Schlüssel, der das Tor der Erkenntnis aufschloß, die Zahl, schien in der Tat eine wunderbare Kraft zu entfalten, den denkenden Geist mit sinnlicher Natur zu versöhnen, die bändigende Kraft des Naturgesetzes in unsere Hand zu legen, es uns brauchen zu lassen zum Bau von Türmen, Brücken, Maschinen, Kanonen. Aber noch während unser Blick an alledem hing, schien sich alles plötzlich um uns zu drehen, wir schienen auf dem Kopf zu stehen – und als wir die Perspektive wiederfanden, da waren wir entrückt in ein anderes Land, ins Leben.

Es gibt vielleicht eine Art und Weise, diesen Prozeß aufzuhalten, zum Augenblick der objektiven Naturwissenschaft zu sagen: »Verweile doch, du bist so schön.« Nämlich so, daß man sagt: man kann die Welt eben so ansehen oder anders ansehen; es gibt eben verschiedene Arten, die Dinge anzusehen; nur muß man aufpassen, daß man die Sachen nicht durcheinanderbringt, Physik nicht mit Biologie, Biologie nicht mit Psychologie verwechselt und so weiter. – Diese Gesinnung eines Laissez-aller, die man in Amerika auch als Pluralismus bezeichnet hat, ist ein Geisteskind eines unerfreulichen Liberalismus. Auf diesem Weg gelangt man zu einer Freiheit der erlaubten Betrachtungsformen, die ordnungslos, chaotisch wird. Aber so weit sind wir bis jetzt noch nicht geraten. Was sich uns heute vielmehr darbot, war ja nur das Schauspiel, wie sich die objektive Wissenschaft, ohne es zu wollen und durchaus zwangsläufig, verwandeln, gleichsam chamäleonartig die Farbe wechseln kann, wie die Elemente objektiver Physik zur subjektiven Welt der Empfindungen werden. Und dies wollen wir als wichtigstes Ergebnis festhalten: die Wissenschaft selbst ist nicht starr, sondern flüssig, und was eben noch positiv war, das kann morgen negativ sein. So ist, drückt man es einmal mit der Sprache der akademischen Disziplinen aus, Physik gleichsam in Biologie umgeschlagen.

Wer von Ihnen HEGEL kennt, weiß, daß dieses Wort ein HEGELsches ist. Fürchten Sie nicht, daß ich Sie etwa verhegeln wolle; aber eines drängt sich auf: was die spekulative Naturphilosophie von der objektiven *Natur* behauptet hatte, das hat die *Wissenschaft* des auf sie folgenden Jahrhunderts im wissenschaftlichen Denken erlebt, ohne es zu ahnen. Weithin ist diese Naturforschung zu einer Antwort der in jener Naturphilosophie gestellten Frage geworden, ohne es auch nur entfernt zu ahnen. Der ersten Einer und, soviel ich sehe, Einzige, der dies auch gelegentlich bemerkt hat, war WINDELBAND (1880). Für uns wird diese Tatsache auch weiterhin Bedeutung gewinnen.

# V. Die Lebewesen

Das Leben. – Ich weiß nicht, mit welchem Grade des Mißfallens Sie das Tempo haben wachsen sehen, mit dem unsere Betrachtungen über die Gefilde weltumspannenden Denkens, Bücher, Bibliotheken, Häuser füllender Wissenschaften hinwegeilen, als ob an alledem nicht eben so sehr viel läge. Ich glaube, der gewissenhafte, pünktliche Arbeiter revoltiert in Ihnen. Und doch ist da irgend etwas, weswegen der am Einzelnen, Genauen, Gewissen, Täglichen, Notwendigen, sehr Notwendigen Beschäftigte eines Augenblicks sagt: hol's der Teufel! Er verbrennt seine Götter und geht spazieren. Was ist denn das eigentlich für ein sonderbarer Vorgang? Nun, sonderbar doch eigentlich nur für den Stubenhocker, aber höchst unsonderbar für einen lebendigen Menschen. Und so weiß wohl jeder von Ihnen, daß das Leben sehr gelassen und souverän über die Wissenschaft hinwegzuspazieren pflegt. Und dieses selbe Leben also sollen wir jetzt schulmeistern wollen und in einer Stunde abhandeln! – Wo es doch entweder in einer Sekunde, in einem Augenblick, nein, in einem Blick der Augen steckt oder nirgends und nie vorhanden ist.

Wissen wollen, was dies Leben eigentlich sei: diese Frage haftet nicht am akademischen Standpunkt. Wenn zu mir eine Bauersfrau aus dem Odenwald kommt, weil sie Rückenschmerzen hat, dann fragt sie nicht selten, »was jetzt das denn eigentlich ist« viel eindringlicher, als wie man es besser machen kann. – Das Leben fragt sich selbst, was es eigentlich sei.

Zunächst: *Ich lebe*. Denn ich *will* leben, darum esse ich und trinke ich doch. Also lebe ich doch, weil ich *will*. Aber *daß* ich lebe, verdanke ich *doch* nicht meinem Willen, denn mein Leben ist mir ja gegeben. Ich habe es ja nicht von mir. Ich *kann* also leben, wenn ich eben will. Ich kann es aber auch abschneiden. Aber ich liebe mein Leben, betrachte es als Geschenk und sage daher, ich *darf* leben. Aber zuweilen hasse ich mein Leben, dann sage ich, ich *muß* leben. Warum muß ich denn leben? Weil mir mein Gewissen schlägt: ich *soll* leben. Also das ist offenbar das Leben, mein Leben: ich will, ich kann, ich darf, ich muß, nein ich *soll*. Aber wenn ich soll, *wie* soll ich denn leben, wie muß ich, wie darf ich, wie kann ich, wie will ich denn leben? Nun, so oder so: entweder so oder anders. Leben überhaupt, so im allgemeinen, kann ich nicht,

es muß doch ein bestimmtes Leben sein, ich muß doch *wissen*, wie ich leben will. Und um das wissen zu können, muß ich wissen, wie man leben kann und *was* das Leben eigentlich ist. Also hat die Wissenschaft vom Leben doch offenbar eine Stelle im Leben, die notwendig ist, legal ist, auch wenn wir einmal das Leben und nicht das Wissen hier regieren lassen.
Und so gerechtfertigt mögen wir uns dann dieser Aufgabe zuwenden.

Wir bringen nun seit der letzten Stunde einen ganz bestimmten Begriff davon mit, *wie* man etwas wissen und erkennen kann: jenen Begriff der mechanischen Naturwissenschaft. Wir kennen jenes *denkende*, rationale Erkennen, das sich mit Hilfe der Zahl des sinnlichen Stoffs zu bemächtigen weiß. Was wird geschehen, wenn sich diese abstrahierende, begrifflich-rationale Wissenschaft nun des Lebendigen der Natur bemächtigen wird? Das Leben – wird es leben bleiben? Schon mit dem Ausdruck »das Leben« fängt es zu sterben an! Gibt es überhaupt so etwas wie »das Leben« – ein Leben im allgemeinen, ohne Rücksicht auf Bestimmtes, als abstrakten Begriff; wo sollte es wohl zu finden sein? Wenn wir sagen: ich will leben, dann wünschen wir damit ganz und gar nicht eine Abstraktion, etwas Theoretisches zu erreichen, durchaus nichts Allgemeines noch Spezielles, sondern: ich will leben, das meint: nicht theoretisch und nicht in Begriffen, nein, jetzt und hier, nicht mit weil und warum – einfach: leben.
So scheint von vornherein das Leben der Sphäre der Allgemeinheiten durchaus widerstrebend, unzugänglich zu sein; scheint seinen Sinn überhaupt nur so lange zu behalten, als es eben nicht »das Leben«, Leben im allgemeinen ist, sondern als es *einzelnes* Lebendiges, Lebewesen – mein, dein, sein Leben ist. So sehr steht und fällt es mit seinem konkreten, einmaligen, persönlichen Dasein, daß es als Sein in begrifflichem Sinn gar nicht ist, nicht *begreifbar* ist. Es gäbe danach keine Biologie, denn Bio-logie wäre contradictio in adjecto, ein logisches Leben gäbe es nicht, einen *Begriff des Lebens* auch nicht. Aber diese Lebewesen sind doch im Raum; man sieht sie sich bewegen, man hört sie schreien und singen, wie man einen Bach laufen sieht und einen Wasserfall donnern hört. Warum soll hier nicht möglich sein, was auch beim Wasserfall möglich ist: die Konstruktion seiner parabolischen Kurve, die Erklärung seines Farbenspiels? – Also ist das Leben doch zugleich ein

Teil jener in Raum und Zeit gegebenen sinnlichen Natur, ein Stück Materie? Warum also soll *diese* Materie anders sein als alle andere Materie, nämlich rational erfaßbar, rationalisierbar? Hier also liegt ein Widerspruch.

Auch der Schöpfungsbericht kennt diesen Zwiespalt. Er bringt zwei Aufschlüsse. Der eine betrifft die *Entstehung* der Lebewesen, der andere die *Form ihres Daseins*. Auch bei ihrer Entstehung gebraucht der Schöpfer die Befehlsform, er schafft durch das Wort. Aber, abweichend von anderen Schöpfungstaten, gebraucht er ein mittelbares Verfahren, in dem er – an drei verschiedenen Tagen, also gewiß nicht zufällig – spricht: »Es lasse die *Erde* aufgehen Gras und Sträucher« und so weiter, oder: »Es rege sich das *Wasser* mit webenden und lebendigen Tieren«, oder: »Die Erde bringe hervor lebendige Tiere.« Und dann der Hinweis auf die Form des Daseins; dreimal folgt der Zusatz: »... und ein jegliches nach seiner Art.«

Betrachten wir zunächst die Entstehung der Lebewesen. Was hier gesagt wird, ist nach heute geltender Ausdrucksweise eine Mischung von Theologie und Naturwissenschaft, von göttlicher und natürlicher Schöpfungsgeschichte. Auch hier – wie auch wohl beim Chaosproblem – ist eine Erschaffung *aus Nichts* deutlich vermieden und eine natürliche Hervorbringung, aber durch göttlichen Befehl, angenommen; also ein aus innerweltlicher Kausalität und göttlichem Anstoß gemischter Vorgang. Zum zweiten wird hier das Problem der Urzeugung keineswegs, wie gedankenlose Leser dachten, im Sinne des Deus ex machina gelöst, sondern im Sinne einer Organisierung des Anorganischen. Das Leben springt nicht in die Natur von außen hinein, sondern kommt aus ihr selbst hervor. In diesem Sinne entschied sich also der Erzähler nicht für eine etwa ewige Präexistenz des Lebens, sondern für die Urzeugung, für einen Anfang in der Naturgeschichte. Hierin anerkennt er noch deutlicher, als wir früher schon sahen, den innerweltlichen, bedingenden Naturzusammenhang.

Auch hier gilt, die Bestätigung früherer Darstellungen: nehmen Sie den Schöpfer aus dieser Schöpfungsphilosophie weg, so ist der bleibende Rest die Naturwissenschaft; und mit dieser Subtraktion entsteht der innere Widerspruch dieser Naturwissenschaft (und dieser Widerspruch ist, als Zeugnis der Entgottung, *ihre* Form des Gottesbekenntnisses). Der Uranfang dieses Weges ist auch hier schon im Schöpfungsbericht enthalten, eben in der Anerkennung des natürlichen Zusammenhanges, wonach nicht vor, nein, nach und aus der toten Natur die lebendige Natur entsteht: es gibt eine Urzeugung, nämlich auf Befehl Gottes.

Wie findet sich nun jene gott*lose* Biologie mit der Urzeugung zurecht? Die Frage ist darum so wichtig, weil, wie meines Wissens KANT (1790) zuerst erkannte, im Problem der Urzeugung nicht allein die Frage der ersten historischen Entstehung (generatio aequivoca) berührt wird; in weiterem Wortsinn können nämlich alle Grundfragen der Biologie als eine Art von Urzeugung begriffen werden. Es handelt sich um alle die Tatsachen organischen Lebens, die mit dem Worte *»selbst«* eingeleitet werden. Nehmen Sie einige der sogenannten Merkmale des Lebens, wodurch sich dieses von Unbelebtem unterscheidet, so finden Sie als Wichtigstes die Selbsterhaltung des Lebens. Unter sie fallen z. B. der Stoffwechsel und die Regulationen, d. h. die Selbststeuerungen (z. B. der Atmung, des Kreislaufs); eine Form der Selbsterhaltung ist aber nicht nur die, welche das Individuum erhält, sondern auch die, welche die Art erhält, mithin die Fortpflanzung. Die Selbsterhaltung der Lebewesen bedeutet mithin, daß ihr Leben das Leben erhält: Leben zeugt in ihnen Leben, und so ist ihr Dasein ein fortwährendes Zeugen, *eine* Zeugung. Mithin ist eine Urzeugung nur das Urbild jedes Lebens überhaupt. Denn Leben heißt *Selbsterhaltung* und damit Schaffung von Leben.

Mit diesem Wörtchen »selbst« ist aber das Tischtuch zwischen Naturwissenschaft im bisherigen Sinne und Biologie bereits zerschnitten. Sie werden vielleicht einwenden, daß doch gerade jene entgottete Natur eine selbständige Natur geworden wäre. Und in Absicht auf einen außerweltlichen Schöpfer ist diese unbelebte und diese belebte Natur gleich selbständig. Aber die Art des Hervorbringens in der Natur vollzog sich in Ketten, Kausalketten, in denen ein A auf ein B wirkt, in denen Ursache und Wirkung geschieden sind. Hier aber, in der Selbsterhaltung des Lebens, sind Ursache und Wirkung identisch, *müssen*, wenn Leben wirklich sich selbst hervorbringt, identisch sein; es ist dies der alte Begriff der causa sui, der natura naturans.

Wir stellen mithin fest, daß die Grundfragen der Biologie, wie sie etwa die selbsterhaltenden Funktionen des Stoffwechsels oder der Fortpflanzung, der Vererbung und der anpassenden Regulationen darstellen, daß diese Grundbegriffe eine dem kausalmechanischen Denken ins Gesicht schlagende Vorstellung enthalten: die Idee der

Selbsterzeugung, der Identität von Ursache und Wirkung. Und doch sollen Lebewesen aus anorganischer Natur entstehen! Und doch sollen die Gesetze der Physik und Chemie die Erklärung der Organismen leisten können; und doch sollen Lebewesen nichts enthalten an Elementen, an Funktionen und Kräften, als was anorganische Natur auch enthält. Unmöglich!

Zwei Wege stehen offen und werden beschritten: der eine ist, daß, ebenso wie früher die sinnliche Qualität der Dinge im allgemeinen einfach durch Wegleugnung »überwunden« wurde, jetzt auch die besondere Qualität der Lebewesen schlechthin geleugnet wird. Es entstehen die mechanistischen Biologien, die »Physiologien«. Hier ist Leben gar nicht Selbsterhaltung, Selbsterzeugung, sondern Maschine, dem Massenwirkungsgesetz unterworfenes Gleichgewicht, Ergebnis der äußeren Bedingungen und Kräfte, Teilhaber am allgemeinen Strom der Energieänderung, wie ihn die Thermodynamik vorschreibt. Und zu jener anderen Vorstellung der Biologie: z. B. Regulierung, Erregung, Lähmung, Ermüdung, Reizbarkeit, Entwicklung, Fortpflanzung, Anpassung, sie alle sind nur die unerfreulichen Rudimente einer mystischen Spekulation übers Leben, die man, könnte man es, am liebsten gleich ganz herauswürfe. Da ist es Unsinn, lebendes und totes Eiweiß zu unterscheiden – was soll denn Eiweiß anders sein als Eiweiß, Koppelung von Aminosäuren? Wenn wir solche Begriffe noch mitschleppen, so ist daran doch nur die kurze Zeit schuld, die der Menschengeist bisher dem Leben gewidmet hat, nämlich mit der einzig richtigen Methode der Physik und Chemie, heißt es da. Der andere Weg ist umgekehrt: nicht im Anorganischen wird das Organische aufgelöst, sondern das Anorganische wird im Organischen aufgelöst: so wird das Leben selbst zum Urphänomen und Grundbegriff der Natur. Die ganze Natur wird ein Riesentier, ein großer lebendiger Leib; die ganze Natur ist jetzt durch und durch Leben. Das ist der Weg der früher sogenannten Naturphilosophien im engeren Sinne; er wird zuletzt von SCHELLING beschritten, FECHNER zeigt noch Anklänge, aber das Mittelalter und die Renaissance kennen diese Vorstellung als das Normale, Übliche. Die Gegenwart lehnt das völlig ab.

So behaupten die einen, das Leben sei ein Mechanismus, die anderen, die ganze Natur sei ein Organismus. Sie fühlen aber schon hier, daß weder die Leugnung des eigentlichen Lebens noch die Verlebendigung der gesamten Natur eigentlich Lösungen sind. Sol-

che Gleichmacherei nimmt der Wirklichkeit gerade, worauf es ihr anzukommen scheint: den Gegensatz zwischen Leben und Nichtleben. Und darin besteht ja das relative Recht des von uns im übrigen abgelehnten Vitalismus.
Wir wenden uns zum Zweiten in der Darstellung des Schöpfungsberichts, zur *Daseinsform* der Lebewesen. Hier ist am wichtigsten: »... ein jegliches nach seiner Art.« Gott läßt das Leben sogleich in bestimmten Arten, mithin als eine Fülle von Eigentümlichem entstehen. Darin kehrt in ganz bestimmter Form das Problem der qualitativen Mannigfaltigkeit wieder. Damit wird auch dem eingangs Erwähnten Rechnung getragen: daß das Leben nicht als solches in seiner Allgemeinheit auftritt, etwa wie »Licht«, sondern unmittelbar als Mannigfaltigkeit, als Fülle der Arten. Damit gewinnt aber auch das Entstehungsproblem ein neues Gesicht: während die Entstehung der Natur, das Zustandekommen der Naturvorgänge im anorganischen Reich durch einen ganz allgemeingültigen, unbegrenzt anwendbaren Begriff gedeckt werden kann: den der Kausalität, stellt die Entstehung des Lebendigen eine neue Forderung, sie fordert Erklärung für die *Entstehung der Arten*. So kommt zu der erstgenannten Hauptaufgabe der Biologie, der Zeugung, eine zweite, das Artproblem. Als die Biologie sich zuerst an diese Aufgabe machte, war sie im Grunde noch ein Teil der großen christlichen Wissenschaft des Mittelalters. Sie faßt das Artproblem zunächst nicht genetisch, sondern es erscheint ihr als reines Verwandtschafts- oder besser noch als Ähnlichkeitsproblem. Sie findet einen weitgehenden Zusammenhang der Arten nicht im Sinne einer Kausalität, sondern einer Ähnlichkeit; sie findet, daß die Arten sich zu Gattungen, zu Klassen gruppieren lassen. Und damit gelangt sie zu einer Naturanschauung, der wir bisher im Rahmen exakter Wissenschaft nicht begegnet sind, und die sich etwa mit Ausdrücken wie Plan, Ordnung, Harmonie der Natur benennen läßt. Wir müssen diesen Gedanken nur streifen, er bleibt einer ausführlicheren Betrachtung vorbehalten. Hier ist nur dies Wichtige festzuhalten: das Reich der planmäßig ähnlichen Lebensformen wird von erklärender Wissenschaft zuerst nicht als ein Problem der *Artentstehung*, sondern unzeitlich als Problem der Formeneinheit, der Natureinheit begriffen. Auf dieser Stufe hat der göttliche Urheber als Urheber einer harmonischen Einheitlichkeit noch Platz. Es ist dies die Naturanschauung der noch nicht atheistischen Renaissance: idealistische Morphologie. Das 19. Jahrhundert erst

bringt mit der entgotteten Natur auch das Entstehungsproblem als ein zeitliches, geschichtliches, es bringt mit LAMARCK und DARWIN die natürliche Entstehung der Arten.
Ohne sich dessen ganz bewußt zu sein, folgt hier auch das Deszendenzproblem als Teilerscheinung in der Mechanisierung der Arten des Lebens. Dies wird erst klar, als LAMARCK (1809) und deutlicher DARWIN (1859) bestimmte, angeblich mechanisch wirkende Mechanismen zur Erklärung der Deszendenz der Arten behaupteten: LAMARCK das Prinzip der Organveränderung durch Gebrauch, DARWIN die Variabilität und die natürliche Auslese durch Zuchtwahl im Kampf ums Dasein. Die gewaltige Wirkung dieser spezialwissenschaftlichen Lehren auf das Gesamtbewußtsein jener Zeit beruhte hauptsächlich darauf, daß damit das vom Naturmechanismus noch unberührte Leben selbst rettungslos in den kausalmechanischen Strudel herabgerissen schien. Von dieser Bewegung konnte ja der Mensch nicht verschont bleiben, auch er ward in den tierischen Stammbaum aufgenommen und aller Prärogative in der und über die Natur für verlustig erklärt.
Die bestechende Kraft dieser Anschauung aber liegt darin, daß sie die Einheit der Wissenschaften wiederherstellt und zur Weltanschauung erweitern konnte. Es gab im Grunde ja nur noch eine Wissenschaft: mathematische Physik; alle anderen Gebiete wurden zu bloßen Anwendungen derselben. Selbst die Geisteswissenschaften, ja die Künste konnten sich diesem Siege nicht entziehen, es entstand die Forderung, auch sie nach naturwissenschaftlicher Methode zu betreiben, es entstand der Naturalismus. Hatte man dem Vorhandensein jener qualitativen Mannigfaltigkeit noch dadurch Rechnung getragen, daß neben den exakten Wissenschaften die sogenannten beschreibenden, wie systematische Botanik und Zoologie, anerkannt wurden, so wurden diese jetzt zu völlig unbeachteten Rudimenten einer vergangenen Zeit; es gab im Grunde nur *die* exakte Wissenschaft noch.
So folgte der Entgötterung nacheinander die Entgeistigung, Entsinnlichung und nun die Entlebendigung der Natur: als lebendiger Organismus wird sie getötet, und schließlich wird das Leben auch der Lebewesen erschlagen; sie sind ja nur noch Maschinen, selbst der Mensch. Es bleibt ein wahrhaft gespensterhaftes Abstraktum über. Von Harmonie der Welt ist bei solcher Konsequenz nicht mehr die Rede, leblos liegt sie am Boden. Es ist ein düsteres, freudloses Bild, welches der mathematische Materialismus von der Welt

entrollt, aber rationalem Denken unentrinnbar und unwiderstehlich. Über seiner höchsten Konzentration und seiner höchsten Leistung lagert ein Schatten. Und so werden Sie auch jenen außerordentlichen Stich von Albrecht DÜRER verstehen, in dem inmitten der Symbole der Mathematik, Physik und Technik eine Frauengestalt mit dem Ausdruck gespannter geistiger Arbeit sitzt; sie heißt »Melancholie«, und als einziges Abzeichen hält sie in der Hand den Zirkel. Melancholie ist die Schöpferin rationaler Erkenntnis; das Los rationaler Erkenntnis ist Melancholie – ewige Nicht-Erfüllung.

So klingt es fast wie ein Trost, wenn wir tausendfach in den naturwissenschaftlichen Deduktionen moderner Zeit hören, daß wir heute allerdings noch lange nicht alles strenge erklären können, daß so viele Probleme noch ungelöst sind, wie z. B. eben das des Lebens. Denn wer möchte in der Zeit leben, wo alle diese Fragen in dem Sinne gelöst sind, den diese Naturwissenschaften erstreben? Wer möchte mit den Menschen von der Gattung jener Olympia aus »Hoffmanns Erzählungen« den Rest seiner Tage verbringen?

Und damit kehren wir zu unserem heutigen Ausgangspunkt zurück. Ist denn dieses Leben der Biologie dasselbe wie jenes *mein* Leben, das ich leben kann, will und soll? Erklärt denn diese Physiologie, diese Vererbungslehre, diese Anatomie, diese Medizin auch nur einen Schatten, auch nur ein Atom von jenem *meinem* Leben, das mich hier stehen und reden heißt? Ich sage: ich spreche, weil ich meine Gedanken über Naturphilosophie sagen will. Die Physiologie sagt, er spricht, weil in seinen Sprechmuskeln eine gewisse Menge Zucker verbraucht wird oder weil sein Gehirn einen Impuls in diese Muskeln gesandt hat. Aber mein Gehirn und meine Naturphilosophie sind nicht dasselbe. Oder glaubt jemand, er könne durch die Mikroskopie meiner Gehirnganglien meine Naturphilosophie erfahren? Wer also hat recht? Je mehr sich die Biologie in die lebendige Substanz einbohrt, um so mehr entfernt sie sich gerade von dem, was das Leben vom Nichtleben unterscheidet. Und kann sie sich darüber eigentlich wundern, nachdem sie selbst auf ihre Fahne die Forderung schrieb, das Leben auf Physik und Chemie zurückzuführen? Das eigentliche Leben weicht wie ein Schatten vor ihr zurück, je mehr sie vorzudringen vermag.

Und so schwebt denn schon längst auf Ihren Lippen die Gegenrede: dies Leben der Physiologie und jenes Leben der geistigen Persönlichkeit sind ja etwas gänzlich Verschiedenes, und die Verwirrung entsteht nur, wenn man diese zwei Bedeutungen durcheinanderwirft? Nun, sind sie wirklich etwas ganz Verschiedenes? Hat das Leben der geistigen Persönlichkeit und das Leben der Muskeln und Nerven und der Leber und des Herzens nichts miteinander zu tun? Warum eigentlich untersuchen wir das physiologische Leben? Nur um unter unsäglichen Mühen jene Gesetze der Physik und Chemie noch einmal zu finden, welche viel bessere Physiker und Chemiker, als wir es sind, schon längst und besser bewiesen haben? Nun, eben doch einzig und allein wegen des geistigen Ausdrucks, den im weitesten Sinne jede Amöbe schließlich noch an sich hat, eben wegen jener merkwürdigen Selbsterhaltung, Anpassung, Fortpflanzung, Vererbung und so weiter. Die gerade scheinen es doch zu sein, warum uns die Biologie nun einmal besonders interessiert, und warum uns jeder Käfer mehr bewegt als ein Kieselstein von ähnlicher Größe und Gestalt. Und gerade diese Phänomene sollen mechanisiert werden, d. h. als etwas erklärt werden, woran im Grunde doch gar nichts Besonderes ist! Nicht daran, daß die Organismen mechanisch nicht ausreichend erklärbar sind, daß wir tausendmal vergeblich gegen ihre Geheimnisse anrennen, entwickelt sich der Konflikt in der Biologie, nicht daran! Auch die anorganische Natur widersetzt sich jedem tieferen Eindringen, scheint im Grunde unüberwindlich. Daran liegt es nicht! Sondern daran, daß der mechanische Weg der Biologie zwangsläufig vom Leben fort statt zu ihm hin führt; daran liegt der Urwiderspruch und eine Tragödie dieser Wissenschaft. Gewiß, sie bringt etwas heraus, sie schafft Licht. Aber immer etwas gänzlich anderes als das, wonach gefragt war. Stets stellt sie vitale Fragen: wie entsteht Leben? Stets erhält sie mechanische Antworten, nämlich die: gar nicht, es entstehen nur chemische Reaktionen. Also diese Biologie ist gar nicht Biologie! Und doch klammert sie am Leben, unwiderstehlich. Aber die Bereitung des Homunculus in der Retorte will nicht gelingen.

Und damit wiederholt sich hier ein Schicksal der Wissenschaft, das wir bereits kennen. Erinnern wir uns doch, wie wir auf diese unwiderstehlich reizende und unselig erfolglose Wissenschaft der Biologie überhaupt verfallen waren: doch so, daß die ganze Mannigfaltigkeit der Welt, die Farben und Töne, die Kräfte, die Wärme und die Kälte, ja schließlich unser Raum und unsere Zeit, sich als

Schein, als Erscheinung, hervorgerufen durch die Tätigkeit unserer Sinnesorgane, herausgestellt hatte. War uns doch die ganze Physik als eine einzige Analyse unserer Sinnesempfindungen dargestellt worden. Darum also mußten wir uns dem Träger dieser Organe, dem organischen Leben, zuwenden. Denn diese Tätigkeit der Sinnesorgane stellte ja nun ein befremdendes X in unserer ganzen Rechnung dar, das den Zusammenhang unserer Erkenntnis ja geradezu zu beherrschen schien und von Grund aus in Frage stellen konnte. Und nach herkömmlicher Anschauung war das schlimm, denn die Lebewesen schienen der physikalischen Gesetzeswelt sich durchaus nicht zu beugen, ganz eigene Wege zu gehen. Da bringt denn das 19. Jahrhundert die befreiende Antwort: auch der Harnstoff ist synthetisierbar, auch der Stoffwechsel ist eine Verbrennung, auch die Erhaltung der Energie bleibt im Lebendigen gewahrt. Leben ist überhaupt nichts Besonderes, es fügt sich dem physikalischen Rahmen. So also ist eine gefährliche Klippe überwunden, aber unser Kolumbusschiff ging von der Scylla zur Charybdis. Zwar bringen unsere Sinnesorgane keine Fälschung in unser physikalisches Weltbild, denn sie selbst gehören dazu, sind ein gehorsames, zuverlässiges Gelenk im Mechanismus; am Organismus konnte noch keiner einen Widerspruch mit Physik usw. entdecken, wohl aber tausendfältige Übereinstimmung. Aber ist denn diese physikalische Welt überhaupt die wahre, wirkliche Welt? Ist sie uns nicht nur vorgespiegelt durch unsere Empfindungen? Nicht die Sinnesorgane produzieren unsere Empfindungen, sondern unsere Empfindungen produzieren zusammen das, was wir Sinnesorgane nennen, so gut wie das, was wir Tisch, Haus, Raum nennen.

Wir sind da, wohin, wie Sie längst bemerkt haben, uns unser Weg führen mußte: bei der Tatsache der Seele, der Beseelung. Die Welt war zwar als objektive Welt verschwunden, es blieb uns nichts mehr als die Welt der Empfindungen, und die ganze Wissenschaft hat nur noch einen Namen: Psychologie. Unsere Hoffnung, die äußere, objektive Welt wirklich als das zu erkennen, was sie ist, müssen wir jetzt endgültig begraben, aber dafür ist uns eine neue Hoffnung gegeben, sie heißt Wissenschaft vom Subjekt, Seelenlehre. So wird, was bisher Subjekt hieß, zum Objekt, das Vorzeichen wechselt, wie wir schon sahen. Und so erwacht denn die Hoffnung, gerade hier dessen habhaft zu werden, was uns Biologie versagt hatte: den Kern des Lebens im Seelischen zu erfassen. Denn im materiellen Anteil unseres Wesens war er nicht zu finden. So schlug uns Physik in Biologie, so nunmehr Biologie in Psychologie um.

Und nun das Wichtigste, was ich heute zu sagen habe. Der mechanistische Weg der Biologie, den wir heute betrachtet haben, ist so wenig ein Irrtum für uns wie der der Physik zur mathematischen Funktion. Er ist unvermeidlich, notwendig; denn er ist wahr, vom Wahrheitsgesetz unserer Synthesis, unseres logischen Gewissens gefordert. Es ist eben wahr, daß man Aminosäure, ja fast Eiweiß, aus anorganischen Elementen aufbauen kann, es ist eben wahr, daß der Organismus aus nichts als Kohlenstoff, Sauerstoff, Wasserstoff, Stickstoff und einigen anderen Elementen besteht. Und niemand kann den widerlegen, der uns versichert, man werde auf diesem Wege am Ende der Wissenschaft auch dahin gelangen, die gesamte physische Welt, einschließlich den Inhalt unserer Bibliotheken mit all ihrem Papier und ihrer Druckerschwärze, mechanisch zu erklären. Warum auch nicht? Wer kennt denn den Weg künftiger Wissenschaft? Man kann sich allerhand Möglichkeiten ausdenken! Aber wir lieben solche Phantasiegebilde nicht sehr, wir wollen Wahrheitsbeweise sehen. Darum lieben wir nicht sehr den Vitalismus und ähnliche Hypothesen. Wir möchten solche Phantasien lieber still für uns behalten. Also: wer organisches Leben erforschen will, ist unerbittlich dem Zwang der exakten Methode unterworfen. Und keiner unter uns kennt einen anderen, besseren Weg. Er zeige ihn.

Und so gewiß dieses ist, so gewiß ist auch, daß wir auf diesem Wege das Leben töten, daß uns die Lebendigkeit als etwas dem Toten gegenüber Spezifisches aus dem materiellen Organismus *entflieht*, um in eine ganz neue Sphäre entrückt zu werden, in die der Seele. Es ist schon kein reiner Zufall, daß uns das Wort gilt: vivos mortui docent, kein reiner Zufall, daß wir Hekatomben von Tieren schlachten, um diese Biologie, Lebenswissenschaft, zu machen. Daß sich so Biologie selbst Lügen straft, daß sie in ihren Endergebnissen ihren Ausgangspunkt desavouiert, daß mit einem Wort ihr Resultat dieses ist: das Lebendige ist ein Totes, das Leben ist ein Tod. So in sich selbst und durch sich selbst ad absurdum geführt, reißt sich diese Wissenschaft von sich selber los und sucht die Wahrheit in einem neuen Land: in dem der Seele. Ihm wollen wir uns das nächste Mal zuwenden. – *Was also Natur eigentlich sei*,

wissen wir noch immer nicht, sondern unstet treibt es uns vom einen zum anderen. Unsere Kolumbusfahrt beginnt mit einer Odysseusfahrt bedenkliche Verwandtschaft zu zeigen.
Aber es ist sehr bezeichnend für den Zustand der Wissenschaft, in dem wir uns heute befinden und den man mit dem Worte »Scholastik« mit Recht tadelt. Es ist ein Alters- und Erstarrungszeichen, wenn die Wissenschaft, statt nach den Dingen selbst, nach den Systemen, nach den Behauptungen über die Dinge fragt, wenn man nur noch von Zitaten lebt, nur noch nach Standpunkten fragt, wenn man glaubt ⟨*die Wahrheit*⟩ zu sagen – wenn man sich als Anhänger des Idealismus, des Monismus bezeichnet, wenn man also an Meinungen glaubt statt an das Wirkliche selbst. Wir müßten sie hassen, diese Ismen, wir müßten fühlen, daß sie noch unser Tod sein werden, wenn wir sie nicht abschütteln. Noch nie ist eine Wahrheit dadurch entstanden, daß jemand sich vor zwei solche Systeme, zwei solche Ismen setzte und sich dann besonnen hat, welches wohl der bessere sei. Wer so handelt, wir fühlen es, ist ein Gimpel. Wir sollen aber, wenn wir das fühlen, danach handeln, und unsere Weisheit der Ismen für uns behalten und sie niemand vorsetzen, als ob es etwas wäre; auch in keiner Vorlesung.
Werden wir ein Ziel erreichen? Wird uns jene Synthesis der Vernunft, der wir uns, dem Rate KANTS folgend, anvertraut haben, zum Ziele führen? Ein tiefes Mißtrauen muß uns doch aufsteigen, wenn wir jene auf Mathematik gegründete Physik sich in nichts als eine Tatsache der Psychologie verwandeln sehen, wenn also ganz und gar nichts außer uns erkennbar ist? Sollte das das Resultat der unendlichen Arbeit der Naturwissenschaften im 19. Jahrhundert sein, daß sie uns die Welt, die nicht außer uns, sondern allein in uns ist, erkennen lehrt?
So hatte sie es wahrhaftig nicht gemeint. Und doch scheint dies Ende unvermeidlich. Wenn wir den Weg überblicken, so war es doch das *Lebewesen*, an dem sich die mechanische Wissenschaft zersplitterte, aus dem die Krisis sich entwickelt hat. An dieser Biologie entfaltet sich ein völliger Umsturz der Begriffe, an ihr wird in der Tat diese kantische Wissenschaft zum ersten Male zuschanden. Instinktiv hat er selbst gewarnt vor dem, was ihn noch entthronen wird, indem er selber (1790) voraussagte, auch nicht einen Strohhalm werde die Wissenschaft jemals begreiflich machen. Haben wir Biologen und Mediziner dann überhaupt den Schatten einer Daseinsberechtigung? Die Frage ist kein Scherz, und die Antwort

liegt nicht dort, wo sie vielleicht manchem von Ihnen zu liegen scheint. Wenn wir das heutige Ergebnis ins Auge fassen, so hat Kant noch einmal recht behalten. Und doch fühlen wir, sein Latein beginnt uns auszugehen. Die Schiffsrationen werden knapp. Was soll dann werden?

Was uns etwa der junge Schelling (1800) bietet, jenes Analogon der Kunst, jene Odyssee des Geistes, wird uns niemals befriedigen. Wir wollen nicht wissen, was sein *könnte*, sondern was *ist*, wir suchen nicht das Mögliche, nein, das Wirkliche. Der ganze Erfolg unserer Naturwissenschaften gegenüber den alten Naturphilosophien beruht doch darauf, daß sie mit neuer Kraft zu fragen und zu antworten wußten: was wirklich da ist. Und so ist es ein beklemmendes Schauspiel, wenn wir diese Wissenschaft wie ein gehetztes Tier sich von einem Gebiet zum anderen, von einer Methode zur anderen wenden sehen, wenn in einem rapide wachsenden Berg von Wahrheiten *die* Wahrheit immer unauffindbarer wird. Ich möchte wohl wissen, wer dies heute *nicht* an sich empfindet.

Jemand hat beklagt, daß ich hier nicht die einzelnen Systeme vortrüge. Ich möchte wohl wissen, wieviel Hunderte das wären. Aber schon zwei wären zuviel! Vielleicht werden Sie nun einwenden, daß ich selbst doch eine ganze Reihe von Möglichkeiten, die Natur zu definieren oder zu erklären, hier vorerzählt habe. Wenn Sie mich so verstanden haben, dann haben Sie mich mißverstanden. Ich habe nicht Möglichkeiten vorführen wollen, sondern Unmöglichkeiten, und habe ganz klar und bestimmt sagen wollen: die Natur ist nicht Gott, ist nicht Geist, nicht das Ding, nicht das Sinnliche, nicht das Lebendige, und heute: es kann, wenn überhaupt, nur im Ich, in mir, meiner Psyche liegen. So ist der Gegenstand der nächsten Stunde der Mensch, der am letzten, am sechsten der Schöpfungstage, geschaffen ward. Aber alle Werke der vorhergehenden Tage haben sich als Schein erwiesen, die nur in diesem letzten, dem Menschen, noch Bestand haben, indem sie ihm allein erscheinen als das, was man Licht, Sterne, Gräser und Kräuter eben nennt. Ohne ihn sind sie nicht. Denn was sie außer ihm sind, so sahen wir ja heute wohl, wissen wir nicht, ja nicht einmal, ob sie sind.

# VI. Der Mensch

Wenn ein Mensch ohne Augen, ohne Ohren, ohne Geschmack und Geruch, ohne Gefühl in seinen Händen, in seiner Haut, ohne jede Empfindung für die Stellung seiner Glieder, seiner Lage im Raum geboren würde – was könnte dieser Mensch wohl von der Natur wissen? Nichts. Auch vermöchte niemand es ihm zu sagen. Die Natur würde für ihn nicht existieren. Und daher existiert diese Natur für uns doch eben nur, weil wir Augen und Ohren und all das andere haben. Denn nur meinen Sinnesorganen verdanke ich meine Empfindungen, und nur meinen Empfindungen meine Naturanschauung. So ist es die Tätigkeit meiner Sinnesorgane, welcher ich alles verdanke, was ich von Natur wirklich weiß, und diese Tätigkeit meiner Sinnesorgane verdanke ich nur meinem Leben. Und so war diese Tatsache meines Lebens die Grundlage alles dessen, was ich Natur nur nennen kann; und darum mußten wir so dringend fragen, was denn dies Leben sei. Darum wandten wir uns ja an die kühne Wissenschaft, welche den Namen des Lebens auf ihr Schild schreibt – an Biologie. Und da sahen wir eine glänzend vorstrebende und eine kläglich scheiternde Erkenntnis zumal. Denn jeder Schritt, den diese Biologie tut, und jeder Erfolg, den sie hat, ist ein Nagel zum Sarge des Lebens. Und je glänzender ihr Erfolg genannt wurde, desto deutlicher war, daß diesen Erfolg eine Mechanisierung des Lebens, eine Gleichmachung mit dem Leblosen begleitet. Und so fand schon der ⟨*Physiologe*⟩ Bichat (1800) die Antwort: das Leben ist das Sterben. So führte auch diese Wissenschaft sich selbst und ihren Namen ad absurdum, und so entwich uns das Leben aus dem Körper in die Seele; und dies ist unser heutiges Thema.

Da war aber noch etwas, womit wir nicht ganz fertig werden konnten, was uns verwirrte. Es ist dies: meine Empfindungen verdanke ich meinen Sinnesorganen und meinem Zentralnervensystem, meiner Hirnrinde. Schneide ich Ihr Auge, Ihr Sehzentrum aus, dann sind Sie eben blind. Aber mein Auge, Netzhaut und Sehzentrum, kann ich doch nur durch meine Augen, Netzhaut und Sehzentrum kennen. Also meine Empfindungen habe ich durch meine Sinnesorgane, und meine Sinnesorgane kenne ich durch meine Empfindungen. Was ist denn hier das erste, was das zweite? Kann denn eine Kuh ein Kalb gebären und das Kalb seine Mutter, die Kuh?

Kann das Gehirn meine Gedanken über das Gehirn produzieren? Was ist denn das Gehirn? Nun eben für mich der Inbegriff dessen, was ich von ihm weiß. Kann ich von diesem Inbegriff behaupten, daß er den Inbegriff dessen, was ich vom Gehirn weiß, produziere? Vollkommen dreht man sich hier im Kreise: es läuft darauf hinaus, der Inhalt meiner Gedanken produzierte den Inhalt meiner Gedanken. Braucht man dazu Berge von Wissenschaften? Wieder stehen wir bei jenem Selbsterzeugen, jener Identität von Ursache und Wirkung, jener causa sui, die wir das letztemal als Merkmal des Lebens kennenlernten; wieder dabei, daß nichts wirklich ist als mein Bewußtsein und alles draußen nur ein Schein. Mein Bewußtsein ist nicht die Welt, sondern es bedeutet die Welt. Und nur wenn es die Welt bedeutet, hat es einen Sinn. Und darum ist für uns jetzt allein dieser Träger seines Bewußtseins, diese Seele von Interesse. Denn daran hängt ja jetzt alles: was ist diese Seele, was enthält sie denn, wie kann ich diese äußere Welt empfangen, vermitteln, erfahren, bedeuten? Kann sie es – dann gut! Kann sie es nicht – dann scheint allerdings auch unsere letzte Quelle zu versiegen.

Die geschichtliche Entstehung der Psychologie zu verfolgen, ist hier nicht unseres Amtes und überdies nicht meines Faches. Wir wollen hier nur das können, was jeder kann, das wissen, was jeder weiß – vielleicht ohne es zu wissen. Aber doch ist es vielleicht anschaulicher, wenn ich nur kurz daran erinnere, daß wahre Psychologie bei uns erst entstand, als das Christentum da war, und WINDELBAND (1890/91) pflegte als den ersten modernen Psychologen AUGUSTINUS zu bezeichnen; er erschließt wissenschaftlich bewußt das Reich der inneren Erfahrung, wie es nur erschließbar war, als jene selbstgewisse Innerlichkeit da war, die mit dem Christentum in die Welt kam. Vielleicht hätte WINDELBAND die inneren Zusammenhänge zwischen der Eigenart des Christentums und der Befähigung psychologische Erscheinungen auch nur zu sehen, entschiedener, deutlicher zu zeigen vermocht, wenn ihm das religiöse und das philosophische Phänomen weniger grundsätzlich verschieden gewesen wären. Wer AUGUSTINUS »Bekenntnisse« liest, der weiß, wie hier, Seite für Seite, psychologische Erkenntnis aus religiösem Kampf und Leben unmittelbar entspringt, und wie auf diese Weise die neuen, uns heute beherrschenden Grundformen der Seelenlehre entstehen. Und von hier an trennen sich immer stärker die Wege der inneren und der äußeren Erfahrung: der Physik und der Psychologie. Und von hier an wird überhaupt erst aus Pneuma Seele, aus Lebensodem das Innere, raumlos nur zeitlich Vorhandene. Von hier an wird der Mensch die Zwei von Leib und Seele, das Problem des Menschen ein psychophysisches Problem, der Konflikt des Menschen ein psychophysischer Konflikt. Dies, als Grundlage der Philosophie, tritt mit endgültiger Schärfe aber erst dann hervor, als auch die äußere Natur in extremer Schärfe und Klarheit entseelte Natur, wie die innere Natur entleibte Natur, Seele, ward. Und so ist mit der Entstehung der mathematisch-geometrischen Natur das Denken des DESCARTES (1641, 1662) und SPINOZAS (1677) erfüllt von diesem ihrem stärksten Kontrast: dem psychophysischen.

Wir gehen nicht näher darauf ein, wie aus sogenannter metaphysischer Psychologie im 19. Jahrhundert empirische, experimentelle Psychologie wird. Sie werden sich nach dem Bisherigen nicht mehr wundern, daß dieses Jahrhundert auch dem Inneren des Menschen mit Hebel und Galvanometer »zu Leibe geht«, auch der Seele zu Leibe. Es entsteht jene unbefangene und so vorurteilslose Bildung, welche mein Lieben und Hassen, meine Launen und mein Wollen, den Hauch meiner Stimmung und den Weg meiner Lebensführung auf Assoziationsmechanik, auf Molekularpsychologie, auf Zahlen und Funktionen, Reaktionszeit und Neurologie zurückzuführen vermag. Freilich, nicht gleich so schnell, aber dann, wenn vielleicht alle Häuser der Universitätsstädte mit den Protokollen der Psychophysik angefüllt sein werden.

Und doch tut diese im Zorn erschaffene Wissenschaft etwas, was noch keiner gewagt hatte und was den Rahmen aller alten Naturwissenschaften zu sprengen beginnt: sie schreitet lächelnd über die Brücke, welche eine wissenschaftlich nie überbrückbare Kluft trennt, die der äußeren und der inneren Erfahrung. Ahnungslos wie ein Kind beinah stürzt sie den Grundsatz der Natur*einheit* und nennt sich Psychophysik. Sie tut kaum anderes als Sinnesphysiologie, aber sie wagt es und nennt sich Psychophysik. Es ist ihr völlig gleich, ob innen oder außen, völlig gleich, daß doch kein Mensch je hat begreifen können, wie mein Innen und das Außen *zueinander* können, daß keine Phrase von psychophysischer Kausalität oder psychophysischem Parallelismus und kein Vitalismus auch nur einen Funken Licht in diese Dunkelheit je brachte. Das alles läßt sie kühl: es ist eben so, daß mein geistiger Wille meine Muskeln in Bewegung setzt, es ist eben so, daß ein chemischer Prozeß meine

Retina, meine innere Empfindung auslöst, und der liebe Gott wird schon wissen, wie und warum er es so gemacht hat. Und so ist es ein seltsames und bedeutsames Geschick, daß gerade ein Mann wie jener religiöse, tiefe, lebensvolle G. Th. FECHNER (1860) jene ödeste aller Wissenschaften ins Leben rufen sollte, die auch das letzte, die Seele, einem Materialismus, einer mathematischen Funktion unterwerfen mußte; derselbe Mann war befähigt, die Natur voll und ganz als eine Zwei, als Psychophysis, zu sehen. Und von diesem winzigen Quell entwickelt sich eine Naturanschauung, die, wie Sie noch sehen werden, von größter Bedeutung für uns werden wird; denn hier zum ersten Male stürzt das Dogma von der homogenen Beschaffenheit der Natur, von der gleichmachenden Funktion der Wissenschaft – die Natur wird wieder farbig, wird wieder heterogen. Indes, dies letzte hier dämmert doch nur auf, um gleich wieder zu verlöschen. Als wissenschaftliche Gesamtpersönlichkeit ist FECHNER seiner Zeit fremd geblieben, ein halber Poet, dem man manches durchgehen lassen mußte. Und er selbst konnte ja über sich selbst nicht klar werden. Denn mit konsequentem Psychomaterialismus stürzt alle Wissenschaft zuletzt zusammen.

Denn was ist denn das Ende? Dieser gemischte psychophysische Mensch ist der natürliche Mensch, wird nun nur nicht mit Haut und Haar, nein, auch mit Leib und Seele ein Mechanismus: seine Empfindung ist ja nur noch mathematische Funktion seines Zellprozesses. Viel feiner, viel kühner ist dies als der bewußt niedrige Materialismus, der behauptete, das Gehirn produziere die Seele wie die Niere den Urin. Das psychophysische Verhältnis als mathematische Funktion hebt die Schranke auf, welche die Seele von der äußeren Natur trennte. Sie selbst, diese Seele, ist nichts anderes mehr als Glied in der allgemeinen Kette des Naturprozesses. Der Mensch ist jetzt ganz und gar Homo naturalis bestialis geworden, an ihm ist nichts mehr als Natur und nochmals Natur. In dem Augenblick, als das Verhältnis von äußerem und innerem Vorgang, von Reiz und Empfindung, als mathematische Gleichung auf dem Papier steht, da verschwindet auch das Subjekt aus der Welt; es ist ja jetzt objektiv geworden. KANT (1786) noch klagt über den Mangel eines der Mathematik entsprechenden Schemas zur Ergreifung der inneren Erfahrung. Hier ist es gefunden. Und in dem gleichen Augenblick, da das Subjekt, das Ich, aus der Welt verschwindet, da verschwinden denn auch alle Skrupel und Zweifel, was die Welt, was die Natur denn eigentlich sei. Denn siehe da, es gibt ja gar niemand mehr, der fragen könnte, was sie sei, es gibt ja gar kein Ich mehr, es gibt nur noch mathematische funktionale Beziehungen. Aber eine Mathematik, welche die Größe »Ich« enthielte, die habe ich wenigstens noch nicht gesehen. Es ist also höchst überflüssig zu fragen, was die Natur sei, da es doch gar keinen Frager gibt. Wenn Wissenschaft wirklich etwas ist, was sagen kann »Ich weiß, daß ...«, so ist es müßig zu fragen, *was*; denn es gibt ja kein Ich, das weiß, also auch kein Wissen, also keine Wissenschaft. – Also sehr einfach: der Inhalt des Wissens ist, daß es kein Wissen gibt.

Dies Ergebnis ist hier kein zufälliges. Es entwickelt sich uns auf dem Wege der Naturwissenschaften, auf dem Wege der Biologie, der Psychologie, auf einem Wege, der vielleicht nur zufällig nahe lag. Aber Sie wissen, daß hier nicht spezialwissenschaftliche Irrtümer und Zufälligkeiten zugrunde liegen; Sie wissen, was jene DÜRERsche »Melancholie« noch als Stimmung enthält, daß dies im »Faust« schon zum Giftbecher führt; jenes unselige »Und sehe, daß wir nichts wissen können«. Faust setzt den Becher wohl an, aber er trinkt ihn nicht! Es gibt keinen Selbstmord aus enttäuschtem Erkenntnistriebe. Wenn diese bisher betrachtete Erkenntnis wirklich Lebensbedingung wäre, dann müßten wir alle längst gestorben sein, denn sie ist nicht, was sie zu sein vorgibt. Und wenn es eine Erkenntnis etwa geben sollte, die Lebensbedingung ist, dann kann es nicht diese unsere bisherige sein, denn sie ist keine Erkenntnis; sie hält sich ja keinen Augenblick, fortwährend endet sie im Nichts der Absurditäten. Aber vielleicht ist überhaupt keine Erkenntnis Lebensbedingung, vielleicht kann ich erkenntnislos leben, schlechtweg bloß leben? »Gefühl ist alles«. – Und darum stürzt sich dieser Faust von der Theorie des Lebens weg ins Leben selbst.

Vielleicht aber wächst dann aus einer Zuwendung zum Leben selbst doch neue Hoffnung! Vielleicht war unser ganzer theoretischer Wissensdrang, wie er auch den Schöpfungsbericht erfüllt, überhaupt ein völliger Irrweg. Vielleicht kann nur das praktische Gedränge des Lebensprozesses entscheiden, was brauchbar und was unbrauchbar ist? Die Praxis allein entscheidet aber nicht über richtig und unrichtig, sondern über wahr und falsch. Ein Tor, wer Äpfel kauft und nur zählt, wie viele, und wiegt, wie schwer, ohne zu wissen, wie sie schmecken. Diese Erkenntnis entscheidet, nicht

ihr abstrakter Inhalt. Diese Welt des Lebens also fragt: was kostet dies, wieviel Wert hat jenes? Und so entsteht im Markte des Lebens die geistige Ware als ein Wert. Nur Wert verschafft Geltung; und was mir gilt, das ist mir wahr.
Wir bemerken zu unserem Erstaunen, daß auch dieser Gesichtspunkt dem mosaischen Denker nicht ganz fremd gewesen sein kann. Auch er hat das Werk durch Gott bewerten lassen. Nicht einmal, nein, siebenmal läßt er ihn sehen, daß es *gut* war. Auch die *Weltbeurteilung*, wie wir sie im Gegensatz zur Welterkenntnis nennen werden; ist eine der großen Mächte, mit denen sich Naturwissenschaft auseinandersetzt.

Der Punkt, an dem wir jetzt stehen, bedeutet eine absolute Krisis unseres Denkens, unserer Wissenschaft. Nicht mit einem Schlage enthüllt sich die Peripetie; aber von Schritt zu Schritt entsteht jetzt eine ganz andere Art, die Dinge zu nehmen. Bei dem Gewicht, welches auf diesem Übergange ruht, wollen wir uns den bisherigen Weg noch einmal vergegenwärtigen. Zuerst werden Sie fragen: was kann denn jetzt noch kommen? Es war doch schon alles da: Gott und Welt, Geist und Natur, Himmel und Erde, Elemente, die Kräfte, die Sonne und die Sterne, Raum und Zeit, Gräser, Kräuter, Tiere und der Mensch samt seiner Seele. Es gibt ja offenbar doch gar nichts weiter: der Schöpfungsbericht hat wirklich alles, das All, berichtet; und damit könnte die Bibel eigentlich aufhören, wir wissen jetzt alles.
Aber so war es ja doch nicht! Im Gegenteil: gar nichts scheinen wir zu wissen! Denn diese ganze Welt, dieser ganze Kosmos, er hat sich als eitler Schein, als nichts denn bloße Erscheinung, als das Agglomerat meiner Empfindungen, als subjektive Vorstellung von der Welt, nicht als die Welt selber enthüllt. Die Welt ist meine Vorstellung geworden, wie SCHOPENHAUER (1819) sagte, und aus dem Makrokosmos des Schöpfungsberichtes ist der Mikrokosmos meines Bewußtseins geworden. Nur als Mikrokosmos existieren alle diese Dinge überhaupt, draußen in der großen Raumwelt des Makrokosmos aber nicht. So ist die Frage, was die Natur denn wirklich sei, zu einer Scharade, einem fortwährenden Entkleidungsprozeß geworden: eine Bestimmung nach der anderen mußten wir ins Subjekt zurücknehmen, und so ward die Natur nacheinander entgottet, entgeistigt, entdinglicht, entsinnlicht, entlebendigt und entseelt. Und die Frage, was die Natur sei, mußte

durch immerwährendes Negieren beantwortet werden: sie ist nicht Gott, nicht Geist, nicht Ding, nicht das Sinnliche, nicht das Lebendige, nicht das Seelische. Auf jeder dieser Stufen fanden wir eine Wissenschaft vor, aber in den letzten Konsequenzen war jede dieser Wissenschaften, sei es Physik, sei es Biologie, sei es Psychologie, in sich zerfallen; nicht nur endlos kompliziert und endlos langwierig, nicht nur unerreichbar erschien das Ziel, nein, widersprechend in sich, das Ziel grundsätzlich verfehlend, erscheinen uns diese Wissenschaften, wenn wir sie prüfend fragen, ob sie sagen, was wirklich ist. Nicht der unendliche Regreß, nein, die beständige Antinomie, das tragische Vernichten des Gegenstandes, das in diesem Wissen der rationalen Wissenschaft liegt, war es, was die Kolumbusfahrt zur Odyssee machte, was jene DÜRERsche »Melancholie« der Naturwissenschaft, die ewige Unerlöstheit dieses ganzen Wissens, zuletzt bedingte.
Schon immer haben wir das empfunden, aber zum schreienden Fiasko, zum Bruch mit sich gelangte doch dies Wissen erst, als es am Wege zufällig das Leben fand. Und erst als es diese Blume pflückt, um sie recht genau zu betrachten, und erst als ihr damit diese Blume in der Hand verwelkt, wird dies Wissen stutzig, sieht es, was es angerichtet hat; und erst als es sich auf sich selber besinnt, da wird es zur Unmöglichkeit, erst da wird ihm klar: das einzige, was ich weiß ist, daß ich gar nichts weiß. So ist die höchste Frucht des Wissens das Nichts-Wissen geworden; es ist die Erkenntnis: ich weiß nichts, aber ich lebe, ich will nichts wissen, aber ich will leben. Denn das eine kann uns niemand nehmen: ich lebe; nicht cogito ergo sum, nicht darum bin ich, weil ich denke, sondern weil ich lebe, kann ich vielleicht auch denken. Das also ist die Wirklichkeit: meine Wirklichkeit, das ist das einzige Tatsächliche: *meine* Tat-Sache, meine Tat. Und darum fängt Faust erst da zu leben an, wo er mit Wissenschaft bricht, und darum fängt er das Evangelium JOHANNIS zu übersetzen an: nicht »Am Anfang war das Wort«, sondern »Am Anfang war die Tat«.
Dieser Schritt des Faust, dieses Abschütteln der Theorie, dieser Umschlag des Melancholikers in den Sanguiniker, er vollzieht sich auch in den Philosophien, die nicht aus sich herauszuspringen, sich selbst abzuschütteln vermögen, als *innerwissenschaftlicher* Prozeß; es ist der Umschlag von sogenannter theoretischer Philosophie in praktische Philosophie: nach der »Kritik der reinen Vernunft« (1781) schreibt KANT die »Kritik der praktischen Vernunft« (1788).

Diese überraschende Wendung, daß es nicht nur ein Wissen und dann ein Leben, ein Denken und ein Handeln, ein Erkennen und ein Sein gibt, sondern daß im Wissen selbst, im Erkennen selbst, ein theoretisches und ein praktisches Vermögen sein soll, dies ist in der Tat ein Oxymoron der Philosophie, eine wahre Bocksmelkerei. Praktische Philosophie ist gleichsam das in Philosophie eingesperrte Leben, ist das Leben des Philosophen, das er leider nicht zu leben, sondern nur zu denken versteht; es ist, wenn ein Ausdruck der Psychoanalyse gebraucht werden darf, ein versetzter Komplex in dem Philosophen, der sich in seiner Philosophie auslebt.
So ist es nicht verwunderlich, daß die Philosophien der Tat, die sogenannten voluntaristischen und pragmatischen Philosophien, sehr bald die *Alleinherrschaft* des praktischen Prinzips verkünden. Sie alle gehen in Deutschland auf FICHTE bekanntlich zurück. Aber die Frage ist doch hier: erschließt sich denn hier auch ein neuer Weg für Naturerkenntnis? Hat denn diese im Willensimpulse konzentrierte Philosophie überhaupt irgendein Verhältnis zu einer objektiven, geduldigen, gesetzmäßigen Natur, die wir kennen? Ist in ihr nicht alles subjektiv, Freiheit, Willkür, Wahl – Sache nicht als Sache, sondern als Gefühlssache und Geschmackssache? Das ist das Thema unserer nächsten Stunde. Wir sehen, was hier vor sich gehen wird, ist etwas ganz und gar Neues: nicht wie bisher scheint es sich darum zu handeln, was Natur eigentlich ist, was sie wirklich ist; nicht wir scheinen um die Natur herumzugehen, begierig, einen Spalt zu finden, um in sie hineinzusehen; sondern jetzt scheint sich unser Erkennen selbst zu drehen: wir selbst beginnen uns mit einem Male zu verändern, unsere Art, die Dinge zu sehen, wird sich verändern, um zu sehen, ob wir vielleicht so etwas erreichen mögen. Wir wollen einmal versuchen, die Welt nicht mehr zu erkennen, sondern zu beurteilen; wir wiegen die Erkenntnisse, wir beachten ihr Gewicht für uns, nicht mehr ihre Richtigkeit hinsichtlich der Welt, deren Philosophie uns kaum interessiert, im Grunde nichts angeht – sie ist ja ohnehin gewiß verzerrt, vielleicht eine völlige Täuschung! –
Was uns heute aber weiter beschäftigen muß, das ist, daß sich auch unser Verhältnis zum Schöpfungsbericht völlig umzuformen scheint. Bisher vermochten wir es ja so auszudrücken: MOSES beschreibt eine Welt mit Gott und durch Gott, die Naturwissenschaft eine Welt ohne Gott. Der Atheismus der Wissenschaft war ihr konstitutives Prinzip; es bedeutet, daß die Natur durch sich selbst

besteht und in sich selbst begreiflich ist: um sie begreifen zu können, braucht Wissenschaft nur sich selbst, Synthesis, Vernunft. Und wir konnten uns zwar immer wieder dem nicht verschließen, daß mit der Entgottung auch der Urwiderspruch in die Wissenschaft geriet und daß in ihrer Antithetik ein negativer Rest eines Gottes steckte, das Negativ der Theologie. Man könnte sich dabei beruhigen wollen oder auch nicht beruhigen wollen; jedenfalls, die Wissenschaften marschierten doch, ja, sie schienen gerade darum und von dem Augenblick an zu marschieren, seitdem sie entgottet waren! Bis zum Menschen!

Bis zum Menschen einschließlich? Ist auch er ein Teil dieser Natur, als Naturobjekt wissenschaftlich konstruierbar, in Naturgesetze auflösbar, wie wir sagen? Ist das Problem *lösbar*, wie die Sprache mit dem tiefen Sinn für das Zerstören, das im Lösen des Festen liegt, sagt? Ist er Homo naturalis oder sapiens; ist er unlösbar, unzerstörbar? Sollte er sich allen jenen Lösungen, die ja nur Auflösungen sind, widersetzen können? Oder, genetisch ausgedrückt: ist er genau ebenso aus Natur hervorgewachsen wie alle anderen Geschöpfe, oder ist an ihm etwas Besonderes? Können wir auch von seiner Erscheinung als Geschaffensein subtrahieren, um ein – wenn auch widerspruchvolles – Objekt der Wissenschaft zu erhalten, oder ist da noch etwas anderes dabei?

Nun, es ist noch etwas dabei! Das ist eben der Umstand, daß es etwas gibt, was uns niemals Objekt werden kann: das ist mein Ich. Meine Empfindungen, Vorstellungen, Gedanken können mir Objekt werden, aber sie sind eben doch immer meine Empfindungen, sie sind nur für mich; und ich kann dieses Ich nicht selbst empfinden, vorstellen, erkennen, denn ich bin es ja immer selber, der etwas empfindet usf. – es ist eben dann nicht mehr *mein* Ich, wenn *ich* es nicht bin, der empfindet, vorstellt usf.

Also es gibt etwas, was niemals erkennbar wird, weder als Geschaffenes, noch als natürlich von selbst Vorhandenes; ich bin es. Und dies Unnahbare, Unerkennbare, ist ja der Grund, daß alles, was ich erkenne, nur meine Erkenntnis, nicht das Ding selber ist, daß ich nie Nicht-ich werden, alles nur *für* mich sein kann. Und dieses Ich-Sein des Menschen, das ist es, was nicht erschaffen ist, was der Berichterstatter Gott *nicht erschaffen läßt*, sondern als *Gottes Odem* bezeichnet – es ist ein Teil Gottes, ist die Gottähnlichkeit des Menschen, sein Nicht-geschaffen-sein, sein Ihm-zum-Bilde-sein – ⟨*Moses*⟩ läßt Gott sagen: »Ich bin, der ich bin.« Das Ich-

sein-können des Menschen, das ist sein übernatürliches Sein; denn an diesem Ich gemessen, wird Natur *meine* Natur, zum Nicht-ich degradiert: bloßes Objekt – sie muß es sich gefallen lassen, Objekt zu werden, nur Erscheinung zu sein, bedingt zu sein von einem Ich. Niemals wird dieses Ich selbst Natur; und darin besteht die Abstammung des Menschen von Gott, daß er eines besitzt, was nur ihm ganz allein angehört: sein Ich. Übernatürlich ist dies Ich, weil Natur es nicht zu verschlingen vermag, sondern nur für es zu sein vermag, nicht mehr.
Diese abstrakt klingende Begründung mag Ihnen schwer eingehen. Sollte jemand unter Ihnen sein, der ihr nicht folgen kann und mag, so mag er sich daran erinnern lassen, daß von hier aus der ganze Gedankenstrom gespeist wird, in dessen Überzeugung und Wissen der Mensch nicht in der Natur, nicht vom organischen Leben her, nicht vom Affen abstammt, sondern von oben, vom Himmel, von den Göttern, Göttinnen, Helden der Vorzeit und so allmählich herabgestiegen ist. Nicht ein Emporkömmling, ein Affensohn, nein, ein Nachgeborener von höchster Genealogie, aus höchstem Adel, ist der wirkliche gegenwärtige Mensch. Es ist nicht »nicht mehr Affe«, nein, er ist »nicht mehr Gottes Sohn«. Sein jetziges Natürlichsein, Naturkind-sein, ist das zu seinem eigentlichen Ich und Wesen nur leider Hinzukommende, die vergängliche Hülle seiner höheren, seiner geistigen und in der Geistigkeit seine hohe Abstammung verratenden Existenz. Diese, seine vornehme Seite ausmachende Geistigkeit wurzelt freilich nicht in der Geschichte, noch Naturgeschichte. Aber muß denn alles aus Naturgeschichte, aus der zeitlichen Reihenordnung der Dinge stammen? Entstammt vielleicht die dürftige Wahrheit, daß 2 x 2 = 4 ist – die Wahrheit, die dies enthält –, geschichtlichen Dingen? Hört sie vielleicht mit geschichtlichem Prozeß auf, wahr zu sein? Ist 2 x 2 etwa nicht mehr = 4, wenn es nur noch Botokuden in Europa geben oder wenn eine neue Sintflut es überschwemmt haben wird? Gilt nicht das Gleiche für die Wahrheit von Keplers Gesetzen, dasselbe für die Schönheit und den Sinn eines Stichs von Dürer? Es *gibt wohl* Dinge, die nicht deswegen sind, weil wir – was richtig sein dürfte – vom Affen abstammen wie unsere Daumenhand, unser Zwischenkiefer, sondern die sind, weil – nun, wer vermöchte es wohl einfacher auszudrücken als: weil ein Gott uns *seinen* Odem einblies, – weil er uns dies Ich gab, um es zu brauchen.
Ich weiß nicht, ob auch ein Hund, ein Frosch, eine Qualle, ein

Bazillus ein *solches Ich* hat; ich weiß nicht, ob in der sogenannten toten Materie ein Erdgeist mit seinem Ich steckt. Vielleicht. Wenn dem so sein sollte, nun, dann gilt für jene Ichs nichts anderes als für mein Ich.

Und einzig darum, daß der Mensch in seiner Ichheit, seinem Ichtum ein Bild Gottes ist, einzig darum besitzt auch er die Fähigkeit, Gott zu bilden, abzubilden, in sich, im Geist, in seinem Leben, in seinem Streben, mit seiner Hand, mit Stift und Meißel ein Bild zu bilden und zu sagen: das bedeutet Gott, mit seiner Zunge zu sprechen das Wort »Gott«, mit einem Stück Kreide ein Wort zu schreiben, welches »Gott« bedeutet. Das kann er, nicht, weil er eine Affenhand hat, sondern weil er ein Ich hat, nicht, weil er aus einem Erdenkloß gemacht ist, sondern weil ihm ein Odem eingeblasen ist.

Und so erhöht sich jenes psychophysische Problem zu einer ganz anderen, viel wichtigeren, folgenreicheren und unserem Wesen angemesseneren Form; es ist die Frage: wie steht denn jener Affenparvenü zu diesem selbstbewußten Herrn der Schöpfung, wie steht denn dieser schon gesunkene Spätling und Deszendent der homerischen Götter und Helden, des Odin und der Nibelungen, der schon fluchbeladene, aus dem Paradiese längst verstoßene, aber doch immer noch das edle Blut verratende Mensch zu jenem Knechte der Materie, des Naturgesetzes, der biologischen Struktur? Es ist die Frage: ist der Mensch nur Natur in der Natur, oder ist er auch über der Natur, ein übernatürliches Wesen?

So fanden wir denn auf unserem Streifzuge durch die Natur *in* der Natur etwas, was doch zugleich über ihr steht: uns selbst. Nicht den Menschen als Gattung, Homo bestialis sapiens, sondern den Menschen als Ich, als den Revolutionär gegen und über die Natur. Dieser ist es, der sich jetzt das Recht nehmen wird, nicht mehr bloß bescheiden zu fragen, was die Natur denn eigentlich sei, sondern über sie zu Gericht zu sitzen, was sie wert sei, ob schön oder häßlich, ob gut oder schlecht, mir nützlich oder schädlich. Er wird diese Natur gebrauchen, mißbrauchen, verachten und wieder in den Himmel erheben, anbeten – wie er eben will. Denn er fühlt sich frei, und er *ist* frei gegen sie.

Ja, ist er denn wirklich frei? Was ist er denn, was bin ich denn? Bin ich denn *nur* dies Ich? Kann ich auch sagen: »Ich bin, der ich bin«? Bin ich denn nicht auch ein *Er*, für Sie zum Beispiel? Werde ich nicht nach Stillstand meiner Lebensuhr ein »Es«, und bald nicht

einmal »Es«, sondern dem Erdboden gleich gemacht: *nur* Natur? Ist nicht gerade diese meine Materie, die chemischen Elemente, aus denen ich gemacht bin, das einzig Unvergängliche an mir? Hatte nicht der Germane recht, von dem TACITUS erzählt, er habe dem römischen Gegner geantwortet: »Fehlen kann uns das Land, darauf zu leben; darauf zu sterben, nicht«? – Als tote Materie sind wir unzerstörbar, unangreifbar, unsterblich. Ist denn dies natürlich-übernatürliche Wesen nicht höchst vergänglich? Bin ich denn ein Doppelwesen, fühle ich mich denn als solches? Weiß denn der gesunde Mensch, der nie nachgedacht, weiß denn das Kind – das doch auch ein Mensch ist – irgend etwas von seiner Zweiheit? Ist denn der Mensch jener »sinnlich-übersinnliche Freier« des Lebens, wie ihn Mephistopheles genannt hat? Und vielleicht ist er weder eine Eins noch eine Zwei, vielleicht ist er nur die Brücke, die vom Affen zum Himmel, vom Himmel zur toten Materie führt! Aber man kann auf dieser Brücke zwei Wege gehen: hinüber, aber auch herüber. Welcher Weg ist denn eigentlich der Menschenweg?
So verwandeln sich hier alle Fragen, die bisher lauteten: was ist Natur? jetzt in lauter Fragen: was gilt mir, was bedeutet mir Natur, was ist sie mir wert? Und Sie werden das nächste Mal sehen, daß es auch hier eine Menschenwissenschaft gibt, die dem Schöpfer nicht nur wie bisher seine Arbeit, sondern auch den Lohn der Arbeit abnehmen möchte: das Urteil, ob die Welt gut, was ihr Wert sei.

## VII. »Und siehe da, es war sehr gut«

Wenn Sie einen Augenblick einmal nachdenken wollen, was in Ihrem Leben ein denkendes Urteil denn eigentlich bedeutet, so ist dazu gar nicht nötig, daß Sie gleich an wichtige Entscheidungen, Krisen, Erlebnisse denken, sondern es genügt zu überlegen, was Sie vielleicht eben, als sie die Treppe heraufstiegen, dachten oder aussprachen. Was war das wohl? Nun, vielleicht sagten Sie: »Ich denke, daß heute abend meine Stube warm sein wird.« Das kann richtig sein, vielleicht aber auch ganz falsch. Vielleicht ist die Stube heute wieder kalt. Dann werden Sie sagen: »Die Stube ist wieder kalt.« Was heißt denn das, daß die Stube kalt ist? Sie sagen: »Daß die Stube nur vierzehn Grad hat.« Ja, was denn – Reaumur oder Celsius? Darauf kommt es doch immerhin erheblich an! Also die Erkenntnis »Vierzehn Grad« ist ganz sinnlos ohne den Maßstab. So ist es aber mit allem! Erkenntnis ist erst Erkenntnis, wenn ich einen Maßstab der Erkenntnis habe. Sonst ist sie sinnlos, wertlos. Was ist denn eigentlich ein Maßstab? Wieso bringt er denn Sinn in die Erkenntnis? Nun, eben weil durch ihn das bloße Wort »kalt«, das bloße »Vierzehn Grad« *für mich* eine Erkenntnis wird. Es soll doch *meine* Erkenntnis sein! Denn warum nenne ich denn vierzehn Grad kalt? Weil *ich* dabei friere, weil ich kein Eisbär bin und auch kein Frosch. Also die nackte Erkenntnis: die Stube ist vierzehn Grad, ist überhaupt keine Erkenntnis; und es gibt keine, welche maßstablos wäre, welche nicht darum nur Erkenntnis wäre, weil sie für mich Erkenntnis ist, weil ich sie an mir irgendwie messe. Dies An-mir-Messen also ist der Ursprung, die Voraussetzung jeder möglichen Wahrheit.

Wie war es nur möglich, daß wir dies die ganze Zeit übersehen konnten? Wie konnten wir nur überhaupt auf den Wahnwitz verfallen, andere als solche an mir gemessene Erkenntnis suchen zu wollen? Wie konnten wir immer und immer wieder wissen wollen, was rein objektive Wahrheit sei, was wirklich sei, da wir doch ganz und gar nur das erfahren können, was für *mich* etwas ist; alles andere hat gar keinen *Sinn* für mich. Messen doch die alten Menschen ganz recht die Welt nach Daumen, Fuß, Ellen, und das Messen nach anderem Maße, wie dem Meter, ist doch nur scheinbar objektiv, in Wahrheit aber völlig relativ; erst dann ist es ein Messen, wenn *ich* gesagt habe, *dies* ist das Maß. Wie also konnten wir verkennen, daß das einzige, was uns interessiert, der *Sinn* einer Größe ist, aber doch nicht die Größe als nächste Zahl? Wie verkennen, daß die Mathematik doch ein völliges Nichts ist, wenn ich nicht weiß, was eine Zahl *bedeutet*? So scheint also jede Erkenntnis schließlich eine wesentlich messende, *bemessende*, an einem Maßstabe bewertende Erkenntnis zu sein und ihr ganzer Inhalt gerade in dieser Bewertung zu liegen. Alle Erkenntnis gewinnt damit einen völlig neuen Aspekt! Während bisher nämlich gerade so leidenschaftlich gefragt war, was denn wirklich sei, ohne jede subjektive Beeinflußbarkeit, reine Objektivität des Wirklichen gesucht wurde, erheben sich seit dem Abschluß des Schöpfungswerkes Zweifel an gerade dieser Objektivität, und es entsteht die große bange Frage: was ist Wahrheit? Und darin lag ein völliger Umsturz aller unserer Art, die Dinge zu sehen. Mit dem Eintritt des Subjektes in die geschaffene Natur tritt Natur aus jener Wert*indifferenz* heraus; zum ersten Male taucht die Frage auf: was ist Natur wert, für mich, für den Geist, für ein Ich – ist sie das durchaus Indifferente, prinzipiell Wertlose, oder ist sie wertbetont, ist sie wertvoll oder wertwidrig? Ist mein natürliches biologisches Sein an sich der Feind meines höheren Seins, wie es z. B. manche Gestaltungen des Christentums zu behaupten scheinen, oder ist das »natürliche Sein« nicht gerade ein Prädikat des wahrhaftigen Seins im Gegensatz zum künstlichen, gekünstelten Menschen? Indem solche Fragen jetzt vor uns auftauchen, wird also die Frage der Wertbezogenheit der Natur unsere Frage, und die Frage »Was ist Wahrheit?« zu der anderen: ist *Wahrheit* nicht stets eine Bewertung? Es ist genau die Frage, die z. B. täglich jetzt (1919) in dem Berliner Untersuchungsausschuß auftaucht: kann man Tatsachen überhaupt feststellen, ohne sie zugleich zu beurteilen, zu bewerten, ein Subjekt in sie zu legen?

Sie wissen, daß Heinrich Rickert diese Frage gerade für Naturwissenschaften positiv beantwortet hat und daß in seinen Augen die Wertindifferenz gerade den naturwissenschaftlichen Gegenstand charakterisiert. Sie werden aber alsbald sehen, daß diese Trennung abstrakt ist und nicht durchführbar. Die Auseinandersetzung mit der Wertwelt gestaltet sich für uns vielmehr heute gerade zu einer fortwährenden Bewertung der Natur; allerdings ist auch sie für uns keine abschließende Erkenntnis. Die Stellungnahme Rickerts beruhte zu wesentlichen Teilen auf einem der erfolgreichsten und verhängnisvollsten Sätze der »Kritik der reinen

Vernunft« KANTS (1781), dem Satze: »Was ist Wahrheit? Die Namenserklärung der Wahrheit, daß sie nämlich Übereinstimmung von Vorstellung und Gegenstand sei, wird hier geschenkt und vorausgesetzt ...« Geschenkt und *vorausgesetzt* hat hier KANT den Begriff der *Objektivität* der Erkenntnis. Er gerade ist uns ja jetzt mehr und mehr problematisch geworden, denn mehr und mehr wird uns zweifelhaft, ob Wahrheit in einer Form, der Form jener bildhaften Übereinstimmung, und nicht vielmehr in dem Inhalt der Erkenntnis liege. Nicht: *wie* ist Wahrheit, wie kommt sie zustande; nein, *was* ist Wahrheit, den Inhalt will ich wissen! Dauernd haben wir uns dadurch stören lassen, daß unsere Erkenntnisse widersprechend, verhängnisvoll ins Nichts führend, absurd in ihren Konsequenzen waren! Sei's drum! Mögen sie absurd sein, alogisch, antilogisch, vielleicht ist gerade das die Wahrheit! Vielleicht ist die rationale Welt eben der Unsinn, und vielleicht eine ganz andere, irrationale, der Sinn! Vielleicht ist es das Wesen der Dinge, daß sie das Widersprechende vereinen! Wie hatten wir das alles übersehen können! Wie verkennen können, daß das Naturgesetz eben ein Gesetz der Ordnung des *Un*geordneten, nur darum Ordnung der Natur ist; daß das System der Tiere eben ein System – eine Zerlegung der Grundeinheit in eine *Fülle* von Ausdruck, und die Fülle des Mannigfaltigen doch nur wieder eine Bestätigung harmonischer Einheit ist! Wie vergessen können, daß meine Hand eben eine Greifhand, mein Hirn ein Denkhirn, meine Zunge eine Sprechzunge ist? *Wirklich* ist doch nur das Ineinander von Form und Stoff, das harmonisch Geformte, das gesetzmäßig Bestimmte, das zweckmäßig Geordnete; oder auch wieder *wirklich* nur das aus der Bahn Geschleuderte, das disharmonisch Verstimmte, das unzweckmäßig Verwirrte – das Klare oder Unklare. Die Dinge dieser Welt sind wahr und falsch, sind wertvoll und wertfeindlich; weder negativ noch positiv ist überhaupt nichts: wie konnte uns der Widerspruch in der Welt nur stören, da doch einzig und allein durch den Widerspruch ein Sinn in die Welt kommt! Gibt es denn noch etwas Gutes in der Welt, wenn alle Dinge ununterscheidbar gleich gut sind? Nein! Gibt es noch Licht, wenn kein Schatten da ist; gibt es eine Endlichkeit, wenn nicht in einer Unendlichkeit; gibt es Gesetzmäßiges ohne ein Gesetzloses, dem es als Gesetz gesetzt ist? All dieses nicht! So besteht denn unser ganzes intellektuelles Leben eben in nichts als in Bejahung oder Verneinung, also im Entscheid, in Wertschöpfen oder -vernichten. Das ist meine

Wirklichkeit, das ist die einzige, zu der ich sagen kann: es ist die Wirklichkeit. Es ist, intellektuell gesprochen, die Welt des Sinnes, die Welt des Guten und Schlechten, Schönen und Häßlichen, des Wahren und des Falschen. So verstehen Sie das HEGELsche (1821) Paradoxon: »Alles Wirkliche ist vernünftig, alles Vernünftige ist wirklich« – das Vernünftige in einem hohen Sinn, dem das All der Kontraste und Gegensätze, das weltweite Gewoge der Werte umfassenden, die Metaphysik des Kampfes begreifenden Sinne. HEGEL war es, der diese innige Wahrheit, diese Wertwelt antizipiert hatte.

Diese Welt besteht nicht a) aus Licht, b) aus Finsternis, sondern aus deren Kontrast, ihrem Kampf; *durch* ihren Kampf und nur durch ihren Kampf. Und darum ist diese Welt eine Welt des Siegens und Unterliegens, eine ewige Bewegung, nur Bewegung; ein Gang einer Geschichte, kein Beharren; *nur* Werden, beharrliches Werden; eine Entwicklung nach oben, ein Absturz nach unten – ein »Webstuhl der Zeit«.

Lassen Sie uns dies noch näher betrachten. Das Geschehen solcher Welt ist nicht wesentlich zeitliches Geschehen, besteht nicht aus kausalen Ketten, in denen auf A ein B, dann C, D, E folgen; es ist keine Welt, in der A zu B nur als äußerliche Ursache, ihr fremd, rein äußerlich stoßend sich verhält. Es ist nicht ein wesentlich räumliches Dasein, wo Punkte, Örter, nebeneinander, außereinander – auch hier der eine zum anderen nur äußerlich – stehen. Es ist auch nicht die Welt der psychologisch zusammengesetzten Empfindungen, Vorstellungen, Erlebnisse, Gedankenreihen; nicht aus der Zeit in die Zeit, nicht vom Hier zum Dort, von Raum zu Raum erfolgen die wahrhaft wirklichen Geschehnisse – sondern aus dem Zeitlosen in die Zeit hinein, dem Raumlosen in den Raum hinein, aus dem metaphysischen Urgrund in die physische Sichtbarkeit werden hier die Dinge geboren. Dieser metaphysische Urgrund allein, die »Mütter«, wie es im »Faust« heißt, ist es, der die Welt zusammenhalt, *er* ist das Wirkliche, und die Natur der Äußerlichkeit ist das nur durch ihn Bestehende. Natur ist wieder wie im Griechentum das nur Abgeleitete, nicht selbst Wirkliche, das Nonens. Und wie wird er denn nun manifest, dieser Urgrund aus Metaphysik? Eben durch das, wofür jenes Äußere Äußeres ist, durch Inneres, durch Innerlichkeit, Subjekt, Ich, Leben. Diese zeitlos-raumlose Innerlichkeit steigt ins Leben empor wie ein starker Springquell inmitten eines Sees: immer aus dem einen Ichpunkt der

Innerlichkeit hervorquellend, nun erst in die Zeit hinein, in den Raum hinein, selbst überall und nirgends, jederzeit und zeitlos-ewig vorhanden. Das ist es, was NIETZSCHE, STRINDBERG, Henri BERGSON in seinem »Élan vital« gesehen haben, das, was uns Deutschen aus der Metaphysik der Innerlichkeit des deutschen Idealismus von FICHTE bis HEGEL und SCHELLING hätte herauswachsen dürfen, auf deutsche Art und nicht auf die Art des Parisers. Viele von uns haben es vorgezogen, HEGEL und SCHELLING lächerlich zu machen und dafür Herrn BERGSON als Offenbarung aus erster Hand zu bewundern!

Was aber, fragen Sie nun, soll denn jetzt aus Natur im alten Sinne werden, wenn ihr raum-zeitlich, äußerlich kausal-bedingendes Wesen zum Non-ens, dem Nichtwirklichen, ward und nur das Vernünftige noch das Wirkliche ist? Die Vernunft in der Natur ist das Wirkliche – aber ist denn an ihr oder in ihr etwas Vernünftiges? Also ganz gewiß: es ist eben die Tatsache, daß sie nicht wirres Chaos, blind irrendes Molekül ist, sondern daß sie Gesetz hat, gesetzlich ist. Wäre das nicht, dann wäre doch nicht ein einziges Naturgesetz auffindbar gewesen! Sie hat eben doch Harmonie, diese Natur, sie hat das, was KANT (1781) »transzendentale Affinität«, was die Scholastik Kontingenz genannt hat. Und Wissenschaft treiben heißt ja doch nur, sehend werden für diese Gesetze, diese Harmonie, diese Ordnung, dieses sinnreiche, zweckvolle In- und Durcheinander der unbelebten und belebten Natur! Sehend werden, nicht erklären; schauen, nicht ableiten; aufbauen, nicht analysieren und zerstören, das Ding zum bloß Bedingten herabsetzen! Wir können das, denn wir sind Menschen. Homo faber! Und jenes logische, rationale, erklärende Verfahren ist nur da, um unterzugehen in diesem Anschauen der Natur nicht als verwirklichte und verwirkte, sondern wirklich und leibhaftig *da*seiende Vernunft. Es ist ein Untergang der Logik, ein Untergang des erklärenden, reflektierenden Verstandes zugunsten des höheren Logos, der schauenden, der spekulativen Vernunft. Was anderes tut denn Wissenschaft, als Ordnung schauen, wenn sie ein Gesetz findet, Leben begreifen, wenn sie seinen ihm dienenden Mechanismus aufdeckt, nicht um seine zweckvolle Sinn-Natur zu zerstören, sondern um sie erst recht zu sehen, zu enthüllen? Solche Enthüllung des Zwecks ist das Wesen und Ziel aller Naturwissenschaft; und nicht die Methode, aber die Frucht ihrer Arbeit ist Teleologie, Anschauen des Sinnes, denn das Vernünftige ist ja das Wirkliche. Jene

Abstraktionen und Reduktionen und Erklärungen sind jetzt nur das vorwissenschaftliche Forschen, aber nicht die süße Frucht, das Wissen als ein Sehen selbst.
Und so ist uns noch einmal ein neues Auge des Wesens geschenkt, noch einmal ein jubelndes Begreifen der Natur, nicht als abstrakt-äußerliche Funktion, sondern als konkret-innerliche Vernunft. So entsteht dies System der Vernunft HEGELS, so entsteht die so durch und durch teleologisch aufgebaute Biologie seit Johannes MÜLLER und DARWIN, so jene Philosophie des Wertes seit LOTZE und WINDELBAND, so die von Daseinsfreude getränkte Kulturgeschichte Jakob BURCKHARDTS und tausend andere Beispiele. Mit ganz anderen Augen beginnen wir diese jetzt zu sehen: alles, was wir früher betrachteten, das war ja nur die Methode des Wissens, nicht das Wissen selbst, nur der Spatel, nicht die vollendete Statue – und sei sie auch nur Torso, darum um so reizvoller. Denn wir haben jetzt sehen gelernt: mit den Augen der Innerlichkeit. Diese Innerlichkeit schafft hinter dem äußeren physiologischen Auge ein neues, inneres Auge. Wir haben so Augen für etwas bekommen, was schon immer da war, was aber dem fixierenden, zerstreuten, auf Einzelheiten hin und her gestreuten Blick entgangen war: das *Ganze* der Natur. Mit erweiterten, jetzt nur aufs Unendliche fixierten Pupillen umfaßt der neue Blick nicht ein Dies und Das und Da und Dort, nicht Steine, Blätter, Haare, Zellen, sondern eine Gesamtheit, Einheit, ein Bild, ein weltweites Symbol.
Wo war uns doch diese Innerlichkeit zuerst vollendet in Erscheinung, in fruchtbarer Anwendung erschienen? Besonders doch in AUGUSTINUS, dem Begründer der neuen Psychologie. Aber in ihm doch gerade fürs Seelische. Aber für Natur, für die Raumwelt, durfte er es doch schon übernehmen von dem Manne, den er, wie man berichtet, schon als Knabe spielend zu lesen verstand: von ARISTOTELES. Solche Wahlverwandtschaft der Geister verband die durch sechs Jahrhunderte getrennten, daß sie von nun ab zu einem einzigen Baum der Wissenschaft verschmelzen, daß dieser Baum ein ganzes Weltalter der Wissenschaft in seinen Schatten nimmt, das Mittelalter. Und heute noch nennt alle Teleologie, alles Zweckbegreifen der Natur, den ARISTOTELES ihren Vater. Und in der Tat, er lebt bis heute mächtig in uns allen. Es ist die *Entelechie*, das Ziel-inne-Wohnen, das Innere des Äußeren, was heute noch unter uns lebt und mit uns durchs Leben geht wie ein guter Bekannter. Sie alle kennen sie ganz genau, diese Entelechie, freilich unter

gänzlich anderem Namen. Und dies müssen wir nun genau betrachten, und dazu möchte ich Sie nochmals um Gewährung einiger geschichtlicher Randbemerkungen bitten.

Die Entelechie ist die Kraft, welche dem Stoffe die Form gibt, die Kraft der Verwirklichung der Vernunft, das Ausprägende, der Materie den geistigen Ausdruck Einprägende; so die bildende Kraft des Künstlers, so die Bildungskraft, der Bildungstrieb der organischen Wesen, die Lebenskraft der Vitalisten. Sie ist der Träger der Verwirklichung des Möglichen, das den Gedanken in die Tat umsetzende vitale Vermögen, eben das, was mir erlaubt, meinen Willen zu sprechen, in das Sprechen selbst zu verwandeln, in Bewegung von Stimmband und Zunge. So füllt sie die Lücke, ist das missing link, der gesuchte Zwischenwirt meiner Gedanken, die Brücke über die psychophysische Kluft. Und was diese Entelechie im Leben der Natur ist, das sind die Lebensgeister in meinem *persönlichen* Leben – die Engel, welche meine guten, die Teufel, welche meine schlechten Taten verwirklichen, die Helfershelfer, welche ich brauche, um wahrhaft gut und wahrhaft schlecht zu sein. Zu beidem bin ich ja selbst zu schwach. Ich bin ja doch nicht stark genug, um ganz frei zu sein, bin ja zugleich Spielball meiner Regungen, Triebe, Leidenschaften, Schwächen. Diese sind ja ebensooft gegen meinen Willen; ich bin ja doch nicht nur mein Ich, ich kann ja nicht sagen: ich bin, der ich bin; kann ja nur sagen: ich soll sein, der ich sein soll. Ganz ebenso wie ja auch die äußere Natur nicht ist, was sie ist: reine Vernunft, rein ungestörte Planetenbahn, chemisch reines Gold, reine Rasse, sondern als Wirklichkeit stets gestörte Vernunft, die Erde nicht Kugel, nur Sphäroid, die Erdbahn nicht Kreis, sondern unvollkommene Ellipse. So sehen Sie die Welt des Mittelalters belebt und bewohnt von Geistern und Teufeln, Dämonen und Engeln, wilden Lindwurmen, Kröten mit scheußlichen Fratzen, Kobolden, Sylphen und Salamandern; und was damals Engel und Teufel, Kobolde und Wichtelmänner waren, das sind heute Bahnstörungen im Planetenlauf, Mißbildungen der Embryologie, falsche Weichenstellungen im Bahnverkehr, falsche Meldungen im Gefecht, glückliches Zusammentreffen von gutem Wetter und Operationsplan im Krieg, Auftreffen der Kugel aufs Koppelschloß – und mit einem Wort: der glückliche und der unglückliche Zufall, die Tücke des Objektes. Vorzüglich sagt STRINDBERG einmal: »Die Geister sind positivistisch geworden

wie die gegenwärtige Epoche und begnügen sich nicht mit Visionen. Als Beispiel führe ich dieses Zusammentreffen an, das durch das Wort Koinzidenz nicht zu erklären ist.« Und er erzählt dann eines seiner grotesken Erlebnisse. Nun, die Erklärung, die das positivistische Zeitalter hat, die soll eben die Koinzidenz, soll der Zufall sein. Ist dieser Zufall nun ein Surrogat für die Entelechie, die Geister und die Teufel, oder sind die Geister und Teufel nur ein Surrogat für den Zufall? Wer hat denn recht, was ist die Wahrheit: der Zufall oder die Entelechie? Gibt es eine Entelechie, welche den Zufall überwindet und zum Guten lenkt, manchmal auch machtlos von ihm überwunden wird? Sie alle glauben doch an den Zufall; warum glauben Sie nicht auch alle an die Entelechie? Sie sehen doch, daß die Welt aus Sinn und Unsinn gemischt ist. Warum soll nur der Unsinn, der Zufall, recht behalten, warum nicht auch der Sinn? Warum schwanken Sie gerade am entscheidenden Punkt, dem für Sie, für Ihr Sein und Nichtsein entscheidenden Punkt, dem, der Ihr ganzes wirkliches, persönliches Leben doch völlig beherrscht: Ihrem Schicksalspunkt? Denn er entscheidet, ob die Kugel das Koppelschloß traf oder einen halben Zentimeter daneben! Das sehen Sie, wissen Sie, glauben Sie, haben es erlebt! Physikalische Gesetze haben die Geschoßbahn notwendig und zureichend bestimmt, Anfangsgeschwindigkeit, Dichte der Luft, Wind, Schwerkraft. Was sollte da wohl imstande sein, ein wenig, auch nur ein ganz wenig, nach der Seite zu drücken? Woher soll die Kraft wohl kommen, wie ist sie verträglich mit dem Gesetz der Schwere und dem der Beharrung und der Erhaltung der Energie, die doch allein, notwendig und zureichend, die Bahn bestimmen? Also es ist ja gar kein Platz in der Physik für einen guten Engel, kein Platz für eine Entelechie, kein Platz für eine das Gesetz irgendwann oder -wo durchbrechende Einwirkung! Das notwendige Gesetz regiert; und wenn auch nur einmal die von ihm gezogene Grenze von fremder Macht überschritten wird, so ist es dies: casus belli, es wird dann den Gegner töten oder selbst untergehen, tertium non datur. –
Wie sind wir denn nun wieder dahin geraten? Erst hieß es: der Sinn regiert die Welt; und nun: der Unsinn regiert die Welt. Oder heißt es: der Sinn und der Unsinn bekämpfen sich in der Natur? – Und der einzige Sinn, den wir gewiß wissen, ist, daß das notwendige Gesetz der Natur, eben diese Ordnung es ist, die den Unsinn, das zweckwidrige, zufällige Fatum in mein Leben trägt. Was draußen

Sinn ist, ist drinnen zum Unsinn geworden! Wo bleibt da der Sinn? – Wer hieß uns denn eigentlich überhaupt, unterscheiden zu wollen, was Sinn und Unsinn, was wertvoll und wertlos, zweckmäßig und unzweckmäßig sei? Wer verführte uns denn zu dem Übermut, die Welt und Natur bewerten zu wollen? Wissen zu wollen, was gut und böse, was vernünftig und vernunftwidrig sei? Wer verführte uns denn, die Organismen zweckmäßig zu nennen, weil sie leben? Sie sind doch mindestens ebenso unzweckmäßig wie zweckmäßig, da sie doch fast alle krank werden; ja die Unzweckmäßigkeit überwiegt sogar ganz offenbar, da sie doch samt und sonders nach gesetzten Zeiten sterben müssen! Und der Sinn der Natur, ihre schöne Ordnung und Bewegung? Bestimmt doch der zweite Hauptsatz der Thermodynamik, daß im Laufe der Zeit alle Bewegung und Potentialdifferenz sich ausgleichen, alle Verschiedenheit und Form aus der Welt verschwinden muß! Auch die tote Natur scheint nochmals zum Tode bestimmt! Und wenn auch manche Physiker einen Umkehrpunkt zu neuer Spannung der Natur für möglich halten: wer sagt denn, daß der Aufbau den Niedergang übertrifft, daß die Welt im Ganzen mehr Ordnung als Unordnung enthalte? Dies alles sind doch gänzlich willkürliche, unsichere, subjektive Annahmen! Sie sagen: wer will bestreiten, daß das menschliche Auge von herrlicher Zweckmäßigkeit zur Abbildung der Gestalten und Farben erfüllt ist? – Und Helmholtz (1868, 1869) dieser größte Kenner seines Baues, wollte jeden Optiker davonjagen, der ihm eine so miserable Kamera ablieferte wie das menschliche Auge! Was ist denn eigentlich zweckmäßig? Welcher Teufel reitet uns, dergleichen entscheiden zu wollen?

Besinnen wir uns nochmals, wie wir dahin gelangt sind. Das Feinste, das Beste, was wir in uns bisher gefunden hatten, gerade dies war es, was uns dahin geführt hatte: unsere selbstgewisse Innerlichkeit, Ichheit, Mensch-heit, Gottähnlichkeit, Urteilskraft, Subjektivität. Sollte sie bloß Übermut gewesen sein?

Aber das alles war doch, bei Licht besehen, gar nicht merkwürdig und mußte ja so kommen. Die rationale, analytisch auflösende, zerstörende Erkenntnis war uns ja gerade als schlechthin begrenzte und, als Wirklichkeitserkenntnis gemessen, schlechthin absurde Konsequenz, rational gedacht stets in Absurdität endende, verrückt machende, klar geworden! Und nur im freien Kampf des innerlich lebendigen Prozesses, in praktischer Erprobung, blieb die Zuflucht, zu finden, was wahr und falsch sei; und auch dieser Ikarusflug endet, wie ein Ikarusflug enden muß: Sinn und Unsinn sind ununterscheidbar geworden. Denn uns fehlte ja das *Kriterium*, Sinn vom Unsinn zu unterscheiden, also das Wichtigste von allem: der Maßstab. Wohl haben wir Maßstäbe mehr als genug; aber woran wir kranken, ist eigentlich gar nicht der Mangel, sondern gerade der Überfluß an Maßstäben. Ich hatte es meinem Ich zugetraut, zu wissen, was gut und schlecht, was zweckmäßig und unzweckmäßig ist. Aber ich kam vom Hundertsten ins Tausendste. Ich verehrte das Gute, das Wahre, das Schöne oder, wenn ich in Laune war und weniger sentimental, dann machte ich auch meine Witze darüber, wie HELMHOLTZ über die Augen Kamera. Ich fühlte mich frei zur Ironie, dieser Schwester der Skepsis, denn ich hatte ja das ordinäre Wissen, das brave Forschen und Erkennen durchgekostet und wußte ungefähr, wieviel und wenig es wert ist! Es war nicht jene freudlose, den Stümper und Ignoranten verratende Ironie, sondern die feine, sokratische, über ein Wissen zu tieferem Sehen fortschreitende, schon gewußt habende Ironie.

Aber mir wird nicht wohl dabei. Denn dies Gute, Schöne, Wahre, wo wird es denn eigentlich gemessen, an welcher Elle? Nehmen wir wieder ein naturwissenschaftliches Beispiel: Sie loben die sinnreiche Organisation einer Biene, den Rüssel, mit dem sie saugt, den Stachel, mit dem sie sticht, das Wachs, welches ihr Körper ausscheidet, die feingelenkigen Glieder, mit denen sie Waben baut, das wundervolle Bauwerk, in dem sie Vorräte sammelt, Brut aufzieht – zweckmäßig in jeder Kleinigkeit, angepaßt an die wechselnden Bedingungen von Natur und Jahreszeit. Wofür ist sie nun zweckmäßig? Sie sagen: für ihr Leben. Also der Zweck, für den sie zweckmäßig ist, ist ihr Leben? Aber sie lebt doch nur recht beschränkte Zeit – ich weiß nicht, ein, zwei Jahre! Und so ist sie, wir sahen es schon, für die Tatsache ihres Lebens doch jedenfalls nicht zweckmäßig genug. Und so scheint ihr Zweck doch, wäre er das Leben selbst, niemals erfüllt. Sie sagen aber: sie arbeitet auch für andere, sammelt Honig für die Brut; die soll leben. Also scheint ihr wahrer Zweck nicht ihr Leben, sondern das Leben der Brut, also nicht persönliches Leben, sondern nur Leben überhaupt, *das* Leben, irgendeines? Aber auch dies reicht nicht hin. Der Mensch kommt, holt den Honig, ißt ihn selbst, zerstört die Lebensbedingung der Brut. Also leben die Bienen nicht für ihr Leben, sondern für das des Menschen. – Beim Menschen aber wiederholt sich dasselbe. Und so immer beliebig weiter, in infinitum! Welches ist denn der letzte, der höchste Zweck der Natur? Den eben wissen wir nicht. Aber wenn wir ihn nicht wissen, wie wollen wir denn überhaupt etwas von den Zwecken im einzelnen wissen? Hier ist ja alles relativ und schwankend; man kann auch alles umdrehen; und nur wenn ich willkürlich irgendeinen Zweck voraussetze, kann ich überhaupt Zwecke angeben – nur für willkürlich vorausgesetzte Zwecke ist irgend etwas teleologisch bestimmbar.

DARWIN (1859) gedachte, die Anpassung der Lebewesen an ihre Umgebung zu erklären. Hierin lag eine große, wirksame Idee vom Leben, eine Definition: Leben ist das Anpassungsvermögen des Lebendigen an seine Umgebung. Es ist die Reaktionsfähigkeit auf die Reize der Umgebung zur Erhaltung des Lebens, trotz und mit dieser Umgebung, eine Unterwerfung zum Zweck der Selbstbehauptung. Denn Zweck des Lebens ist Leben, und um leben zu können, müssen wir uns anpassen. – Ich weiß nicht, ob Ihnen diese Definition, diese biologische Definition ganz sympathisch ist. Ist da nicht ein ganz leiser Anklang an eine etwas nackte Nützlichkeitsbestrebung? Ist da nicht in überraschender Wiedergeburt eines Utilitarismus ein altbewährter Handelsgeist, den wir von woanders her schon leider kennen? Leben eine Anpassung? –

Ist das wirklich das für Leben Entscheidende? Kam diese Theorie nicht über den Kanal herüber zu uns? Erklärt sie auch die Schlange, die in Gefangenschaft lieber stirbt als frißt? Den Fuchs, der in der Schlinge das gefesselte Bein abbeißt, um nur – frei zu sein? Erklärt sie das *Opfer* in der belebten Natur? Das Opfer des Individuums an die Art, der Art an die Entwicklung der Arten? Sollte nicht etwas ganz anderes als Anpassung der Sinn des Lebens und sein Wesen sein? Gerade *nicht* Erhaltung des Lebens, sondern *Überwindung* des Lebens? Sollte nicht der Biologe auch darüber einmal nachdenken? Sollte er nicht einmal statt des Lebens den Tod zu begreifen suchen – den Lebenstrieb, die Lebenskraft einmal als das Negative, ihren Untergang als das den Sinn der Lebenswelt erst Vollendende begreifen? Vielleicht erscheint solche Konsequenz düster, buddhistisch. Aber viel, sehr viel Wahres enthält sie. Längst erkannten kritische Biologen, daß jener ganze Zweckmäßigkeits- und Angepaßtheitsdusel eine der Wirklichkeit nur aufgeklebte Etikette, nicht notwendig, innerlich voll berechtigt, ist. Möchten diese Biologen nicht weiter gehen und das Krämerschild durch einen edleren und deutschen Namen ersetzen? Wollen wir nicht sagen:

das Wesen des Lebens ist Opfer und Überwindung des Lebens und *nicht* Anpassung?

Also *diese* Zweckmäßigkeit ist eine Mäßigkeit, diese Gemäßheit etwas sehr Mäßiges, dieses Maß bestenfalls ein Mittelmaß! Dürftig, sehr dürftig, bescheiden, allzu bescheiden! Und darum unwahr. Nur ein Argument lassen Sie mich noch nennen: ist der Krieg der Menschen ein Kampf ums Dasein, mit Überleben der Tüchtigsten, Vernichtung der Untüchtigen? Sie haben mir die Antwort bereits erlassen. Muß das in der Tierwelt anders sein? Gibt es da keine Kühnheit, keinen Wagemut, kein – wenn auch noch so verworrenes – Wollen über das Angepaßte hinaus? – Also wir schenken uns die Zweckmäßigkeit des Lebendigen, um des Lebens willen! Denn es lebt, um das Leben zu übertreffen, zu bewegen; und darin liegt sein Recht zu leben. Wir danken für die Anbetung der Schönheit der Natur, wenn sie nicht nur schön ist, um sich selbst zu übertreffen – sich selber häßlich zu machen, indem sie die äußere Schönheit weit hinter sich läßt. Wir lieben nicht den ästhetischen Naturbewunderer, der vor der Grausamkeit, Hinfälligkeit, dem Leiden der Natur, von der Eintagsfliege bis zu den Insassen der Zoologischen Gärten, die Augen verschließt, nur um seinem Genuß sich hinzugeben. Wir lieben nicht den Bewunderer wissenschaftlicher Wahrheiten, der nicht zugleich die ganze Verlogenheit rationaler Wissenschaft begreift, die sie enthält, wenn sie sich nicht selbst zu überwinden wenigstens versucht.
Wir lieben nicht diese sentimentalen Verehrer des Schönen und des Wahren und des Guten, wenn ihnen das Schlechte und Häßliche und Falsche nicht mehr zu Herzen geht. Denn diese Maßstäbe der Urteilskraft, dieses ideale Schöne und zweckmäßige und harmonische Gute sind nicht die Maßstäbe der Welt noch der Natur, sind eben bloß Phantome, sind bloß Ideen. Ganz recht hat KANT (1790) dies gesehen, höchst zwingend in seiner »Kritik der Urteilskraft« niedergelegt, daß diese Welt nur ist, *als ob* eine Idee, eine weise Vernunft sie hervorgebracht hätte. Ja wirklich, nur als ob – allzusehr als ob, ja ganz und gar nicht! Aber warum konnte er sich nicht entschließen, nun auch wirklich zu sagen, daß diese Maßstäbe Scheinmaßstäbe sind; überhaupt keine Maßstäbe, sondern haltlose Genußgefühle? Warum sucht er sie noch zu retten mit seinem heillosen »Als ob«, warum müssen wir noch heute dickleibige Philosophien des »Als ob« erleben? Als ob dies Philosophie wäre; als ob

eine »Als-ob«-Philosophie mehr tun könnte als so tun, als ob sie Wissenschaft wäre!

Wir nähern uns dem Ziel. Ob und wo Natur zweckmäßig oder unzweckmäßig, gut gemacht oder schlecht gemacht sei, wollten wir erfahren. Vielleicht hätten wir dann erfahren, ob wir gut tun, Optimisten oder besser Pessimisten zu werden. Wir konnten es nicht erfahren, denn wir hatten keinen Maßstab. Seltsam genug: der Schöpfungsbericht, er kommt zu ganz dem gleichen Resultat, wie immer. Gerade das, was wir nicht können, läßt er Gott können; sechsmal läßt er Gott sprechen: »Und Gott sah, daß es gut war.« Und am sechsten Tag: »... daß es sehr gut war.« Wieder hatten wir versucht, das mit Wissenschaft zu tun, was jener Schöpfungsbericht allein Gott tun läßt: zu sagen, ob die Welt gut sei oder schlecht. Und wieder war es uns nicht gelungen, dies Werk wissenschaftlich zu vollbringen! Nicht nur unvollkommen, etwa halb vollkommen und so einen Abglanz der Vollkommenheit noch tragend, war unsere Teleologie, nein, widersinnig, paradox, umschlagend, völlig wirr war sie ausgefallen. Denn dies war doch das Schlimmste unter allem: der Zufall regiert die Welt, wo sie zum höchsten Sinn sich zu steigern schien in meinem bewußten Ich, denn der Zufall schlägt mich tot, ein Bazillus, eine verirrte Kugel. Und was regiert diesen Zufall? Das ewige Naturgesetz, die festeste *Notwendigkeit*, die die Welt kennt. *Sie* ist mein Zufall, und mein Sinn ist ihr Unsinn, und ihr Sinn ist mein Unsinn. Was hier Sinn ist, ist dort Unsinn und umgekehrt, und so stehen wir in der Tat vor dem Unsinn des Sinnes: man kann mit dem gleichen Rechte schließen, es gebe nur Sinn in der Welt, und mit dem gleichen, es gebe nur Unsinn in der Welt.

Aber es heißt: *er* sah, daß es gut war. Und so folgt allerdings, daß wir es nicht sehen; nur er sieht es – derselbe, von dem JESAJA sagt: »Meine Gedanken sind nicht eure Gedanken.«

So war denn KANTS (1790) »Kritik der Urteilskraft« auf gutem Wege, aber nicht entfernt genug »Kritik« – nicht nur eine begrenzte Tätigkeit, den Wert der Dinge zu beurteilen, sondern *im Grunde* gar keine Tätigkeit, sie zu beurteilen. – Und hier kommt es denn zum ersten Male zu einer wenigstens provisorischen Rechtfertigung unserer den Wert und Geist der Dinge der Natur auflösenden rationalen Erkenntnis: zu einem ersten Verhältnis der tieferen Bedeutung jener die Welt zerstörenden Naturerkenntnis, die wir betrachtet haben. Unsere Erkenntnis ist, wenn wahr, Zerstörung eines Diesseits, samt seinem Wert; ist Weltzerstörung, um eine *Über*welt, Wertvernichtung, um einen *Über*wert zu bejahen. Und während der Schöpfungsbericht von Tag zu Tag die Welt auferbaut, haben wir sie von Tag zu Tag vernichtet. Warum? Weil Gott nicht Mensch, weil wir nicht Gott sind! Darum mußten wir uns so verschieden verhalten, und darin liegt für uns der letzte Sinn jenes Schöpfungsberichtes, an dessen siebentem Tage Gott ruht und segnet, wir aber nicht ruhen, sondern fluchen werden: denn der Fluch, der auf uns lastet, wird uns hier plötzlich offenbar! Und so beginnt in dem ersten Augenblick, da wir uns unseres Ichs und unseres Menschseins voll bewußt wurden, der Kampf mit der Gottheit, die Auflehnung, der Versuch, die Freiheit nun auch zu brauchen, selbst gegen Gott. Ein neues Schicksal beginnt sich zu entrollen: der Naturmensch will über sich selbst hinaus, will Gottmensch werden, und der erste Akt dieses Dramas spielt, wie Sie wissen, im Paradies, am Baume der Erkenntnis, und sein Name heißt: Weltgeschichte.

Nachdem sich so zum ersten Male unser Verhalten zum Schöpfungsbericht geklärt hat, möchte ich Sie noch um die Erlaubnis bitten, Ihnen mit Abschluß der Schöpfungswoche einige der *bestimmenden* Gedanken noch nach einer anderen Methode auszusprechen, nämlich indem wir einige der Deckengemälde der Sixtinischen Kapelle kurz betrachten.

Das erste Bild zeigt den ersten Schöpfungstag, die Scheidung von Licht und Finsternis. Das Bild zerfällt durch eine Diagonale in eine dunkle und eine helle Hälfte. In dieser Diagonale der Schöpfer in eigentümlicher, fast gequälter, schraubenartiger Windung, wie benommen, noch fast träumend, sich selbst dem Chaos erst entwindend, den Kopf ab- und zurückgewandt, aber mit ungeheuer trennender Gebärde in den Urstoff greifend und ihn so teilend. So entsteht *unsere* Welt, die Welt der Zwei, des Widerspruchs, der Gegensätze, der Dialektik. Absichtlich erscheint das Bild wie nach Formen erst ringend, halb klar, halb verschwommen. Es ist die erste Entstehung der Form selbst.

Im zweiten Bilde herrscht schon höchste Formenklarheit. Die Gebärde des Trennens und Teilens ist noch viel entschiedener, ja zu äußerster Kraft gestiegen. Das Antlitz höchst ausdrucksvoll, bewußt und in starkem Affekt, dem Affekt des zornigen Kampfes mit widerstrebender Materie. Hier wird die Welt im Zorn erschaffen. Auch das Tempo der Schöpfung scheint zu wachsen. Es liegt im blitzschnellen Durchmessen des Raumes, nach allen Dimensionen, was zum Ausdruck kommt, indem der Schöpfer zweimal in entgegengesetzter Richtung den Raum durcheilt, man könnte direkt die Erschaffung der Überdimensionalität darin sehen wollen, die Entstehung des Raumes.

Im dritten Bilde, dem des siebten Tages, segnet Gott sein Werk mit gütigen, ausdrucksvollen Händen. Die eben noch hochgespannten Züge scheinen hier völlig erschlafft zu sein, der Ausdruck weicht dem inneren Eindruck, den das Werk auf seinen Schöpfer macht; es ist die Entstehung der Innerlichkeit. Darin liegt mehr als die Zufriedenheit, daß es gut war, sondern es entspinnt sich ein Wechselverhältnis, das der Liebe zwischen dem Schöpfer und der Schöpfung, der er jetzt plötzlich seine ganze Breitseite und sein Antlitz zuwendet, das vorher noch ab-, zurückgewandt erschien. Hier schafft Gott nicht mehr in der Natur hin und her, sondern außer und über ihr steht er.

Um so bedeutungsvoller ist, was im folgenden Bilde eintritt. Mit der Erschaffung des Adam geschieht etwas, was bis dahin nicht vorkam: die körperliche Berührung mit dem Geschöpf. An die Stelle der Erschaffung durch das Wort tritt jetzt eine persönliche, fühlbare Berührung, die den göttlichen Strom überfließen läßt, Himmel und Erde verbindet. Ein Akt, der von der Erschaffung grundverschieden wirkt, der unstreitig wichtigste im ganzen Bilde ist; dies geht auch daraus hervor, daß der Blick des Schöpfers nicht auf den Menschen, sondern auf die Berührungsstelle mit ihm geheftet ist. Eine viel nähere Beziehung besitzt Adam zu einer im Mantel Gottes verborgenen Figur, die man als die noch beim Vater befindliche, noch unerschaffene Eva wird ansehen dürfen. Sie erschrickt vor dem, was geschieht, zurückfahrend und zugleich ganz gebannt. – Man darf die Gesamtheit dieser kleinen Figuren als die von Anbeginn bei Gott vorhandene Menschheit, den Inhalt seiner Träume und Zukunftsgedanken ansehen. Eine Vorstellung, die ja viele Religionen durchzieht.

Aus Berührung wird jetzt schon das *persönliche* Wechselverhältnis zwischen Gott und Mensch, welches von nun an die Geschichte beherrscht. Es kommt zum Ausdruck, indem Gott jetzt zuerst auf die Erde herabsteigt, mit gleichen Füßen auf gleichem Boden zu stehen kommt. Die Gottähnlichkeit des Menschen beginnt darin auf Gott selbst zurückzuwirken. Auch *sein* Ausdruck ist ein gleichsam persönlicherer geworden, da er Eva aus der Rippe des Adam herauslockt. Die stärkste Antithese ist dies Bild zum Schluß des »Faust«: nicht das Ewigweibliche zieht uns hinan, sondern Gott lockt das ewig Weibliche aus uns hervor, dieweil wir schlafen! So ist die Aktivität hier ganz auf seiner Seite. Sie aber, Eva, steht ihm von Anfang an näher; im Erwachen betet sie ihn auch schon an.

Dieses persönliche Wechselverhältnis zu gleicher Erde ist die Grundlage, auf der weiterhin die Frage »Was ist Natur?« ausgefochten werden wird: im Problem des Verhältnisses von Natur und Geschichte.

## *Nachwort*

Im Winter 1919/20 hielt ich eine Vorlesung über Naturphilosophie, wovon das Vorstehende ein Teil ist. Der Rest ist durch Kriegseinwirkung verlorengegangen.

Das Zustandekommen dieser Vorlesung ist in meinem Buch »Begegnungen und Entscheidungen« (1949) auf der ersten Seite geschildert.

# Wissenschaft und Volkshochschule

## Offener Brief an den Herausgeber

Lieber Freund!
Niemals habe ich Volkshochschulkurse gehört oder gehalten, niemals mir beobachtend oder studierend ein Recht auf Rat, Kritik oder Tat in Ihrer Sache erworben; nicht fordernd, wegweisend, gebend wende ich mich zu Ihnen, sondern vielmehr Klarheit für mich suchend. Mein Tagewerk gebietet mir anderes zu tun: überlieferte feste Berufsform, längst eingerammte Grenzpfähle, nicht bezweifelte Notwendigkeiten in Lehren und Lernen, aber auch ganz unmißverständliche Normen im Forschen binden mich und tragen mich auch weiter. Reform-, aber nicht revolutionsbedürftig sind meine Sachen, und wie verschieden sind sie so von den Ihrigen, bin ich von Ihnen, der Sie ein Neues, Ungewiß-Gewisses, aus der Metamorphose der Grundkräfte unserer Zeit gleichsam sich selbst Gebärendes, hegen und pflegen müssen. Und daraus strömt die Anziehungskraft Ihrer Sphäre, die sich zur Sichtbarkeit der Worte »Arbeitsgemeinschaft« und »Volkshochschule« zuletzt verdichtet, zu Worten, in denen ein stolzes »an alle« hörbar miterklingt. Niemand kann sich nicht getroffen fühlen. Und so will ich Ihnen zu sagen versuchen, wo und wie ich mich getroffen fühle.

Vor kurzem hat in Ihren Blättern ein Erfahrener (Strauß 1922) berichtet, daß der Zulauf zu Vorlesungen naturwissenschaftlichen Inhalts in unmißverständlichem Maße abnehme. Er deutet diese Tatsache, indem er sagt, daß nicht Naturwissenschaft nur, nein Wissenschaft überhaupt Sinndeutung des Lebens nicht geben, noch aus ihrem Geiste Weltanschauung schaffen könne. Je mehr die – von ihm als unausweichlich anerkannte – Idee der reinen Wissenschaft sich durchsetze, um so mehr werde sie klar darauf beschränkt sein, Weltordnung aufzuzeigen, nicht zu bilden, Kulturteil zu sein, nicht Weltverhalten zu lenken. Und indem er an die Kräfte der Lebendigkeit und Bildkraft erinnert, die nur außer und über dem bloßen Wissen walten und die nur in der Arbeitsgemeinschaft wachsen, in der das Ergebnis der Forschung zur lebendigen Lehre werde, verneint er mit starker Gefühlsbetonung eine Übertragung des Wissens vom Gelehrten zum Ungelehrten als

Schulzweck, um zu bejahen die Bekenntnisgemeinschaft in der höchsten Form persönlicher Liebesneigung in der höchsten Person – dies, mit »Glaube«, »Religion«, ja mit jedem Wort schon zehnfach zu sehr Profanierte, ist der letzte Sinn, zu dem Volksbildungsarbeit ein Übergang – wir könnten auch sagen: nur ein Gleichnis – ist. –

Und damit sind denn unbemerkt die schroffsten Paradoxien und die ganze uralte Dialektik alles Belehrens aufgerollt worden. Was lehrbar ist, ist nicht lebenschaffend, und was Leben schafft, ist nicht lehrbar! Lohnt es da noch zu lehren, lohnt es zu lernen? Arbeitsgemeinschaft! Muß es gerade Wissenschaft sein, an der sie entflammt? Nicht vielmehr ebenso jedes beliebig andere als Wissenschaft? Wohl wird an jener Stelle an Sokrates, dem selbst Tugend lehrbar wurde, erinnert – war es nicht ebenderselbe, der nur des Wissens Hebamme, nicht sein Spender sein wollte und wahrhaftig war?

Mir scheint, dort wurde gesagt, in welchem Geiste Volkshochschularbeit – nein, jede Lehr- und Lernarbeit geschehen müsse: nun kurz, daß sie eben im Namen des *Geistes* bleibe, daß sie das, was sie tut, eigentlich nicht meine, daß dieser Stoff, dieser Wissensinhalt, diese Gelehrtheit nicht um ihrer selbst willen da sind, vielmehr als Gleichnis und als Brücke gemeint seien. Aber haben dies die Besten nicht immer gewußt, ist das nicht immer so gewesen? Ist die Front gegen die ὕβρις der Wissenden nicht nur die Front gegen die Mittelmäßigen und aus zweiter Hand Lebenden? Aber indem wir so qualifizieren, treffen wir ja schon vorweg die Entscheidung für die Sache des lebendigen Geistes und gegen die Vergötterung des bloßen Wissens.

Wie dem aber auch sei: die Paradoxie, daß wir nur das Wißbare lehren, aber nur das Leblose wissen, mithin das Leben niemals lehren können – sie ist nicht neu und sie erklärt nicht, warum wir die Stellung der Wissenschaft so unsagbar isoliert, ihren Inhalt heute so entlebendigt, entmenscht, zersplittert und epigonenhaft erstarrt empfinden. Sollte dies nur an der Stellung des Wissens zur ungeteilten und an ihrer höchsten Bestimmung unendlich interessierten Ganzheit des Lebens liegen? Sollte dieser Urwiderspruch, immer schon vorhanden, heute in seiner Abgründigkeit erst plötzlich bewußt geworden sein? Ich glaube: ganz gewiß nicht. Nicht hierin, jedenfalls nicht vornehmlich hierin, besteht das Krisen- und Wendenhafte der geistigen Lage. Sondern es ist der eigene Zustand

der Wissenschaft selbst, nicht nur ihr Verhältnis zur menschlichen Person, was in Not ist. Innerwissenschaftlich sind die Bedenklichkeiten schon in ihrer ganzen Schwere entwickelt, noch bevor wir an die uns wurmenden Antithesen: Wissenschaft – Leben, Aristokratismus – Popularismus, Gelehrt – Ungelehrt, Gebildet – Ungebildet überhaupt herantreten.
Denn dies möge doch nicht vergessen werden: ein anderes ist das Wissen des wissenschaftlich Erkannten, ein anderes aber das Werden dieser Erkenntnis, das Fragen, Forschen und Finden des wissenschaftlich Begabten und gar Begnadeten. Mitnichten ist sein Teil die Arbeit in Gemeinschaft. Er ist ein Einsamer, ein schweigend Wandernder, nur leidend Beglückter. Das Werden des Wissens ist in der Stille des ummauerten Ich, hier geschieht es, wenn es im wahren Sinn geschieht: beim Blick in ein Mikroskop oder Fernrohr sieht *ein* Auge das Neue, in der äußersten Zurückgezogenheit und Zusammenziehung des Geistes wird *einem* Subjekt die bisher ungewußte Wahrheit bewußt. Nicht allen, nicht vielen, nicht täglich, nein, *wie* selten geschieht dies Aufblühen der königlichen Blume des Wissens. Nicht mit, nein, wie oft gegen, trotz den andern, der Gemeinschaft, der Gesellschaft, ja wider die Gesellschaft und das Streiten der eigenen Gedanken, der eigenen gelernten, überkommenen und mühsam erworbenen Überzeugungen.
Hat sich nicht das ganze Wissen der neuen Zeiten, dessen Ruhm seine Beweisbarkeit, seine Erfahrbarkeit für jeden, seine All*gemein*gültigkeit ist, mit Blutvergießen gegen das ältere Wissen die Welt erobert? Welche Paradoxie! So gering ist die Kraft der übersubjektiven, allgemeingültigen und notwendigen Wahrheiten, daß sie nur auf dem Wege über weltliche Macht die Allgemeinheit besiegen können und daß heute kein Vorwurf so scharf gegen sie erhoben wird als der, daß sie, die allgemeingültige κατ' ἐξοχήν, nicht zur Gemeinschaftsbildung befähigt sei und als Grund einer Gemeinschaft abzudanken habe. Aber war sie je der Grund einer Gemeinschaft, hat sie im Ernst je ein solcher Grund sein können oder wollen? Liegt der Grund des kritischen Zustandes der Wissenschaft in ihr selbst, der Grund ihrer Entfremdung vom Menschen *in ihr* oder in einem neuen Zustand *der Menschen*, sei es ihres gesellschaftlichen, geistigen oder seelischen Gesichts und Wesens? Und ferner: ist dies Problem der Arbeitsgemeinschaft im Lehren und Lernen, dieser fruchtbare Widerspruch, der in der Verbindung des Gemeinschaftsprinzips mit dem der Belehrung überall

liegt – sind sie eine Frage, die Menschen eines Volks angeht, oder eine Frage, die etwa die Wissenschaft auch oder vielleicht noch mehr angeht? Ist, so muß weiter gefragt werden, im Prinzip jener Arbeitsgemeinschaft etwa auch ein Produktionsprinzip der *Wissenschaft,* irgendeiner Wissenschaft, gar einer neuen Wissenschaft enthalten? Und wie würde eine solchermaßen entstehende Wissenschaft aussehen?

So kettet sich Frage an Frage. Diese sind es, welche sich herauszuschälen scheinen: wie kann die allgemeingültige Wahrheit, die Wahrheit, welche die neuere Zeit auch die objektive genannt und deren Erkenntnistheorie daher eine Objektivitätstheorie ist, wie kann sie gemeinschaftsbildend sein?

Gibt es eine andere wissenschaftliche Wahrheit, welche in besonderer Weise gemeinschaftsbildend wirken könnte? Ist der Gedanke »reiner«, zweckfreier Wissenschaft damit durchbrochen, und ist er überhaupt haltbar? Ist Arbeitsgemeinschaft eine produktive wissenschaftliche Methode?

So lauten die Fragen, die ich an Sie richten möchte, wohl fühlend, daß in ihrer Formulierung ein »kritisches« Prinzip der »Möglichkeit a priori« anklingt, von dem wir gerade hier nicht allzuviel erwarten dürfen, wo tätige Lösung vor abstrakte Erörterung zu stellen doch einen Grundgedanken der Arbeitsgemeinschaft ausmacht. Und doch enthält die Formulierung Elemente, wie Kant sie nie ausgesprochen hat. Ist jener Begriff der reinen, zweckfreien, isolierten und isolierenden Wissenschaft, jener Gedanke des »Selbstzwecks« überhaupt kongruent mit dem, was die Wirklichkeit enthält? Sollten wir darin von Nietzsche gar nichts lernen müssen? Mit Myriaden von Fäden ist die Wissenschaft verstrickt und verflochten in das tausendgelenkige Treibwerk der europäischen Vitalität, ist es eben in der Tat *Kultur,* Teppich, nicht reiner Geist oder reines Bild. *Nichts* davon ist trennbar vom persönlichsten, psychischen, biologischen Schicksal der Forscher, der Gruppen und der Gemeinschaften. Und diese dichteste Verfilzung ist von Rechts wegen, sie hat die Legalität der Wirklichkeit, sie bekennen und wissen tut not, nicht das Phantom ihrer unberührten Reine uns vorzuzaubern kann weiterhelfen. Jener Glaube an die ideale Eigenwelt und Eigenreinheit der Wissenschaft ist ja selbst noch ein Erbstück luziferischer Vergottung, Absolutierung der Wissenschaft, als einer menschlichen Meisterschaft über die Welt, wie denn auch andererseits in jenem Glauben an *Reinheit* der Wissenschaft Eros und Ethos einer menschlichen Existenz lag, die wir zwar nicht mehr vollziehen können noch möchten, der gegenüber aber doch das Wort gelten dürfte: Richtet nicht ...

So möchte denn praktisch nichts heilsamer sein als die Erziehung zum Bewußtsein davon, daß FARADAY's Gesetze der Elektrodynamik und die Prinzipien der Gastheorie, die arabische Ziffer und die Uhr die Voraussetzung des nackten physischen Lebens der europäischen Völker sind, daß PASTEUR seine Erforschung der Biologie des Hefepilzes begann, damit Frankreich die deutsche Bierindustrie aus dem Felde schlage, daß es überhaupt keine handfestere Allianz auf der Welt gibt, als die des wissenschaftlichen »Geistes« mit dem sinnlich-materiellen Leben, das wir, Gelehrte und Ungelehrte, leben. Und dürfen, nein müssen wir nicht auch die »Idealität« der Morallehren in gleichem Sinne entzaubern, um ihnen ihren wurzelhaften Standort in der Welt zu geben, da wo sie hingehören? So dürften wir wohl wagen, von der ersten unserer Fragen das Fragezeichen zu streichen und zu sagen: die un- und überpersönlichen allgemeingültigen Inhalte der objektiven Gesetzeswissenschaften sind die Bedingung von Gemeinschaften physischer, biologischer, psychologischer Art, die unser Diesseits, wie wir es zusammen mit Sonne, Mond und Sternen führen wollen, konstituieren. Da ist kein Gegensatz zwischen einer um sich selbst rotierenden wissenschaftlichen Eigenwelt und uns, den lebendigen ganzen Menschen. Eine solche Eigenwelt ist nirgends, und was ist denn Wissenschaft anderes als dies: der sinnende, dichtende, grabende, hungernde, zweifelnd fragende, forschend findende, von seinem Dämon gezwungene, einsame, aristokratische *Entdecker* der Wahrheit, und dann aber auch der jetzt schon wissende, gewußthabende, der die Schöpferstunde schon abgelebt hat, schon zum Bewußtsein seines Wissens hingealterte *Wisser* der Wahrheit, und weiter damit der mitteilende, lehrende, *seine* Wahrheit zu der der anderen machende, der anwendende und in die Maschine und die Tat das Wissen verwandelnde *Techniker* der Wahrheit; nun aber die von vielen gewußte, dem psychologischen Prozeß einverleibte, Übereinstimmung des Denkens und danach Tuns erzeugende *Bildung* durch Wahrheit und damit endlich die mechanisierte, dem Ursprung entfremdete, zum vitalen Handwerkszeug gewordene *abgestorbene* Wahrheit, aus der heraus eine nie rastende Schöpferkraft ein neues Leben, ein neues Sehnen, Suchen und Fragen gebären wird – dies ist der Weg der Wissenschaft, dies der Kreislauf der Gedanken. Und so ist Wissenschaft mitnichten eine hinstellbare, feste, in sich beruhende Gestalt, sondern sie ist ein Moment und eine Peripetie im Weltprozeß, die, im Augenblick des Buchwerdens, Redewerdens, Gelerntseins, schon zu sterben begonnen hat. Auf dieser Wanderschaft das Wissen begleitend, würden wir, den Wirkungsbereich der gemeinschaftsbildenden Kraft der allgemeingültigen objektiven Erkenntnisse aufzufinden, keine allzugroße Mühe haben. Und dieses Aufzeigen würde selbst ein Wissen über das Wissen sein, eine »Erkenntnistheorie« eigener Art und selbst von wissenschaftlichem Charakter.

Und hier würde sich enthüllen, daß die Zwecksetzung und »Verunreinigung« des Wissens durch die angst- und not- und schuldgeborenen Zustände unseres Lebens nicht den Irrweg, sondern den Adel der Wissenschaft ausmacht: *Heil*kraft soll sie bewähren an dem an Irrtum, Lüge, Verworrenheit, an Aberglaube und Götzendienerei, aber auch an Hunger, Schwindsucht, Licht-, Raum- und Zeitmangel kranken und leidenden Menschen. – »Sinndeutung des Lebens« – kann diese die Wissenschaft geben? Ja, wenn sie zeigt, wie wir diesem kranken Menschen, dem an *diesen* Leiden kranken den Menschen helfen können. Wäre dies nicht Sinndeutung des Lebens? Und ist nicht Weitergeben des Wissens Vermitteln eines *Könnens*, und stehen nicht die, welche die Eimer reichen und die, welche sie nehmen, auf *einer* Jakobsleiter des Geistes? Freilich nicht des ausgemergelten, hochmütig-transzendentalen Geistes. Nicht das ist »oben«, was abstrakt, allgemein, überpersönlich, übergeschichtlich, nur »geltend«, nicht seiend, scientifisch und sublimiert ist, sondern das, was *»nicht Fleisch«* ist, ist »oben«, ist *Geist*, und sei es das Verachtetste in der Hierarchie des »reinen« Wissens. Also dies Wissen, welches ein Können *im* Geiste schafft, es ist immer geadelt, es kann, muß gelehrt werden, soll höchst brauchbar, höchst exakt, höchst pedantisch gelehrt werden von Wissenden an Unwissende – warum nicht?

Aber wissen wir *dieses* geistige Wissen, welches nicht Fleisch ist? Ist die – sagen wir es einmal mit gesellschaftlicher Umrandung – akademische Wissenschaft dieses? Wir wünschten, wir dürften darauf antworten: *noch* nicht! Ein Ja einer Hoffnung soll in dieser Antwort liegen. Wie gerne möchten wir ganz schweigen, wo wir im lauten Versprechen doch immer üppiger als im Halten sein würden. Und doch muß uns das Ärgernis der »Verschwommenheit«, »Unklarheit«, und vieles, was daraus entstehen kann und noch hin-

zukommt, lieber sein als die Unterlassungssünde, die im Schweigen und Für-sich-behalten läge.
Unerhört ist der Prozeß der Einschmelzung und Umgießung des abendländischen Geistes. In seine Elemente ist er zerstückt, und alle Konturen der Totalität und Kosmizität sind von ihm gewichen, und nur an den Bruchflächen ist das gewesene »Gesetz« seiner Bildung wieder zu erkennen, archäologisch abzulesen; was lebte, kann nur noch gewußt werden, und so erscheint »Wissen« als archäologische Kunst, nicht mehr als Kraft, Zeugung und Geburt. Der Ruf nach »Ganzheit« ist jetzt so die Sehnsucht einer Erinnerung geworden. Aber das Bild der Erinnerung ist als reproduktiv doch immer produktiv; nicht nur ist das Spätere der Sinn des Früheren, denn im Erinnern wird das Frühere der Sinn von Gegenwart und Zukunft; das Erinnerte, zum *Innern* geworden, erzeugt die neue Spannung zum Außen des Heute und des Morgen. Und so wird die objektive Wissenschaft jüngst vergangener Jahrhunderte, zum subjektiven Inventar und zu einer Erinnerung geworden, aufhören, Glaube und Lebensform zu sein, denn sie wird aufhören, die Spannung zwischen Innen und Außen, zwischen Mensch und Welt, ja zwischen Mensch und Gott auszudrücken. Inventarisiert ist sie nun ein Stück Schicksal, ein Stück Denkschicksal des Menschen. Und als ein Schicksal, d. h. als ein Ineinander von Begegnung und Entschluß in der Vergangenheit, wird sie nicht abgelebten Zeiten angehören, sondern als eingeprägter Charakter und physiognomischer Ausdruck uns bleiben. Wir aber werden uns nicht mehr als Subjekte zum Objekt verhalten; denn wir haben die Rache gesehen, die auf dem Fuße folgt, wenn wir den Nächsten und den Gott zum »Objekt« zu machen uns unterfangen. Denn das Mensch-zu-Mensch und das Mensch-zu-Gott ist nicht ein Subjekt-zu-Objekt, und die soziologische und die theologische Wahrheit ist nicht analytisch noch synthetisch, sondern persönlich. In ihrem persönlichen Charakter findet sie jetzt ihre verlorene Totalität wieder, doch nicht als die kosmische eines Weltbildes, sondern als die gleichsam monadenhaft bescheidene und begrenzte einer Person. Wird so statt der »Welt« die »Person« zum Rahmenbegriff der Wissenschaft, dann werden die Grundformen ihres alten Denkens zu den Hilfsformen eines Neuen werden, in dem nicht die Logizität das Wachstumsgesetz der Wahrheit mehr ist, sondern die Personalität: Gemeinschaftsbildung ist hier das Wachstumsgesetz einer Wahrheit, die mitten unter uns nur sein kann, wo

zwei oder drei beisammen sind, die nicht unabhängig, sondern abhängig davon ist, ob sie von einem oder vielen gewußt wird, die zunimmt in dem Maße, als ihre Verwirklichung in Personen zunimmt, als ihr Persönlichkeitsgehalt sich bereichert; deren Einheit nicht die abstrakte der Synthesis, sondern die höchst konkrete der Personen-Einheit ist, die Einheit derer, die nicht *»etwas«* verstehen, sondern *die sich untereinander verstehen.* Hiervon wird *Wissenschaft* nötig und möglich sein neben dem Leben, wie zu allen Zeiten, hier wird *Denken* nottun neben der Begeisterung, wie zu allen Zeiten, hier auch ein einsames Forschen neben Arbeitsgemeinschaft und ein schulmeisterliches Belehren neben dem Verhältnis der Wechselwirkung. Warum nicht?
Pro domo scientiarum sprechend, habe ich Ihnen, verehrter Freund, vielleicht in dem, was Ihre Sache betrifft, die Eulen nach Athen getragen. Doch mögen Sie verzeihen, wenn ich entgleist sein sollte, auf einem Terrain, wo vielleicht noch viel mehr Entgleisungen wünschbar wären, damit der Wissenschaft die Reise nicht zu bequem erscheine, und damit sie die Sümpfe und Berge, die links und rechts vom Schienenstrang liegen, gewahr werde. Als universelle, innerwissenschaftliche Frage die der *gemeinschaftsbildenden Wahrheit* hinzustellen, möchte vielleicht eine solche notwendige Entgleisung hier gewesen sein. Und ich gebe mich der Hoffnung hin, daß Sie vielleicht mit mir fühlen, daß das, was Sie Schule nennen, und das, was ich Wissenschaft nannte, zwei Ausdrucksformen einer uns gemeinsamen Bewegung, zwei Anmarschwege zur gleichen Ebene des Sich-verstehens waren.

# Über Gesinnungsvitalismus

Daß in dieser Wochenschrift ein Kollege von der Philosophischen Fakultät das Wort zu Fragen des ärztlichen Denkens ergriffen hat, (H. Plessner, 1922, Vitalismus und ärztliches Denken) begrüßen wir, und es ziemt sich, daß wir den Gast freundlich empfangen. Wir freuen uns, daß wieder eine Stimme herübertönt von der so stolz gewordenen Wissenschaft, die, von so vielen Ärzten heiß umworben, ihre Gegenliebe, wenn vorhanden, jedenfalls in neuerer Zeit gut verschwiegen hat. Die Stimme kommt von der jungen Rheinuniversität, und sie erinnert uns, daß es vor 100 Jahren war, daß in der dicht benachbarten alten Rheinuniversität ein Windischmann als Professor der Philosophie und Medizin gewirkt hat, daß es noch 20 Jahre später ein Lotze war, der sich für Medizin und Philosophie in Leipzig habilitierte – dann bricht die Brücke mittendurch, und wir stehen in den geistigen Zuständen, in denen es zwar allüberall philosophierende Ärzte gibt; aber heilende Philosophen? So ist es in der Tat eine ganz neue Empfindung, die wir haben, wenn ein Philosoph zu *uns* kommt: wir fühlen, hier kümmert sich einer um uns! Und in dieser ersten Freude erwiderter Liebe säumen wir nicht, zur Feder zu greifen, um den Gruß zu erwidern. Der Schreiber dieser Zeilen tut dies mit Vergnügen auch darum, weil er sich in den meisten inhaltlichen Ansichten mit Herrn Plessner so weit einig weiß, daß ein Eingehen auf Differenzen hier kaum am Platze wäre. Dies gilt vor allem von der Stellung zu dem Vitalismus von Hans Driesch, dem Herr Plessner den breitesten Raum gewährte, um ihn dann, soviel ich sehe, recht entschieden abzulehnen. Auch hier kann ich feststellen, daß seine Verurteilung als solche sowohl wie die besonderen Gründe sich völlig decken mit denen, welche ich nach Erscheinen der 1. Auflage der »Philosophie des Organischen« von Driesch (1909) im »Logos« 1911 niedergelegt habe. Herr Plessner will das Wort Vitalismus mit einem völlig anderen Sinne als Driesch füllen; er will in ihm statt einer biologischen Theorie, welche Erscheinungen erklären soll, vielmehr eine philosophische Grundansicht, eine Maxime und Bedingung biologischer Fragestellung und überdies eine praktische Überzeugung des Arztes am Krankenbett erblicken. Also nicht Drieschs Vitalismus, keine vitalistische Theorie biologischer Erscheinungen wird uns empfohlen, sondern ein *Vitalismus der Gesinnung*. Über diesen, als das Positive seiner Arbeit also, hätten wir uns auszusprechen. Ich wähle das Wort Gesinnungsvitalismus, einmal um den Versuch zu machen, jenes Theoretisch-philosophische und jenes Praktisch-ärztliche in *einem* Ausdruck zu erfassen, ferner aber, weil dieser neue Vitalismus hier in jener ungeformten Potenz, in jener unbestimmten Begeisterung, als jenes allumfassende Streben zutage tritt, welches die Kraft und Lebendigkeit einer jungen Generation ausmacht. Diese Lebendigkeit scheint zuerst nur die Mission zu haben, eben *lebendig* zu sein, und insofern ist solcher Vitalismus der echteste, der vitalistischste, den es gibt. Wie und was aus dem Neugeborenen werden will, wer vermöchte es zu erraten? Und wer möchte es im Ernste überhaupt wissen, wo doch mit dem Wissen um das Ende und seine feste Form die Fülle der Lebendigkeit dahinschwinden, *die* Stärke, die nur dem Geheimnis eignet, vergehen muß? Vergessen wir aber nicht, daß der übliche Sprachgebrauch diesen Vitalismus nicht meint, sondern jene unglückselige Theorie, welche eben die Grenzen, die der Biologie vor dem Phänomen des Lebens gezogen sind, mit Gewalt, mit einer durch Erfahrung nicht zu prüfenden Hypothese sprengen möchte. In ihm tritt an die Stelle des Schweigens im Anblick des Geheimnisses eine bedenklichste Naturhypothese, und so will mir immer scheinen, als sei dieser Vitalismus ein Surrogat für den eigentlichen und echten Materialismus oder Atheismus, während jener Vitalismus der Gesinnung, der vor dem Geheimnis der Schöpfung Halt macht, ein Surrogat oder, je nach den Nuancen seiner Entstehung, ein schon sehr deutliches Analogon des Glaubens, der Religion darstellt, ja vielfach ein ganz klar bewußtes und bekanntes Symbol derselben ist.

Aber wir müssen fürchten, daß der Verfasser jenes Aufsatzes sich hier mißkannt fühlt, daß er auf durchaus präzise Theoreme einer Philosophie, auf eine scharfe Grenzen setzende Erkenntnislehre, ja überdies, wie schon in seinem Aufsatz, erneut auf ganz konkrete Forschungen der neueren Psychologie, Psychiatrie, Biologie hindeuten möchte, in denen von Gesinnungsvitalismus in unserem Sinne wenig zu spüren sei. Gerade hier ist der Einsatzpunkt gewisser an ihn zu richtenden Fragen. »Vitalismus gehört in die Philosophie« – ja, aber welche Philosophie? So etwas wie »die« Philosophie gibt es ja doch nicht; und wenn Vitalismus und Mechanismus nur Philosopheme sind, dann ist die Antinomie der beiden doch ganz ebenso ungelöst, wie vorher, als sie sich unter dem Schein, als wären sie naturwissenschaftliche Fragen, auf dem Felde der Biologie bekämpften. Und weiter: damit, daß wir den Widerspruch zwischen der originalen Produktivität des Lebens und dem eindeutig bestimmenden Gesetz der Naturwissenschaft in die Philosophie verschieben, finden wir nicht allein zunächst keine Auflösung der Antinomie; gerade dies wird dem Arzte am wenigsten einleuchten, daß und wie im Laboratorium etwas stimmen soll (die rein mechanistische Bestimmtheit), was im philosophischen Denken nicht stimmt. Denn ärztliches Denken pflegt eines zu sein, welches den Prüfstein seiner Erkenntnis und den Vereinigungspunkt seines Besitzes überall an der Kasuistik ärztlicher Einzelhandlung und ihrer Folgen erfährt, und nicht Beruhigung findet in logisch-philosophischer Auflösung einer Antinomie. Seine Not ist daher nicht eigentlich die vitalistisch-mechanistische Antinomie, sondern die unablässig enttäuschte Hoffnung, zu denjenigen wissenschaftlichen Sätzen zu gelangen, die mit hinreichender Sicherheit das richtige, d.h. helfende ärztliche Handeln ermöglichen. Die »Klugheit des Herzens« – mit diesem guten Worte schließt ja unser neuer Kollege – ist in der Tat vonnöten, aber wir würden sie ganz gerne entbehren, wenn wir in der naturwissenschaftlichen Methode die Garantie richtigen Handelns miterhielten. Darum ist durch die Belehrung, daß Naturwissenschaften treiben *nur* »die Spielregeln der eindeutigen Bestimmbarkeit einhalten« heißt, für ärztliches Denken nichts gewonnen. Denn diese eindeutige Bestimmbarkeit erweist sich allzu oft als Utopie. Diese Situation aber des ärztlichen Denkens ist es, welche den Arzt nachdenklich stimmt, an diesem Punkte entspringt im Arzte eigentlich der Philosoph. Daraus folgt aber sogleich, daß eine scholastische Problem*verteilung* auf Naturwissenschaft, Philosophie und ärztliche Praxis, wie sie PLESSNER vornimmt, nicht heilsam wird. Und nicht nur tritt durch dieses klassifizierende Verfahren keine Beruhigung und Erledigung des Streites ein (die Geschichte lehrt es), sondern es tritt vielleicht eine Scheinlösung ein, über welcher der besondere Sinn und die eigentliche Fruchtbarkeit des Zwiespaltes aus den Augen verloren wird. Die theoretische Unvereinbarkeit der mechanistischen und vitalistischen These nämlich ist es gerade, welche die Übung des naturwissenschaftlichen Geistes einerseits und die des »intuitiven« Vermögens andererseits *gleich*wach erhält; in der Spannung ihres Gegensatzes reift die positive ärztliche Leistung, die ärztliche Gesamthandlung zu ihrer besten Ausprägung, die weder in theoretischer Befriedigung allein, noch in bloßer Aktivität bestehen kann.

Und hier entspringt die weitere Frage, was denn eigentlich unter ärztlichem Denken zu verstehen sei. Wir müssen gestehen, daß wir ein spezifisch ärztliches Denken nicht kennen. Denken ist als solches wohl überall dasselbe, eben Denken. Etwas anderes ist der denkende Arzt. Die ärztliche Gesamthandlung enthält irgendwie das Denken und außerdem noch vieles andere. Und hier werden wir denn hingewiesen auf zwei besondere Quellen, die dem denkenden Arzt zu seiner Erneuerung empfohlen sind: auf die Intuition als eigentümliches Vermögen und auf den Tatbestand der Person. Das eine scheint dem anderen zu entsprechen: die Person ist durch Intuition erfaßbar, nicht durch kausal-mechanistisches Denken; und die Übung der Intuition läßt die Person als das eigentliche Thema des Arztes überhaupt erst sichtbar werden, während Naturwissenschaft ja nur die Physik des Kranken offenbart, nicht den kranken Menschen. Das Anwendungsgebiet dieser Intuition ist aber vor allem die seelisch-körperliche Einheit und Ganzheit des kranken Menschen. So lauten ja die jetzt allerorten verkündeten hippokratistischen Programme. Und hier möchte ich auf einen Irrtum hinweisen, der sich, wie mir scheint, zum Schaden sowohl der Erfüllung ärztlicher Aufgaben wie ebenso auch wissenschaftlicher Bestrebungen von gegenwärtig hohem Kredit auszubreiten droht. Glaubt man wirklich, daß wir einen besseren Arzt bekommen, wenn der junge Mann sich mit den gestalt-psychologischen Untersuchungen von WERTHEIMER, KOFFKA, KÖHLER beschäftigt hat, oder wenn er die Lektüre der Syzygiologie von F. KRAUS (1919) hinter sich hat, oder wenn er die so bedeutungsvolle Theorienbildung der neueren Psychiatrie in sich aufnimmt? Sollte man hier ganz übersehen, daß es sich fast in der ganzen von PLESSNER ⟨*her*⟩angezogenen Literatur um eine neue Theorienbildung, um eine neue (oder neu wirkende) Forschungsart handelt, die jener enthusiastischen Stimmung, welche dem Kranken helfen möchte, indem sie dem Arzte hilft, sich *ganz ebenso* verschmilzt, wie in den jungen Tagen moderner Medizin vor 70 Jahren sich die mechanistisch-physiologische Richtung mit dem Enthusiasmus echten Helfens verschmolz? Und hat man ganz vergessen, daß ein therapeutischer Enthusiasmus die Mechanisten und Materialisten jener Tage beseelte, der sich ganz ebenso einer Methode an die Brust warf, deren Fiasko man heute gerne konstatiert, der aber die besten Ärzte jener Tage ihr Bestes zu verdanken glaubten? Einer

Methode, die kein Eingeweihter überwunden zu haben sich vermißt (wie auch Herr PLESSNER betont), die auch gar nicht überwunden werden kann noch soll. Man denke aber nicht, weil die Gestaltpsychologie von der Ganzheit spricht, weil die Phänomenologie Verstehen und Intuition braucht, weil das Wort Person in so diametral verschiedenen Werken wie dem von F. KRAUS und etwa einem Aufsatze von Max SCHELER vorkommt, daß darum diese Bestrebungen aus den bedenklichen Seiten des Spezialistentums, den Gefahren mechanistischer Denkweise und verallgemeinernder Schematismen im Handeln heraus und nicht in völlig analoge Verzerrungen ärztlichen Tuns hineinführen können. Mit einem Worte: es mögen die zumal jüngsten Leser dieser Zeitschrift davor gewarnt sein, in gewissen geistigen Theoremen, in einer *Literatur* überhaupt die Remedur für das Unärztliche heute weitverbreiteter Gewohnheiten und Sinnesweisen der Ärzte zu finden. Diese Theoreme und diese Literatur können nämlich, dies soll behauptet werden, genauso fördernd, aber auch genau so gefährlich für die Bildung und den Wert der Ärzte unserer Zeit werden wie die mechanistische These für die ihrer Zeit. Es liegt eine Verschwommenheit darin, den theoretischen Inhalt dieser neuesten Strömungen um einer Klangverwandtschaft der Worte willen für Träger eines Gesinnungswandels, statt nur für den Ausdruck eines Stilwandels der Wissenschaft zu nehmen. Einige Beispiele mögen dies illustrieren.

Person, so heißt es, sei diejenige Individualität, deren besondere Merkmale in einem verständlichen Einheitszusammenhange stehen. Welche Fülle von Metaphysik, welche weittragende Entscheidung liegt in diesem einen Satze! Die logische Funktion der Einheit, die erkenntnistheoretische des Verstehens, der metaphysische Begriff der Individualität werden zur Konstituierung des Begriffs der Person benutzt. Ist denn das wirklich die Person, die wir meinen, wenn wir sagen, der Arzt solle doch nicht nur auskultieren und WaR anstellen, sondern sich auch ein wenig um die Seele, das Schicksal, das Leid seines Kranken kümmern? Ist jenes »geistige Subjekt« denn dieser Mensch, der da vor uns steht, als ein Hilfsbedürftiger, den man nicht nur erkennt, sondern mit dem man spricht? Oder: der beliebte Zug zur Synthese, zur Ganzheit, zur Intuition? Ist denn die Synthese überhaupt möglich, die Ganzheit überhaupt erfaßbar, die Intuition überhaupt lehrbar, lernbar, mitteilbar? Sind nicht alles dieses vielleicht sehr anfechtbare philosophische Formeln ohne die leiseste didaktische Übertragbarkeit? Ohne die geringste Wirklichkeit? Ich behaupte, ich kann ebensogut, ja besser behaupten und begründen, daß ein kranker Mensch keine Ganzheit ist, daß eine Synthese durch Wissenschaft nicht gelingt, sondern nur eine Analyse, daß Intuition eine Göttergabe ist, die man einem anderen beibringen zu wollen sich nicht vermessen soll. All dies ist etwas ganz anderes, als wenn ich sage, man soll, um gut zu untersuchen, den ganzen Menschen mit Seele und Leib untersuchen, man soll versuchen, alle Symptome zu einem möglichst einfachen Gesamtbilde zu vereinen, man soll die Gabe des ärztlichen Blickes, die man empfangen hat, nicht verkümmern lassen unter törichtem Hyperlaboratorismus. Denn was ich hier meine, ist eine Formung der ärztlichen Gesamthandlung, die ihre Gestalt nicht aus personalphilosophischen Begriffen, sondern aus dem greifbaren Verhältnis zweier Menschen in bestimmter Lebenslage: aus dem Verhältnis von Arzt und Patient erhält.

Die Bildung und Erziehung des guten Arztes geschieht also allerdings aus der Tatsache persönlicher Verhältnisse und Situationen heraus. Aber hier ist nicht ein Begriff der Person, wie er etwa aus Elementen des philosophischen Idealismus zu gewinnen ist, entscheidend, sondern die Sachlichkeit eben einer Lebenslage. Darum ist die Bildung und Erziehung guter Ärzte vor allem anderen nicht durch Lehre, Erkenntnis, sondern *durch Beispiel* möglich. Dies ist der unendliche Unterschied zwischen ärztlicher Bildung und Wissensübertragung: die erste geschieht durch Beispiel, die zweite durch Übermittelung von Wissen. Die Person als Beispiel und die Person als metaphysischer Seinsbegriff stehen hier im Verhältnis von Wirklichkeit und Wissenschaft, ganz ebenso wie die Person des Kranken zum Personalbegriff, wie er etwa im Aufsatze PLESSNERS erscheint, sich verhält wie Wirklichkeit und Wissen. Diese Trennungen hier vorzunehmen, schien mir in diesem Augenblicke wichtiger als aufzuzeigen, wie wissenschaftliche Lehren dem Grundplan, dem eigentlichen Ziel, dienstbar gemacht werden und dieses Ziel irgendwie möglichst gut ausdrücken können. *Können* – niemals *müssen*. Eine Wissenschaft, die Sätze enthielte, welche eine richtige ärztliche Handlung hervorbringen müssen, gibt es nicht – dies liegt im Begriff, daß die ärztliche Handlung Wissenschaft »anwendet«, nicht umgekehrt etwa die Wissenschaft ärztliche Handlung erzeugt.

Wir möchten uns also hüten, daß wir angesichts einer, wie wir glauben, ganz unvermeidlichen und folgerichtigen Umformung wissenschaftlicher Methode und Zielsetzung nicht vom Fetischismus der mechanistischen in den der personalistischen, intuitionistischen, totalistischen Idole verfallen. Man glaube nicht, Literatur und Wissenschaft seien in diesem Falle *mehr* als bisher die Heilbringer ärztlichen Tuns und Denkens. Literatur und Wissenschaften sind unter den möglichen Helfern des Arztes die vornehmsten, die verpflichtendsten, die eigentlich reinigenden. Aber als Möglichkeit und bloßes Instrument stehen sie immer und überall auf der schmalsten Schneide der Gefahr, des Mißbrauchs, der Mechanismus nicht minder wie der Personalismus. *Zuerst* das Beispiel des allerbesten Arztes, dann die Doktrin, die Technik, die Biologie, die Psychologie. Wir werden uns schwerlich verhehlen, daß die Situation des wissenschaftlich forschenden und literarisch tätigen Arztes die Vereinigung von zwei sich ebenso befördernden wie zugleich auch sich widerstrebenden und hemmenden Funktionen bedeutet. Es ist eine vielleicht diskrete, aber meist leicht zu lösende Frage, ob im Einzelfalle das beste Gleichgewicht, wohl oft erst im späteren Leben, errungen wurde oder ob der Arzt den Gelehrten, der Gelehrte den Arzt zur Strecke gebracht hat. In und außerhalb der Kreise akademischer Ärzte wird man all diese möglichen Spezies leicht entdecken, am besten dabei aber mit der Prüfung der eigenen Person beginnen.

So stellt sich jener zuerst geschilderte Gesinnungsvitalismus als eine immer zu begrüßende, aber in ihrem unbestimmten Puppenzustande doch noch gar nicht wert- und wägbare Stimmung, als bloße Dynamis dar. Aus ihr heraus mögen auch bei unseren Kollegen von der Philosophie so überaus ungleiche, ja (gerade als »Personen«) ganz und gar einander ausschließende Kronzeugen sich unter einer Flagge zusammengefunden haben. Aber literarische Bewegung, geistige Prägung, wissenschaftlicher Stil- und Stoffwandel, philosophische Erneuerung, Bekennertum und Gläubigkeit, ernste Besinnung auf Schäden unserer Zeit, unseres eigenen Selbst – all diese Bewegungen und Formungen, Inhalte und Tatsachen müssen doch aus ihrem enthusiastisch geschürzten Knäuel sich hervorwickeln, um zu werden, was sie sein möchten: Wirklichkeit; um zu bedeuten, was wir von ihnen erwarten: Klarheit und Echtheit zum Dienste an unserer Aufgabe. Es ist allerdings darum nicht gleichgültig, welche geistigen Überzeugungen wir haben, nicht gleichgültig, ob wir etwa Mechanisten oder Vitalisten sind. Weder ist es das im Sinne unserer persönlichen Mitverantwortung an der Geschichte des Geistes, noch im Sinne der ethischen Konsequenzen für unser Tun, zumal als Arzt. Nichts weniger als dies. Aber ihren Wert und ihre Immunität empfängt eine geistige Ansicht niemals aus ihrem gedachten Inhalt als solchem, sondern aus ihrer Anwendung im konkreten Prozeß des Menschen, sei es eine Anwendung in der Sphäre des Rechtes, der Heilkunst, der Politik oder des Bekenntnisses. Hier sich für eine wissenschaftliche Überzeugung entscheiden, ist allein von Bedeutung, hier erst entwickelt das Geistige Qualität, wie jeder von uns, der sich mit seiner medizinischen Wissenschaft einmal in die Gefahrzone ärztlicher Verantwortung hineinbegab, recht wohl weiß. In diesem Ernste eigentümlicher ärztlicher Sachlichkeit wird die Philosophie des Arztes geboren. Eine solche Philosophie des Arztes wird Schritt für Schritt zeigen können, wie in ärztlichen Handlungen unvermeidlich mehr enthalten ist als »Praxis«, daß es keine solche Handlung gibt, welche nicht zugleich eine philosophische Haltung, wenn auch unbewußt, repräsentiert, eine philosophische Maxime verwirklicht, ein philosophisch erfaßbares Sein ausdrückt. Sie wird ein Unternehmen sein, welches gleich wirksam ist als Kritik der ärztlichen Gesamthandlung, als Erkenntnis der ärztlichen Sachlichkeit und als Propädeutik ärztlicher Bildung, als Berater im ärztlichen Konflikt und als Wegführer in seiner Vervollkommnung. Hier werden die inhaltlichen Entscheidungen philosophischer Überzeugung in der Tat wiederum bestimmend für das So oder Anders ärztlicher Regeln, Verhaltungsweisen, Entscheide, hier wird Wissen und Nichtwissen unmittelbarer Grund ärztlichen Könnens und Nichtkönnens, ärztlicher Kunst und Verfehlung. Und dies gilt weit über den heute durch Studienplan und Brauch legitimierten Stoffkreis hinaus, dessen naturwissenschaftliche Einengung gewiß zu einer nicht mehr ganz zeitgemäßen Gewichtsverteilung und einer Einseitigkeit im ärztlichen Studium führt. Hier also liegen mehr als Anlässe, hier liegen Nötigungen, den in der gesamten bekannten Geschichte immer neu aufgenommenen und wieder fallen gelassenen Kampf um eine wechselseitige Durchdringung der Fakultäten auch im Verhältnis von Philosophie und Medizin neu aufzunehmen und durchzukämpfen. Er wird von beiden Seiten her geführt werden. Er wird aus einer Gesinnung heraus und um eines Gewinnes willen geführt werden, die sich nicht als

Fortschritt, als Methode, als Neuigkeit werden buchen lassen, sondern die als Rückkehr und Einkehr zu jenen veritates aeternae allein möglich sind. Diese sind in Personen und Büchern niedergelegt, welche man vielleicht an den Fingern einer Hand herzählen könnte. Es sind die Erkenntnisse, welche die Menschen ausgraben, um sie wieder zu verschütten, welche sie durch »Fortschritt« ebensooft verschütten, wie ans Licht bringen. »Die Klugheit des Herzens« mag sie entdecken helfen – aber sie ist die Entdeckung selbst noch nicht. Der Vitalismus der Gesinnung ist vielleicht ein Bahnbrecher zu ihnen, aber er ist noch fernab vom Ziel. Wer Mut hat, sie zu verkünden, möge es tun, aber es wird nur möglich sein durch Beispiel, nicht durch Begriff allein, durch Existenz, nicht durch Anschauung allein, durch Gabe, nicht durch Tun allein.

# Das Antilogische

Wie es möglich sei, daß in der Welt Dinge geschehen, die der Logik zuwiderlaufen, dies ist eine Frage, welche die Wissenschaften zwar vielfach nicht beantworten mögen, die sie aber doch unablässig im Sinne zu haben scheinen, da sie sich stets bemühen, das Unlogische gar nicht in den Geschehnissen, sondern in den Mängeln des Erkennens nachzuweisen. So kann aber also das Erkennen immerhin ein Unlogisches sein, also gäbe es doch etwas Unlogisches in der Welt.

Die Auflösung des »dialektischen Scheins« solcher Überlegung gibt die Geschichte der ganzen neueren Transzendental-Philosophie seit Kant.[1] Aber die Auflösung des Scheins ist in diesem Falle ohne Folge: wenn es ein Schein war, warum *war* es dann? Wenn ein Betrüger entlarvt wurde, so sind wir beruhigt: er *war* ein Betrüger. Wenn aber kraft Philosophie bewiesen wird, daß es eine unlogische Wirklichkeit nicht gibt (oder auch, daß es keine logische gibt), dann sind wir nicht beruhigt: die Erfahrung mit dem Betrüger will uns nicht aus dem Sinn. Man sage nicht: diese Beunruhigung sei nur psychologisch, denn es will *logisch* nicht in den Sinn, daß ein Nur-Schein *sein* könne; die Beunruhigung kann also nicht in der Psychologie untergebracht werden. Gerade die Psychologie ist daher das Beunruhigende und der hauptsächliche Anstoß, weil, wenn *ihre* Wirklichkeiten alle wirklich logisch wären, sie überhaupt nicht wäre.[2]

Ich sehe ein aufrechtes Oblongum. Die Messung ergibt: ich habe

1 Kant, I. (1781): Von den Paralogismen der reinen Vernunft.

2 Die Transzendentalphilosophie versichert uns, daß die Wirklichkeit irrational, die Erkenntnis irreal sei. Ist dies nicht eine Tautologie und eine *leere* Philosophie? Wenn nämlich das Reale irrational ist, das Rationale aber irreal, dann läuft alles nur darauf hinaus, daß also das Reale das Reale ist, weil nämlich nach der zweiten Definition das Irrationale das Nicht-Irreale, folglich das Reale ist. Ist dies Erkenntnis? Aber es ist etwas Großes, zeigen zu können, wo das Reale rational ist, und für den Philosophen unerläßlich, daß in ihm das Rationale – real ist. Hegel nannte allein das Logische real, mit einer gewaltigen Anstrengung suchte er auch das Reale als ein Logisches zu erweisen. Aber der Irrtum war, daß er die Realität des Unlogischen wegdisputieren wollte, woraus die Dialektik entstehen mußte als eine Kunst, das unlogische Wirkliche wegzuleugnen. Er ist daher Paneulogist.

mich getäuscht, es ist ein Quadrat. Oder sollte sich die Distanz der Zirkelspitzen während des Nachmessens (von selbst oder durch ein sonderbares Gesetz) ändern, so daß darin die Seiten der Figur beim Messen nur gleich groß *scheinen*? Aus den Gründen a, b, c ... ist diese Annahme völlig unwahrscheinlich. Wir schließen daher auf einen Sinnesapparat als Ursache der Unlogik und nennen dies Täuschung. Also veranlaßt ein Sinnesapparat Unlogisches. Oder: Täuschung ist eine Unlogik, welche durch sinnesphysiologische Vorgänge erzeugt ist; folglich ist sie eine, wenn nicht begreifliche, so doch natürlich verursachte, also voraussichtlich beeinflußbare, veränderliche Unlogik. Dies ist noch deutlich in folgendem: unbemerkt kommt vor mein rechtes Auge ein Prisma, und ich sehe die Umgebung doppelt. Ein Blatt Papier trug vorher die Ziffern 2 × 3 = 6, jetzt aber 22 × 33 = 66. Richtiges wird also falsch. Entfernung des Prisma macht Falsches richtig.
J. von Kries (1916) hat in seiner Logik das Hauptgewicht auf die Unterscheidung von Real- und Reflexionsurteilen gelegt. Im Sinne dieser Unterscheidung wäre zu sagen: eine optische Täuschung veranlaßt ein falsches Realurteil. Denn wenn ich sage: »auf dem Blatt steht eine falsche Ausrechnung«, so bin ich das Opfer der Täuschung. Andererseits ist der Satz »22 × 33 = 66 ist falsch« ein Reflexionsurteil. Also wird hier der Inhalt eines Reflexionsurteils zugleich Prädikat in einem Realurteil. Darin liegt nichts Unlogisches. Die Schwierigkeit liegt darin, daß das optische Werkzeug überhaupt nicht nur das Realurteil beeinflußt, sondern überdies die *Logizität* einer Wirklichkeit verändern kann. Was ohne Prisma richtig genannt wurde, muß jetzt falsch genannt werden. Wenn also der Fortschritt der Erkenntnis gewöhnlich darin erblickt wird, daß eine alogische Wirklichkeit logisch bearbeitet werde, so zeigt sich hier, daß diese Erkenntnis nicht etwa nur auf Alogisches, sondern auch auf Antilogisches stößt. Setzen wir dann voraus, die Realerkenntnis dürfe um gewisser, überhaupt nur logisch (reflexiv) erfaßbarer Eigenschaften willen kritisiert werden, so wagen wir also doch von der *Wirklichkeit* vorauszusetzen, *sie* könne in logischer Beziehung Bestimmtes sein und anderes nicht sein: jedenfalls nicht antilogisch.
Im Falle der optischen Täuschung bewirken also reale (Sinnes-) Vorgänge Unlogik, im Falle der Erkenntniskritik veranlaßt Unlogik neue Aussagen über die Wirklichkeit. Die Sphären des Realurteils und des Reflexionsurteils beeinflussen sich gegenseitig.

Die Ahnung, die Hoffnung oder der Glaube, daß *die* Welt, in der es das Unlogische, das Falsche, die Täuschung gibt, nicht die *wahre* sei, kann religiös sein. Aber gerade dann sind das Unlogische, das Falsche, die Täuschung irdische Wirklichkeit, empirische Realität. Es ist dann nicht möglich, diese Realitäten erkenntnistheoretisch wegzudisputieren. Auch die Wissenschaft als Theorie des Wirklichen muß sie dann anerkennen.

Eine so bestimmte Wissenschaft wird in Sachen der Logik also diesen Realismus zeigen: auch das Antilogische ist in ihr eine ganz bestimmte empirische Wirklichkeit. Wir wählten das Beispiel der Sinnestäuschung. An ihr läßt sich zeigen, daß das Falsche in der Wahrnehmung wirklich da ist. Es braucht als Falsches aber nicht erkannt zu sein, man braucht nicht zu wissen, daß und in welchem Sinn es falsch ist; die Täuschung wird überdies bei vielen Sinnestäuschungen auch nach gewonnener Einsicht in den Täuschungscharakter nicht verschwinden. Die Erkenntnis: ich werde getäuscht, kann historisch vorausgehen oder nachfolgen, kann die falsche Wahrnehmung modifizieren oder bestehen lassen. Für das Antilogische, also z. B. im Schein der Sinne, gilt nicht das, was für den transzendentalen Schein gilt. Denn der transzendentale Schein wird zwar in der Philosophie aufgelöst, indem er als notwendiger Schein begriffen wird. Darum bleibt er ein immerwährender, absoluter Schein, und seine Auflösung bleibt daher ohne Folge. Die Auflösung des realen Scheins geschieht realiter: indem ich das Prisma wegnehme, die Optik korrigiere, einsehe, warum der Schein war, wie er zu beseitigen ist. Dieser Schein ist also (theoretisch) zu beseitigen und ist – weil und soferne historisch und real – nicht absolut notwendig; erkenne ich die Täuschung als Täuschung, so kann ich sie unter Umständen auflösen, beseitigen, gerade weil sie *ist.*

Der Unterschied ist also der, welcher von KANT (1781) unübertrefflich mit dem der quaestio juris und der quaestio facti getroffen wurde. Die Tatsachen sind vergänglich, aber die empirischen Erkenntnisse sind es auch. Eine Wahrnehmung hört auf, eine WahrNehmung zu sein, wenn ihr Täuschungscharakter entdeckt wird, wenn also historisch neue Erkenntnis entsteht, welche zeigt, daß *diese* Wirklichkeit antilogisch ist. In der empirischen Erkenntnis kann also etwas heute wahr und morgen falsch sein. In ihr muß übrigens auch etwas, um überhaupt zu interessieren, *neu* sein. Derselbe Grund, nämlich daß empirische Erkenntnis immer antilogisch werden kann, bringt bei den einen den Fortschrittsglauben, bei den andern die Fortschrittsskepsis hervor. Beides ist ungerechtfertigt, weil die empirische Erkenntnis nur als Glied einer Erkenntnis*geschichte* wahr ist, nicht aber als »Erkenntnis überhaupt«. Das Antilogische ist demnach jetzt näher zu bezeichnen als eine erkenntnisgeschichtliche Wirklichkeit. Nicht nur als ein Bestandteil der Erkenntnisgeschichte, sondern gegenständlich: eine Wirklichkeit, die wir als wirklich wahr dort erkennen, wo das Erkennen *wesentlich* wandelbar ist, nämlich in der Erfahrung.

Wenn sich eine Erfahrung immer gleich wiederholt, dann steht sie historisch gleichsam still; z. B. wenn während 100 Jahren das Beobachtungsinstrument sich nicht verbessert. Jetzt zeigt eine Verschärfung des Instruments, daß eine Größe, die konstant schien, inkonstant ist; wir sehen jetzt: die Wirklichkeit ist antilogisch, die Erfahrung täuschte wegen des Instrumentes, und es kommt geschichtliche Bewegung in die Erfahrung. Nach einiger Zeit ändern wir das Gesetz, oder wir finden eine neue Kraft – und die Erfahrung wird wieder logisch. War die Täuschung im Denken? Nein. War die Täuschung in den Dingen? Nein. Sie lag dazwischen, am Instrument, also an einem Ding, mit dem ich an der Natur handelte. Die Täuschung war also okkasionell, eventual; historisch war etwas gestern wahr und ⟨*ist*⟩ heute falsch. Das Antilogische ist hier also ein Historisches, Eventuales, Okkasionelles.

Man könnte sagen, es sei alles dies »nur« vorübergehend, »nur« zufällig. Aber man kann entgegenhalten: *nur* weil diese historischen Zufälle sind, gibt es eine Veränderung, vielleicht Entwicklung der Erkenntnis, die man Erfahrung nennt oder auf Erfahrung gründet. Dann zeigt sich sogleich, daß das Antilogische notwendig für die Erfahrung ist. Denn wir sprechen nicht mehr von Erfahrung, wo der empirische Gegenstand in der Zeit identisch bleibt. Man kann dort keine Erfahrung »machen« (wie die Sprache gut sagt, weil sie das Experimentelle, Instrumentelle, das Handeln fühlt), wo *alle* Bedingungen und Folgen, Ursachen und Wirkungen, auch alle Konstellation sich identisch reproduziert. In der Erfahrung *muß* also, was gestern wahr war, heute falsch werden: eben dies nennen wir: Erfahrung.[3] In der Erfahrung haben wir also nicht die Identität des Gegenstandes, während wir in Mathematik und Physik eine solche Identität des Gegenstandes haben? Aber ist

3 Wo dies nicht der Fall ist, z. B. bei systematischer, deskriptiver Stoffsammlung, da steht die Erfahrung im hier gemeinten prägnanten Sinne historisch still.

nicht die Physik auf Erfahrung gebaut? Und geht nicht Erfahrung immer auf *dasselbe,* auf die Welt nämlich, aus, also doch auf ein Identisches?

Unsere Überlegung hat bisher ergeben: daß das Antilogische eine Wirklichkeit der Welt, die wir erfahren, ist, daß es also in einer Welt, die, durch ein wesentlich wandelbares Erkennen erkannt, selbst wesentlich wandelbar, historisch vorhanden ist. Wenn diese wandelbare Welt doch immer die *eine* Welt sein soll, wo fassen wir *ihre* Identität? Und ferner fanden wir: indem wir Erfahrung machen, handeln wir in dieser Welt, wirken wir auf diesen Gegenstand (durch Instrument, Experiment, Reise, Suchen, Forschen), also ist Entstehen und Vergehen des Antilogischen in der Erfahrungswelt mit einem Handeln und Wirken verbunden. Wie also kann und darf ein praktisches Verhalten in die Theorie eingehen? Wir müssen daher, ehe wir auf die jetzt gestellten neuen Fragen eingehen, auf den Begriff des Praktischen und seines Gegensatzes kommen. Als Beispiel wählen wir hier den Begriff der Pathologie als der theoretischen, den der Medizin als der praktischen Bestimmung der ärztlichen Wissenschaft.

In der Pathologie handelt es sich um eine Erkenntnis, in der Medizin um ein Interesse der Menschen. Dort wird Wahrheit, hier Gesundheit erstrebt. Jene Aufgabe gilt als eine theoretische, diese aber als eine praktische. Beide zu trennen gilt als ein Kernproblem. Die Philosophie des deutschen transzendentalen Idealismus hat es jedenfalls unablässig aufgeworfen. Sie verlangt vom Erkennen die Uninteressiertheit am praktischen Ergebnis, und sie verlangt vom Handeln die Bestimmtheit nicht durch natürliches Interesse, sondern durch vernünftiges Sittengesetz. Sie legt alles Gewicht darauf, dies als Ziel zu erfassen, wohl wissend, daß es immer Aufgabe bleibt, nicht erreicht wird. Dadurch bewirkt diese Philosophie eine unveränderliche Spannung zwischen dem, was wir sind, und dem, was wir sein sollen. Diese Spannung rührt von der Trennung des theoretischen und des praktischen Vermögens her. Diese Trennung ist, nach der Voraussetzung jener Philosophie, in der Natur des Menschen gegeben; aber indem die Erkenntnis uninteressiert sein *soll,* mithin vom Menschen, wie er leibt und lebt, unberührt sein soll, wird die Trennung auch zugleich ein oberstes Postulat.

Wenn also das Ziel der Pathologie, wie das alles Erkennens und aller Wissenschaft, nicht am Menschen interessiert sein darf, dann wäre es jedenfalls reiner Zufall, wenn diese Disziplin sich als dem Menschen vorteilhaft, Gesundheit bringend erwiese. Ein notwendiges Zusammentreffen von Wahrheit und Förderung der Gesundheit läge nicht vor, wäre jedenfalls im transzendentalen Idealismus nicht einzusehen und nicht zu erwarten. Denn nie dürfte die Wahrheit sich nach dem Vorteil richten. So zeigt der Idealismus immer, daß, was sein sollte, nicht ist, aber er zeigt niemals, was geschehen muß, um im Einzelfall das Postulat in Wirklichkeit umzusetzen. Denn im Erkennen ist der Mensch unfrei; er soll hier objektiv sein, also dem Gegenstand der Erkenntnis schlechthin unterworfen. Nur im Handeln ist er frei. Von jener Unfreiheit führt zu dieser Freiheit keine sichere Brücke: es sind zwei durch einen Abgrund geschiedene Welten. Nur dort berühren sie sich, wo in einem Ich sich entscheidet, was wahr und was falsch, was gut und was böse ist. Das Wahrheitsgewissen und das sittliche Gewissen berühren sich hier. Aber sie scheiden sich auch sofort wieder, da das Wahrheitsgewissen auf Allgemeingültigkeit, das sittliche dagegen auf eine menschliche Gemeinschaft ausgeht. Das erste geht also auf Uninteressiertheit, das zweite auf das Interesse der Menschen aus. Im ersten Falle ist es gleichgültig, ob die Wahrheit schadet, im Handeln ist es sicher sehr oft falsch und ungerecht, zu schaden.

Hier also liegt eine Schwierigkeit. Wir untersuchen die Forderung der uninteressierten Objektivität des Erkennens. Seine Selbstlosigkeit ist nicht notwendig auch ein Vorzug. Denn es müßte zuerst bewiesen sein, daß ein selbstisches Erkennen unwahrer ist als ein selbstloses. Offenbar ist es zunächst leichter einzusehen, daß es eine Forderung der Logik war, welche die Uninteressiertheit empfahl. Wenn es der Glaube der Kirche war, welche nicht ertrug, daß die Erde sich um die Sonne drehe, dann war die Lehre des Kopernikus offenbar nur solange unwahr, als der Glaube der Kirche geglaubt wurde; nimm diesen weg, und aus der Irrlehre wird eine Wahrheit. Es ist vor dieser Logik anstößig, daß etwas heute unwahr und morgen wahr sei. Jedenfalls ist die Logik, welche nicht duldet, daß etwas heute gilt und morgen nicht gilt, eine unhistorische Logik. Denn in der Geschichte kann sehr wohl heute gelten und morgen nicht mehr gelten. Wir können auch sagen: diese unhistorische Logik ist eine Logik der Identität eines Geltens.

Wir müssen weiter fragen nach dem Geltungscharakter der Erkenntnis. Er ist es, der in KANTS Postulat der Allgemeingültigkeit zuerst wichtig wird, in der Bewegung von LOTZE bis RICKERT entscheidet. Es kommt darauf an, daß Erkenntnis gilt, nicht daß sie ist (psychologisch real ist). Wir fragen also: soll sie für *etwas* gelten oder für *jemand* gelten? Ist das Gelten ein Gelten für den Gegenstand oder ein Gelten für ein Subjekt? Wenn KANT eine Allgemeingültigkeit forderte, so war gemeint: eine Erkenntnis soll immer und überall gelten, also in der ganzen durch Immer und Überall zusammengehaltenen Welt: er nennt sie auch die Natur. Sie ist die raumzeitliche Welt, die mathematisch geformte Welt. In ihr, für sie muß die Erkenntnis gelten, in ihr der identische Gegenstand sein. Wenn der Gegenstand sich ändert, so geschieht es mithin durch raumzeitliche Änderung (Bewegung). Es gibt hier also keine Identität bei raumzeitlicher Veränderung und keine Veränderung bei raumzeitlicher Identität. Dies ist der Sinn jener Allgemeingültigkeit. Diese Objektivität gilt in gleicher Weise für ein identisches Subjekt, mithin nicht für das empirische, nicht das lebendige, nicht das historische, nicht das persönliche Subjekt: nicht für jemand. Das Subjekt dieser Erkenntnis ist daher ungeschichtlich, unlebendig und unpersönlich. Es ist auch unempirisch, d. h. ihm fehlt die Leibhaftigkeit der Sinne: seine Sinne sind eingeschränkt durch das Immer und Überall (s. o.) auf mathematische Sinnlichkeit, wie KANT sagt: Anschauungsform. In dieser Form muß die Wissenschaft von der Welt sich bilden: es ist die Wissenschaft von der Natur, Physik. Für diese Wissenschaft ist es gleich, ob und was für Menschen da sind, welche sie (psychologisch) denken, ob eine Welt da ist, welche gedacht wird: für ihre Wahrheit ist allein entscheidend, ob ihre Erkenntnisse gelten. Das Immer und Überall dieser Erkenntnisse ist ein Ideal. Die Bewegung der Wissenschaft in Richtung auf dies Ideal ist also eine Bewegung zum Unhistorischen, Unlebendigen und Unpersönlichen. Da wo Wissenschaft also vom Geschichtlichen, vom Leben, von Person *aus*ging, muß sie sich notwendig in Richtung auf das Ideal von ihnen *entfernen.* Diese Bewegungsrichtung zwingt also zur Entpersönlichung und Entlebendigung des Gegenstandes. War der Ausgang ein persönlicher Mensch oder ein persönlicher Gott, so gilt dasselbe. War die Wissenschaft eine persönliche Angelegenheit oder ein Lebenswert, dann wird dieser Weg tragisch und kann an die Grenze der Vernichtung führen, wie im »Faust« dargestellt wurde.

Die Forderung immer und überall zeigt, daß der Geltungs*bereich* hier unbegrenzt ist. Wenn eine Welt existiert, so gilt die Erkenntnis für die ganze Welt. Wenn in der Welt Dinge sind, dann gilt sie für alle Dinge und für jedes Ding. Wenn alle Veränderung Bewegung ist und wenn jede Bewegung unter der Herrschaft eines Gesetzes steht, so wird die Allgemeingültigkeit zur *Allein*gültigkeit. Denn das Gesetz gälte ja nicht mehr, wenn die Bewegung anders verliefe als das Gesetz fordert. Es gilt nur, wenn es allein gilt. Daraus folgt die Undurchführbarkeit des Vitalismus. Seit KIRCHHOFF hat wohl die Mehrzahl der führenden Physiker diese strengen Postulate aufgegeben und sich einer mehr relativistischen Erkenntnistheorie zugewandt. Aber ein Ding, welches sich anders verhielte als gesetzmäßig, ist hier wissenschaftlich nicht erkennbar. Das Ding ist also gar kein Gegenstand der wissenschaftlichen Erkenntnis, weil es als Ding nichts Gesetzmäßiges ist. Mithin ist auch die Welt oder die Natur, als ein großes Ding gedacht, oder als Inbegriff der Dinge gedacht, nicht Gegenstand der Wissenschaft. Wissenschaft bewirkt also, wo sie von Dingen ausgeht, eine Entdinglichung. Aus dieser Wissenschaft folgt daher überhaupt nichts über die Dinge, über die Welt. Es kann nach ihr ebensogut keine Dinge, keine Welt, oder viele Dinge, viele Welten geben.
Die Allgemeingültigkeit der objektiven Erkenntnis vergrößert also die Schwierigkeit. Denn die Schwierigkeit war, daß die Medizin ein Interesse eines Menschen im Auge hat. Wenn ein Mensch ein Ding ist, so zeigt sich, daß die Wissenschaft über ein Ding nichts allgemein Gültiges aussagen kann. Sie könnte also nur etwas nützen, wenn der Mensch als Ding zugleich auch ein Teil der Natur oder die Natur ein Teil des Menschen wäre. Da dies der Fall ist, so ist wieder Hoffnung vorhanden. Es fragt sich aber, wie man sich dann wissenschaftlich verständigen kann, wenn in der Naturwissenschaft doch das Ding und der Mensch gar nicht vorkommen. Es ist also die Frage, wie man einen Menschen erkennen kann. Wenn ich von einem Menschen sage: dies ist der und der, der, den man so und so nennt, so bemerke ich leicht: dieses Erkennen ist ein ganz anderes, als das bisher erörterte, es ist keine Erkenntnis, sondern ein Wiedererkennen. Auch hier spielt die Identität eine Rolle. Aber es ist nicht die Identität des Geltens in Zeit und Raum, sondern die Dingidentität oder die Identität der Person durch Zeit und Raum hindurch, die historische Identität. Trotzdem also ich selbst ein anderer, trotzdem jene Person eine andere in zeitlicher und räum-

licher, mithin physikalischer Beziehung geworden, erkenne ich sie als dieselbe wieder. Hier also zeigt sich, daß die Dingidentität sowie die personelle Identität von so anderer Wesensart ist, daß sie mit raumzeitlicher Nichtidentität notwendig verbunden ist. Die Identität der Dinge und Personen wollen wir als die *benannte Identität* im Gegensatz zu jener unbenannten bezeichnen.[4] Denn Dingen und Personen können wir einen Namen geben. Fragen wir nunmehr nach der Allgemeingültigkeit dieser zweiten Form des Erkennens, so zeigt sich, daß dieses Erkennen zwar gleichfalls einen Geltungscharakter hat, es gilt nämlich für mich und die Dinge, für mich und die Personen. Da aber ein Ding nur einmal vorkommt, da ich nur einmal vorkomme (da wir Einzelheiten sind), so ist der Geltungsbereich nicht unbegrenzt, sondern begrenzt auf diese Einzelnen. Die Gültigkeit des Dingerkennens ist also nicht Allgemeingültigkeit. Die Verknüpfung des Dinges (oder der Person) mit mir nenne ich daher *Konjunktion,* die Gültigkeit dieses Erkennens eine *konjunktive.* Sie ist, wie wir jetzt sehen, geschichtlich, persönlich und lebendig.

Konjunktivität, aber nicht Objektivität zeichnet diese Erkenntnis aus. Dies wird deutlich, wenn man hier nicht fragt, ob Erkenntnis gilt, sondern für wen und was sie gilt. Die dem Subjekt zugewandte Seite ist bei objektivem Erkennen immer dieselbe, oder: daß ein Gegenstand ein Subjekt voraussetzt, mindert nicht die Allgemeingültigkeit objektiver Erkenntnis, weil das Subjekt hier ja unpersönlich, unveränderlich ist. Aber bei der Ich-Ding-Gemeinschaft tritt das Ich als empirisches, geschichtliches, lebendiges Subjekt in Kraft. In ihr gilt das Erkennen nur für mich und das Ding. Es kann außerdem auch für eine andere Person gelten. Dann besteht die benannte Identität auch für diese. Wir sagen dann, daß der Name für uns beide dasselbe bedeutet, daß wir mit dem Worte dasselbe meinen. In diesem Satze »wir – dasselbe« entsteht wieder eine neue Identität, nämlich die der Gemeinschaft. Es kommt zudem, daß wir das Ding erkennen, nun als Neues hinzu, daß wir uns in diesem »das Ding erkennen« auch noch untereinander verstehen. Aus der konjunktiven Erkenntnis wird jetzt eine *Erkenntnisgemeinschaft* (zwischen Freunden, Lehrer und Schüler usw.). Diese Gemeinschaft besteht durch das Mittel des Ausdruckes (Geste, Wort). Sie besteht aber ferner nur durch die Geltung eines Person- oder

4 Der Name des Gegenstandes der Gesamterfahrung ist: die Welt.

Dingerkennens, durch benannte Identität. Wenn alle Menschen dieses Dingerkennen teilen, alle an der benannten Identität teilhaben, in einer gemeinschaftlichen Geltung sich untereinander verstehen, dann kann auch hier ein allgemeinschaftliches Erkennen entstehen. Es ist aber etwas völlig Verschiedenes von der allgemeingültigen und alleingültigen Erkenntnis, denn es beruht nur darauf, daß Menschen da sind und das Ding – oder die Person – da ist, welche sie alle erkennen. Allgemeinschaftlichkeit kann aber niemals objektive Allgemeingültigkeit wissenschaftlich hervorbringen, und ebensowenig kann objektive Allgemeingültigkeit wissenschaftlich Gemeinschaftlichkeit erzeugen. Die reine Naturwissenschaft wirkt daher nicht gemeinschaftbildend, die Gemeinschaft einer Schule (auch einer wissenschaftlichen), einer Kirche, eines Glaubens produziert niemals als Gemeinschaft Objektivität des Erkennens. Dieses entsteht in einsamem Denken, jenes im Verkehr (Dialog, Streit, Liebe usf.). Die Sprachform der gemeinschaftlichen Erkenntnis ist das Wort im Dialog oder Polylog, die der allgemeingültigen der Begriff, das Symbol im Monolog des Buchs, des Gesetzes, der Formel. Keine läßt sich *eigentlich* in die andere übersetzen.

Wenn die Schwierigkeit der allgemeingültigen objektiven Erkenntnis in der Medizin war, daß sie das Interesse der Menschen ignorieren muß, so besteht diese Schwierigkeit für das konjunktive Erkennen nicht, denn gerade dieses konstruiert ja dadurch den Gegenstand, daß er mich interessiert oder (wie im Falle von Patient und Arzt) daß ich mich für sein Interesse interessiere. Auch die andere Schwierigkeit, die des Idealismus in der Trennung von theoretischem und praktischem Vermögen, besteht nicht. Denn weder ist mein Erkennen hier unfrei, denn der Gegenstand ist nicht durch Objektivität, sondern durch Konjunktion (im Erfahrung*machen* durch Experiment usw.) gegeben, er entsteht nicht durch Entpersönlichung, sondern durch persönliches Interesse am Gegenstand, der *mein* Gegenstand wird. Noch auch ist mein Handeln eines aus unfreiem oder freiem Wollen (im zweiten Falle nach dem Sollgesetz des Gewissens), es ist überhaupt nicht durch Kausalität oder Nichtkausalität, sondern schöpferisch, frei von Freiheit wie von Unfreiheit, nicht *wirkend*, sondern *erzeugend*. Die Schwierigkeit ist daher hier überhaupt nicht im reinen Denken, in denkender Philosophie vorhanden, sondern sie ist als Konflikt vorhanden; oder anders ausgedrückt, die ganze Schwierigkeit entsteht überhaupt nur als Konflikt, nicht als Problem, sie wird überwunden nicht durch Erkenntnis, sondern sie wird gar nicht überwunden, denn sie ist das Schicksal der Entscheidung. An die Stelle der Problematik (Antithetik) tritt die Tatsache des Schicksals, an die Stelle des Ideals die Bestimmung des Menschen.

Eine hierauf begründete Philosophie nennen wir eine *Philosophie der Person.* Eine auf solcher Philosophie ruhende Wissenschaft vom Menschen aber nennen wir Anthropologie. Ein Teil von ihr würde alsdann die Wissenschaft vom kranken Menschen, also der Inbegriff der medizinischen Wissenschaften sein. Da nun jede solche Wissenschaft unvermeidlich auch eine bestimmte philosophische Seite, Voraussetzung, Qualität besitzt (es gibt keine in diesem Sinne philosophiefreie Wissenschaft), so stellen wir hier fest, daß der Inbegriff der medizinischen Wissenschaften in einer Philosophie der Person begründet sein muß. Eine andere Begründung halten wir für einen Irrweg.

Die benannte Identität eines Dings oder einer Person oder der Welt wird also nicht in einer Erkenntnis erfaßt, sondern in einem Wiedererkennen (ἀνάμνησις), so wie man z. B. einen alten Freund wiedererkennen kann: »Dies bist ja du!«. Ferner ist das benannte Identische eben darum, daß es historisch identisch ist, ein in der raumzeitlichen Objektivität notwendig Nichtidentisches. Es ist also in Beziehung auf diese objektive Natur ein notwendig *antilogischer* Gegenstand: er ist derselbe und doch nicht derselbe. Wir bestimmen das Antilogische hier also näher noch in der notwendigen Unvereinbarkeit der beiden Identitätsbegriffe: des benannten oder personellen und des objektiven. Dies liegt, wie öfters bemerkt wurde, auch in dem Wortstamm per-sonare. Die raumzeitliche Maske (πρόσωπον) verhüllt und bezeichnet zugleich. Die benannte oder personelle Identität erscheint durch eine objektive Nichtidentität *hindurch,* spricht durch diese hindurch, *trotz* dieser zu mir. Das Antilogische wird hier nicht etwa als jene Unvereinbarkeit selbst definiert, dies wäre wieder eine rein reflexive Bestimmung. Vielmehr ist die Unvereinbarkeit ein Merkmal oder Kriterium, welches ein Hinweis sein kann.

Wenn die optische Wahrnehmung der Figur und das Ergebnis der Messung mit dem Zirkel einander widersprechen (eine Täuschung vorliegt), dann kann ich sagen: beide haben recht, die Sinneswahrnehmung und die Messung. Denn für die Sinneswahrnehmung ist der physiologische Apparat, für die Messung die geometrische Methode verantwortlich. Ich darf bei meiner Sinneswahrnehmung nur nicht sagen: »*So* ist die gezeichnete Figur«, sondern muß sagen: »So ist meine Sinneswahrnehmung« – ich muß also sagen, sie ist eine *psychische* Realität. Das Antilogische verschwindet scheinbar, indem ich sage, es ist *nur* eine psychische Realität. Selbstverständlich ist es eine Konstruktion, daß ich so sage; es ist eine wissenschaftliche Theorie. Es ist durchaus nicht *nur* eine psychische Realität; wir würden sonst Halluzination oder Phantasie oder Vorstellung usw. sagen. Da es aber eine echte Täuschung ist, so ist es nicht nur eine psychische Realität, sondern überdies eine Erscheinung der Wirklichkeit draußen im Raum und in Beziehung auf diese eine Täuschung. Die wissenschaftliche Theorie hat bekanntlich den Umfang der vorkommenden Täuschungen immer mehr *erweitert*: nachdem die Sinnesqualitäten ins psychische Subjekt zurückgenommen waren, geschah dasselbe in steigendem Maße auch für die raumzeitlichen Bestimmungen der Wahrnehmung.

Man kann in diesem Sinne sagen: die Geschichte der Sinnesphysiologie ist die Geschichte der Entdeckung von psychophysischen Täuschungen; sie ist eine Entdeckungsreihe von Antilogischem, und ihre Theorie (die Psychophysik) ein Versuch, das Antilogische wieder zu beseitigen durch die Annahme, daß das psychophysische Verhältnis ein Symbolverhältnis sei: die psychischen Realitäten sollen Zeichen von physischen Realitäten sein.[5] Das heißt aber nichts anderes denn bekräftigen, daß die Wahrnehmung als Wahr-Nehmung eine Täuschung ist: das Antilogische bleibt doch bestehen, und in der Wahrnehmung kehrt der empirische Zwang, daß es das Draußen und nicht das Drinnen ist, was wir wahrnehmen, wieder. Die Wahrnehmung ist in diesem Sinne also ein Antilogisches in Beziehung auf die raumzeitlichen Objekte der Physik schlechthin.

Nur *scheinbar* also vermag die psychophysische Theorie (die auf dem metaphysischen Dualismus Körper–Seele ruht) das Antilogische zu beseitigen. Die Aufdeckung des transzendentalen Scheins aber ist gleichfalls nur *scheinbar* eine Aufhebung der Realität des Antilogischen. Gerade KANT (1781) war versucht, den transzendentalen Schein einen »natürlichen«, eine »Illusion« zu nennen, also ihn wieder im Wirklichen, in der Psychologie unterzubringen

5 VON HELMHOLTZ, H. ($^3$1910) Bd. 3, S. 17.

(wenn auch in halb rhetorischer Weise[6]). Oder: die Unterbringung des transzendentalen Scheins in der empirischen Psychologie bestätigt die Realität des Antilogischen, welches der Schein eben ist. Weder vermag die psychophysische Theorie die Antilogik des Realen, noch vermag die Transzendentalphilosophie die Realität des Antilogischen wegzudisputieren. Eben weil das Wegdisputieren das Antilogische bestehen läßt, kann es nicht stimmen, daß die sinnliche Wahrnehmung nicht auch das Falsche selbst enthalte – freilich nicht im Gegenstand der objektiven Erkenntnis, sondern im historischen Gegenstand der Dingerkenntnis oder, wie wir auch sagten, konjunktiven Erkenntnis.

Wenn ich zeigen kann, daß eine Struktur des optischen Apparates eine Täuschung hervorbrachte (wie beim Prisma), so kann ich gleichzeitig behaupten, daß die Täuschung entlarvt, gleichsam dadurch erklärt sei. Die intellektuelle Auflösung dieses Scheins führt also aus dem Widerspruch heraus und führt dafür in den transzendentalen Schein hinein: die Täuschung habe »nur« im »ich denke«, also im Psychischen, ihren Sitz gehabt. Die Auflösung des transzendentalen Scheins durch Transzendentalphilosophie wiederum führt wieder zurück in *die* Täuschung, daß damit für die Entlarvung irgendeines Irrtums etwas gewonnen sei. *Wenn der transzendentale Schein ein notwendiger ist, so enthält die Auflösung des transzendentalen Scheins auch eine notwendige Täuschung über den Erfolg dieser Auflösung:* es ist damit für die Verminderung der Täuschungen nichts gewonnen, wie wiederum KANT selbst schon erkannte. Die Entlarvung ist also überhaupt nicht als absolute Vernichtung möglich (wie die Transzendentalphilosophie, hierin nun irrend, oft vermeint), sondern nur von Fall zu Fall, historisch. Die Aufgabe der Entlarvung des Scheins ist eben darum aber auch nicht hoffnungslos, weil die Aufgabe, den historisch von Fall zu Fall auftretenden Schein zu entlarven, ihrem Wesen nach weder absolut gefaßt werden kann noch muß. Die intellektuelle Entlarvung einer sinnlich zwingenden Sinnestäuschung, wie z. B. die Größentäuschung am untergehenden Mond, geschieht ja gleichfalls zwar »nur« intellektuell, aber für den historischen Bau der Wissenschaft »vorläufig endgültig« – in diesem historischen Bau ist *die* Irrtumsmöglichkeit von nun ab (bis auf weiteres *Neues*) ausgeschlossen, die im Urteil läge: »Der Mond wird am Horizont größer«. Daraus

6 Hrsg. v. K. Kehrbach (1878) S. 264 ⟨*A 298, B 354*⟩.

folgt aber weder, daß die Sinne *nicht* täuschen, noch daß der Irrtum dieses Urteils *nur* im Urteil lag. Sondern es folgt daraus, daß eine solche Täuschung und ein solcher Irrtum im Fortgang der wissenschaftlichen Erkenntnis als das, was sie wirklich sind, erkannt werden: als Täuschung und Irrtum durch das Antilogische.

Wir sagten früher, ein Reflexionsurteil könne Bestandteil eines Realurteils werden. Man kann dem hinzufügen: ein Realurteil kann Bestandteil eines Reflexionsurteils werden. Dies läßt sich jetzt genauer ausdrücken. Die Unabhängigkeit der beiden Urteilsphären ist nur unhistorisch-abstrakt vorhanden. Wenn der Inhalt eines Reflexionsurteils (z. B. eines Urteils über die Richtigkeit einer Gleichung) Bestandteil eines Realurteils wird (»auf diesem Blatt steht eine richtige Gleichung«), so durchbricht *in diesem Augenblick* das Erkennen seine Immanenz. Die Rekonstruktion der Immanenz in dem neuen Urteil: daß das Realurteil gleichfalls nur innerhalb meines Bewußtseins sei (»die Welt meine Vorstellung«), läßt den Inhalt des Realurteils wieder zum Inhalt eines Reflexionsurteils werden. In dieser historischen Bewegung zwischen Immanenz und Transzendenz also besteht jene Beziehung der Real- und Reflexionsurteile.

Wohl kann man sagen, es sei ein Schein, daß die Immanenz durchbrochen wird. Aber im Augenblick der Realerkenntnis kann man mit demselben Rechte sagen, die Bewußtseinsimmanenz des Realen sei Schein. Unsere Frage, wie der Schein, wenn er nur Schein ist, sein könne, beantwortet sich daher, zunächst die Frage korrigierend, so: es ist nicht *nur* Schein, sondern der Schein, daß es nur Schein sei, entsteht durch den Sprung aus dem erfahrenden, historischen Erkennen der benannten Identität in das allgemeingültige, objektive, immer und überall geltende Erkennen. In der historischen Realität der Erfahrung stehen wir also gegenständlich zum Logischen und Antilogischen und stellen uns so außerhalb oder über die Norm, nicht »nur« praktisch, nein theoretisch. Insofern ist es eine *historische Täuschung*, wenn wir glauben, die philosophische Ableitung der Bewußtseinsimmanenz könne die Transzendenz der Erfahrung widerlegen. Die Erfahrung, auch die des Logischen und Antilogischen, ist transzendent im Sinne der Kritik und wird es historisch immer neu: die Täuschung ist real, die vorspiegelt, als ob durch die Bewußtseinsimmanenz der Erkenntnis die Transzendenz nihiliert sei.

Die Beunruhigung des reflektierenden Menschen durch den empirischen entsteht vor allem durch dessen Interessiertheit. Die Angst der theoretischen vor der praktischen Vernunft gründet sich zwar zunächst auf die trügerische Beschaffenheit der Erfahrung. Wie wir jetzt näher zeigen müssen, ist es aber gerade diese Interessiertheit, in welcher allein die Erfahrung sich bildet. Das Interesse an der Welt und ihren Dingen konstituiert die Erfahrung. Nur wenn ich mich für die Lebensart der Kephalopoden interessiere, auf diese benannten Dinge mich einlasse, mache ich Erfahrung; das Machen ist bestimmt durch das Interesse (welches als Neugier, Liebe, Bewunderung u. dgl. näher bestimmt sein kann). Die Rede vom Selbstzweck des Wissens entsteht bereits unter der Arroganz einer reinen Immanenzphilosophie. In ihr liebt das Wissen nur sich selbst. SCHELLING hat die Autoerotik des Wissens heilsam ironisiert. Ein sich selbst liebendes Wissen ist unnatürlich. Die Angst vor der Interessiertheit des Wissens kann sich nur auf die Fälschung einer Erfahrung durch die falsche Richtung des Interesses beziehen, aber nicht auf das Interessiertsein überhaupt. Die Erfahrung soll durch das richtige oder wahre Interesse gemacht werden, denn interesselos entsteht keine Erfahrung. Die Angst ist also begründet, denn erfahrungsgemäß trügt Erfahrung. Dies bedingt die Furcht vor Erfahrung. Aber vor allem werden wir nur durch Aufdeckung der *Täuschung* der Erfahrung teilhaftig: daß die Dinge draußen anders sind, als die Sinne glaubten – dies ist das Ergebnis der Physik; wissen wollen, wie die Dinge unabhängig von den Sinnen sind – dieses Interesse konstituierte die Physik. Sollte die Physik hinsichtlich dieser Dinge getäuscht haben, so wäre also jenes Interesse schuld. Und trotzdem: ohne den Mut des Interesses keine Erfahrung, und keine Erfahrung, die *nicht* nur durch Schaden klug wird. Der Schaden konstituiert die Erfahrung. Das Interesse an der Welt, wie sie ist, ohne den Trug der Sinne, ist also – in der Sprache der Erkenntnistheorie ausgedrückt – Bedingung der Möglichkeit der Erfahrung; doch nicht einer »Erfahrung überhaupt«, sondern der Erfahrung der Welt und ihrer Dinge, also der Gegenstände, die wesentlich historisch auftreten. Das Interesse für Kephalopoden, für die physische Natur und für die Gesundheit eines oder mehrerer Menschen ist hier wesensgleich – keines ist durch den Selbstzweck des Erkennens bestimmt, keines braucht durch falsches Interesse verunreinigt zu sein (z. B. persönlicher Vorteil im bürgerlichen Leben), die Reinheit des Erkennens ist nicht durch die Uninteressiertheit, sondern gerade durch die unendliche Interessiertheit am Ding bestimmt, wir nennen diese Reinheit daher *Sachlichkeit.*

Diese Sachlichkeit ist näher zu bestimmen als Ideal. Die konjunktive Erkenntnis erreicht ihre Vollkommenheit theoretisch in der vollkommenen Verknüpfung des Dings mit mir in einer Erkenntnis. Der Geschmack eines Weins erschließt sich je nach der Disposition meiner Sinne mehr oder weniger vollkommen. In der ästhetischen Aneignung sind also Grade vorhanden. Ein Rheinwein von hohem Rang erschließt sich den Teilnehmern einer Tafelrunde in sehr verschiedenem Grade, je nach der Kultivierung ihrer ästhetischen Persönlichkeit. Die verschiedenen Grade rühren also von den Graden der ästhetischen Personen her. Aber die Kultivierung der Rebe bedingt nicht minder solche Grade. Vom Standpunkt der hochwertigen Rebe aus gesehen, bleiben die Nichtkenner unter dem Niveau. Das höchste Niveau der ästhetischen Apperzeption erfolgt also nur bei einem höchsten Grade der Entsprechung von Rebe und Weingenießer; das Ideal also der Gemeinschaft von Ich und Ding ist nicht vom Subjekt aus konstruierbar, wie dies in der Transzendentalphilosophie geschieht: es ist vielmehr nur als Entsprechung möglich, es gehören zwei benannte Identitäten dazu. Auch das Alter des Weins, die historische Stunde des Genusses, der »psychologische Augenblick« und vieles andere sind beteiligt an der Graduierung dieser Entsprechung: der richtige Wein und der richtige Mensch müssen im richtigen Augenblick zusammen kommen. Die historische Struktur dieses Idealbegriffs liegt auch hier auf der Hand. Die höchste »Sachlichkeit« ist also eine andere Wendung für das Erkenntnisideal der konjunktiven Erkenntnis, die sich subjektiv durch Hingebung aus Interesse konstituiert.

Wo sich eine konjunktive Erkenntnis nicht in einem ästhetischen Genuß ausdrückt, also dort, wo wir die Bedingungen eines gesunden Menschen erkennen wollen, wie in der Medizin, ist auch die Vollkommenheit der Erkenntnis nicht augenblicksartig-historisch, sondern als historischer Prozeß nur zu erfassen. Die Erkenntnis ist in dem Gesamt*ablauf* allein ihrem Ideal zuzuführen, weil die Vollkommenheit nicht im zeitlichen Endziel, sondern in der Entfaltung als solcher liegt. Die Erkenntnis des Lebens kann ja kein allgemeingültiges Resultat haben, weil das Leben kein allgemeingültiges Resultat hat – sein allgemeingültiges Resultat ist das Tote. Da das Leben eine Geschichte ist, so ist auch die Erkenntnis eines Lebens durch konjunktive Erkenntnis gehalten, eine Geschichte zu sein – nicht ein Resultat zu haben. Sie gipfelt nicht in einer unpersönlichen Höchstobjektivität, ebensowenig in einer nur persönlichen Höchstsubjektivität, sondern in einem Höchstmaß der durch Entsprechung möglichen Entfaltung der konjunktiven Erkenntnis. Die sogenannte Relativität der persönlichen Erkenntnis ist also schlechte, d. h. subjektive Relativität nur in der schiefen Optik einer Wissenschaftstheorie der objektiven Allgemeingültigkeit, welche mit Recht betont, daß solche Erkenntnis immer neu, für jeden anders usf. sei. Sie ist darum aber, wie gezeigt wurde, nicht subjektiv, sondern wahr, und dies durch sachliche Entsprechung; auch ist sie nicht nur relativ, weil sie *absolut relativ* ist, d. h. ihre Relativität ist der einzige Grund ihrer Absolutheit. Denn wahr ist sie eben nur als *Relation* zwischen mir und dem Ding, unwahr überall, sofern ich mich von dem Ding, oder das Ding von mir abstrahiere. Ganz ebenso ist die Geschichtlichkeit dieser Relation nur die Garantie ihrer Wahrheit; weil diese Erkenntnis in historischer Entfaltung der Konjunktion besteht, muß sie als historische Wahrheit objektiv vergänglich und lebendig sein.

Das Problem des Relativismus kann hier erweitert behandelt werden, wenn der Begriff der Wissenschaft als Geschichte noch näher untersucht wird. In dieser Untersuchung wird auch das Antilogische weiter bestimmt werden. Alle bisherigen Darlegungen haben den Schein dieser Doppeldeutigkeit: das Wort »Antilogisches« bezeichnet etwas, was bald ein Wirkliches sein soll, bald dem logischen Charakter der Erfahrung widersprechen soll. Die Behauptung des historischen Charakters würde an diesem Verstoß gegen die Forderungen eindeutiger Terminologie nichts ändern können. Unsere Überlegungen würden aber überzeugender werden, wenn wir einsähen, daß diese Doppeldeutigkeit des Wortes kein Einwand, sondern eine Bestätigung der These ist: das Antilogische sei ein Wirkliches. Man kann zunächst sagen: der Doppelsinn wäre nur dann gestattet, wenn die Aufgabe des *Wortes* gerade darin bestände, diesen Doppelsinn zu *zeigen* und wenn das Wort das (vielleicht einzige) Mittel wäre, den begrifflichen Widerspruch aufzudecken. In der Oszillation zwischen dem Realerkennen und Reflexionserkennen und dem Springen aus der Transzendenz in die Immanenz wäre das Wort der verbindende Faden. Was wir die ganze Zeit *historisch* nannten, ist dann näher zu bestimmen als die

Kette dieser Sprünge. Der Ausdruck »im Anfang war der Logos« gebraucht das Wort als Bezeichnung für eine historische Realität. Mit dem Worte »war« ist auch schon auf die historische Nachfolge hingedeutet: die des Antilogos. Das Den-Logos-historisch-Nehmen drückt sich hier überaus scharf aus. Man fühlt in der mythischen Fassung auch sofort die Unmöglichkeit für *uns,* in diesem Zusammenfallen von Logos und Wirklichkeit uns rein zu bewegen: schon dieser Ausdruck »Zusammenfallen« drückt den unrettbaren Verlust der Naivität aus. Der Logos ist jetzt ein *Wort* für eine Wirklichkeit *geworden,* mythisch muß man daher von ihm erzählen; ihn besitzen, ist nur möglich durch Logik des Erkennens, nicht im Logos des Seins.[7] Oder: im Erkennen logisch »sein«, heißt soviel wie die Mythologie des Logos hervorbringen; der Rückzug in die Log*ik,* ins nur Irreale des Erkennens ist selbst nichts anderes als die Hingabe der Existenz an die nur nacherzählbare, in der Erinnerung lebende Anamnese des Seins. Oder: die Form des Wissens und der Wissenschaft vom *Sein* kann für den logisch denkenden Menschen nur die Erzählung sein, und andererseits ist das Das-Sein-Denkenwollen als ein unvermeidlicher Rückzug vom Sein *zugleich* notwendig eine Erzeugung dieser Erzählung. Dies kann am besten an einem weiteren Beispiel deutlich werden, welches möglichst weitgespannt die hier zuerst sich ankündende Bipolarität der Wissenschaft (aus welcher sich zuletzt auch jene Doppeldeutigkeit ihrer Worte begreifen läßt) aufweist. Das Beispiel soll sein: die messende Erkenntnis *eines* Menschen, also ein Fall der Anthropometrie.

Das quasi a priori der Personwissenschaft (philosophischer oder nichtphilosophischer) ist ein bestimmter einzelner Mensch, also z. B. ich, oder mein Sohn, oder sein Lehrer, also immer ein einzelner. Wenn wir ihn im folgenden N benennen, so entfernen wir uns also immer von diesem Ausgangspunkt, indem wir statt des gemeinten einzelnen ein Chiffre setzen; wir halten aber fest, daß hier nicht »der Mensch« als Begriff, Allgemeines, Typus, Gattung gemeint ist, sondern daß mit diesem N immer nur eine ganz bestimmte Person, also eine benannte Identität (s. o.) gemeint ist. Wenn ich nun mit dem Leser dieser Abhandlung, oder mit irgend-

7 Diese ⟨*Logik*⟩ hat sich bei KANT nachweislich als Theorie der modernen Physik entwickelt, und die Objektivitätstheorie der Erkenntnis ist von hier aus fast jeder anderen Erkenntnis oktroyiert worden.

einem Menschen, oder *auch mit mir selbst*, über N mich verständigen will, dann müssen wir uns einigen über diese personelle Identität. Wir brauchen nur einig zu sein darüber: dieser ist gemeint. Dieser Konsensus hat also keine Spur von Allgemeingültigkeit; es ist ein reiner Konsensus der Erkenntnisgemeinschaft. Fahren wir nun fort: N hat blaue Augen, dann tritt zum erstenmal ein Urteil von der Form der Allgemeingültigkeit hinzu. Denn trotz der singulären Form ist zugleich gemeint: was auch immer »blau« sei und bedeute – daß N's Augen blau sind, dieses Urteil meint etwas, was immer und überall richtig bleibt; auch wenn wir nun nach N's Tod veranlaßt sind zu sagen, »sie waren blau«, so ist auch hier das Immer und Überall der Objektivität. Die Singularität des Urteils mindert nicht seine allgemeingültige Objektivität, sondern diese begründet im Gegenteil zugleich, daß das Einzelne und das Allgemeine, die Augen der Person N und der Begriff blau, sich *nicht* decken, sondern im Urteil nur verbunden sind. Nur durch Worte eines Urteils aber entsteht die Erkenntnis, daß die Augen im Urteil »die Augen N's *sind* blau« und die Augen im Urteil »die Augen N's *waren* blau« dieselben sind. Denn in der allgemeingültigen Zeit ist das Gewesen- und Vorbeisein des Blauseins unvereinbar mit einer das Nochsein behauptenden Aussage. Die *Augen* können in dieser mathematischen Zeit nicht sowohl »nicht mehr« als auch »jetzt« blau sein. Diese mathematische Zeit gestattet logisch nicht ein zugleich von »sind« und »waren«. Die Behauptung, daß die Augen des »sind« und die Augen des »waren« *dieselben* (identisch) sind – diese Behauptung kann nur wahr sein, wenn das Blausein *nur* im Urteil, also *nur* logisch (prädikativ) gilt und nicht real ist. Also *die Möglichkeit der wahren Erzählung ist bedingt durch die Irrealität des allgemeingültigen Urteils (sein »bloß Gelten«), und die logische* (mathematische und objektive) *Richtigkeit des Urteiles ist bedingt durch seine bloß historische Wahrheit.* Wir können dies als Urteilslehre so formulieren: *die Urteile können nur als Erzählung wahr und nur als Erkenntnis richtig sein; dagegen müssen die Urteile als Erkenntnis des Wirklichen unwahr und als Erzählung des Richtigen falsch sein.*
Die Frage also, wie es möglich sei, daß in der Welt Dinge vorkommen, welche der Logik zuwiderlaufen, ist danach zunächst so zu beantworten: weil wir in der Welt als einem zeitlichen Wesen geboren sind. Denn diese Zeitlichkeit ist schuld, daß der Logos am Anfang *war* – als Seiender war er nur, man kann nur seine Ge-

schichte erzählen, und diese Geschichte ist nur wahr, wo sie auch vom Antilogos erzählt. Aber eine Erzählung geschieht nur durch Worte, und diese Worte sind doppelsinnig: diese Worte als *Zeit*worte (Verba) sagen nicht, ob sie bloß erzählen, also wahr sein wollen, sagen wollen, was wirklich war, oder ob sie gar nichts sagen, gar nichts erzählen, gar nichts Wirkliches meinen wollen, sondern nur recht haben wollen und recht behalten wollen, immer und überall. »Ist« begründet also in jedem Urteil ein Real- *und* ein Reflexionsurteil nach dieser Auffassung, und dieser Doppelsinn macht die Polarität alles Wissens eben aus; macht aus, daß jedes Urteil eine benannte Identität und eine allgemeingültige Identität meint – beide erzeugt es mit einem Schlage.

Wir sahen, daß die Augen N's im Urteil »sind blau« und im Urteil »waren blau« nur dann dieselben sein können, wenn diese Urteile *nur* logisch richtig und in der Geschichte (realen Zeit) nicht beide wahr sind. Sie dürfen nicht *beide* als Erzählung wahr sein, sonst müßte N zugleich leben und gestorben sein, sie *müssen* aber beide als Urteile richtig sein, sonst würde nicht N derselbe sein, da er ja doch nicht blaue und nicht-blaue Augen haben bzw. gehabt haben kann. Hier ist wichtig, daß dies ganze paradoxe Verhältnis nur begreiflich wird, wenn also *zwei Urteile* betrachtet werden. Die Logik *des* Urteils konnte diese Dinge nicht aufdecken, weil sie das Urteil und nicht die Urteile untersuchte.[8] Die Kontinuität der benannten Identitäten durch mindestens zwei Urteile hindurch konstituiert ja erst den Begriff der benannten Identität im Urteilen. Die Subjekte zweier Urteile müssen sich untereinander über ihren Gegenstand verstehen – dies ist ja der Begriff der Erkenntnisgemeinschaft. Hier entdecken wir also, daß jede konjunktive Erkenntnis (s. o.) zugleich eine Erkenntnisgemeinschaft ist zwischen den Subjekten zweier (oder mehrerer) Urteile. Diese Subjekte können beide in mir gedacht sein: ich in zwei verschiedenen Urteilen, also zu zwei verschiedenen Zeiten.

Das Antilogische, so sahen wir ferner, konnte auch bestimmt werden als etwas an der Unvereinbarkeit der beiden Identitätsbegriffe Erkennbares. Diese Unvereinbarkeit wird, wie wir jetzt hinzufügen können, durch Doppelsinn des Zeitwortes und in der Doppelbedeutung des Urteils als erzählendes und als systematisch Recht haben wollendes ausgedrückt.

8 An dieser Stelle muß die Erörterung des Systembegriffs einsetzen.

Wenn in jedem Urteil eine solche Divergenz liegt, so muß dies in den als »Wissenschaft« zusammengefügten Urteilssystemen voraussichtlich zum Ausdruck kommen. Wir können bei der Schilderung dieser Divergenz am Beispiel der Anthropometrie daher hoffen, das Antilogische wiederzufinden.

Während die allgemeingültige Naturwissenschaft ganz hemmungslos auf das Allgemeingültige zueilen darf und mit ihrer Analyse das Ding und die Person ganz unbekümmert zerstückt, ist eine Erkenntnis, welche durch die Bestimmung des Menschen gebunden ist, ja auf diese abzielt, bei solcher Analyse unfrei und in größter Gefahr. Daher die Wahl bleibt, die verallgemeinernde Analyse haßerfüllt beiseite zu schieben (wie im Widerspruche GOETHES gegen NEWTON geschehen) oder die Gefahr nicht zu fliehen, sondern ihr zu begegnen und in dieser Begegnung mit der Gefahr selbst die Bestimmung zu suchen oder wenigstens den einzigen Weg zu einer letzten Bestimmung. Während also Naturwissenschaft ganz eindeutig gerichtet ist, gleichsam gradlinig vom a priori der Person N fortstrebt, will Anthropologie (und mit ihr Medizin) diese Bewegung umbiegen, um in ihren Ausgangspunkt zurückzukehren, sie sucht also das Ende nicht im Unendlichen, sondern im Anfang; und da der Weg doch notwendig ein Abweg ist, muß die umbiegende Kraft eine Gegenkraft sein, sie muß als Korrektur, als Hilfskraft, sie muß eine *Hilfe* sein. Der Begriff dieser Hilfe bestimmt sich damit also sogleich als eine nur *außerhalb* der naturwissenschaftlichen Bewegung auffindbare Kraft. Wir können hier nun weder den Bewegungsgrund der Naturwissenschaft, noch den der zurückbiegenden Hilfe unmittelbar sehen und angeben. Wir müssen uns zunächst damit begnügen, die *Wirkungen*, die dabei entstehen, zu beschreiben und sie auffassen als eine Resultante aus dem a priori N und der im Unendlichen liegenden völligen Auflösung in reine Naturwissenschaft. Diese Auflösung erfolgt, wie wir früher sahen, in der mathematischen Form, in reiner Quantität. Man kann sich diese beiden: die einzelne Person N und das mathematische funktionale Gesetz der Physik als Pole vorstellen, zwischen denen sich die Begriffe der Anthropologie bilden müssen. Diese fassen wir dann auf als Zurückbiegung der rein naturwissenschaftlichen Begriffe zu Bestimmungen der einzelnen Person. Oberflächlich kann man also sagen, daß die anthropologischen Begriffe (nicht Worte) immer eine allgemeingültige und zugleich eine

persönliche Seite haben. Aber damit ist ihr Wesen keineswegs zulänglich oder auch nur charakteristisch bestimmt.
Der erste Begriff, der so entsteht, ist dieser: »der Mensch«. Er ist der oberste Begriff, der in der Hybridisierung einer Person N mit dem Gegenpol »die Natur« entsteht. Die Bastardnatur dieses Begriffs »der Mensch« besteht darin, daß »der Mensch« nichts wirklich Vorhandenes ist, es gibt nur einzelne Menschen; ebenso aber darin, daß er nichts Allgemeingültiges ist, denn es gibt nur Historisches, was man Mensch nennen könnte, er ist nicht immer und überall, und es gibt kein Gesetz, welches ihn auszudrücken vermöchte. Daher steckt in dem Begriff doch wieder der Hinweis, die Richtung auf die Personen und andererseits die Allgemeinheit. Wie ist es nun möglich, daß man überhaupt zu einer Allgemeinheit über die Personen gelange? Dies ist das große Rätsel: wie kann man überhaupt etwas Allgemeines von den Personen, ja von einer Person aussagen?
Wir prüfen zunächst die Möglichkeit der Anwendung der Mathematik auf N. Mit dem Ausdruck »Anwendung« soll hier nichts erschlichen werden. Die Anwendung ist eben gerade das Problem.
Die Größenlehre vom Menschen bewegt sich nun nicht wie die der Naturwissenschaft zur reinen Quantität, sondern von dieser weg zum benannten Quantum. Wenn ich sage, die Größe des Menschen beträgt 1,70 m, so ist das personalwissenschaftliche Interesse dieser Zahl nicht die Gesetzlichkeit (der statistische Durchschnittswert), sondern die Möglichkeit, an ihr etwas Ungesetzliches messen zu können, nämlich die (relative) Größe einzelner Personen. Wir suchen nicht die Möglichkeit eines Gesetzes dabei (wie bei Atomgrößen), sondern die Möglichkeit zu sagen, dieser N ist kleiner (unter 1,70) oder größer (über 1,70). Das Ungesetzliche mithin wird hier offenbar nicht überwunden, sondern gesucht, aber nicht um seiner Ungesetzlichkeit willen, sondern als Möglichkeit der Scheidung zwischen groß und klein. Sie wird ermöglicht durch Aufstellung des *Maßes:* 1,70 m.
Während aus einer sich vollendenden Physik die Naturkonstanten immer mehr verschwinden und in Gesetzen aufgelöst werden, müssen die Konstanten in einer Anthropologie sich immer mehr vermehren um dieser Möglichkeit des Unterscheidens willen. Diese Unterscheidung führt also zur Polarität, zur Aufstellung von Gegensätzen. Diese Polarität ist indes durchaus nichts Wirkliches,

das Wirkliche ist vielmehr die Person, ihre relative Größe aber das, was sie *scheint*, wenn ich anfange mit Hilfe des Maßes zu *unterscheiden*. Es ist gar nicht wahr, daß ein Mensch von 2,00 m wirklich *»größer« ist* – nein, *er* ist eben *groß*. Der Begriff »größer« kommt nur vom messenden Vergleichen. Ursprünglich ist dieser Mensch eben groß. Nur weil es große und kleine Menschen gibt, kann man die einen als größer oder kleiner kritisieren. Die Polarität ist also schon eine Ableitung in Richtung auf die Objektivität, wenn sie vergleichend *als* Polarität, als Gegensatz, also logisch, erfaßt wird. (Es ist daher der Ausfluß einer allzusehr allgemeingültig-objektiven Philosophie, wenn man die Polarität als eine ursprüngliche Realität fassen will, wie dies in SCHELLINGS Naturphilosophie geschah.) In der Wirklichkeit sind die Dinge groß und klein, in der allgemeingültigen Wissenschaft sind sie größer oder kleiner, in einer richterlichen Wissenschaft aber zu groß, richtig oder zu klein. Das Maß andererseits wurde in HEGELS (1812) Logik gleichfalls als Synthesis des Qualitativen und des Quantitativen zur Vorstufe des Wesens. Hierin lag das Richtige, daß das bestimmte Maß (das Quantum) der Wirklichkeit näher kommt als die nur relative Quantität. Aber eben durch seine Allgemeingültigkeit ist das Maß einer Person N fernerstehend als das Sein auf der Stufe der Qualität.

So scheint es, als ob Anthropometrie doch unvermeidlich ein Wegvon, kein Hin-zu in Absicht auf eine Person N sei. Und hier zeigt sich, daß der anthropologische Kern eben überhaupt nicht ein Ergebnis des Messens ist, sondern in dem historischen Urteil steckt: *dieser N* ist »groß«, ist »größer«, ist »zu groß« usw. Der Kern ist nicht die Scheidung, das Kritisieren, das Beziehen, sondern die Entscheidung *für N*, nicht die Polarität, sondern die *Einseitigkeit der Entscheidung*.

Es hat nicht an Versuchen in der Philosophie gefehlt, die Dreidimensionalität des Raumes logisch zu deduzieren; ebenso haben die Physiologen gemeint, die Sinnesorgane hätten die drei Dimensionen konstituiert (die drei Bogengänge des Labyrinthes). Beides ist vergeblich, wie längst erwiesen ist. Die Wortpaare oben-unten, links-rechts, vorne-hinten sind als persönliche Wirklichkeit erst nachträglich zu polarisieren, nicht ursprünglich polar. Es steckt in ihnen nichts, was der mathematischen Indifferenz Vorschub leistet, vermöge der + und –, ohne jede Beeinträchtigung des Geltungscharakters, vertauschbar sind. Vielmehr hat jede dieser Bestimmungen eine ursprüngliche Wirklichkeit, welche zwar mathematisch analysierbar ist, aber ebensosehr nach jeder anderen den Menschen angehenden Sphäre. Diese Worte vermögen daher ganz andere Bedeutungswerte zu erlangen, wie diese Wortreihen andeuten mögen: recht, richtig, Recht; links, letz, linkisch; oder: oben, der Obere, Obrigkeit; unten, Untertan, unterwürfig; vorn, Vorfahr, Vorzug; hinten, Hinterhalt, hinterrücks. Die unbegrenzt scheinende Symbolfähigkeit jener sechs Wortstämme ist nur aus dem a priori einer Person geschöpft, und ihre *dimensionale* Begriffsbestimmung kann nicht als der Ursprung dieser Symbolfähigkeit, sondern als Ergebnis der Determinierung der allgemeinen Quantität zum Einzelfall der Person aufgefaßt werden. Begriffswissenschaftlich stehen daher diese sechs Bestimmungen auf demselben Schnittpunkte wie der Begriff »der Mensch«. – Begriffe wie dick-dünn, kurz-lang, nah-fern betreffen die Dinge und die Personen; ihre begriffs-theoretische Stellung ist eine völlig analoge. Ebenso findet man auf dem Gebiet der Zeitbegriffe solche, welche ursprünglich nur die Person angehen: jung-alt, und daneben solche, welche die Dinge mitumfassen, wie: früh-spät, kurz-lang, schnell-langsam, häufig-selten. Überall verrät die Gegensätzlichkeit als solche nur die kritische Funktion; daß aber die Gegensätzlichkeit eine bestimmt gerichtete und nicht beliebig umkehrbare ist, beruht auf der notwendigen Determinierung zur Wirklichkeit einer Person (oder eines Dings) in aller Anthropologie, also zur benannten Identität.

In gleicher Weise wie die Formen der extensiven sind die der intensiven Mannigfaltigkeit in der Physik gegensätzlich und indifferent, in der Anthropologie polar und nicht umkehrbar. Stark und schwach müssen daher begriffstheoretisch ganz ähnlich beurteilt werden wie die vorhergenannten Begriffe. Es zeigt sich hier auf der Seite der Physik die Empfindung, der Kraftbegriff sei anthropomorph, und die fortschreitende Tendenz zu seiner Eliminierung. Andererseits hat die Medizin die extensiven Größen niemals zur eigentlichen Theoriebildung benutzt, wohl aber die der intensiven, so im ganzen Brownianismus. Dieses Streben der Physik, vom Kraftbegriff loszukommen, ist der analoge Vorgang zum Streben der neueren materialistischen Biologie und Psychologie, dem Begriffe der Person den der Macht, dem der Macht den der Kraft, dem der Kraft also letzthin den der Bewegung und damit das Funktionsgesetz der Physik zu substitutieren. In der Bestimmung der Person N als »stärker« befinden wir uns also wiederum auf dem Divergenzort zwischen quantifizierender Wissenschaft und Rückbeziehung auf die Person. Die Bezeichnung von Menschen (und Göttern) als mächtig, stark, groß hat daher dies Doppelte: sie liegt auf zwei Bewegungsrichtungen: auf dem Weg des quantifizierenden Wissens, also einer Entpersönlichung (Entmenschung, Entgottung) *und* auf dem Wege einer Entscheidung für eine Person (menschlicher oder göttlicher Art), also für eine benannte Identität. – Diese Polarität aller extensiven und intensiven anthropometrischen Begriffe ist also nicht die homogene oder indifferente der Nurpolarität, sondern die gerichtete, unumkehrbare oder unvertauschbare einer möglichen *Ent*scheidung – nicht Scheidung: z. B. N ist groß, dick, stark, jung usw. Diese Polarität ermöglicht nicht nur, die Menschen in kleine und große zu teilen, sondern sie tut auch den ersten Schritt zur Quantifizierung des Menschen, ist die primitivste Form der Messung, und indem sie *dieses* tut, geschieht korrelativ zugleich das ganz Entgegengesetzte: die begriffliche Determinierung des Menschen N, die Rückkehr vom Begriff (Quantum) zu seiner absoluten Realität: N ist zwei Meter groß, also *groß* (prägnant) – in diesem Urteil ist eine Relativierung und *zugleich* eine Absolutierung; ein Beginn der Beziehung auf andere, aber *zugleich* eine Isolierung von diesen anderen; eine Rationalisierung nach beiden Seiten.

Es ist sehr bezeichnend, daß auch die, welche sich um die Grenzen der Naturwissenschaftlichkeit im Interesse der Geschichte bemühten, im Objektivismus oft so befangen blieben, daß sie nicht nur den einfachen Begriff der Erzählung nicht wiederfanden, sondern auch nicht einmal bemerkten, daß die Biologie schon längst viel geschichtlicher war als die »Geschichte« jener *Theorie* der Geschichte. Z. B. ist die Konstruktion des Begriffs Individuum, als eines Unteilbaren, oft ganz atomistisch geblieben und schuf von einem Atomismus aus eine objektive Identität statt einer antiobjektiv-erzählenden. Und doch ist nichts bezeichnender für das biologische »Individuum«, als *daß* es sich teilt, daß zweie sich zu einem kopulieren, daß antilogisch aus einem zwei, aus zwei eines *wird*! Warum soll nicht die Person sich teilen? (im »sich« liegt wieder dies Antilogische der »causa sui«). Warum? Sie teilt sich eben. Mehr ist darüber nicht zu sagen.

Die Polarität anthropometrischer Bestimmungen hat die Möglichkeit der einseitigen Entscheidung aufgedeckt. Was hat man von ihrem Wert für personelles Erkennen zu halten? Offenbar dies, daß ein Meßverfahren gestattet, sich der ursprünglich alogischen Person N zu bemächtigen. Und zwar so, daß nicht allein diese Person, indem ein zahlenmäßiger Repräsentant auftritt, entpersönlicht wird, sondern, daß diese Zahl zugleich zur *Personifikation* dient, zur Person zurückkehrend sie näher, nämlich quantitativ bestimmt. Sie wird also quantifiziert, die Zahlgröße aber zugleich personifiziert. So ist jedes Urteil der Anthropometrie zugleich Quantifikation und Personifikation – Quantifikation der Person, Personifikation des Quantum. War die Person ursprünglich aquantitativ, so wird sie jetzt vielmehr kontraquantitativ. Wieso dies? Dies zeigt sich darin, daß eine Person als reine Größe keine Person mehr ist, daß sie gegenüber der Sphäre der Mathematik *nicht* indifferent ist. Sie ist jetzt nicht ametrisch, sondern antimetrisch, sie ist nicht alogisch, sondern antilogisch. Sie setzt der Rationalisierung einen Widerstand entgegen, welcher, positiv vorhanden, nunmehr auch ausdrückbar wird. Er ließ sich zunächst so formulieren, daß die benannte Identität der Person (und des Dinges) im allgemeingültigen Erkennen notwendig als (unbenannte) raumzeitlich-objektive Nichtidentität erscheint. Wenn der Mensch N wächst, wenn ihm die Beine amputiert werden, so wird die benannte Identität eben um ihrer Antilogizität *gegen* diese Veränderungen (also Nicht-Identitäten) willen, jetzt historisch erzählbar. »Der Mensch« ist durchaus nicht das Antilogische schlechtweg, eben weil »der Mensch« nicht real ist; aber die Person N – sie begreifen wir jetzt als das Antilogische schlechthin; und das Mittel und Zeichen, sie als Solches zu erkennen, ist die Erzählung in Urteilen. Jedes Urteil aber ist zugleich Personifikation wie Abstraktion, erzeugt mit einem Schlag also den allgemeingültigen *und* den personellen Aspekt: es ist Aufgabe einer speziellen Urteilslehre, das Prinzip durchzuführen. Erst das Urteil aber befähigt zu dieser Doppelfunktion durch den Doppelsinn des Zeitwortes, durch seine Doppelfunktion des Erzählens und des Behauptens, der Real- und der Reflexionsfunktion. Die Wissenschaft ist um dieser *Wort*einheit willen wörtlich genommen nur eine einzige und doch überall eine polar divergente. Eine *reine* Personwissenschaft (z. B. in Biologie, Biographie) können wir im wörtlichen Sinn ebensowenig erwarten, wie wir eine, wörtlich genommen, reine Allgemeingeltungs-Wissenschaft (in Physik, Mathematik, Logik) erwarten dürfen.

Zum Schluß dieser Skizze mag es am Platze sein, den Irrtum abzuwehren, als sei methodologisch fortzufahren, als seien Folgerungen, die sich (zumal für das Gebiet der Sinnestäuschungen und der Psychologie selbst) ergeben, die *einzige* der sich ergebenden Aufgaben. Es ist vielmehr offenbar das Verhängnis der Methodologie, daß sie uns von der Sache selbst ablenkt. Wenn nun hier eine Methode der Sachlichkeit aufgezeigt wurde, wenn hier ferner zu zeigen versucht wurde, daß die *Scheidung* in Real- und Reflexionsurteil in sich schließe eine *Ent*scheidung, die wir im Realurteil vollziehen müssen, wenn unverkennbar blieb, daß solche Entscheidung als das auch Wissenschaft Hervorbringende höher gestellt wurde als die Scheidung, und wenn endlich fühlbar war, daß *dieser* Primat nur personell bestimmt sein kann – dann blieb es mit all diesem *doch* immer noch bei nur methodologischen Postulaten. Nur so viel darf diese Methodologie vor einer Nurmethodologie in Anspruch nehmen – daß im Prinzip der *Ent*scheidung sich das methodische Prinzip selbst auflöst und so ein Weg ohne Methode empfohlen wird. Aus Prinzip und Postulat wird so eine Wegweisung. Die Weiser der Wege sind Persönlichkeiten, Menschen. Kann in der Widmung dieses Bandes von Vielen an Einen ein *ernster* Sinn überhaupt liegen, wenn nicht der Wesenskern der wissenschaftlichen Wahrheit getroffen wurde, dadurch, daß wir uns nicht um eine Lehre, nein um eine personifizierte Lehre, um eine wegweisende Person scharten?

# Rezensionen

# N. Ph. Tendeloo: Allgemeine Pathologie

Seit COHNHEIMS (1877, 1880) »Vorlesungen« hat es eine einzelne Feder nicht mehr gewagt, die allgemeine Pathologie zugleich morphologisch und physiologisch darzustellen. Hier ist es zuerst wieder geschehen. TENDELOO's Werk ist zugleich eine physiologische Pathologie. Und mehr: vieles findet man in dem Buche, was man sonst als spezielle Pathologie bezeichnet. Aber TENDELOO hebt mit vollem Recht hervor, daß *jede* Erscheinung eine allgemeine und eine spezielle Bedeutung hat und daß es gilt, aus dem Allgemeinen das Spezielle, im Speziellen das Allgemeine zu begreifen. Aus dieser wohlbegründeten Auffassung wird verständlich, daß der Verfasser den Weg bis zu klinischen Erscheinungen, wie etwa Fiebertypen, Arrhythmien, Niereninsuffizienz findet. Wir haben also eine sehr freie und weitreichende Auffassung vor uns, und es gibt wohl kaum eine interessantere Frage der heutigen theoretischen Medizin, die hier nicht gestreift würde. Wir finden nach einführenden Definitionen eine allgemeine Ätiologie und Pathogenese, die physikalischen, chemischen, bakteriellen Ursachen, ferner die Immunität, Konstitution, Erblichkeit besprochen. Interessant ist im folgenden Abschnitt zu sehen, wie schwer es vielfach ist, die Brücke zwischen Morphologie und Physiologie zu schlagen. Gewiß ganz logisch faßt TENDELOO hier unter »Störungen der Ernährung und des Stoffwechsels« nicht nur Hunger, Diabetes, innere Sekretion und Fieber, sondern auch Hypertrophie, Nekrose, Entzündung und Geschwülste zusammen. Aber die Verbindung zwischen diesen beiden Klassen von Erscheinungen fehlt uns doch fast ganz. Gerade vom Gedanken einer möglichst engen Verbindung von Morphologie und Physiologie hätte eine eingehendere Darstellung der Pathologie des Nervensystems vielleicht besonders lehrreich und vorbildlich gewirkt, und der Referent erlaubt sich die Hoffnung, daß dieser Abschnitt vielleicht doch bei einer späteren Auflage noch liebevoller behandelt werde. Gerade weil das Buch die Prinzipien des pathologischen Lebens so vielseitig wie möglich darstellt, darf die Wichtigkeit dieses Gebietes etwas stärker hervortreten. Der letzte Abschnitt bringt außerdem eine Pathologie des Blutes, der Blutbewegung, der Atmungs-, Verdauungs- und Nierentätigkeit. Besonders sei z. B. auf eigenartige Gedanken und Versuche auf dem Gebiet der mechanischen Krankheitsursachen und der Lungenkrankheiten hingewiesen. Es ist bei der ungeheuren Spannweite dieses Werkes selbstverständlich, daß der Spezialist, der der Leser doch fast immer – leider – ist, auf *seinem* Gebiet nicht immer die Auffassung findet, welche er als die richtige erkennt. Er möge aber bedenken, was es heute heißt, wenn ein Forscher ein solches Buch zu schreiben unternimmt. Und doch wird er überall eigene Gedanken und Lesefrüchte TENDELOOS finden, die ihm noch neu sind. Wir wollen es dem Verfasser danken, daß er diese Lebensarbeit in deutscher Sprache hat erscheinen lassen. Papier und Abbildungen des großen Werkes sind vorzügliche. Wir wünschen ihm eine gute Aufnahme und den allerbesten Erfolg. Wir erblicken seinen Hauptwert in dem entschiedenen Streben nach Verbindung von Struktur und Funktion.

# Ernst Kretschmer: Körperbau und Charakter

## Untersuchungen zum Konstitutionsproblem und zur Lehre von den Temperamenten

Kretschmers Arbeit macht eine Quintessenz der modernen Psychiatrie nutzbar für eine allgemeine Konstitutionslehre. Das manisch-depressive Irresein und die Schizophrenie erscheinen hier lediglich als die extremen psychopathologischen Zuspitzungen zweier in der großen Masse der »Normalen« überall schon vorgebildeten Arten der Anlage: der cyklothymen und der schizothymen. Überall so auf den Schultern von Kraepelin und Bleuler stehend, gelangt er zu einem umfassenden System der Temperamente, das von verhältnismäßig großer Einfachheit ist. Es greift, wie das der Antike, durch die psychische *und* die physische Welt hindurch, darin besteht formal betrachtet ein Vorzug und eine Faszination. Dieses gescheite, begabte, fruchtbare, anfechtbare, gefährliche und aufrüttelnde Buch ist voll anziehender und abstoßender Wirkungen. Es ist das Ergebnis eines schöpferischen Impulses zu einem System des Ganzen und einer geistvollen Konzeption. Darüber kann die äußerlich voranstehende induktive Methode nicht täuschen. Es beginnt mit einer statistischen Untersuchung von 85 Manisch-depressiven und 175 Schizophrenen auf ihren körperlichen Habitus: Körpermaße, Gesichtsmaße, Hautbeschaffenheit, Behaarung, Fettpolster und viele andere Dinge (mit Ausnahme der Bewegungen, also des gesamten Bewegungsausdrucks und der Physiologie). Sehr eindrucksvoll schält sich so ein psychophysischer Parallelismus heraus: eine Zuordnung »pyknischer« gedrungener Körpertypen zur cyklothymen Gruppe, eine Zuordnung der asthenischen, athletischen und einiger dysplastischer Typen zur schizophrenen Gruppe. Von dieser Basis ausgehend, hat Kretschmer sich mit dem Problem der Vererbung auseinanderzusetzen; wie fast alle neueren Konstitutionslehren muß er den Konstitutionsaufbau als phänotypische Auswirkung der Erbmasse erfassen. Körperbau und Psychose sind ihm nicht selbst in der Erbmasse gegebene Konstitution, sondern eben nur Teile ihrer phänotypischen Manifestierung.

Die Tatsache, daß Körperbau und Psychose durchaus nicht in einem so festen, klinisch gesetzmäßigen Verhältnis stehen, sondern manche Ausnahme- und Mischbeziehung zeigen, wird so formuliert, daß Körperbau und Psychose zwar affine Beziehung haben, aber doch auch selbständig gehen können. »Legierungen«, »Überkreuzungen«, »Dominanzwechsel« müssen herangezogen werden, um die stärker atypischen Fälle dem Grundschema angliedern zu können. Trotzdem, und damit erfolgt nun der Übergang zu der allgemeingültigen (nicht nur pathologischen) Temperamentenlehre, lassen sich Typen cykloider und Typen schizoider *Familien* herausgreifen. In diesem zweiten, ein Temperamentenschema ausarbeitenden Teil beschränkt sich KRETSCHMERS Darlegung überwiegend auf die Aufzeigung psychologischer Charakteristik und eilt in einem wachsenden Tempo zur Masse der Durchschnittlichen und über diese zu einer Typologie der Genialen. Auch hier bleibt die große Grundscheidung in Cyklothyme und Schizothyme; diese beiden Hauptgruppen werden aber weiter aufgelöst in zahlreiche Untergruppen. Beispiele dieser letzteren sind etwa der »pathetische Idealistentypus«, oder der »feinsinnig-kühle Aristokratentypus« aus der schizoiden, oder die »bequemen Genießer« und »tatkräftigen Praktiker« aus der cykloiden Gruppe. In diesem Teil tritt an die Stelle der Statistik die Kasuistik, an die Stelle der Verallgemeinerungen die psychologisch-novellistische Schilderei. Die Methodik dieser Schilderungen besteht in der Anwendung von besonders vier Gesichtspunkten: 1. Psychästhesie und Stimmung, 2. Psychisches Tempo, 3. Psychomotilität, 4. Affiner Körperbautypus. In dieser Aufzählung hätten wir also gewissermaßen den rationalen psychologischen Begriffsapparat KRETSCHMERS vor uns, der nicht offiziell und theoretisch begründet wird, sondern gleichsam harmlos eben *da* ist, ähnlich wie dies etwa mit den seelendynamischen Vorstellungen FREUDS der Fall war. Diesem Schema und diesem Apparat entgehen, wie bemerkt, auch die Genialen und Speziellbegabten nicht, und dies ist ein schmerzlicher Punkt: was würden unsere Romantiker und Metaphysiker sagen, wenn sie sich hinter den Gitterstäben des Linienschemas »Schizothymiker« zusammen mit den »kalten Rechnern« und den »Despoten« eingesperrt wiederfänden? –
Es ist ein billiges Vergnügen, einem kühn Wagenden und in die Höhe Kletternden die grotesken Stellungen vorzuhalten, die er an schwierigen Stellen einnahm, vielleicht einnehmen mußte, wie

kann es der Zuschauer wissen? Nicht darum erlaubt sich der Referent, den Finger auf eine wunde Stelle zu legen. Eine ernste Kritik des Buches könnte leicht zehn Bücher seines Umfangs ausmachen, und dies bedeutet sicher mehr Anerkennung als Ablehnung. Unzählige Einzelfragen sind ja angeschnitten, über die zu reden wäre und über die geredet werden wird. Denn wie viele Faktoren mußten ausgeschaltet werden, um in der unendlichen Fülle der Individualitäten überhaupt einmal zur Typenbildung, zur Generalisierung zu kommen. Denn in wie vielen anderen Ebenen ließen sich solche einteilende Schnitte durch die unübersehbare Mannigfaltigkeit der Charaktere legen. Der Dualismus schizothym-cyklothym ist hier bis über seine Tragfähigkeit angespannt worden. Wie wird er überlagert von den Momenten des Geschlechtes, der Rasse, der Nation, der geschichtlichen, der sozialen, der ethischen und der Schicksalsbedingung? Alle diese Fragen sind, offenbar bewußt, nicht aufgerollt worden. Auch nicht die Beziehung etwa zum epileptoiden, zum hysterischen Charakter, oder die zur thyreogenen oder myxödematösen Temperamentslage ist erörtert worden. Wie viel Sachliches, wie viel Prinzipielles und wie viel Methodisches hier zu sagen sein wird, kann hier beiseite bleiben. Wichtiger und weniger selbstverständlich erscheint mir folgendes.

KRETSCHMER ist sich bewußt, daß er »naturwissenschaftlich-biologisches Denken in solche Provinzen geistigen Lebens hineinträgt, die ihm bisher fremd waren«. Dieser Versuch hat ja schon längst seine Geschichte und geistige Tradition. Englische Denker haben dies von jeher versucht, NIETZSCHE muß hier genannt werden und Deszendenten NIETZSCHES wie KLAGES und JASPERS. Es liegt in der ganzen Gleichung: Charakter = Psychologie, die hier zugrunde liegt, und die besagt, daß nicht Geist und Freiheit, sondern »Konstitution«, »Anlage«, psychophysische Struktur, mit einem Wort *Natur*mechanismus hinter dem Charakter eines Menschen stehe, nicht Werte, die für ihn gelten, die er bejaht, verneint, sondern Erbmasse, biologische Substanz. Es liegt in dieser, wie ich glaube illegitimen, Anwendung (und Überspannung) des *Art*begriffs der Biologie, die man vornimmt, wenn man Luther und Schiller als pyknische und schizoide »Typen« bezeichnet; wohlgemerkt nicht die Anatomie und Physiologie Luther's und Schiller's, sondern man möchte zerspringen vor Ungeduld, eben ausgerechnet Luther und Schiller. Sie sollten nicht die Diktatoren und

Spender des Charakteristischen, sondern die Sklaven einer biologischen Typologie sein!

Indem KRETSCHMER diesen Schritt tut, berührt er in der Tat kritische Fragen seines Fachs und der Wissenschaften überhaupt. Soll wirklich gemeint sein, daß meine schizoide oder cykloide Erbanlage darüber entscheidet, ob ich Empiriker oder Metyphysiker bin (vgl. Schema S. 192)? Sollte KRETSCHMER übersehen haben, daß er hier Schulbegriffe deutscher Philosophie in biologische Schubfächer gesperrt hat? Wie kann man Metaphysiker, Empiriker und Romantiker mit »flotten Organisatoren«, »verständigen Vermittlern« und »derben Draufgängern« auf *einer* Tafel vereinigen? Nein, hier ist der Landsmann Hegel's und Hölderlin's von seinen guten Genien verlassen worden. Wieviel tiefe Wahrheit in solchen Kombinationen liegen *könnte*, das hat NIETZSCHE, wir wiederholen es, ahnen lassen; was wir *hier* sehen, grenzt ans Groteske. *So* kann die Durchdringung geistes- und naturwissenschaftlichen Denkens, um die die Gegenwart ringt – KRETSCHMER ist ein lebendiger Exponent dieses Ringens – nicht aussehen. Es wird, des bin ich gewiß, an den Problemen der Psychiatrie immer lebhafter entbrennen; es wird Schritte wie den, der hier getan wurde, wagen müssen, aber nach anderen Vorbereitungen als denen einer mit Meßstange, Waage und Photographie aufgenommenen Statistik. Bleibt diese auch der im Sinne der Medizin wirklich wertvolle Teil des Buches, so ist doch sein Durchstoßen nach medizinfernen Regionen das Interessante und, als *Blickrichtung*, wirklich Bedeutende des Buches. Niemand wird, so wünschen wir ihm, aus einer Pedanterie der »gesicherten Ergebnisse« und der »exakten Beweisführung« heraus übersehen, daß hier Kräfte der Erneuerung am Werke sind; hier definitive Klarheit und Abrundung zu fordern, ist nicht möglich. Von der Kritik ist bis zur Ablehnung ein weiter Schritt, und ablehnen dürfte nur der, welcher die Aufgabe besser lösen oder das letzte Ziel als falsch erweisen könnte. Aber dies möge doch mit voller Schärfe gesagt sein: wer sich mit der naturwissenschaftlichen Biologie und ihren Methoden an das Problem des Charakters, des Genies und der Geistesgeschichte wagt, muß außerdem lebendigere Werte und größere Wahrheiten als die des Cykloiden und Schizoiden mitbringen. Als gelegentliche Pinselstriche wären sie erlaubt, als übergreifendes System enthalten sie zu wenig Ehrfurcht. Und dies wird sich vielleicht in Kürze entscheiden: daß, wer mit Biologie und Psychologie an Charakter, Weltanschauung,

Geist herantritt, aus dem, was *bisher* Psychologie und Biologie hieß, einen Charakter, eine Weltanschauung, einen Geist zu *machen* hätte.
Mit dieser letzten Forderung greife ich über die Ziele der Kretschmerschen Arbeit hinaus: ihr Verfasser hat sich solche Ziele gewiß nicht gestellt, er erhebt gegenüber geisteswissenschaftlichen Aufgaben für sich selbst keine Prätentionen. Aber gerade darin scheint der Fehler zu bestehen: daß die Prätentionen zu bescheidene sind, als daß sie an das Phänomen des Genialen heranreichten; höher, nicht noch niedriger müssen die Ansprüche fliegen, wenn er das Genie zu begreifen sich vorsetzt. Weltanschauung einsetzen und nicht beiseite schieben heißt es, wenn die ersten und vornehmsten Bildner von Weltanschauung vor Augen geführt werden sollen. Daß dies nicht geschah, hat seinen Grund nicht in Mangel an Verständnis oder Begabung, sondern vielmehr in gewissen prinzipiellen methodischen und wissenschaftlichen Überzeugungen Kretschmers, *die selbst eine Weltanschauung repräsentieren.* Es ist der konsequente Glaube an die unbegrenzte Leistungsfähigkeit biologisch-kausalen Denkens auch auf solchem Gebiet. Daß sein Buch an die Schwelle dieser unendlich bedeutsamen Kampffrage hinführt, ist sein größtes Verdienst und war nur möglich bei einem Autor, in dem die Untergründe und Gegensätze unserer gesamten wissenschaftlichen Lage sich aneinander abarbeiten. Wir hoffen, daß diese Schrift in der Enthüllung dieser geheimen Spannungen einen guten Schritt vorwärts bringen wird, und in diesem »vorwärts« und diesem vielleicht ungewollten Rühren an eine wissenschaftliche Grundfrage fühlt der Referent eine Übereinstimmung, in der Lösung aber einen klaren Gegensatz.
Über den fachlich psychiatrischen Wert des Buches erlaubt er sich kein Urteil; dieser bleibt von dem Gesagten unberührt. Nicht wir, sondern Kretschmer hat jedoch in die weitere Sphäre des ärztlichen und wissenschaftlichen, ja des allgemein menschlichen Denkens hineingegriffen, und hier mußte so scharf wie möglich der Posten besetzt werden. Nur dann kann die Gärung zur Klärung führen, wenn wir so offen wie möglich sind. Auch der Nicht-Psychiater wird das Buch aus der Hand legen, gleichsam mit einem neuen Auge für gewisse Beziehungen, geschärft und eingestellt auf ein wichtiges Tatsachengebiet, auf Forschungsmöglichkeiten oder vielleicht auch nur Anschauungsformen, nach denen ein allgemeines Bedürfnis herrscht. Unabsehbar sind die *Möglichkeiten*, die ein

nachdenklicher Leser aus Kretschmers Buch folgern wird. Aber auch, wenn man sich gewagte Folgerungen versagt, so wird man finden, daß man an seiner Hand sich inmitten einer verworrenen Fülle plötzlich leicht und sicher bewegen und verständlich machen kann. Über seine *schematische* Brauchbarkeit kann ein Zweifel gar nicht bestehen. Zweifel beginnen vielmehr dort, wo wir uns sagen müssen, daß nicht nur dieses, sondern jenes Schema ein Fehlgriff wäre.

Daß Kretschmer so viele Schwierigkeiten in darstellerischem Glanz und ungewöhnlicher gedanklicher Stoßkraft gleichsam hat hinschmelzen lassen, wird die Kenner dieses Autors nicht überraschen.

# Oswald Bumke: Kultur und Entartung

Dieses Buch räumt erfrischend und deutlich mit den Vorurteilen der biologischen Entartungslehre auf. Was wohl vielfach empfunden wurde, wird hier durch eine umfassende Stoffkritik für Gewißheit erhoben: jene Lehre ist niemals auch nur entfernt hinlänglich begründet worden, und was Biologie und Pathologie lehren können, spricht sogar gegen die Geltung jenes Morel'schen (1857, 1860) Gesetzes, aus dem fortschreitende und durch Vererbung notwendige Entartung der Art folgte. Die Geschichte der biologischen Entartungslehren beim Menschen erweist sich zum größten Teil als eine Geschichte der Irrtümer: ein aus einer Décadence-Philosophie in die Biologie hineingetragenes Phantom. Die Vererbungsbiologie läßt viel eher Regeneration als Degeneration erwarten; Steigerung der Art ist gerade durch Inzucht und nicht durch Mischung zu erzielen; der Kampf der Eugenik gegen Hygiene und Humanität ist ein krasser Irrtum – das sind einige der wohlbegründeten Ergebnisse. So deprimierend dies angesichts der ungeheuren Arbeit ist, die man diesem Fehlproblem widmete, so befreiend ist das, wennschon nur negative Resultat, daß ein naturgesetzliches Verhängnis hier tatsächlich gar nicht existiert; alles was man Entartung nannte, ist vielmehr nach Bumke eine sozial bedingte Erscheinung, mithin eine, welche dem Willen und dem Eingreifen des Menschen und der Gesellschaft zugänglich ist: an der Spitze die greifbaren Schädlinge des Alkohol, der Syphilis, der Ehescheu und des Geburtenrückganges. Da es aber eine Vererbung erworbener Eigenschaften nicht gibt, so liegt in diesen Schädigungen zwar eine Gefahr, aber eine an sich vorübergehende und jedenfalls keine nachdauernde Ursache von Entartung. Wird die Zustimmung zu diesen Ergebnissen Bumkes voraussichtlich eine allgemeine sein, so erscheint das letzte von »Kultur und Entartung« handelnde Kapitel als der Ausgangspunkt einer ganz anderen Fragestellung und zugleich als ein Gebiet, auf dem die Meinungen mehr auseinandergehen werden. Denn daß man für die unter »Entartung« zusammengefaßten Symptome und Lebensschicksale *nur* Infektionskrankheiten, Gifte (also Keimschädigungen) verantwortlich zu machen hätte, scheint Bumke selbst nicht anzunehmen. Mit dem Begriff der »äußeren, sozialen Ursachen«

aber rollt er ja eine ganz neue und zum Teil gleichfalls wieder biologische Problematik auf, in die sich Soziologie und Geschichte seit langem teilen. Wenn hier nun Bumke erklärt, das endliche Schicksal eines Volkes werde »bestimmt durch eine brutale Macht-, durch eine Quantitätsfrage«, so rückt er doch ein beispiellos *materielles* Moment in den Vordergrund. Ref. sieht in seiner Hervorkehrung eine Gefahr, die aber schon in den ersten Kapiteln vorbereitet wird durch das methodische Überwiegen einerseits der kausalen und andererseits der quantitativen Betrachtungsform. Es zeigt sich nämlich hier, wie bei so vielen medizinischen Fragen, wie dieser naturwissenschaftliche Weg zur Einsicht führt, daß *sehr vieles* zusammenkommen muß, um den umschriebenen Vorgang der Entartung eintreten zu lassen – genau so wie bei historischen Vorgängen. Unter diesen Umständen bleibt es aussichtslos, ja sogar ein falscher Weg, ein einheitliches Gesetz zu suchen, so wenig wie dies für einen Vorgang wie etwa Reformation, Bolschewismus, Wissenschaft angeht. Und ferner ist, gerade wenn man Entartung als sozialhistorisches Geschehen erfaßt, doch offenbar nicht die Zahl der entarteten Personen, sondern das Gewicht derselben für Gesellschaft und Geschichte entscheidend: hier ist die Frage, ob der Entartete regiert, ob der Regierende entartet, in einem bestimmten geschichtlichen Augenblick unendlich viel bedeutsamer als die Fluktuation der Entartung der Masse um einige Prozent – ebenso wie in einem anderen Moment der Zustand, ja die Zahl der Masse entscheiden kann. So wächst hier in interessanter Weise aus dem natur- ein geisteswissenschaftliches Problem hervor, welches mit statistisch-biologischer Denkweise nun ganz gewiß nicht mehr lösbar ist. Die Beziehung zwischen Kultur und Entartung müßte also von dem durch Bumke erreichten Punkte ab durchaus von den psychologischen Erfahrungen her betrachtet werden, also in einer, wenn auch nur teilweisen, Auflösung der »äußeren, sozialen« in innere Vorgänge bestehen, auch wenn es sich um die Entartung eines Volkes, nicht nur um die einer Einzelperson handelt. Dabei wird sich das Merkwürdige ergeben, daß man eine Masse sehr viel leichter naturgesetzlich bestimmt erfassen kann, als den Einzelnen, dessen für sich betrachtet originelles Schicksal sich in der Masse als bloßer Typus erweist – man vergleiche eine um ein Licht schwärmende Mückenschar mit der Flugbahn jeder einzelnen Mücke. Daraus folgt aber nicht etwa, daß, was beim Einzelnen persönlich, frei, originell erschien, »in Wahrheit nur« naturgesetzlich bedingt ist. Sondern es folgt daraus ebensosehr, daß das naturgesetzlich Bedingte »in Wahrheit« sich aus persönlichen, individuellen, freien originalen Einheiten aufbaut. Dieses *Doppel*gesicht sozial-historischer Phänomene muß wohl auch eine Entartungslehre erfassen, wenn sie auch immerhin das pathologische, das medizinische (darum aber entfernt nicht *nur* naturwissenschaftliche) Moment voranstellt.

Die Frage, was denn als entartet zu betrachten sei, hat BUMKE gleichfalls in der Hauptsache auf der Ebene biologischer Betrachtungsform behandelt, so daß also jedenfalls das Gesunde mit dem Lebenfördernden zusammenfallen muß. Verschiebt sich aber die Ursache der Entartung, wenn auch nur teilweise, in jenes soziale (und damit auch moralische, politische usf.) Gebiet, dann wird auch die Entartung selbst schwerlich mehr rein biologisch zu erfassen sein. Denn sie bemißt sich ja gerade wiederum an ihren Rückwirkungen auf die Gesellschaft. Und man wird deshalb ganz davon abhängen, was für eine Gesellschaft und was für einen Gesellschaftsmenschen man eigentlich für ideal, gesund, wünschbar hält, um auch sagen zu können, *wer* – eben in bezug auf die gesellschaftliche Einordnung – entartet ist: der Einzelne oder die Gesellschaft, wenn beide im Konflikte sind.

So ist es ungemein klärend zu wissen, wohin die Wege der Entartungslehre zu gehen haben, erfreulich zugleich, den mächtigen Ansporn zu therapeutischem Wollen und Können zu empfinden, der in der Zerstörung des alten Entartungsdogmas liegt. Das Dogma der Dekadenz hatte sich über zwei Generationen – Ärzte und Patienten – wie schwere Lähmung gelegt. Die Macht dieser Vorstellung zu brechen ist an sich schon eine therapeutische Tat.

# Adolf Strümpell: Lehrbuch der speziellen Pathologie und Therapie der inneren Krankheiten

25. völlig neu bearbeitete Auflage
von C. Seyfarth

Es ist schon eine besondere Tatsache, wenn ein Lehrbuch in einem Zeitalter so beschleunigten Wandels über 42 Jahre weg an führender Stelle sich behauptet. Dies Buch ist das rechte Lebenswerk STRÜMPELLS geworden. Fortwährend hat er es ausgebaut, und man kann die Geschichte von zwei Menschenaltern an ihm ablesen. Mir scheint aber, daß die Qualität, durch die »der Strümpell« sich bis heute behauptet, trotz aller Zusätze und Modernisierungen immer dieselbe blieb: die wahrhaft klinische Sehgabe und Darstellungskunst des jungen aus der Klinik WAGNERS hervorgegangenen STRÜMPELL. STRÜMPELL besaß Gleichgewicht und Maß in sich und eine leichte und elegante Hand, um das *klinische Bild* einer Krankheit zu entwerfen, so daß lebendige und doch einfache *Bilder* im Leser angeregt, wiedererkannt, festgebannt werden. Ich kann diese Kraft von STRÜMPELLS Anschauungskunst nur mit der Wirkung vergleichen, die gewisse Gestalten großer Romane haben: man vergißt sie im ganzen Leben nicht mehr. Man redet heute viel von Intuition – hier *ist* sie. – Es ist ein Zeugnis geistiger Beschränktheit, wenn man meint, es dürfe nur *einen* Stil, *eine* Lehrmethode in der Medizin geben. Die Begabungen und die Aufgaben sind – zum Glück – zu mannigfaltig, als daß ein Solist für alle genügte. STRÜMPELLS Stimme in diesem Orchester ist die der ärztlichen und wissenschaftlichen Besonnenheit. Eine Sophrosyne, welche verrannten und schädlichen Moden nie unterlag. Eine Gesundheit des schauenden und wägenden Organs, welche sich nie von der ärztlichen Wirklichkeit ablenken ließ. STRÜMPELL hat sich in seinem Lehrbuch der zunehmenden Unterbauung der Klinik durch pathologische Physiologie nicht verschlossen, und die anatomische Betrachtungsform war ihm angeboren. Aber seine stärkste Seite bleibt die einfache Beobachtung mit dem unbewaffneten Auge, der unbewaffneten Hand. *So bleibt er in Fühlung* mit der Gesamtheit aller Ärzte, dem ganzen Umfang der ärztlichen Situation in Stadt und Land, im modernen Krankenhaus und in den letzten Notlagen eines der technischen Hilfsmittel entbehrenden Arztes. – Fast möchte man wünschen, daß diese ursprünglichste Qualität in ihrer weisen Beschränkung schon von ihm selbst noch reiner festgehalten worden wäre. Sehen lernen – das wird doch immer der Anfang alles Studiums der Medizin bleiben. Und darüber hinaus: wir *müssen* wieder zu einer Vereinfachung und Beschränkung des medizinischen Studiums kommen, und die innere Medizin *muß* ihren Platz als Kernstück und Grunddisziplin ärztlicher Bildung *neu erobern*. Zu viel Konzessionen sind gemacht, zu viel Problematik ist in den Bildungsgang hineingeraten. Möchte doch das STRÜMPELLsche Buch und vor allem seine glänzenden Schilderungen der Befunde zu dieser Mission immer wieder beitragen! – Es ist leicht, ein Werk von so langer Lebensdauer zu kritisieren. Selbstverständlich hat es eine Anzahl von einzelnen Mängeln, welche andere Bücher, die eine weniger lange Geschichte haben, nicht haben. Es ist leicht, Veraltetes nachzuweisen. Aber man denke an das Ganze, daran, daß es aus einer Hand und einem Gusse ist und daß so eine reine pädagogische Wirkung, eine persönliche Wirkung davon ausgeht. Und man bedenke doch, was wir sonst an Lehrbüchern solcher Qualität besitzen, wie ungeheuer die Schwierigkeit, neu anzufangen, für einen Einzelnen wäre, der sich vornähme, ein Lehrbuch der inneren Medizin zu schreiben. Die Nachteile aber der Sammelwerke sind nicht weniger klar als ihre Vorzüge. So muß ich mich dazu bekennen, daß STRÜMPELLS Buch nach wie vor eine bisher unersetzte und vielleicht noch lange unersetzbare Stellung einnimmt. Das MERING-KREHLsche (1901) Lehrbuch ist kein Konkurrent, es entspricht nur einer etwas anderen Aufgabe und Richtung. Die beiden Lehrbücher sind auch heute die beiden besten.

C. SEYFAHRT war schon zu STRÜMPELLS Lebzeiten an der Neubearbeitung beschäftigt und hat sie für die nichtneurologischen Teile mit Hingabe durchgeführt. Den *neurologischen Teil* hat STRÜMPELL selbst noch besorgt. Wenn, worüber kein Zweifel besteht, das Lehrbuch auch weiterhin ein Hauptbuch unserer Studierenden bleibt, wird eine Revision auch dieses Teils in manchen Punkten unvermeidlich sein. Die Zusammenfassung »Neurosen ohne bekannte anatomische Grundlage« ist in der alten Form nicht mehr haltbar. Vieles dort Aufgeführte muß dann unter den organischen Erkrankungen Platz finden; manches unter den Krankheiten der sensiblen und motorischen Nerven bisher Erwähnte rechnen wir heute zu den Neurosen, deren Auffassung selbst sich vielleicht am meisten verschoben hat. Immer schon und mit Recht galt dieser neurologische Teil als das Glanzstück von STRÜMPELLS Werk, das wissen die Leser dieser Zeitschrift selbst am besten.

# Anhang

## Zur Edition

Die Schriften Viktor von Weizsäckers werden in einer Werkausgabe vorgelegt, die die meisten Publikationen enthält. Die nicht aufgenommenen Texte – fremdsprachige Aufsätze, einige Vorworte, Rezensionen, Diskussionsbeiträge u. a. – sind in der Bibliographie nachgewiesen. Die Bände sind unter Leitbegriffen geordnet, mit denen von Weizsäcker selbst »seines Lebens hauptsächliches Bemühen« formuliert hat. In den einzelnen Bänden wurden die Beiträge chronologisch zusammengestellt. Am Ende jedes Bandes steht ein biographischer Abriß. Band 1 und Band 10 enthalten eine chronologisch geordnete Bibliographie.

## Editorische Notiz

Alle Texte wurden unverändert abgedruckt. Korrigierende Zusätze sind durch Kursivdruck und ⟨ ⟩ gekennzeichnet. Fehler in Zitaten wurden stillschweigend korrigiert. Mit der Ausnahme von Band 1 sind Namen – außer in den Fällen von historischen und literarischen Beispielen sowie unbekannten Personen – in Kapitälchen gesetzt; kleingedruckte Passagen sind in Normaltype gesetzt. Rechtschreibung und Interpunktion wurden behutsam heute gültigen Regeln angepaßt.
Die gewählte Textfassung ist im »Anhang« zusammen mit bibliographischen Angaben und Bemerkungen zur Entstehung des Textes aufgeführt.

Der »Anhang« enthält neben der »Literatur« erläuternde »Anmerkungen« sowie ein »Personen-« und »Sachverzeichnis«. Die Literaturangaben wurden ergänzt und für die jeweiligen Texte gesondert im Anhang zusammengestellt. Ergänzungen sind mit * gekennzeichnet. Das in Klammern hinter die Autorennamen im Text gedruckte Erscheinungsjahr verweist auf das Literaturverzeichnis.
Mehrfach aufgeführte Werkausgaben sind als WW zitiert.

# Literatur und Anmerkungen

## Herzphysiologie

Die vollständige Reihe der Texte zur Physiologie und Pathologie von Herz(muskel) und Kreislauf umfaßt:

(1910) Beitrag zur Frage der Blutgeschwindigkeit bei Anämie. (Dissertation) (In diesem Band)

(1911) Über die mechanischen Bedingungen der Herzarbeit.

(1911) Arbeit und Gaswechsel am Froschherzen.

(1912) Arbeit und Gaswechsel am Froschherzen. II. Mitteilung. Wirkung des Cyanids.

(1912) Arbeit und Gaswechsel am Froschherzen. III. Mitteilung. Ruhe, Stoffwechsel, Frequenz, Rhythmus und Temperatur.

(1913) Über die Abhängigkeit der Strophantinwirkung von der Intensität der Herztätigkeit.

(1913) Über den Mechanismus der Bindung digitalisartig wirkender Herzgifte.

(1914) (zusammen mit A.V. Hill) Improved myothermic apparatus.

(1914) The effects of various physical and chemical factors on the initial heat-production of muscle.

(1914) Myothermic experiments in salt-solutions in relation to the various stages of a muscular contraction.

(1914) (Fremdbericht) Untersuchungen über Arbeit und Gaswechsel am Froschventrikel.

(1915) Neue Versuche zur Theorie der Muskelmaschine. (In diesem Band)

(1917) Über die Energetik der Muskeln und insbesondere des Herzmuskels sowie ihre Beziehung zur Pathologie des Herzens. (Habilitationsschrift) (In diesem Band)

(1917) Einige Beobachtungen über die Verteilung sowie die arbeitssteigernde Wirkung von Herzglykosiden.

(1920) Über das Prinzip der Beziehung zwischen Muskelmasse, Muskelform und Arbeitsform, besonders beim Herzen.
(In diesem Band)

(1921) Die Entstehung der Herzhypertrophie. (In diesem Band)

(1926) Stoffwechsel und Wärmebildung des Herzens. (In diesem Band)

(1927) Methodik der Stoffwechseluntersuchung am Herzen.

(1929) Fortschritte der Physiologie und Pathologie des Herzens. (In diesem Band)

(1932) Kreislauf und Herzneurose. (Bd 6)

(1936) Untersuchung der Zuckungswärme mit thermoelektrischen Methoden (sog. myothermische Untersuchung).

(1938) Über seelische Einflüsse auf den Ablauf der Kreislaufkrankheiten. (Bd 6)

Außer der Dissertation wurden in diesen Band vor allem diejenigen Texte aufgenommen, die im Rahmen von Physiologie und pathologischer Physiologie bereits Fragestellungen auf dem Weg zur medizinischen Anthropologie enthalten. Die Texte (1932) und (1938) gehen von einem psychosomatischen Ansatz aus, sie sind daher Bd 6 zugeordnet.
Die Arbeiten (1927) und (1936) geben zusammenfassend über die experimentellen Methoden von Weizsäckers und der von ihm behandelten Autoren Auskunft.

Vgl zu den genannten Texten S 8 f, 37-42, 142 f, 205, 238 in: von Weizsäcker V (1954, [2]1955) Natur und Geist. (Bd 1, S 13 f, 37-42, 115, 205, 238).

(In den folgenden Literaturverzeichnissen zu den einzelnen Texten ist berücksichtigt, daß Karl von Weizsäcker (Personaladel 1897), der Vater Viktor von Weizsäckers, 1916 in den erblichen Freiherrenstand erhoben wurde. Viktor von Weizsäcker wird also erst bei Veröffentlichungen nach 1916 mit dem Adelstitel aufgeführt.)

## Beitrag zur Frage der Blutgeschwindigkeit bei Anämie

a) Leipzig: Vogel (1910)
b) Deutsches Archiv für Klinische Medizin 101, 198-206 (1911)
(Dissertation)

### *Literatur*

*Bohr Ch (1905)
Blutgase und respiratorischer Gaswechsel. In: Handbuch der Physiologie des Menschen in vier Bänden. Hrsg v W Nagel, 1. Bd: Physiologie der Atmung, des Kreislaufs und des Stoffwechsels. Braunschweig: Vieweg

*Bondi S, Müller A (1909)
Über Schlagvolumen und Herzarbeit des Menschen. III. Ergebnis der Untersuchungen an Normalen und in pathologischen Zuständen. Dtsch Arch Klin Med 97, 569-93

Butterfield EE (1909)
Über die Lichtextinktion, das Gasbindungsvermögen und den Eisengehalt des menschlichen Blutfarbstoffs in normalen und krankhaften Zuständen. Hoppe-Seyler's Z physiol Chem 62, 173-225

Dogiel J (1867)
Die Ausmessung der strömenden Blutvolumina. Ber Verh königl-sächs Ges Wiss Leipzig, math-phys Classe 19, 200-65

Kraus F (1909)
Die Methoden zur Bestimmung des Blutdrucks beim Lebenden und ihre Bedeutung für die Praxis. Dtsch med Wschr 35, 235-9

Masing E (1910)
Über das Hämoglobin in normalen und pathologischen Zuständen.
I. Teil: Lichtextinktion und Eisengehalt. Dtsch Arch Klin Med 98, 122-36

Masing E, Siebeck R (1910)
Über das Hämoglobin in normalen und pathologischen Zuständen.
II. Teil: Sauerstoffbindungsvermögen. Dtsch Arch Klin Med 99, 130-8

*Meeh K (1879)
Oberflächenmessungen des menschlichen Körpers. Z Biol 15, 423-58

Morawitz P, Röhmer W (1908)
Über die Sauerstoffversorgung bei Anämien. Dtsch Arch Klin Med 94, 529-51

Müller A (1909a)
Über Schlagvolumen und Herzarbeit des Menschen. I. Darstellung und Kritik der Methode. Dtsch Arch Klin Med 96, 127-52

Müller A (1909b)
Über Schlagvolumen und Herzarbeit des Menschen. II. Zur Kritik der Plesch'schen Methode. Dtsch Arch Klin Med 97, 559-68

Plesch J (1909a)
Hämodynamische Studien. Z exp Pathol Ther 6, 381 618

*Plesch J (1909b)
Bestimmung des Herzschlagvolumens. Dtsch med Wschr 35, 239-42

Rubner M (1883)
Über den Einfluß der Körpergröße auf Stoff- und Kraftwechsel. Z Biol 19 (NF 1), 533-62

Tallqvist TW (1900)
Über experimentelle Blutgift-Anämien. Berlin: Hirschwald

Tigerstedt C (1908)
Zur Kenntnis des Kreislaufes bei vermehrter Blutmenge. Skand Arch Physiol (Leipzig) 20, 197-225

Tigerstedt R (1892)
Studien über die Blutvertheilung im Körper. 1. Abh: Bestimmung der von dem linken Herzen herausgetriebenen Blutmenge. Skand Arch Physiol (Leipzig) 3, 145-243

Tschuewsky JA (1903)
Über Druck, Geschwindigkeit und Widerstand in der Strombahn der Arteria carotis und cruralis sowie in der Schilddrüse und im Musculus gracilis des Hundes. Arch ges Physiol 97, 210-88

## *Anmerkungen*

9 *Plesch (1909a)*
Die Arbeiten F Kraus (1909) und J Plesch (1909a) sind aufeinanderfolgende Vorträge vom 04.01.1909 im Verein für Innere Medizin, Berlin. F Kraus schließt von den Blutdruckverhältnissen auf das Schlagvolumen; er weist darauf hin, daß die Methode von Plesch, die er in seinem anschließenden Vortrag erläutert, genauere Bestimmungen erlaubt. Die Ergebnisse seiner Untersuchungen teilt Plesch mit im Abschnitt: »Das Minutenvolumen bei Anämien« S 524-7 in: Plesch J (1909a).

*A. Müller (1909b)*
Der Text ist zugleich eine Erwiderung auf: Christen Th (1909) Kritik des Albert Müller'schen Schlagvolumens. Dtsch Arch Klin Med 97, 190-2.

*Herrn Prof. Gottlieb*
Rudolf Gottlieb (1864-1924) war seit 1890 Pharmakologe in Heidelberg (1898 o Prof). Er beschäftigte sich u.a. mit der Pharmakologie und Toxikologie der Kreislauforgane.

14 *mit Verminderung der Blutmenge einhergehen*
In der Druckvorlage wird hier auf die Literaturangaben verwiesen. Die zugehörige Angabe fehlt. Vielleicht war die »Pathologische Physiologie« von L Krehl gemeint. Die von Weizsäcker referierte Meinung über die Blutmenge bei Anämien wird dort in allen Auflagen für wahrscheinlich, wenn auch nicht genügend bewiesen gehalten:
S 30 in: Krehl L (²1893) Grundriß der allgemeinen klinischen Pathologie. Leipzig: Vogel; S 137, 190 in: (²1893) Pathologische Physiologie. Ein Lehrbuch für Studierende und Ärzte. Leipzig: Vogel; S 431, 438 in: (¹³1930) Entstehung, Erkennung und Behandlung innerer Krankheiten. 1. Bd: Die Entstehung innerer Krankheiten: Pathologische Physiologie. Leipzig: Vogel.
Vgl auch: S 457 in: Plesch J (²1909b); S 1 ff in: Lazarus A, Ehrlich B (²1909) Die Anaemie. 1. Abt, 1. Tl: Normale und pathologische Histologie des Blutes. Wien, Leipzig: Hölder.

17 *Bohr*
11. »Die innere Atmung.« 2. »Über den Anteil der Lunge an der inneren Atmung.« S 187-94 in: Bohr Ch (1905).

## Neue Versuche zur Theorie der Muskelmaschine

Münchener Medizinische Wochenschrift 62, 217-9, 257-9 (1915)

### *Literatur*

*Bernstein J (1908)
Zur Thermodynamik der Muskelkontraktion. 1. Über die Temperaturkoeffizienten der Muskelenergie. Nebst Versuchen über den Temperaturkoeffizienten der Oberflächenspannung kolloider Lösungen. (Nach gemeinsamen Versuchen mit cand. med. W. Knape, L. Koeppe und W. Lindemann). Arch ges Physiol 122, 129-95

*Boruttau H (1913)
Beiträge zur Erklärung der Endzacken im Elektrokardiogramm. Arch Anat Physiol (Physiolog Abt: Arch Physiol) 5, 19-40

*Brunner E (1904)
Reaktionsgeschwindigkeit in heterogenen Systemen. Z phys Chem 47, 56-102

*Bürker K (1905)
Experimentelle Untersuchungen über Muskelwärme. 4. Abh: Methodik. Vorversuche. Einfluß der Jahreszeit auf die Wärmeproduktion. Wirkungsgrad des Muskels. Arch ges Physiol 109, 217-76

Bürker K (1908)
Methoden zur Thermodynamik des Muskels. In: Handbuch der physiologischen Methodik. Hrsg v R Tigerstedt, 2. Bd, 3. Abt: Muskelphysiologie. Leipzig: Hirzel

*Fick A (1882)
Mechanische Arbeit und Wärmeentwicklung bei der Muskeltäthigkeit. Int wiss Bibl Bd 51, Leipzig: Brockhaus

*Fick A (1885)
Versuche über Wärmeentwicklung im Muskel bei verschiedenen Temperaturen. Verh phys-med Ges Würzburg NF 19, 61-72; in: (1903) Gesammelte Schriften. Bd 11: Physiologische Schriften. Würzburg: Stahel

*Fick A (1893a)
Einige Bemerkungen zu Engelmann's Abhandlung über den Ursprung der Muskelkraft. Arch ges Physiol 53, 606-15; in: (1903) Gesammelte Schriften. Bd 11: Physiologische Schriften. Würzburg: Stahel

*Fick A (1893b)
Noch einige Bemerkungen zu Engelmann's Schrift über den Ursprung der Muskelkraft. Arch ges Physiol 54, 313-8; In: (1903) Gesammelte Schriften. Bd II: Physiologische Schriften. Würzburg: Stahel

*Fletcher WM, Hopkins FG (1907)
Lactic acid in amphibian muscle. J Physiol (London) 35, 247-309

*Fletcher WM (1911)
On the alleged formation of lactic acid in muscle during autolysis and in post-survival periods. J Physiol (London) 48, 286-312

*Fröhlich W (1908)
Zur Thermodynamik der Muskelkontraktion. Arch ges Physiol 123, 596-604

*Heidenhain R (1864)
Motorische Leistung, Wärmeentwicklung und Stoffumsatz bei der Muskeltäthigkeit. Ein Beitrag zur Theorie der Muskelkräfte. Leipzig: Breitkopf u Härtel

*Hermann L (1867)
Untersuchungen über den Stoffwechsel der Muskeln, ausgehend vom Gaswechsel derselben. Berlin: Hirschwald

*Hill AV (1911)
The position occupied by the production of heat in the chain of processes constituting a muscular contraction. J Physiol (London) 42, 1-43

*Hill AV (1913)
The energy degraded in the recovery processes of stimulated muscles. J Physiol (London) 46, 28-80

*Kretzer V, Seemann J (1912)
Über die Veratrinvergiftung des Froschherzens. III. Z Biol 57 (NF 39), 419-59

*Mines GR (1913)
On functional analysis by the action of electrolytes. J Physiol (London) 46, 188-235

*Nernst W (1904)
Theorie der Reaktionsgeschwindigkeit in heterogenen Systemen. Z phys Chem 47, 52-5

*Noyons AKM (1908)
Dr. Noyons zal nu demonstreeren zijne onderzoekingen omtrent het electrisch phenomeen der hartcontratie. Ann koninkl akad wetensch (Amsterdam) afl 2, 1

*Noyons AKM (1909)
Over waarnemingen aan het electro-myogram en vorm myogram onder den invloed van de vermeinis. Versl meded koninkl akad wetensch (Amsterdam) 17, 545-52

*Parnas J (1915)
Über das Wesen der Muskelerholung. Zbl Physiol 30, 1-18

*Parnas J, Baer J (1912)
Über Zuckerabbau und Zuckeraufbau im tierischen Organismus. Biochem Z 41, 386-418

*Parnas J, Wagner R (1914)
Über den Kohlenhydratumsatz isolierter Amphibienmuskeln und über die Beziehungen zwischen Kohlenhydratschwund und Milchsäurebildung im Muskel. Biochem Z 61, 387-427

*Paschen F (1893)
Astatisches Thomson'sches Spiegelgalvanometer von hoher Empfindlichkeit. Z Instrumentenk 13, 13-7

*Paschen F (1913)
Laboratoriums-Galvanometer. Physik Z 14, 521-4

*Pauli W (1912)
Kolloidchemie der Muskelkontraktion. Über den Zusammenhang von elektrischen, mechanischen und chemischen Vorgängen im Muskel. Vorgetragen in der morphologisch-physiologischen Gesellschaft in Wien am 13. Mai 1912. Dresden u Leipzig: Steinkopff; (1911/12) Kolloidchem Beih 3, 361-84

*Rohde E, Ogawa S (1912)
Gaswechsel und Tätigkeit des Herzens unter dem Einfluß von Giften und Nervenreizen. Arch exp Pathol Pharmakol 69, 200-38

Rohde E (1914)
Über die Beziehungen zwischen Fähigkeit, Gaswechsel und Stoffverbrauch überlebenden Warmblüterherzens. (Nach gemeinsam mit Dr. Nagasaki ausgeführten Arbeiten). Zbl Physiol 27, 1114-22

*Schleiden MJ (1838)
Beiträge zur Phytogenesis. Arch Anat Physiol wiss Med, 137-76

*Schleiden MJ (1842)
Grundzüge der wissenschaftlichen Botanik, nebst einer methodologischen Einleitung als Anleitung zum Studium der Pflanze. 1. Tl: Methodologische Einleitung. Vegetabilische Stofflehre. Die Lehre von der Pflanzenzelle. (1843) 2. Tl: Morphologie, Organologie. Leipzig: Engelmann

*Schwann Th (1839)
Mikroskopische Untersuchungen über die Übereinstimmung in der Structur und dem Wachsthum der Thiere und Pflanzen. Berlin: Sander

*Seemann J, Victoroff C (1911)
Elektrokardiogrammstudien am veratrinvergifteten Froschherzen. 1. Z Biol 56 (NF 38), 91-138

*Seemann J (1913)
Elektrokardiogrammstudien am Froschherzen. Z Biol 59 (NF 40), 53-134

Siebeck R (1912a)
Versuche über die diosmotischen Eigenschaften von Zellen. Verh Dtsch Kongr Inn Med 29, 521-5

*Siebeck R (1912b)
Über die »osmotischen Eigenschaften« der Nieren. Pflügers Arch ges Physiol 148, 443-521

*Straub W (1903)
Quantitative Untersuchungen über das Eindringen von Alkaloiden in lebende Zellen. Ein Beitrag zur Kenntnis der Alkaloidwirkung. Arch Fisiol (Florenz) 1, 55-78

*Straub W (1907)
Zur chemischen Genetik der Muskarinwirkung und des Antagonismus Muskarin-Atropin. Arch ges Physiol 119, 127-51

*Straub W (1908)
Gift und Organismus. Öffentliche Antrittsrede gehalten am 26. Febr. 1908 in der Universitäts-Aula. Freiburg iB u Leipzig: Speyer & Kaerner

*Verzár F (1912)
Gaseous metabolism of striated muscle in warm-blooded animals. Part 1. J Physiol (London) 44, 243-58

*Virchow R (1858)
Die Cellularpathologie in ihrer Begründung auf physiologische und pathologische Gewebelehre. 20 Vorlesungen, gehalten während der Monate Februar, März und April 1858 im Pathologischen Institut zu Berlin. Berlin: Hirschwald; ($^4$1871) Vorlesungen über Pathologie 1. Bd, neu bearb, stark verm Aufl; (1966) Reprograph Nachdr Ausg Berlin 1858, Hildesheim: Olms

*Warburg O (1909)
Zur Biologie der roten Blutzellen. Z physiol Chem 59, 112-21

*Warburg O (1914)
Zellstrukturen und Oxydationsgeschwindigkeit nach Versuchen am Seeigelei. Pflügers Arch ges Physiol 158, 189-208

Weizsäcker V (1912a)
Arbeit und Gaswechsel am Froschherzen. II. Mitt: Wirkung des Cyanids. Pflügers Arch ges Physiol 147, 135-52

Weizsäcker V (1912b)
Arbeit und Gaswechsel am Froschherzen. III. Mitt: Ruhestoffwechsel, Frequenz, Rhythmus und Temperatur. Pflügers Arch ges Physiol 148, 535-63

Weizsäcker V (1913a)
Über die Abhängigkeit der Strophantinwirkung von der Intensität der Herztätigkeit. Arch exp Pathol Pharmakol 72, 282-94

Weizsäcker V (1913b)
Über den Mechanismus der Bindung digitalisartig wirkender Herzgifte. Arch exp Pathol Pharmakol 72, 347-60

Weizsäcker V (1914a)
The effects of various physical and chemical factors on the initial heat-production of muscle. J Physiol (Proc physiolog Soc) (London) 48, XXXVI-VII

Weizsäcker V (1914b)
Myothermic experiments in salt-solutions in relation to the various stages of a muscular contraction. J Physiol (London) 48, 396-427

Weizsäcker V (1914c)
Untersuchungen über Arbeit und Gaswechsel am Froschventrikel. Münch med Wschr 61, 338 (Fremdbericht)

## *Anmerkungen*

20 *Schulen Haidenheins und Ficks*
V von Weizsäcker verweist an anderer Stelle auf einen zusammenfassenden Bericht über diese Arbeiten in:
Frank O (1904) Thermodynamik des Muskels. Ergebn Physiol 3, II. Abt: Biophysik u Psychophysik, 348-514.
S 4 in: von Weizsäcker V (1917) Über die Energetik der Muskeln und insbesondere des Herzmuskels sowie ihre Beziehung zur Pathologie des Herzens. (In diesem Band, S 38).

*Bürker*
S 22 f in: Bürker K (1908).

21 *von mir ... in Angriff genommen*
vgl dazu: von Weizsäcker V (1917) Einige Beobachtungen über die Verteilung sowie die arbeitssteigernde Wirkung von Herzglykosiden. Arch exp Pathol Pharmakol 81, 247-60.

*Wasserstoffatmosphäre*
Nach der ermittelten Literatur wurden die Untersuchungen ohne Sauerstoff in Stickstoff durchgeführt.

*Anm 1 zu Cambridge*
Vgl von Weizsäckers autobiographische Bemerkungen zu den Texten über Herzphysiologie (so S 414); S 426 in: Weizsäcker V (1914b).

Weizsäcker arbeitete in Cambridge bei AV Hill und JN Langley:
Archibald Vivian Hill (1886-1977), 1914 Lecturer für physikalische Chemie in Cambridge, 1920 Prof für Physiologie in Manchester, ab 1923 in London; 1922 Nobelpreis (zusammen mit O Meyerhof) für seine Arbeiten über Muskelphysiologie. – Neben den zahlreichen Arbeiten im Journal of Physiology vgl die zusammenfassenden Monographien:

Hill AV (1926) Muscular activity. Baltimore: Williams & Wilkins; (1927) Muscular movement in man: The factors governing speed and recovery from fatigue. New York: McGraw-Hill.
John Newport Langley (1852-1925), seit 1903 Prof für Physiologie in Cambridge; beschäftigte sich vor allem mit dem von ihm so genannten autonomen Nervensystem: 1921, The autonomic nervous system. London: Heffer; 1922, Das autonome Nervensystem. Berlin: Springer. – Seit 1894 Herausgeber des Journal of Physiology.

25 *Hermanns Meinung*
4. Abschn, Kap 4-6, S 65-100 in: Hermann L (1867).

26 *Nachweis der Anoxybiose*
3. Abschn »Der Einfluß, der den ausgeschnittenen Muskel umgebenden Atmosphäre auf dessen Erregbarkeit.« S 43-56 in: Hermann L (1867).

27 *nach Hills Ausdruck*
S 80 in: Hill AV (1913).

*Kaninchenmuskel*
Bei Verzár (1912): Katzenmuskel.

28 *Eine eingehendere Untersuchung*
Vgl die spätere mit verbesserter Methode durchgeführte Untersuchung:
Hartree W, Hill AV (1922) The recovery heat-production in muscle. J Physiol (London) 56, 367-81.

31 *Anm 6 Potentialgiftwirkungen*
vgl S 416 in: Weizsäcker V (1914b).
Straub (1903) nimmt in seiner Beschreibung der Potentialgiftwirkungen Bezug auf:
Boehm R (1895) Einige Beobachtungen über die Nervenendwirkung des Curarin. Arch exp Pathol Pharmakol 35, 16ff.

*Anm 7 Unveröffentlichte Versuche*
Die Versuche werden ebenfalls erwähnt in: Weizsäcker V (1914c).
Ergebnisse wurden später mitgeteilt: S 28ff in: von Weizsäcker V (1917) Über die Energetik der Muskeln und insbesondere des Herzmuskels sowie ihre Beziehung zur Pathologie des Herzens.
(In diesem Band, S 62ff, S 89).

32 *Kreisprozeß*
Abgrenzung gegen eine Modellvorstellung, die dem idealen Carnot'schen Kreisprozeß entspräche und thermodynamisch genau zu berechnen wäre.

## Über die Energetik der Muskeln und insbesondere des Herzmuskels sowie ihre Beziehung zur Pathologie des Herzens

Sitzungsberichte der Heidelberger Akademie der Wissenschaften, mathematisch-naturwissenschaftliche Klasse, Abteilung B: Biologische Wissenschaften, 2. Abhandlung, Heidelberg: Winters Universitätsbuchhandlung (1917) (Habilitationsschrift)

### *Literatur*

*Barcroft J, Haldane MO (1902)
A method of estimating the oxygen and carbonic acid in small quantities of blood. J Physiol (London) 28, 232-40

*Albrecht E (1903)
Der Herzmuskel und seine Bedeutung für Physiologie, Pathologie und Klinik des Herzens. Ein Versuch zur Entwickelung einer allgemeinen Pathologie und Symptomatologie der Herzmuskelerkrankungen auf anatomischer Grundlage. Berlin: Springer

*Baum F (1899)
Zur Therapie der Alkoholnarkose. 2. Mitt: Ein physikalisch-chemischer Beitrag zur Theorie der Narcotica. Arch exp Pathol Pharmakol 42, 119-37

*Bernstein J (1902)
Untersuchungen zur Thermodynamik der bioelektrischen Ströme. Arch ges Physiol 72, 521-61

*Bernstein J (1908)
Zur Thermodynamik der Muskelkontraktionen. 1. Über die Temperaturkoeffizienten der Muskelenergie. Nebst Versuchen über den Temperaturkoeffizienten der Oberflächenspannung kolloider Lösungen. (Nach gemeinsamen Versuchen mit cand. med. W. Knape, L. Koeppe und W. Lindemann). Arch ges Physiol 122, 129-95

Bernstein J (1914)
Über den zeitlichen Verlauf der Wärmebildung bei der Kontraktion des Muskels. (Nach Untersuchungen mit Dr. E. Lesser vom Jahre 1908). Pflügers Arch ges Physiol 159, 521-84

*Blix M (1901)
Studien über Muskelwärme. Skand Arch Physiol (Leipzig) 12, 52-128

Bodenheimer W (1917)
Über die Beziehungen zwischen Sauerstoffverbrauch und Tätigkeit des Froschherzens. Arch exp Pathol Pharmakol 80, 77-92

*Bornstein A (1906)
Die Grundeigenschaften des Herzmuskels und ihre Beeinflussung durch Agentien. 1. Mitt: Optimaler Rhythmus und Herztetanus. Arch Anat Physiol (Physiolog Abt: Arch Physiol) Suppl, 343-75

*Brunner E (1904)
Reaktionsgeschwindigkeit in heterogenen Systemen. Z phys Chem 47, 56-102

*von Buhl L (1878)
Über Bright's Granularschwund der Nieren und die damit zusammenhängende Herzhypertrophie. In: Mittheilungen aus dem Pathologischen Institut zu München. Hrsg v L von Buhl, Stuttgart: Enke

*Cohnheim J (1877, 1880; $^{2}$1882)
Vorlesungen über allgemeine Pathologie. Ein Handbuch für Ärzte und Studirende. 2 Bde, Berlin: Hirschwald

*Dreser H (1887)
Über Herzarbeit und Herzgifte. Arch exp Pathol Pharmakol 24, 221-40

*Engelmann ThW (1892)
Über den Ursprung der Muskelkraft. Leipzig: Engelmann; ($^{2}$1893) verm u verb Aufl

*Fick A (1878)
Über die Wärmeentwicklung bei der Muskelzuckung. (Nach Versuchen vom Verfasser und Dr. Karl Harteneck). Arch ges Physiol 16, 59-90; in: (1889) Myothermische Untersuchungen aus den physiolgischen Laboratorien zu Zürich und Würzburg. Wiesbaden: Bergmann; in: (1903) Gesammelte Schriften. Bd II: Physiologische Schriften. Würzburg: Stahel

*Fick A (1875)
Über die Wärmeentwicklung bei der Zusammenziehung des Muskels. In: Beiträge zur Anatomie und Physiologie als Festgabe an Carl Ludwig zum 15. Oktober 1874, gewidmet von seinen Schülern. Leipzig: Vogel; in: (1889) Myothermische Untersuchungen aus den Laboratorien in Zürich und Würzburg. Wiesbaden: Bergmann; in: (1903) Gesammelte Schriften. Bd II: Physiologische Schriften. Würzburg: Stahel

*Fick A (1882)
Mechanische Arbeit und Wärmeentwicklung bei der Muskeltäthigkeit. Int wiss Bibl Bd 51, Leipzig: Brockhaus

Fick A (1885)
Versuche über Wärmeentwicklung im Muskel bei verschiedenen Temperaturen. Verh physik-med Ges Würzburg NF 19, 61-72; in: (1903) Gesammelte Schriften. Bd II: Physiologische Schriften. Würzburg: Stahel

*Fick A (Hrsg) (1889)
Myothermische Untersuchungen aus den physiologischen Laboratorien zu Zürich und Würzburg. Wiesbaden: Bergmann

*Fick A (1893a)
Einige Bemerkungen zu Engelmann's Abhandlung über den Ursprung der Muskelkraft. Arch ges Physiol 53, 606-15; in: (1903) Gesammelte Schriften. Bd II: Physiologische Schriften. Würzburg: Stahel

*Fick A (1893b)
Noch einige Bemerkungen zu Engelmann's Schrift über den Ursprung der Muskelkraft. Arch ges Physiol 54, 313-8; in: (1903) Gesammelte Schriften. Bd II: Physiologische Schriften. Würzburg: Stahel

Fischer W (1917)
Untersuchungen über die Wirkung kleinster Gaben von Äthylalkohol auf das isolierte Herz. Arch exp Pathol Pharmakol 80, 93-130

*Fletcher WM (1898)
The survival respiration of muscle. J Physiol (London) 23, 10-99

*Fletcher WM (1902a)
The influence of oxygen upon the survival respiration of muscle. J Physiol (London) 28, 354-9

*Fletcher WM (1902b)
The relation of oxygen to the survival metabolism of muscle. J Physiol (London) 28, 474-98

*Fletcher WM (1911)
On the alleged formation of lactic acid in muscle during autolysis and in post-survival periods. J Physiol (London) 43, 286-312

*Fletcher WM (1913)
Lactic acid formation, survival respiration and rigor mortis in mammalian muscle. J Physiol (London) 47, 361-80

*Fletcher WM, Brown GM (1914)
The carbon dioxide production of heat rigor in muscle and the theory of intramolecular oxygen. J Physiol (London) 48, 177-204

*Frank O (1895)
Zur Dynamik des Herzmuskels. Z Biol 32 (NF 13), 370-437

*Frank O (1897)
Verlangsamung und Beschleunigung des Herzschlages. Sitzungsber Ges Morphol Physiol München 13, 57-67

*Frank O (1898)
Die Wirkung von Digitalis (Helleborein) auf das Herz. Sitzungsber Ges Morphol Physiol München 14, 14-43

*Frank O (1901)
Isometrie und Isotonie des Herzmuskels. Z Biol 41 (NF 23), 14-34

Frank O (1904)
Thermodynamik des Muskels. Ergebn Physiol 3, II. Abt: Biophysik und Psychophysik, 348-514

Gottschalk G (1913)
Über die Wirkung des Strophantins auf den Sauerstoffverbrauch des Froschherzens. Arch exp Pathol Pharmakol 75, 33-42

*Grünwald HF (1912)
Zur Frage der Digitalisspeicherung im Herzen. Arch exp Pathol Pharmakol 68, 231-42

*Heidenhain R (1864)
Mechanische Leistung, Wärmeentwicklung und Stoffumsatz bei der Muskeltäthigkeit. Ein Beitrag zur Theorie der Muskelkräfte. Leipzig: Breitkopf u Härtel

*von Helmholtz H (1847)
Über die Erhaltung der Kraft. Eine physikalische Abhandlung, vorgetragen in der Physikalischen Gesellschaft zu Berlin am 23. Juli 1847. Berlin: Reimer; (1883) Wissenschaftliche Abhandlungen. Bd 1, Leipzig: Barth; (1889) Klassiker der exakten Wissenschaften Bd 1, Leipzig: Engelmann

*von Helmholtz H (1848)
Über die Wärmeentwickelung bei der Muskelaction. Arch Anat Physiol wiss Med, 144-64

*von Helmholtz H (1850)
Messungen über den zeitlichen Verlauf der Zuckungen animalischer Muskeln und die Fortpflanzungsgeschwindigkeit der Reizung in den Nerven. Arch Anat Physiol wiss Med, 276-364; in: (1883) Wissenschaftliche Abhandlungen. Bd 2, Leipzig: Barth

*von Helmholtz H (1882)
Die Thermodynamik chemischer Vorgänge. Sitzungsber Königl Preuss Akad Wiss Berlin 1882, 1. Halbbd, 22-39; in: (1883) Wissenschaftliche Abhandlungen. Bd 2, Leipzig: Barth; in: (1921) Abhandlungen zur Thermodynamik. Hrsg v M Planck, Ostwald's Klassiker der exakten Wissenschaften Bd 124, Leipzig: Akademische Verlagsgesellschaft

*Hermann L (1867)
Untersuchungen über den Stoffwechsel der Muskeln, ausgehend vom Gaswechsel derselben. Berlin: Hirschwald

*Hill AV (1911)
The position occupied by the production of heat in the chain of processes constituting a muscular contraction. J Physiol (London) 42, 1-43

Hill AV (1913a)
The energy degraded in the recovery processes of stimulated muscles. J Physiol (London) 46, 28-80

*Hill AV (1913b)
The absolute mechanical efficiency of the contraction of an isolated muscle. J Physiol (London) 46, 433-69

*Hill AV (1916)
Die Beziehungen zwischen der Wärmebildung und den im Muskel stattfindenden chemischen Prozessen. Ergebn Physiol 15, 340-479

*Hill AV, Weizsäcker V (1914)
Improved myothermic apparatus. J Physiol (Proc physiolog Soc) (London) 48, xxxv-vi

von Krehl L (7 1912)
Pathologische Physiologie. Ein Lehrbuch für Studierende und Ärzte. Mit einem Beitrag von E. Levy. Leipzig: Vogel

*von Kries J (1880)
Untersuchungen zur Mechanik des quergestreifen Muskels. Arch Anat Physiol (Physiolog Abt: Arch Physiol) 348-74

*von Kries J (1885)
Untersuchungen zur Mechanik des quergestreifen Muskels. 2. Abh. Arch Anat Physiol (Physiolog Abt: Arch Physiol) 67-78

*Lesser EJ (1909)
Das Leben ohne Sauerstoff. Ergebn Physiol 8, 742-96

*Lesser EJ (1912)
Das Leben ohne Sauerstoff. Med Klin 8, 445-51

*Lukas K (1905)
On the gradation of activity in a skeletal muscle-fibre. J Physiol (London) 33, 124-37

Metzner R (1893)
Über das Verhältniss von Arbeitsleistung und Wärmebildung im Muskel. Arch Anat Physiol (Physiolog Abt: Arch Physiol) Suppl, 74-152

*Meyer H (1899a)
Eine Theorie der Alkoholnarcose. Sitzungsber Ges Beförd ges Naturwiss Marburg, Nr 2, 20-2

* Meyer H (1899b)
Zur Theorie der Alkoholnarcose. 1. Mitt: Welche Eigenschaften der Anästhetica bedingen ihre narcotische Wirkung? Arch exp Pathol Pharmakol 42, 109-18

*Meyer H (1900)
Theorie der Alkoholwirkung. Sitzungsber Ges Beförd ges Naturwiss Marburg, Nr 6, 78

*Meyer H (1901)
Zur Theorie der Alkoholnarcose. 3. Mitt: Der Einfluß wechselnder Temperatur auf Wirkungsstärke und Theilungscoefficient der Narcotica. Arch exp Pathol Pharmakol 46, 338-46

*Moritz F (von Tabora D) (1913)
Die allgemeine Pathologie des Herzens und der Gefäße. In: Handb d Allgemeinen Pathologie. Hrsg v L Krehl u F Marchand, 2. Bd, 2. Abt, Leipzig: Hirzel

*Nernst W (1904)
Theorie der Reaktionsgeschwindigkeit in heterogenen Systemen. Hoppe-Seylers's Z physiolog Chem 47, 52-5

*Nernst W (1906a)
Berechnung chemischer Gleichgewichte aus thermischen Messungen. Nachr königl Ges Wiss Göttingen, math-phys Classe H 1, 1-40

*Nernst W (1906b)
Über die Beziehungen zwischen Wärmeentwicklung und maximaler Arbeit bei kondensierten Systemen. Sitzungsber Preuss Akad Wiss Berlin, Sitzung phys-math Classe 20. Dec 1906, 933-40

*Nernst W (1907)
Experimental and theoretical applications of thermodynamics to chemistry. New York: Scribner

*Overton E (1901)
Studien über die Narkose, zugleich ein Beitrag zur allgemeinen Pharmakologie. Jena: Fischer

*Paschen F (1893)
Astatisches Thomson'sches Spiegelgalvanometer von hoher Empfindlichkeit. Z Instrumentenk 13, 13-7

*Paschen F (1913)
Laboratoriums-Galvanometer. Physik Z 14, 521-4

Rohde E (1910)
Stoffwechseluntersuchungen am überlebenden Warmblüterherzen. 1. Mitt: Zur Physiologie des Herzstoffwechsels. Hoppe-Seyler's Z physiolog Chem 68, 181-235

Rohde E (1912)
Über den Einfluß der mechanischen Bedingungen auf die Tätigkeit und den Sauerstoffverbrauch des Warmblüterherzens. Arch exp Pathol Pharmakol 68, 401-34

Rohde E (1914)
Über die Beziehungen zwischen Fähigkeit, Gaswechsel und Stoffverbrauch überlebenden Warmblüterherzens. (Nach gemeinsam mit Dr. Nagasaki ausgeführten Arbeiten). Zbl Physiol 27, 1114-22

Rohde E, Ogawa S (1912)
Gaswechsel und Tätigkeit des Herzens unter dem Einfluß von Giften und Nervenreizen. Arch exp Pathol Pharmakol 69, 200-38

Rohde E, Usui R (1914)
Beiträge zur Dynamik des Froschherzens. (Überlastungs-, Anschlags- und auxotonische Zuckungen und die Frage des Arbeitsmaximums). Z Biol 64 (NF 46), 409-40

Schenck F, Bradt G (1894)
Über die Wärmebildung bei summirten Zuckungen. Arch ges Physiol 55, 143-75

Straub H (1914)
Dynamik des Säugetierherzens. Dtsch Arch Klin Med 115, 531-95
*Vernon HM (1911)
The action of homologous alcohols and aldehydes on the tortoise heart. J Physiol (London) 43, 325-42
Verworn M (1909)
Über Narkose. Dtsch med Wschr 35, 1593-5
*Verworn M (1912)
Narkose. Jena: Fischer
*Verzár F (1912)
The influence of lack of oxygen on tissue respiration. J Physiol (London) 45, 39-52
*Verzár F (1916)
Der Gaswechsel des Muskels. Ergbn Physiol 15, 1-101
*Warburg O, Wiesel R (1912)
Über die Wirkung von Substanzen homologer Reihen auf Lebensvorgänge. Pflügers Arch ges Physiol 144, 465-88
*Weber E (1846)
Muskelbewegung. In: Handwörterbuch der Physiologie mit Rücksicht auf physiologische Pathologie. In Verbindung mit mehreren Gelehrten hrsg v R Wagner, 3. Bd 2. Abt, Braunschweig: Vieweg
Weizsäcker V (1911a)
Über die mechanischen Bedingungen der Herzarbeit. Pflügers Arch ges Physiol 140, 135-57
Weizsäcker V (1911b)
Arbeit und Gaswechsel am Froschherzen. Pflügers Arch ges Physiol 141, 457-78
Weizsäcker V (1912a)
Arbeit und Gaswechsel am Froschherzen. II. Mitt: Wirkung des Cyanids. Pflügers Arch ges Physiol 147, 135-52
Weizsäcker V (1912b)
Arbeit und Gaswechsel am Froschherzen. III. Mitt: Ruhestoffwechsel, Frequenz, Rhythmus und Temperatur. Pflügers Arch ges Physiol 148, 535-63
Weizsäcker V (1913)
Über die Abhängigkeit der Strophantinwirkung von der Intensität der Herztätigkeit. Arch exp Pathol Pharmakol 72, 288-94
Weizsäcker V (1914)
Myothermic experiments in salt-solutions in relation to the various stages of a muscular contraction. J Physiol (London) 48, 396-427
Weizsäcker V (1915)
Neue Versuche zur Theorie der Muskelmaschine. Münch med Wschr 62, 217-9, 257-9 (In diesem Band)

*Yeo GF (1885)
An attempt to estimate the gaseous interchange of the frog's heart by means of the spectroscope. J Physiol (London) 6, 93-121

*Zuntz N (1908)
Die Kraftleistungen des Tierkörpers. Festrede zur Feier des Geburtstages Sr. Majestät des Kaisers in der Festhalle der Königlichen Landwirtschaftlichen Hochschule zu Berlin am 26. Januar 1908. Berlin: Parey

## *Anmerkungen*

35 *Über die Energetik der Muskeln*
Auf dem Titelblatt der Druckvorlage ist vermerkt:
»Eingegangen am 23. Januar 1917« – »Vorgelegt von A. Kossel und L. Krehl«.
Die Gutachten von A Kossel und R Gottlieb (Koreferent) sind enthalten in: »Habilitation« S 32 ff in: Henkelmann Th (1986) Viktor von Weizsäcker (1886-1957). Materialien zu Leben und Werk. Heidelberger Bibliotheksschriften 22, Berlin, Heidelberg, New York, Tokyo: Springer.
Albrecht Kossel (1853-1927), ab 1884 Leiter der chemischen Abteilung des Physiologischen Institutes in Berlin (1887 ao Prof), 1895 o Prof für Hygiene in Berlin, im gleichen Jahr o Prof für Physiologie in Marburg und ab 1901 in Heidelberg. 1910 Nobelpreis für seine Forschungen über die Chemie des Zellkernes.
Rudolf Gottlieb: s Anm zu S 9.

37 *unter Führung des gleichen Forschers*
Nachdem JR Mayer bereits 1842 das mechanische Wärmeäquivalent berechnet hatte, formulierte Helmholtz (1847) unabhängig von ihm den Satz von der Erhaltung der Energie.

38 *E. Rohde*
Erwin Rohde (1881-1915), 1904 Volontärassistent am pharmakologischen Institut in Heidelberg, 1905-7 Tätigkeit an verschiedenen Kliniken und Instituten in München, 1908 1. Ass am pharmakologischen Institut in Heidelberg bei R Gottlieb, 1910 Habilitation in Pharmakologie; zu Beginn des 1. Weltkrieges ärztliche Tätigkeit für das Rote Kreuz, 1915 Tod in Davos durch die Folgen einer Lungenentzündung.

*Engelmann*
Engelmann äußert sich zu Ficks Kritik in der 2. Auflage seines Buches (1893).

40 *(Verzár)*
In der Druckvorlage steht hier »Vernon«. Eine geeignete Arbeit konnte für einen Autor dieses Namens nicht nachgewiesen werden. Dafür sind die genannten Arbeiten von F Verzár (1912, 1916) passend. Mit großer Wahrscheinlichkeit ist Verzár gemeint, da von Weizsäcker ihn im gleichen Sachzusammenhang zitiert:

S 538 f in: Weizsäcker V (1912b).
Vgl »Die Rolle des Sauerstoffdruckes im Kapillarblut und im Muskel.« S 26 ff in: Verzár F (1916).

42 *Heidenhain*
II. Abschn, VI. Cap: »Versuche über das Verhältnis der Wärmeentwicklung zur Arbeitsleistung der Muskeln bei einzelnen Zuckungen.« S 73-110, VII. Cap: »Die Wärmeentwicklung der Muskeln beim Tetanus.« S 111-42 in: Heidenhain R (1864).

*die alte Anschauung Webers*
3. »Von den Ursachen der Thätigkeit der Muskeln.« S 100-17, Resultate Nr 27-32, S 121 f in: Weber E (1846).

*Helmholtz*
Die genannten Untersuchungen wurden mit neurophysiologischer Fragestellung fortgesetzt:
von Helmholtz H (1852) Messungen über die Fortpflanzungsgeschwindigkeit der Reizung in den Nerven. Zweite Reihe. Arch Anat Physiol wiss Med, 199-216; in: (1883) Wissenschaftliche Abhandlungen. Bd 2, Leipzig: Barth; (1854) Über die Geschwindigkeit einiger Vorgänge in Muskeln und Nerven. Monatsber Akad Wiss Berlin 15. Juni 1854; in: (1883) Bd II.

43 *Alles-oder-Nichts-Gesetz am Herzen*
Das Gesetz wurde formuliert von Henry Pickering Bowditch (1840-1911) (1876 o Prof für Physiologie in Boston) während seiner Tätigkeit bei Carl Ludwig in Leipzig.
Bowditch HP (1872) Über die Eigenthümlichkeiten der Reizbarkeit, welche die Muskelfasern des Herzens zeigen. Arb physiol Anst Leipzig 6, 139-76.

*H. Straub*
S 590, 593 in: Straub H (1914).

*O. Frank*
S 440, 445, 454, 459 in: Frank O (1904).

45 *»maximale Arbeit«*
s S 82 Anm 3.

46 *Leistung in der Zeiteinheit ... Effekt*
Der physikalische Begriff des Effektes (s S 114, dort: g × cm/t) ist identisch mit dem Begriff der Leistung. Hier meint der Begriff des Effektes unter physiologischem Gesichtspunkt, im Gegensatz zur Leistung der Einzelzuckung, die »allgemeine Leistungsfähigkeit eines Muskels«, also die Summe der Einzelleistungen in einer bestimmten Zeit und insofern »Leistung in der Zeiteinheit«.

*Von Engelmann ausgehende Untersuchungen*
Theodor Wilhelm Engelmann (1843-1909), seit 1871 o Prof für allgemeine Biologie und Histologie und seit 1888 o Prof für Physiologie in Utrecht. 1897 Nachfolger von Emil Du Bois-Reymond in Berlin.
Vgl: Engelmann ThW (1892). – S 375 in: Bornstein A (1906).

48 *von Kries und Metzner*
Die zitierte Arbeit wurde von R Metzner (1893) veröffentlicht. Sie stammt »Aus dem Physiologischen Institut zu Freiburg i. B.«. J von Kries hatte die Untersuchung angeregt, begleitet und durch praktische Mitwirkung unterstützt.
s S 140 in: Metzner R (1893).

49 *Helmholtz*
»Der Einwand, daß der zweite Hauptsatz der Wärmelehre möglicherweise für den Muskel überhaupt nicht gilt, kann als eine mögliche Spekulation außer Betracht bleiben. Dieser Einwand beruft sich auf Helmholtz, der in einer Anmerkung schrieb: ...« (Die Anm von Helmholtz ist verkürzt zitiert, genaues Zitat unten.)
S 500 f in: Meyerhof O (1925) Thermodynamik des Muskels. In: Handbuch der normalen und pathologischen Physiologie mit Berücksichtigung der experimentellen Pharmakologie. Hrsg v A Bethe, G v Bergmann, G Embden, A Ellinger, 8. Bd, 1. Hälfte: Energieumsatz, 1. Tl: Mechanische Energie, Protoplasmabewegung und Muskelphysiologie. Berlin: Springer.
Die Anmerkung von Helmholtz bezieht sich im Zusammenhang der mechanischen Wärmetheorie auf die Frage nach der Möglichkeit, Wärme (ungeordnete Molekülbewegung) in Arbeit (geordnete Molekülbewegung) zurückzuverwandeln: »Ob eine solche Verwandlung den feinen Structuren der lebenden organischen Gewebe gegenüber auch unmöglich sei, scheint mir immer noch eine offene Frage zu sein, deren Wichtigkeit für die Ökonomie der Natur in die Augen springt.«
S 34 Anm in: Helmholtz H (1882); S 972 Anm in: (1883) Bd 2; S 30 Anm in: (1921).

52 *(van 't Hoff)*
Nach der van 't Hoff'schen Regel bringt eine Temperaturerhöhung von zehn Grad eine 2-3fache Erhöhung der Reaktionsgeschwindigkeit mit sich.
»Einfluß der Temperatur auf die Reaktionsgeschwindigkeit.« S 222 ff in: van 't Hoff JH (1898) Vorlesungen über theoretische und physikalische Chemie. 1. Heft: Die chemische Dynamik. Braunschweig: Vieweg.

53 *wie Nernst gezeigt hat*
Vgl S 259 in: Weizsäcker V (1915) (In diesem Band, S 32).

55 *Hermann's Untersuchungen*
Abschn 3 u 4 in: Hermann L (1867).

*ceteris paribus*
unter gleichen Umständen. – Hier im Sinne von: unter sonst gleichen (Versuchs-)Bedingungen.

56 *Hermann*
4. Abschn, Kap 1, 3, 4, S 57-78 in: Hermann L (1867).

57 *nach Lessers Erfahrungen*
»Anoxybiose bei Tieren.« S 786 ff in: Lesser EJ (1909).

58 *Bernstein und Lessers Versuche*
Vgl die Annotation zum Titel von J. Bernstein (1914): »Nach Untersuchungen mit Dr. E. Lesser vom Jahre 1908.«
Eine entsprechende Arbeit von Lesser ist nicht nachweisbar.

59 *Metzner*
Metzner fand geringe Wärmebildung bei Fröschen, die längere Zeit gefangen waren; nach 14tägiger Fütterung stieg die Wärmebildung wieder an. Von einer Erhöhung des Nutzeffektes am »absterbenden Skelettmuskel« ist nicht die Rede. Eine andere muskelphysiologische Arbeit von Metzner konnte nicht nachgewiesen werden.
S. 117 in: Metzner R (1893).

60 *(Eigene Beobachtung)*
Vgl S 219 in: Weizsäcker V (1915) (In diesem Band, S 25).

62 *Regeln ... der Meyer-Overtonschen Narkosetheorie*
S 75, 184 in: Overton E (1901).
Zur Meyer-Overtonschen Narkosetheorie s auch: Baum F (1899).

*G. Gottschalk*
Gertrud Gottschalk (geb 1887, Jüdin), 1905 stud med in Heidelberg, nach 2 Semestern in München 1913 wieder in Heidelberg, Ende WS 1913/14 Staatsexamen. Vgl: Gottschalk G (1913).

65 *(Tabelle) Rollen-Abstand*
Der in mm angegebene Abstand der Spulen eines »Induktionsschlittenapparates» ist gemeint. Der Abstand der Spulen dient hier als Maß für die durch «Öffnungsinduktionsschläge» erzeugte Spannung.
S 143 in: Weizsäcker V (1912a); S 1024 in: (1927) Methodik der Stoffwechseluntersuchung am Herzen.
»Die Induktionsspule, wie sie durchgängig in den Laboratorien unter dem Namen ›Schlitten‹ von Du Bois-Reymond benutzt wird ..., besteht im Wesentlichen aus einem primären und sekundären Stromkreis ... Die beiden Spulen haben dieselbe Achse, und die primäre Spule steckt in der sekundären; die sekundäre Spule kann man gegen die primäre verschieben ... und zwar längs einer Gradeinteilung ... Nähert man beide Spulen, so erhöht man den Koeffizienten der wechselseitigen Induktion und damit die Spannungen und die in der Sekundärspule induzierte Elektrizitätsmenge.«
S 801 f in: Laugier H (1936) Die Chronaxie. In: Handbuch der biologischen Arbeitsmethoden. Hrsg v E Abderhalden, Abt VI, Tl 5 A: Methoden der Muskel- und Nervenphysiologie (1. Hälfte). Berlin, Wien: Urban & Schwarzenberg.

69/70 *der Hermannschen Theorie*
4. Abschn, Kap 4-6, S 65-100 in: Hermann L (1867).

71 *»freie Energie«*
s Anm zu S 162; s S 82 Anm 3.

74 *Albrecht*
II. Tl, I. Abschn: »Die Hypertrophie des Herzens« in: Albrecht E (1903).

*(Cohnheim)*
S 40f, 49 in: Cohnheim J (1877) Bd 1; S 53ff in: ([2]1882) Bd 1.

76 *nach meinen Versuchen*
Vgl auch S 63.

82 Anm 3 *»freie Energie«*
s Anm zu S 162.

83 *Franks Kritik am Hg-Manometer*
S 371 in: Frank O (1895).

## Über das Prinzip der Beziehung zwischen Muskelmasse, Muskelform und Arbeitsform, besonders beim Herzen

Deutsches Archiv für Klinische Medizin 133, 1-8 (1920)

### *Literatur*

Pütter A (1918)
Studien über physiologische Ähnlichkeit. v. Ähnliche Herzgrößen. Pflügers Arch ges Physiol 172, 367-412

*Rohde E, Usui R (1914)
Beiträge zur Dynamik des Froschherzens. (Überlastungs-, Anschlags- und auxotonische Zuckungen und die Frage des Arbeitsmaximums). Z Biol 64 (NF 46), 409-40

*Santesson, CG (1889)
Beiträge zur Kenntnis der Einwirkung einiger Variabeln auf die mechanische Leistung des Muskels. Skand Arch Physiol (Leipzig) 1, 3-66

*Santesson CG (1892)
Studien über die allgemeine Mechanik des Muskels. 1. Abh: Über Muskelzukkungen und mechanische Arbeit bei untermaximaler Reizstärke. Skand Arch Physiol (Leipzig) 3, 381-436

*Santesson CG (1893a)
Studien über die allgemeine Mechanik des Muskels. 2. Abh: Über Muskelzukkungen und mechanische Arbeit bei Überlastungsversuchen. Skand Arch Physiol (Leipzig) 4, 46-98

*Santesson CG (1893b)
Studien über die allgemeine Mechanik des Muskels. 3. Abh: Über den zeitlichen Verlauf der Muskelzuckungen bei verschiedener Belastung, Spannung und Reizstärke. Skand Arch Physiol (Leipzig) 4, 98-134

*Santesson CG (1893c)
Studien über die allgemeine Mechanik des Muskels. 4. Abh: Die Geschwindigkeit, Beschleunigung und Kraftentwicklung bei der Muskelkontraktion. Skand Arch Physiol (Leipzig) 4, 135-93

Weitz W (1920)
Über Herzdilatation. Dtsch Arch Klin Med 131, 47-54

Weizsäcker V (1911)
Über die mechanischen Bedingungen der Herzarbeit. Pflügers Arch ges Physiol 140, 135-57

Weizsäcker V (1912)
Arbeit und Gaswechsel am Froschherzen. II. Mitt: Wirkung des Cyanids. Pflügers Arch ges Physiol 147, 135-52

von Weizsäcker V (1921)
Die Entstehung der Herzhypertrophie. Ergebn inn Med Kinderheilk 19, 377-421 (In diesem Band)

## *Anmerkung*

102 *wie ich an anderer Stelle*
S 390ff, 398, 406 in: von Weizsäcker V (1921). (In diesem Band, S 120ff, 131, 141).

# Die Entstehung der Herzhypertrophie

Ergebnisse der Inneren Medizin und Kinderheilkunde 19, 377-421 (1921)

## *Literatur*

Albrecht E (1903)
Der Herzmuskel und seine Bedeutung für Physiologie, Pathologie und Klinik des Herzens. Ein Versuch zur Entwickelung einer allgemeinen Pathologie und Symptomatologie der Herzmuskelerkrankungen auf anatomischer Grundlage. Berlin: Springer

Asch M (1906)
Zur Hypertrophie der quergestreiften Muskeln, speziell des Herzmuskels. Ein Beitrag zur Entstehungsgeschichte der Herzmuskelerkrankungen. Berlin: Springer

Aschoff L (1909)
Über die neueren anatomischen Befunde am Herzen und ihre Beziehungen zur Herzpathologie. Med Klin 5, 269-73, 312-5

Aschoff L, Tawara S (1906)
Die heutige Lehre von den pathologisch-anatomischen Grundlagen der Herzschwäche. Kritische Bemerkungen auf Grund eigener Untersuchungen. Jena: Fischer

Aubertin C (1907)
Hypertrophie cardiaque dans l'alcoolisme expérimental. Compt rend soc biol (Paris) 68, 206-8

*Becker O (1872)
Über die sichtbaren Erscheinungen der Blutbewegung in der menschlichen Netzhaut. Albrecht von Graefes Arch Ophthal 18 (Abt 1), 206-96

Bence J (1908)
Die Verteilung des Stickstoffes im hypertrophischen Herzmuskel. Z Klin Med 66, 441-52

Benedict FG, Joslin ET (1913)
Über den Stoff- und Energieumsatz bei Diabetes. Dtsch Arch Klin Med 111, 333-65

Bergmann J (1884)
Über die Größe des Herzens bei Menschen und Tieren. Diss, München: Wolf

Blix M (1885)
Beobachtungen und Bemerkungen über den Flug der Vögel. Z Biol 21 (NF 3), 161-89

Blix M (1901)
Studien über Muskelwärme. Skand Arch Physiol (Leipzig) 12, 52-128

Bollinger O (1884)
Über die Häufigkeit und Ursachen der idiopathischen Herzhypertrophie in München. Dtsch med Wschr 10, 180-1 (Autoreferat)

Bollinger O (1886)
Über die idiopathische Hypertrophie und Dilatation des Herzens. In: Arbeiten aus dem Pathologischen Institut München. Hrsg v O Bollinger, Stuttgart: Enke

Bollinger O (1893)
Über idiopathische Herzvergrößerung. In: Bauer J, Bollinger O: Über idiopathische Herzvergrößerung. Festschrift der Medizinischen Facultät der Universität München zur Feier des 50-jährigen Doctor-Jubiläums des Herrn Geheimrath Prof Dr. Max von Pettenkofer. München: Lehmann

*Böttcher A (1858)
Über Ernährung und Zerfall der Muskelfasern. Arch path Anat 13 (NF 3), 228-56, 392-410

Brick M (1913)
Über Herzveränderungen bei Pertussis. Virchows Arch path Anat 212, 404-36

Bruns O (1909)
Welche Faktoren bestimmen die Herzgröße? Münch med Wschr 56, 1003-7

Bruns O (1912)
Erwiderung auf die Arbeit von Gigon und Ludwig im 4. Heft des 69. Bandes des Archivs für exper. Pathol. und Pharmakol. 1912. Arch exp Pathol Pharmakol 69, 458-9

Bruns O (1914)
Experimentelle Untersuchungen über die Phänomene der Herzschwäche infolge von Überanstrengungen. Dtsch Arch Klin Med 113, 179-208

Bruns O, Genner J (1910)
Der Einfluß des Depressors auf die Herzarbeit und Aortenelastizität. Dtsch med Wschr 2, 1696-7

von Buhl L (1878)
Über Bright's Granularschwund der Nieren und die damit zusammenhängende Herzhypertrophie. In: Mittheilungen aus dem Pathologischen Institute zu München. Hrsg v L von Buhl, Stuttgart: Enke

Caro A (1910)
Digitalis- und Herzhypertrophie. (Experimentelle Untersuchungen an Kaninchen und Hunden). Z Klin Med 70, 393-428

Ceelen W (1920)
Über Herzvergrößerungen im frühen Kindesalter. Berl Klin Wschr 57, 197

Chossat Ch (1843)
Recherches expérimentales sur l'inanition. Mém acad Roy Sci Inst France (Paris) Sci math phys 8, 438-640

Cloetta M (1918)
Über den Einfluß der chronischen Digitalisbehandlung auf das normale und pathologische Herz. Arch exp Pathol Pharmakol 59, 209-26

Cohnheim J (1877, 1880; ²1882)
Vorlesungen über allgemeine Pathologie. Ein Handbuch für Ärzte und Studirende. 2 Bde, Berlin: Hirschwald

Corvisart JN (1806)
Essai sur les maladies et les lésions organiques du cœur et des gros vaisseaux. Publ par CE Horeau, Paris: Migneret; (²1811) corr et augm, Paris: Nicolle; (1855) Paris: Delahays; (1814) Versuch über die Krankheiten und organischen Verletzungen des Herzens und der großen Gefäße. Nach der zweiten Aufl übers v L Rintel, Berlin: Salfeld

Danilewsky A (1892)
Über die Abhängigkeit der Contractionsart der Muskeln von den Mengenver-

hältnissen einiger ihrer Bestandtheile. Beitrag für eine zukünftige Theorie der Contraction. Z physiolog Chem 7, 124-60

Dehio K (1899)
Myofibrosis cordis. Dtsch Arch Klin Med 62, 1-62

*Dreser H (1867)
Über Herzarbeit und Herzgifte. Arch exp Pathol Pharmakol 24, 221-40

Edens E (1913)
Über Herzhypertrophie. Dtsch Arch Klin Med 111, 288-309

Eppinger H, von Knaffl E (1909)
Über Herzinsufficienz. Z exp Pathol Ther 5, 71-88

Erb W (jun) (1905)
Über Arterienerkrankung und Adrenalininjektionen. Münch med Wschr 52, 829-30 (Fremdbericht)

Etienne G, Duret R (1912)
Hyperthrophie cardiaque expérimentale après l'action prolongeé de l'urohypotensine (note préliminaire). Compt rend soc biol (Paris) 73, 533-4

Fahr Th (1916)
Über maligne Nierensklerose (Kombinationsform). Cbl allg Pathol patholog Anat 27, 481-98

*Fick A (1882)
Mechanische Arbeit und Wärmeentwicklung bei der Muskelthätigkeit. Int wiss Bibl Bd 51, Leipzig: Brockhaus

Fischer B (1905)
Experimentelle Arterienerkrankungen durch Adrenalininjektionen. Münch med Wschr 52, 46-7

Fleisher MS, Loeb L (1909)
Über experimentelle Myocarditis. Cbl allg Pathol path Anat 20, 104-6

Frank O (1895)
Zur Dynamik des Herzmuskels. Z Biol 32 (NF 14), 370-437

*Frank O (1898)
Die Wirkung von Digitalis (Helleborein) auf das Herz. Sitzungsber Ges Morphol Physiol München, 14-43

Frank O (1899)
Die Grundform des arteriellen Pulses. 1. Abh: Mathematische Analyse. Z Biol 37 (NF 19), 483-526

Frank O (1901)
Einfluß der Häufigkeit des Herzschlags auf den Blutdruck. Z Biol 41 (NF 23), 1-13

*von Frey M (1890)
Physiologische Bemerkungen über die Hypertrophie und Dilatation des Herzens. Dtsch Arch Klin Med 46, 398-408

Friedberger F, Fröhner E ([4]1896)
Lehrbuch der speciellen Pathologie und Therapie der Hausthiere für Thierärzte und Studirende. 2 Bde, Stuttgart: Enke

Gerhartz H (1910)
Untersuchungen über den Einfluß der Muskelarbeit auf die Organe des tierischen Organismus, insbesondere ihren Wassergehalt. Pflügers Arch ges Physiol 130, 397-499

Gigon A, Ludwig E (1912)
Der Einfluß des Depressors auf den Herzmuskel. Arch exp Pathol Parmakol 69, 268-71

Gilbert A, Lion G (1904)
Note sur l'athérome artériel expérimental. Arch méd exp (Paris) 16, 73-82

*Gravitz B, Israel O (1879)
Experimentelle Untersuchung über den Zusammenhang zwischen Nierenerkrankung und Herzhyperthropie. Arch path Anat 77, 315-46

Grober J (1907a)
Untersuchungen zur Hyperthropie des Herzens. Dtsch Arch Klin Med 91, 502-16

Grober J (1907b)
Massenverhältnisse des Herzens bei künstlicher Arterienstarre. Verh Kongr inn Med 24, 446-52

Grober J (1908)
Über die Beziehungen zwischen Körperarbeit und der Masse des Herzens und seiner Teile. Arch exp Pathol Pharmakol 59, 424-9

Grober J (1909)
Herzmasse und Arbeit. Ergebn inn Med Kinderheilk 3, 34-55

Grober J (1913)
Über die Einwirkung dauernder körperlicher Leistung auf das Herz. Wien med Wschr 63, 441-9

Gudernatsch JF (1912)
Feeding experiments on tadpoles. I. The influence of specific organs given as food on growth and differentiation. A contribution to the knowledge of organs with internal secretion. Arch Entwicklungsmech Organism 35, 457-83

*Gudernatsch JF (1914)
Feeding experiments on tadpoles. II. A further contribution to the knowledge of organs with internal secretion. Am J Anat (Philadelphia) 15, 431-82

*Gudernatsch JF (1915)
Feeding experiments on rats. III. A further contribution to the knowledge of organs with an internal secretion. Am J Physiol (Baltimore) 36, 370-9

Hare HA, Coplin WML (1897)
The influence of digitalis on the heart muscle when the drug is administered for

a long period of time, with a microscopic study and report. Ther Gaz (Detroit) 3. Ser 13, 800-4

Hasebroek K (1917)
Die Entwicklungsmechanik des Herzwachstums sowie die Hypertrophie und Dilatation des Herzens und das Problem des extrakardialen Blutkreislaufes. Pflügers Arch ges Physiol 168, 247-350

Hasenfeld A (1897)
Über die Herzhypertrophie bei Arteriosclerose nebst Bemerkungen über die Herzhypertrophie bei Schrumpfniere. Dtsch Arch Klin Med 59, 193-221

Hasenfeld A, Romberg E (1897)
Über die Reservekraft des hypertrophischen Herzmuskels und die Bedeutung der diastolischen Erweiterungsfähigkeit des Herzens, nebst Bemerkungen über die Herzhypertrophie bei Insufficienz der Aortenklappen. Arch exp Pathol Pharmakol 39, 333-84

Hedinger E (1904)
Primäre angeborene Herzhypertrophie. Virchows Arch path Anat 178, 264-78

*Heidenhain R (1864)
Mechanische Leistung, Wärmeentwicklung und Stoffumsatz bei der Muskelthätigkeit. Ein Beitrag zur Theorie der Muskelkräfte. Leipzig: Breitkopf u Härtel

Heller A (1913)
Über die Regeneration des Herzmuskels. Beitr path Anat allg Pathol 57, 223-31

*Helmholtz H (1850)
Messungen über den zeitlichen Verlauf der Zuckung animalischer Muskeln und die Fortpflanzungsgeschwindigkeit der Reizung in den Nerven. Arch Anat Physiol wiss Med, 276-364; in: (1883) Wissenschaftliche Abhandlungen. Bd 2, Leipzig: Barth

Helmholtz H (1868)
Die Mechanik der Gehörknöchelchen und des Trommelfells. Arch ges Physiol 1, 1-60

Henschen SE (1899)
Skidlauf und Skidwettlauf. Eine medizinische Sportstudie. Jena: Fischer

Hesse R (1906)
Stoffwechsel und Herz. Eine biologische Betrachtung. Natur Schule 5, 437-49

Hesse R (1908)
Beziehungen zwischen Herzgröße und Arbeitsleistung bei Wirbeltieren. Jahresh Ver vaterl Naturk Württemb 64, LXXVIII-XXXII

Heß R (1909)
Künstliche Plethora und Herzarbeit. Dtsch Arch Klin Med 95, 482-507

Hirsch C (1899)
Über die Beziehung zwischen dem Herzmuskel und der Körpermuskulatur und über sein Verhalten bei Herzhypertrophie. Dtsch Arch Klin Med 64, 595-634; (1900) aaO 68, 55-86

*von Hoesslin R (1883)
Über den Fett- und Wassergehalt der Organe bei verschiedenen pathologischen Zuständen. Dtsch Arch Klin Med 33, 600-15

Horvath A (1897)
Über die Hypertrophie des Herzens. Aus den Vorlesungen über Allgemeine Pathologie. M e Vorw v A Weichselbaum, Wien u Leipzig: Braumüller

Jaquet A (1920)
Muskelarbeit und Herztätigkeit. Rektoratsprogramm der Universität Basel für das Jahr 1920. Basel: Reinhardt

Josué O (1903)
Athérome aortique expérimental par injections répétées d'adrénaline dans les veines. Presse médicale (Paris) 2, 798-9; (1903) Compt rend soc biol (Paris) 55, 1374-6

Kaufmann R (1920)
Über Herzerweiterungen. Wien Arch Klin Med 1, 211-96

*Klebs E (1876)
Über operative Verletzungen der Herzklappen und deren Folgen. Prag med Wschr 1, 29-36

Kraus F (1917)
Über sogenannte idiopathische Herzhypertrophie. Berl Klin Wschr 54, 765-9

*Krehl L (1890)
Beitrag zur Pathologie der Herzklappenfehler. Dtsch Arch Klin Med 46, 454-77

*Krehl L (1891)
Beitrag zur Kenntniss der idiopathischen Herzmuskelerkrankungen. Dtsch Arch Klin Med 48, 414-31

Krehl L (1893a)
Grundriß der Allgemeinen Klinischen Pathologie. Leipzig: Vogel; ($^{7}$1912, $^{10}$1920, $^{12}$1923) Pathologische Physiologie. Leipzig: Vogel; ($^{13}$1930) Entstehung, Erkennung und Behandlung innerer Krankheiten. 1. Bd. Die Entstehung innerer Krankheiten: Pathologische Physiologie. Leipzig: Vogel

Krehl L (1893b)
Über fettige Degeneration des Herzens. Dtsch Arch Klin Med 51, 416-50

*Krehl L (1893c)
Beitrag zur Kenntniss der idiopathischen Herzmuskelerkrankungen. In: Arbeiten aus der Medicinischen Klinik zu Leipzig. Leipzig: Vogel

Krehl L ([2]1913)
Die Erkrankungen des Herzmuskels und die nervösen Herzkrankheiten. Wien: Hölder

*von Kries J (1880)
Untersuchungen zur Mechanik des quergestreiften Muskels. Arch Anat Physiol (Physiolog Abt: Arch Physiol), 348-74

*von Kries J (1885)
Untersuchungen zur Mechanik des quergestreiften Muskels. 2. Abh. Arch Anat Physiol (Physiolog Abt: Arch Physiol), 67-78

Külbs F (1906a)
Herzmuskel und Arbeit. Verh Kongr inn Med 23, 430-4

Külbs F (1906b)
Experimentelles über Herzmuskel und Arbeit. Arch exp Pathol Pharmakol 55, 288-305

Külbs F (1908, [2]1910)
Über den Einfluß der Bewegung auf die Entwicklung innerer Organe. 8. Flugschr dtsch Ges Züchtungsk, Hannover: Schaper

Külbs F (1912)
Über den Einfluß der Bewegung auf den wachsenden und erwachsenen Organismus. Dtsch med Wschr 38, 1916-20

Külbs F (1915)
Weitere Beiträge zur Frage: Arbeitsleistung und Organentwicklung. Münch med Wschr 2, 1454-6

Külbs F, Berberich FM (1910)
Neue Untersuchungen über den Einfluß der Bewegung auf die Entwickelung und Zusammensetzung der inneren Organe. 13. Flugschr dtsch Ges Züchtungsk, Hannover: Schaper

*Kumagawa M (1894)
Zur Frage der Fettbildung aus Eiweiss im Thierkörper. (Unter Mitwirkung von G Kaneda). Mitt Med Fak Kaiserl Jap Univ (Tokio) 3, 11-72

*Lamarck JBAP (1809)
Philosophie zoologique ou exposition des considérations relatives à l'histoire naturelle des animaux; à la diversité de leur organisation et des facultés qu'ils en obtiennent; aux causes physiques qui maintiennent en eux la vie et donnent lieu aux mouvements qu'ils exécutent; enfin à celles qui produisent, les unes le sentiment, et les autres l'intelligence de ceux qui en sont doués. 2 Vol, Paris: Dentu; (1930) Nouv éd, Paris: Baillère; (1876) Zoologische Philosophie. Nebst einer biographischen Einleitung v Ch Martins, übers v A Lang, Jena: Dabis; ([2]1903) Leipzig: Barth

Lange WG (1917)
Über funktionelle Anpassung, ihre Grenzen, ihre Gesetze in ihrer Bedeutung

für die Heilkunde. Nach dem Tode des im Felde gefallenen Verfassers hrsg v W Roux. Berlin: Springer

Lissauer M (1909)
Histologische Untersuchungen des hypertrophischen und insuffizienten Herzmuskels. Münch med Wschr 56, 1830-4

Lissauer J (1915)
Experimentelles über die Beteiligung der einzelnen Herzabschnitte an der Herzhypertrophie. Diss Berlin

Löer F (1911)
Vergleichende Untersuchungen über die Masse und Proportionalgewichte des Vogelherzens. Arch ges Physiol 140, 293-324

*Loeper M, Boveri P (1907)
La chaux et les artères. Compt rend soc biol (Paris) 67, 1094-6, 1160-2

Miesovicz E (1909)
Über experimentelle Herzhypertrophie. Wien klin Wschr 22, 79-82

Moritz F (von Tabora D) (1913)
Die allgemeine Pathologie des Herzens und der Gefäße. In: Handbuch der allgemeinen Pathologie. Hrsg v L Krehl u F Marchand, 2. Bd, 2. Abt: Allgemeine Pathologie des Blutkreislaufs II, der psychischen Funktionen und des Gesichtssinns, der Sekretion I. Leipzig: Hirzel

Morpurgo B (1897)
Über Activitäts-Hypertrophie der willkürlichen Muskeln. Arch path Anat 150, 522-54

Müller W (1883)
Die Massenverhältnisse des menschlichen Herzens. Hamburg, Leipzig: Voss

Neuber E (1912)
Die Gitterfasern des Herzens. Beitr path Anat allg Pathol 54, 350-68

Nowicki O (1912)
Badania anatomo-patologiczne nad wpływem śródżylnie wprowadzanych wyciągów z części przedniej i tylnej przysadki mózgowej na niektóre narządy królika. Lwówski Tygodnik lekarski 7, 243-8, 265-7, 281-3; (1912) Anatomisch-pathologische Untersuchungen über den Einfluß intravenöser Injektionen von Extrakten der vorderen und hinteren Hypophysenlappen auf gewisse Kaninchenorgane. Zbl ges inn Med 2, 161 (Fremdbericht)

Oberndorfer S (1906)
Herzhypertrophien im frühesten Kindesalter. Jb Kinderheilk 64 (3. Folge 14), 613 (Fremdbericht)

Oberndorfer S (1907)
Herzhypertrophien im frühesten Kindesalter. Mschr Kinderheilk 5, 354 (Fremdbericht)

Oppenheimer K, Bauchwitz S (1905)
Über den Blutdruck bei gesunden Kindern. Arch Kinderheilk 42, 415-38

von Otto C (1911)
Über anatomische Veränderungen des Herzens infolge von Nikotin (Experimentalstudie). Virchows Arch path Anat 205, 384-97

Parrot C (1894)
Über die Größenverhältnisse des Herzens bei Vögeln. Zoolog Jb, Abt: Syst Ökol Geogr Tiere 7, 496-522

*Perls M (1877)
Lehrbuch der allgemeinen Pathologie für Studirende und Ärzte. I. Thl: Allgemeine pathologische Anatomie und Pathogenese. Stuttgart: Enke

*Pütter A (1917)
Studien über physiologische Ähnlichkeit. (I-IV). Pflügers Arch ges Physiol 168, 209-46

Pütter A (1918)
Studien über physiologische Ähnlichkeit. V. Ähnliche Herzgrößen. Pflügers Arch ges Physiol 172, 367-412

*Pütter A (1920)
Studien über physiologische Ähnlichkeit. VI. Wachstumsähnlichkeiten. Pflügers Arch ges Physiol 80, 298-340

*von Recklinghausen F (1883)
Handbuch der allgemeinen Pathologie des Kreislaufs und der Ernährung. Deutsche Chirurgie, Lieferung 2 u 3, Stuttgart: Enke

Rogozinski F (1906)
Über den Einfluß der Muskelarbeit auf Gewicht, Zusammensetzung und Wassergehalt der Organe des Tierkörpers. Biochem Z 1, 207-28

*Rohde E (1912)
Über den Einfluß der mechanischen Bedingungen auf die Tätigkeit und den Sauerstoffverbrauch des Warmblüterherzens. Arch exp Pathol Pharmakol 68, 401-34

Rohde E (1914)
Über die Beziehungen zwischen Fähigkeit, Gaswechsel und Stoffverbrauch überlebenden Warmblüterherzens. (Nach gemeinsam mit Dr. Nagasaki ausgeführten Arbeiten). Zbl Physiol 27, 1114-22

Rohde E, Ogawa S (1912)
Gaswechsel und Tätigkeit des Herzens unter dem Einfluß von Giften und Nervenreizung. Arch exp Pathol Pharmakol 69, 200-38

*Romeis B (1913)
Experimentelle Untersuchungen über die Wirkung innersekretorischer Organe. I. Der Einfluß verschiedenartiger Ernährung auf die Regeneration bei Kaulquappen (Rana esculenta). Arch Entwicklungsmech Organism 37, 183-216

*Romeis B (1914)
Experimentelle Untersuchungen über die Wirkung innersekretorischer Organe. II. Der Einfluß von Thyreoidea- und Thymusfütterung auf das Wachstum, die Entwicklung und die Regeneration von Anurenlarven. Arch Entwicklungsmech Organism 37, 571-652

*Romeis B (1916a)
Experimentelle Untersuchungen über die Wirkung innersekretorischer Organe. III. Biologische Versuche über die Wirksamkeit verschiedener Thyreoidea-Präparate. Z ges exp Med 4, 379-406

*Romeis B (1916b)
Experimentelle Untersuchungen über die Wirkung innersekretorischer Organe. IV. Z ges exp Med 5, 99-124

*Romeis B (1918)
Experimentelle Untersuchungen über die Wirkung innersekretorischer Organe. V. Die Beeinflussung von Wachstum und Entwicklung durch Fett-, Lipoid- und Eiweißstoffe sowie eiweißfreie Extrakte der Schilddrüse und der Thymus. Z ges exp Med 6, 101-288

*Romeis B (1919)
Weitere Versuche über den Einfluß von Fett- und Lipoidsubstanzen sowie von enteiweißten Extrakten der Schilddrüse auf Entwicklung und Wachstum. Arch ges Physiol 173, 422-97

*Romeis B (1921)
Experimentelle Studien zur Konstitutionslehre. 1. Die Beeinflussung minderveranlagter schwächlicher Tiere durch Thymusfütterung. Münch med Wschr 68, 420-2

Rosenbach O (1878)
Über artificielle Herzklappenfehler. Arch exp Pathol Pharmakol 9, 1-30

Rössle R (1916)
Kriegsärztliche Demonstrationen. Münch med Wschr 63, 610-1

*Roux W (1895)
Gesammelte Abhandlungen über Entwicklungsmechanik der Organismen 1. Bd: Abhandlungen I-XII, vorwiegend über Functionelle Anpassung. Leipzig: Engelmann

von Rzentkowski C (1904)
Atheromatosis aortae bei Kaninchen nach intravenösen Adrenalininjectionen. Berl klin Wschr 41, 830-2

von Rzentkowski C (1910)
Über chemische Veränderungen des Herzmuskels bei Herzkrankheiten. Z klin Med 70, 337-51

Scheidemantel E (1905)
Über die durch Adrenalininjektionen zu erzeugende Aortenverkalkung der Kaninchen. Virchows Arch path Anat 181, 363-82

Schieffer WJ (1907)
Über Herzvergrößerung infolge Radfahrens. Dtsch Arch Klin Med 89, 604-25

Schieffer WJ (1908a)
Über den Einfluß der Berufsarbeit auf die Herzgröße. Dtsch Arch Klin Med 92, 383-91

Schieffer WJ (1908b)
Über den Einfluß des Militärdienstes auf die Herzgröße. Dtsch Arch Klin Med 92, 392-415

Schiefferdecker P (1916)
Untersuchungen des menschlichen Herzens in verschiedenen Lebensaltern in bezug auf die Größenverhältnisse der Fasern und Kerne. Pflügers Arch ges Physiol 165, 499-564

Schlüter R (1906)
Die Erlahmung des hypertrophischen Herzmuskels. Mit pathologisch-anatomischen Untersuchungen. Leipzig, Wien: Deuticke

Sedlmair AC (1899)
Über die Abnahme der Organe, insbesondere der Knochen, beim Hunger. Z Biol 37 (NF 19), 25-58

Snyder CD (1907)
Der Temperaturkoeffizient der Frequenz des überlebenden Sinus des Froschherzens bei extremen Temperaturen und bei zunehmendem Alter des Präparates. Arch Anat Physiol (Physiolog Abt: Arch Physiol), 118-25

Socin Ch (1915)
Experimentelle Untersuchungen über akute Herzschwäche. Pflügers Arch ges Physiol 160, 132-82

Stadler E (1905)
Über die Massenverhältnisse des Kaninchenherzens bei experimentell erzeugter Tricuspidalinsufficienz. Dtsch Arch Klin Med 83, 71-85

Stadler E (1907)
Experimentelle und histologische Beiträge zur Herzhypertrophie. Dtsch Arch Klin Med 91, 98-127

Stewart HA (1912)
The make of action of adrenalin in the production of cardiac hypertrophy. J pathol bacteriol (Cambridge) 17, 64-81

*Straub H (1914)
Dynamik des Säugetierherzens. Dtsch Arch Klin Med 115, 531-95

Straub H (1917a)
Das Arbeitsdiagramm des Säugetierherzens. Pflügers Arch ges Physiol 169, 564-94

Straub H (1917b)
Zur Dynamik der Klappenfehler des linken Herzens. Dtsch Arch Klin Med 122, 156-222

Straub H (1919)
Über Herzerweiterung. Dtsch med Wschr 45, 676-8

Ströbel H (1913)
Über Herzvergrößerung bei experimentellen Trachialstenosen. Ein Beitrag zur Kenntnis der Genese des mechanischen Kropfherzens. Z ges exp Med 1, 15-22

Strohl J (1910)
Die Massenverhältnisse des Herzens im Hochgebirge. 1. Ein Vergleich zwischen Alpen- und Moorschneehühnern nebst Ausblick auf die Funktion der Luftröhre. Zoolog Jb, Abt allg Zool Physiol Tiere 30, 1-45

Tangl F (1899)
Über die Hypertrophie und das physiologische Wachsthum des Herzens. Arch path Anat 116, 432-56

Thorel Th (1903)
Pathologie der Kreislauforgane. Ergebn allg Pathol path Anat 9, 1. Abt, 559-1116; (1907) 11, II. Abt, 194-589; (1910) 14, II. Abt, 133-711

Tigerstedt R (1905)
Die Physiologie des Stoffwechsels. In: Handbuch der Physiologie des Menschen in 4 Bdn, Hrsg v W Nagel, 1. Bd: Physiologie der Atmung, des Kreislaufs und des Stoffwechsels. Braunschweig: Vieweg

Vierordt H ([3]1906)
Anatomische, physiologische und physikalische Daten und Tabellen zum Gebrauche für Mediziner. Neubearb Aufl, Jena: Fischer

*Virchow R ([4]1871)
Die Cellularpathologie in ihrer Begründung auf physiologischer und pathologischer Gewebelehre. Vorlesungen über Pathologie 1. Bd, neubearb stark verm Aufl, Berlin: Hirschwald

Voit C (1866)
Über die Verschiedenheiten der Eiweißzersetzung beim Hungern. Z Biol 2, 307-65

Voit E (1905)
Die Abnahme des Skeletts und der Weichteile bei Hunger. Z Biol 46 (NF 28), 167-97

*Weber H (1857)
Zur Lehre von der fettigen Entartung des Herzens. Arch path Anat 12, 326-30

Weizsäcker V (1910)
Beitrag zur Frage der Blutgeschwindigkeit bei Anämie. Leipzig: Vogel; (1911) Dtsch Arch Klin Med 101, 198-206 (In diesem Band)

Weizsäcker V (1911a)
Über die mechanischen Bedingungen der Herzarbeit. Pflügers Arch ges Physiol 140, 135-57

Weizsäcker V (1911b)
Arbeit und Gaswechsel am Froschherzen. Pflügers Arch ges Physiol 141, 457-78

Weizsäcker V (1912)
Arbeit und Gaswechsel am Froschherzen. III. Mitt: Ruhestoffwechsel, Frequenz, Rhythmus und Temperatur. Pflügers Arch ges Physiol 148, 535-63

Weizsäcker V (1914)
Myothermic experiments in salt-solutions in relation to the various stages of a muscular contraction. J physiol (London) 48, 369-427

Weizsäcker V (1915)
Neue Versuche zur Theorie der Muskelmaschine. Münch med Wschr 62, 217-9, 257-9 (In diesem Band)

von Weizsäcker V (1917)
Über die Energetik der Muskeln und insbesondere des Herzmuskels sowie ihre Beziehung zur Pathologie des Herzens. Sitzungsber Heidelb Akad Wiss, mathnaturwiss Klasse, Abt B, 2. Abh, Heidelberg: Winter (In diesem Band)

von Weizsäcker V (1920)
Über das Prinzip der Beziehung zwischen Muskelmasse, Muskelform und Arbeitsform, besonders beim Herzen. Dtsch Arch Klin Med 133, 1-8 (s oben)

*Wenckebach KF (1916)
Über Herzkonstatierung im Kriege. Med Klin 12, 465-71

*Weyl T, Apt L (1883)
Über den Fettgehalt pathologischer Organe. Arch path Anat 95, 351-8

Wideroe S (1911)
Histologische Studien über die Muskulatur des Herzens. Virchows Arch path Anat 204, 190-6

Wideroe S (1912)
Étude sur l'anatomie pathologique du cœur. (Hypertrophie et dilatation). Arch mal cœur (Paris) 5, 305-13

Wolfer P (1912)
Experimentelle Studien zur Reservekraft des hypertrophischen Herzens. Arch exp Pathol Pharmakol 68, 435-64

Wolfer P (1916)
Das Verhalten des Herzens bei experimentellen Anämien. Z ges exp Med 4, 313-59

Wynn FB (1904)
Will the long-continued administration of digitalis induce cardiac hypertrophy? J Am Med Ass (Chicago) 43, 164-5

Ziegler K (1905)
Über die Wirkung intravenöser Adrenalininjektionen auf das Gefäßsystem und ihre Beziehung zur Arteriosklerose. Beitr patholog Anat allg Pathol 38, 229-54

## *Anmerkungen*

108 *Die Entstehung der Herzhypertrophie*
Die folgenden im Literaturverzeichnis der Druckvorlage (S 377-81) angegebenen Arbeiten sind im Text nicht zitiert:
Ceelen W (1920), Fahr Th (1916), Friedberger F, Fröhner E, ([4]1896), Hedinger E (1904), Kraus F (1917).
Das Literaturverzeichnis der Druckvorlage nennt außerdem: S 405 in: Jost L ([3]1913) Vorlesungen über Pflanzenphysiologie. Jena: Fischer.
Der Bezug dieser Angabe zum vorliegenden Text konnte nicht geklärt werden.

109 *idealistischen Morphologie*
s Anm zu S 314f.

110 *der von Roux stammenden Begriffe*
In Viktor von Weizsäckers Literaturangaben ist auf die Darstellung von Lange (1917) verwiesen. Lange versucht vor allem, den von Roux in seiner »Entwicklungsmechanik« entfalteten Begriff der »funktionellen Anpassung« in der Medizin anzuwenden.
Die Arbeiten zur »funktionellen Anpassung« sind zusammengestellt in: Roux W (1895) Bd 1.
Vgl dort: »Übersicht der hauptsächlichsten, im vorliegenden Bande ermittelten oder erläuterten gestaltenden Wirkungsweisen (Naturgesetze) und Regeln.« S 803-16.
Vgl auch den Beitrag von Wilhelm Roux in: (1923) Die Medizin der Gegenwart in Selbstdarstellungen. Hrsg v LR Grote, Bd 1, Leipzig: Meiner.

*»funktionelle Selbstgestaltung«*
Vgl bes 1. Cap, A. 2: »Functionelle Selbstgestaltung der zweckmäßigen Struktur.« in: Roux W (1891) Der züchtende Kampf der Theile oder die ›Theilauslese‹ im Organismus. Zugleich eine Theorie der ›functionellen Anpassung‹. Ein Beitrag zur Vervollständigung der Lehre von der mechanischen Entstehung des sogenannten ›Zweckmäßigen‹. Leipzig: Engelmann. In: Roux W (1895) Bd 1.

*ceteris paribus*
Unter sonst gleichen Umständen – hier im Sinne von: unter sonst normalen Bedingungen.

111 *(wie z. B. Horváth)*
Vgl S 157ff.

*Gleichsetzung von Bedingungen und Ursache*
Möglicherweise Anspielung auf: von Hansemann D (1912) Über das konditionale Denken in der Medizin und seine Bedeutung für die Praxis. Berlin: Hirschwald.
Hansemann versucht, den Begriff der Ursache in der Medizin durch den der Bedingung zu ersetzen. (Vgl Bd 9, S 449).

112 *Ähnlichkeitsgesetze*
s I. »Das Problem der physiologischen Ähnlichkeit.« S 209-16 in: Pütter A (1917); VIII. »Zur Theorie der physiologischen Ähnlichkeit.« S 338-40 in: (1920); vgl auch: 10. Kap »Die Vergleichung der Organismen.« S 684ff in: (1911) Vergleichende Physiologie. Jena: Fischer.

113 *Blancard*
S 92 in: Corvisart JN (1814).
Gemeint ist Steven Blankaart (1650-1702), praktischer Arzt in Amsterdam. – Wahrscheinlich nimmt Corvisart auf die »Anatomia practica rationalis« (Leyden 1688) Bezug; in ihr teilt Blankaart die Resultate von 200 Autopsien mit.

*besonderer Blutreiz ... vermehrte Blutzufuhr*
2. Classe, 1. Cap, Art II in: Corvisart JN (1814).

*Anm 1 Corvisart spricht*
2. Classe 1. Cap, Art II: »Von dem aktiven, oder mit Verdickung der Wände verbundenen, Aneurism des Herzens im Allgemeinen«; Art III: »Vom activen, oder mit Verdickung der Wände verbundenen Aneurism, welche das ganze Organ ergriffen hat.« In: Corvisart JN (1814).

122 *Ceteris paribus*
s Anm zu S 111.

*Tabelle 2*
Die angegebenen Werte (»n. Tigerstedt«, »n. Vierordts Tab.«, »n. Oppenh. und Bauchwitz«) stimmen nur z. T. mit den Werten der im Literaturverzeichnis genannten Texte überein:
S 475 in: Tigerstedt R (1905) (Werte stimmen nicht überein); S 231 in: Vierordt H ([3]1906) (Werte sind aufgerundet); S 427 in: Oppenheimer K, Bauchwitz S (1905) (Werte sind ergänzt).

124 *R.G.T.-Regel*
s Anm zu S 52.

127 *Rössle ... bei arbeitenden Menschen*
In diesem Falle: Marschierende Soldaten.

*(nach Vierordts Tabellen)*
Tabelle: »Absolutes und relatives Gewicht der Organe und ihr relatives Wachstum« S 44 in: Vierordt H ([3]1906).

*Kumagawa (E. Voit)*
E Voit zitiert Kumagawa (1894); S 183 ff in: Voit E (1905).

*einschließlich Chossats*
Tabelle S 506 in: Chossat Ch (1843). Im Literaturverzeichnis der Druckvorlage findet sich der Hinweis: »Chossat zit. nach Tigerstedt, Nagels Handb. d. Physiol. 1. S 389.« – s Tigerstedt R (1905).

129 *von Bollinger ausgegangen*
Otto von Bollinger (1843-1909) war als Nachfolger von L von Buhl (vgl: L von Buhl 1878) seit 1880 o Prof für Allgemeine Pathologie und Pathologische Anatomie in München.

130 *folgende Reihe*
Die Werte sind entnommen aus der Tabelle S 33 in: Bergmann J (1884).

131 *im 2. Abschnitt*
s S 120 ff.

132 *Ähnlichkeitsgesetze*
s Anm zu S 112.

133 *Problem des Tonus*
Vgl: von Weizsäcker V (1922) Muskelkoordination und Tonusfrage; (zusammen mit K Hansen, P Hoffmann) (1922) Der »Tonus« des quergestreifen Muskels; (1923) Über dynamische Untersuchungen zur Tonusfrage beim Menschen.

136 *Auf Cohnheims Veranlassung*
Julius Cohnheim (1839-1884), 1864 Ass bei Virchow, 1867 Prof für Pathologische Anatomie in Kiel, 1872 in Breslau, seit 1878 in Leipzig. Hauptwerk: Cohnheim J (1877, 1880).

*nach dem Vorgange von ... Cohnheim*
S 38 in: Cohnheim J (1877) Bd 1; zitiert auf S 2 in: Rosenbach O (1878).

137 *Frank und Straub*
Vgl auch den späteren Handbuchartikel:
Straub H (1926) Die Dynamik des Herzens. Die Arbeitsweise des Herzens in ihrer Abhängigkeit von Spannung und Länge unter verschiedenen Arbeitsbedingungen. In: Handbuch der normalen und pathologischen Physiologie, mit Berücksichtigung der experimentellen Pharmakologie. Hrsg v A Bethe, G von Bergmann, G Embden, A Ellinger, Bd 7, 1. Hälfte: Blutzirkulation. 1. Tl: Herz. Berlin: Springer.

142 *Krehl*
S 10f in: Krehl L (1893a); S 420 ff in: ($^{10}$1920) (V von Weizsäcker nennt in seinem Literaturverzeichnis diese Auflage. Da sich Krehl bereits in dem Aufsatz von 1891 zum Thema der idiopathischen Herzhypertrophie geäußert hatte, finden sich entsprechende Bemerkungen auch in den früheren Auflagen.).

143 *im engeren Sinne Virchows*
Virchow unterscheidet die einfache Hypertrophie (Zunahme der Größe histo-

logischer Elemente bei gleicher Anzahl) von der Hyperplasie (numerische Hypertrophie).
S 365 in: Virchow R ($^{4}$1871).

*Aschoff und Tawara*
Aschoff und Tawara wenden sich gegen E Albrecht (1903): »Kritik der Albrecht'schen Lehre von der parenchymatösen Entzündung des hypertrophischen Herzmuskels.« (Überschrift nur im Inhaltsverzeichnis) S 52 ff in: Aschoff L, Tawara S (1906).

*unter Ricker*
Gemeint ist Gustav Ricker (geb. 1870), Pathologe, seit 1897 Privdoz in Rostock, später Prof in Magdeburg. Schlüters Arbeit (1906) stammt aus der »Medizinischen Universitätsklinik zu Rostock«.

145 *Perls*
2. Abschn, § 3 »Fettige Metamorphose«, 2. »Fett-Infiltration« S 168 ff in: Perls M (1877).

*von Recklinghausen*
Cap XV: »Die Verfettung. Die fettige Degeneration« S 377-89 in: von Recklinghausen F (1883).

*im Laboratorium von Zuntz*
Nathan Zuntz (1847-1920), 1870 Ass bei Pflüger in Bonn, dort 1874 ao Prof an der Anatomie, seit 1880 Prof für Physiologie an der neuerrichteten landwirtschaftlichen Hochschule in Berlin.

146 *vergrößertes Herz weniger »gut«*
Zur Diskussion dieser Frage vgl S 395 f in: Krehl L ($^{10}$1920), S 350 ff in: ($^{13}$1930).
Nach F Martius ist ein vergrößertes Herz weniger akkomodationsfähig: Martius F (1895) Allgemeine Pathologie des Kreislaufs. Allgemeine Kreislaufstörungen. Ergebn allg Path 1,II, 38-63.

150 *Krehl*
Nach V von Weizsäcker äußert sich Krehl erstmals zu dieser Frage auf S 47 in: Krehl L ($^{7}$1912); s auch S 394 in: ($^{10}$1920) (Diese Auflage ist im Literaturverzeichnis der Druckvorlage angegeben); S 364 in: ($^{12}$1923).
S 39 in: von Weizsäcker V (1917) (In diesem Band, S 74).

152 *Czerny (Riesenfeld)*
Konnte nicht nachgewiesen werden.

155 *Beispiel der künstlichen Parthenogenese*
Vgl bes die Arbeiten von Jacques Loeb (1859-1924).
zB: Loeb J (1909) Die chemische Entwicklungserregung des tierischen Eies (künstliche Parthenogenese). Berlin: Springer.

157 *»Fick'sches Moment«*
S 64 f in: Horvath A (1897). – Horvath bezieht sich auf: Fick A (1867) Untersuchungen über Muskelarbeit. Denkschr schweiz naturforsch Ges, Bern, Basel:

Georg; in: (1903) Gesammelte Schriften. II. Bd: Physiologische Schriften. Würzburg: Stahel.

158 *Fick-Horvath'sches Moment*
S 251 in: Hasebroek K (1917).

## Stoffwechsel und Wärmebildung des Herzens

In: Handbuch der normalen und pathologischen Physiologie mit Berücksichtigung der experimentellen Pharmakologie. Hrsg von A. Bethe, G. von Bergmann, G. Embden, A. Ellinger, Bd. 7, 1. Hälfte: Blutzirkulation. 1. Tl.: Herz. Berlin: Springer (1926)

### *Literatur*

Barcroft J (1908)
Zur Lehre vom Blutgaswechsel in den verschiedenen Organen. Ergebn Physiol 7, 698-794

Barcroft J, Dixon RE (1906)
The gaseous metabolism of the mammalian heart. Part I. J Physiol (London) 35, 182-204

Bernstein J (1914)
Über den zeitlichen Verlauf der Wärmebildung bei der Kontraktion des Muskels. Pflügers Arch ges Physiol 159, 521-84

Bernstein J (1915)
Erwiderung, betreffend die Versuche von A. Herlitzka über die Wärmebildung der Herzkontraktion. Pflügers Arch ges Physiol 161, 595-8

Blix M (1901)
Studien über Muskelwärme. Skand Arch Physiol (Leipzig) 12, 52-128

Bodenheimer W (1917)
Über die Beziehungen zwischen Sauerstoffverbrauch und Tätigkeit des Froschherzens. Arch exp Pathol Pharmakol 80, 77-92

Bohnenkamp H, Eichler O (1926)
Weitere Untersuchungen über die Herznerven. I. Mitt: Die Herznerven und die Energieumwandlungen. Pflügers Arch ges Physiol 212, 707-25

Bohnenkamp H (1926)
Die Energieumwandlung im Herzmuskel. I. Mitt: Über die Energetik und Thermodynamik der Kontraktionsphase. Z Biol 84 (NF 66), 79-117

Bohnenkamp H, Ernst W (1926)
Die Energieumwandlungen im Herzmuskel. II. Mitt: Über die mechanischen Wärmequellen des Froschherzens. Z Biol 84 (NF 66), 436-52

Bohnenkamp H, Ernst W (1928a)
Die Energieumwandlungen im Herzmuskel. III. Mitt: F Fried: Die Unabhängigkeit der Ermüdung der Herzens von der Schlagarbeit. Z Biol 87 (NF 69), 210-8

Bohnenkamp H, Eismayer G, Ernst W (1928)
Die Energieumwandlungen im Herzmuskel. IV. Mitt: Arbeit und Sauerstoffverbrauch des Froschherzens. Z Biol 87 (NF 69), 489-97

Bohnenkamp H, Ernst W (1928b)
Die Energieumwandlungen im Herzmuskel. V. Mitt: A Nemoto: Über den Energieverbrauch des Herzens u seine Verwertung. Z Biol 87 (NF 69), 498-510

Bohnenkamp H, Ernst HW (1929)
Die Energieumwandlungen im Herzmuskel. VI. Mitt: Über die wirkliche Größe des Energieumsatzes, seine Unabhängigkeit von der Arbeit und der Ökonomie derselben. Z Biol 88 (NF 70), 418-50

Bruns O (1914)
Untersuchungen über die Energetik des Herzmuskels. Sitzungsber Ges Beförd Naturwiss Marburg 3, 21-8

Bürker K (1919)
Experimentelle Untersuchungen zur Thermodynamik des Muskels. VI. Methodik. Der Energieaufwand als Funktion der übrigen Variabeln der Muskeltätigkeit bei verschiedenartigen Muskeln. Pflügers Arch ges Physiol 174/75, 282-323

Camis M (1908)
Sul consumo di idrati di carbonico nel cuore isolata funzionamente. (Contributo allo studio delle sorgenti dell'energia muscolare). Z allg Physiol 8, 371-404

Camis M (1913)
Sur le mode de se comporter de quelques sucres circulant dans le cœur isolé. Arch ital biol (Turin) 60, 121-36

Cruickshank EWH (1913)
On the production and utilization of glycogen in normal and diabetic animals. J Physiol (London) 47, 1-14.

Cruickshank EWH, Patterson SW (1913)
The sugar consumption in the surviving normal and diabetic heart. J Physiol (London) 47, 381-8

Dixon WE (1907)
The action of alcohol on the circulation. J Physiol (London) 35, 346-66

Einthoven W, Ratemaker ACA (1917)
Über die angebliche positive Stromschwankung in der Schildkrötenvorkammer bei Vagusreizung, nebst Bemerkungen über den Zusammenhang zwischen Kontraktion und Aktionsstrom. Pflügers Arch ges Physiol 166, 109-43

Embden G (1925)
Chemismus der Muskelkontraktion und Chemie der Muskulatur. In: Handbuch der normalen und pathologischen Physiologie, mit Berücksichtigung der experimentellen Pharmakologie. Hrsg v A Bethe, G von Bergmann, G Embden, A Ellinger, 8. Bd, 1. Hälfte: Energieumsatz. 1. Tl: Mechanische Energie. Protoplasmabewegung und Muskelphysiologie. Berlin: Springer

Evans CL (1914)
The effect of glucose on the gaseous metabolism of the isolated mammalian heart. J Physiol (London) 47, 407-18

Evans CL, Hill AV (1914)
The relation of length to tension development and heat production on contraction in muscle. J Physiol (London) 49, 10-6

Evans CL, Ogawa S (1914)
The effect of adrenalin on the gaseous metabolism of the isolated mammalian heart. J Physiol (London) 47, 446-59

Fenn WO (1925a)
Die mechanischen Eigenschaften des Muskels. In: Handbuch der normalen und pathologischen Physiologie, mit Berücksichtigung der experimentellen Pharmakologie. Hrsg v A Bethe, G von Bergmann, G Embden, A Ellinger, 8. Bd, 1. Hälfte: Energieumsatz. 1. Tl: Mechanische Energie. Protoplasmabewegung und Muskelphysiologie. Berlin: Springer

Fenn WO (1925b)
Der zeitliche Verlauf der Muskelkontraktion. In: Handbuch der normalen und pathologischen Physiologie, mit Berücksichtigung der experimentellen Pharmakologie. Hrsg v A Bethe, G von Bergmann, G Embden, A Ellinger, 8. Bd, 1. Hälfte: Energieumsatz. 1. Tl: Mechanische Energie. Protoplasmabewegung und Muskelphysiologie. Berlin: Springer

Fick A (1878)
Über die Wärmeentwickelung bei der Muskelzuckung. (nach Versuchen vom Verfasser und Dr. Karl Harteneck). Arch ges Physiol 16, 59-90; in: (1898) Myothermische Untersuchungen aus den physikalischen Laboratorien zu Zurich und Würzburg. Wiesbaden: Bergmann; in: (1903) Gesammelte Schriften. Bd II: Physiologische Schriften. Würzburg: Stahel

*Fick A (1882)
Mechanische Arbeit und Wärmeentwicklung bei der Muskelthätigkeit. Int wiss Bibl 51, Leipzig: Brockhaus

Fischer E (1926)
The heat liberated by the beating heart. Proc roy soc London (B) 99, 326-39

Fischer W (1917)
Untersuchungen über die Wirkungen kleinster Gaben von Äthylalkohol auf das isolierte Herz. Arch exp Pathol Pharmakol 80, 93-130

Frank O (1898)
Die Wirkung von Digitalis (Helleborein) auf das Herz. Sitzungsber Ges Morphol Physiol München 14, 14-43

Frank O (1901)
Isometrie und Isotonie des Herzmuskels. Z Biol 41 (NF 23), 14-34

Frank O (1904)
Thermodynamik des Muskels. Ergebn Physiol 3, II. Abt: Biophysik u Psychophysik, 348-514

von Fürth O (1923)
Stoffwechsel des Herzens und des Muskels. In: Handbuch der Biochemie des Menschen und der Tiere. Unt Mitw v E Abderhalden (et al) hrsg v C Oppenheimer, 2. Aufl, 8. Bd, Jena: Fischer

Gaskell WH (1887)
On the action of muscarin upon the heart, and on the electrical changes in the non-beating cardiac muscle brought about by stimulation of the inhibitory and augmentor nerves. J Physiol (London) 8, 404-14; (1952) Reprint (London)

Gayda T (1912)
Sul consumo di idrati di carbonico e sulla produzione di anidride carbonica nel cuore isolato funzionante. Z allg Physiol 13, 1-29

Gottschalk G (1913)
Über die Wirkung des Strophantins auf den Sauerstoffverbrauch des Froschherzens. Arch exp Pathol Pharmakol 75, 33-42

Hamill Ph (1910)
Cardiac metabolism of alcohol. J Physiol (London) 39, 476-84

Hartree W, Hill AV (1921)
The regulation of the supply of energy in muscular contraction. J Physiol (London) 55, 133-58

*von Helmholtz H (1882)
Die Thermodynamik chemischer Vorgänge. Sitzungsber königl preuss Akad Wiss Berlin, 1. Halbbd; in: (1883) Wissenschaftliche Abhandlungen. Bd 2, Leipzig: Barth; in: (1921) Abhandlungen zur Thermodynamik. Hrsg v M Planck. Ostwald's Klassiker der exakten Wissenschaften Bd 124, Leipzig: Akademische Verlagsgesellschaft

Herlitzka A (1912)
Richerche di termodinamica muscolare. 1. Produzione di calore nel cuore isolato di mammifero. Arch fisiol (Florenz) 10, 501-36

Herlitzka A (1915)
Einige Bemerkungen zur Abwehr gegen Bernstein's Kritik über meine Wärmebildungsversuche am isolierten Säugetierherz. Pflügers Arch ges Physiol 161, 397-8

*Hermann L (1867)
Untersuchungen über den Stoffwechsel der Muskeln, ausgehend vom Gaswechsel derselben. Berlin: Hirschwald

Hill AV (1911)
The position occupied by the production of heat in the chain of processes constituting a muscular contraction. J Physiol (London) 42, 1-43

*Hill AV (1913)
The energy degraded in the recovery processes of stimulated muscles. J Physiol (London) 46, 28-80

*Hill AV (1916)
Die Beziehung zwischen der Wärmebildung und den im Muskel stattfindenden chemischen Prozessen. Ergebn Physiol 15, 340-479

Hill AV, Hartree W (1920)
The thermo-elastic properties of muscle. Phil Transact Roy Soc (London) 210, 153-173

Knowlton FP, Starling EH (1912)
Experiments on the consumption of sugar in the normal and the diabetic heart. J Physiol (London) 45, 146-63

*Krogh A (1919a)
The rate of diffusion of gases through animal tissues, with some remarks on the coefficient of invasion. J Physiol (London) 52, 391-408

*Krogh A (1919b)
The number and distribution of capillaries in muscles with calculations of the oxygen pressure head necessary for supplying the tissue. J Physiol (London) 52, 409-15

*Krogh A (1919c)
The supply of oxygen to the tissue and the regulation of the capillary circulation. J Physiol (London) 52, 457-74

Locke FS, Rosenheim O (1907)
Contributions to the physiology of the isolated heart. The consumption of dextrose by mammalian cardiac muscle. J Physiol (London) 36, 205-20

Loewi O, Weselko O (1914)
Über den Kohlehydratumsatz des isolierten Herzens normaler und diabetischer Tiere. Pflügers Arch ges Physiol 158, 155-88

Loewy A (1913)
Der Gaswechsel der Organe, Gewebe und isolierten Zellen. In: Handbuch der Biochemie des Menschen und der Tiere. Unt Mitw v E Abderhalden (et al) hrsg v C Oppenheimer, Ergänzungsbd, Jena: Fischer

Lüscher E (1920a)
Gaswechsel und mechanische Leistung des Froschherzens. Z Biol 70 (NF 52), 245-86

Lüscher E (1920b)
Gaswechsel und mechanische Leistung des Froschherzens. (II. Mitt). Z Biol 72 (NF 54), 107-128

Lüscher E (1921)
Gaswechsel und mechanische Leistung des Froschherzens. (III. Mitt). Z Biol 73 (NF 55), 67-100

Maclean H, Smedley I (1913)
The utilisation of different sugars by the normal heart. J Physiol (London) 45, 463-9

Mansfeld G (1915)
Über das Wesen der chemischen Wärmeregulation. Pflügers Arch ges Physiol 161, 430-43

Mansfeld G, van Pap L (1920)
Über das Wesen der chemischen Wärmeregulation. II. Mitt: Die physiologische Wärmeregulation. Pflügers Arch ges Physiol 184, 280-93

Metzner R (1893)
Über das Verhältnis von Arbeitsleistung und Wärmebildung im Muskel. Arch Anat Physiol (Physiolog Abt: Arch Physiol), Suppl, 74-152

Meyerhof O (1925a)
Atmung und Anerobiose des Muskels. In: Handbuch der normalen und pathologischen Physiologie, mit Berücksichtigung der experimentellen Pharmakologie. Hrsg v A Bethe, G von Bergmann, G Embden, A Ellinger, 8. Bd, 1. Hälfte: Energieumsatz. 1. Tl: Mechanische Energie. Protoplasmabewegung und Muskelphysiologie. Berlin: Springer

Meyerhof O (1925b)
Thermodynamik des Muskels. In: Handbuch der normalen und pathologischen Physiologie, mit Berücksichtigung der experimentellen Pharmakologie. Hrsg v A Bethe, G von Bergmann, G Embden, A Ellinger, 8. Bd, 1. Hälfte: Energieumsatz. 1. Tl: Mechanische Energie. Protoplasmabewegung und Muskelphysiologie. Berlin: Springer

Meyerhof O (1925c)
Theorie der Muskelarbeit. In: Handbuch der normalen und pathologischen Physiologie, mit Berücksichtigung der experimentellen Pharmakologie. Hrsg v A Bethe, G von Bergmann, G Embden, A Ellinger, 8. Bd, 1. Hälfte: Energieumsatz. 1. Tl: Mechanische Energie. Protoplasmabewegung und Muskelphysiologie. Berlin: Springer

Müller J (1904)
Studien über die Quelle der Muskelkraft. 1. Mitt: Über den Zuckerverbrauch bei der Muskelarbeit. Nach Untersuchungen am isolierten überlebenden Katzenherzen. Z allg Physiol 3, 282-302

Nawalichin J (1877)
Myothermische Untersuchungen. Arch ges Physiol 14, 293-329

Neukirch P, Rona P (1912)
Beiträge zur Physiologie des isolierten Säugetierherzens. Pflügers Arch ges Physiol 148, 285-94

Patterson SW, Starling EH (1913)
The carbohydrate metabolism of the isolated heart-lung preparation. J Physiol (London) 47, 137-48

*Pflüger E (1872)
Über die Diffusion des Sauerstoffs, den Ort und die Gesetze der Oxydationsprocesse im thierischen Organismus. Arch ges Physiol 6, 43-64

Rohde E (1910)
Stoffwechseluntersuchungen am überlebenden Warmblüterherzen. 1. Mitt: Zur Physiologie des Herzstoffwechsels. Hoppe-Seyler's Z physiolog Chem 68, 181-235

Rohde E (1911)
Über die Beziehungen zwischen der Tätigkeit und dem Stoffwechsel des Herzens. Verh Ges Dtsch Naturforsch Ärzte 83, 2. Tl, 2. Hälfte: Med Abh, 491-2

Rohde E (1912)
Über den Einfluß der mechanischen Bedingungen auf die Tätigkeit und den Sauerstoffverbrauch des Warmblüterherzens. Arch exp Pathol Pharmakol 68, 401-34

Rohde E (1914)
Über die Beziehung zwischen Fähigkeit, Gaswechsel und Stoffverbrauch überlebenden Warmblüterherzens. (Nach gemeinsam mit Dr. Nagasaki ausgeführten Arbeiten). Zbl Physiol 27, 1114-22

Rohde E, Ogawa S (1912)
Gaswechsel und Tätigkeit des Herzens unter dem Einfluß von Giften und Nervenreizen. Arch exp Pathol Pharmakol 69, 200-38

Rohde E, Usui R (1914)
Beiträge zur Dynamik des Froschherzens. (Überlastungs- , Anschlags- und auxotonische Zuckungen und die Frage des Arbeitsmaximums). Z Biol 64 (NF 46), 409-40

Rona P, Wilenko GG (1914)
Beobachtungen über den Zuckerverbrauch des überlebenden Herzens. Biochem Z 59, 173-82

*Rubner M (1902)
Die Gesetze des Energieverbrauchs bei der Ernährung. Leipzig, Wien: Deuticke

*Rubner M (1908)
Das Problem der Lebensdauer und seine Beziehungen zu Wachstum und Ernährung. München, Berlin: Oldenbourg

Rubner M (1909)
Kraft und Stoff im Haushalte der Natur. Leipzig: Akademische Verlagsgesellschaft

Samojloff A (1914)
Die Vagus- und Muscarinwirkung auf die Stromkurve des Froschherzens. Pflügers Arch ges Physiol 155, 471-522

Scheinfinkel N (1926)
Fortgesetzte Untersuchungen über Muskelermüdung. Nr. 9. Die Abhängigkeit des Gaswechsels des Froschherzens von der Reizfrequenz und die scheinbare Ermüdung des Froschherzens. Z Biol 84 (NF 66) 297-305

Schenck F, Bradt G (1894)
Über die Wärmebildung bei sumirten Zuckungen. Arch ges Physiol 55, 143-75

Schenk B (1924a)
Untersuchungen über die Grundlagen des Stoffwechsels des Herzens. I. Mitt, Pflügers Arch ges Physiol 202, 315-28; (b) II. Mitt, 329-36; (c) III. Mitt, 337-355

*Sherrington Ch (1906)
The integrative action of the nervous system. New York: Scribner; (1947) Cambridge: University Press

*Schmiedeberg O (1882)
Beiträge zur Kenntnis der pharmakologischen Gruppe des Digitalins. Arch exp Pathol Pharmakol 16, 149-87

*Schmiedeberg O ($^{2}$1888)
Grundriß der Arzneimittellehre. Leipzig: Vogel

Snyder ChD (1917)
On the heat liberated by the beating heart. Am J Physiol (Baltimore) 44, 421-52

Snyder ChD (1918)
On the heat liberated by the beating heart. Sec comm, Am J Physiol (Baltimore) 47, 156-65

Snyder ChD (1922)
The heat liberated by the beating heart. 3. The oscillations of temperature during the cardiac cycle, or the thermocardiogram of the terrapin. Am J Physiol (Baltimore) 59, 254-89

Starling E (1923)
Das Herz-Lungen-Präparat. In: Handbuch der biologischen Arbeitsmethoden. Hrsg v E Aderhalden, Abt V: Methoden zum Studium der Funktionen der einzelnen Organe des tierischen Organismus. Tl 4,1: Funktionen des Kreislauf- und Atmungsapparates, 1. Hälfte, Berlin, Wien: Urban & Schwarzenberg

Straub W (1905)
Dynamik des Froschherzventrikels bei nicht tödtlicher Digitalisvergiftung. Z exp Pathol Ther, 489-512

Tigerstedt R ([2]1921)
Die Physiologie des Kreislaufes. Bd 1, stark verm u verb Aufl, Berlin: Vereinigung Wissenschaftlicher Verlage; (1921-23) Bd 2-4, Berlin: de Gruyter

Underhill FP, Prince AL (1913/14)
Studies in carbohydrate metabolism. v. The desappearance of sugar from solutions perfused through the heart of the normal rabbit, and of animals subjected to inanition and to the action of hydrazine. J biolog Chem (Baltimore) 17, 299-304

Verzár F (1916)
Der Gaswechsel des Muskels. Ergebn Physiol 15, 1-101

*Warburg O (1910)
Über die Oxydationen in lebenden Zellen nach Versuchen am Seeigelei. Hoppe-Seyler's Z physiolog Chem 66, 305-40

Weizsäcker V (1911a)
Über die mechanischen Bedingungen der Herzarbeit. Pflügers Arch ges Physiol 140, 135-57

Weizsäcker V (1911b)
Arbeit und Gaswechsel am Froschherzen. Pflügers Arch ges Physiol 141, 457-78

Weizsäcker V (1912a)
Arbeit und Gaswechsel am Froschherzen. II. Mitt: Wirkung des Cyanids. Pflügers Arch ges Physiol 147, 135-52

Weizsäcker V (1912b)
Arbeit und Gaswechsel am Froschherzen. III. Mitt: Ruhestoffwechsel, Frequenz, Rhythmus und Temperatur. Pflügers Arch ges Physiol 148, 535-63

Weizsäcker V (1914a)
The effects of various physical and chemical factors on the initial heat-production of muscle. J Physiol (Proc physiolog soc) (London) 48, XXXVI-VII

Weizsäcker V (1914b)
Myothermic experiments in salt-solutions in relation to the various stages of muscular contraction. J Physiol (London) 48, 396-427

Weizsäcker V (1915)
Neue Versuche zur Theorie der Muskelmaschine. Münch med Wschr 62, 217-9, 257-9 (In diesem Band)

von Weizsäcker V (1917)
Über die Energetik der Muskeln und insbesondere des Herzmuskels sowie ihre Beziehung zur Pathologie des Herzens. Sitzungsber Heidelb Akad Wiss, math-naturwiss Klasse, Abt B: Biolog Wiss, 2. Abh, Heidelberg: Winter (In diesem Band)

von Weizsäcker V (1920)
Über das Prinzip der Beziehung zwischen Muskelmasse, Muskelform und Arbeitsform, besonders beim Herzen. Dtsch Arch Klin Med 133, 1-8 (In diesem Band)

von Weizsäcker V (1921)
Die Entstehung der Herzhypertrophie. Ergebn inn Med Kinderheilk 19, 377-421 (In diesem Band)

von Weizsäcker V (1927)
Methodik der Stoffwechseluntersuchung am Herzen. In: Handbuch der biologischen Arbeitsmethoden. Hrsg v E Abderhalden, Abt v, Tl 4, 2. Hälfte, Berlin, Wien: Urban & Schwarzenberg

Wilenko GG (1912a)
Über die Ursache des Adrenalindiabetes. Zbl Physiol 26, 1059-60

Wilenko GG (1912b)
Über den Einfluß des Adrenalins auf den respiratorischen Quotienten und die Wirkungsweise des Adrenalins. Biochem Z 42, 44-58

Wilenko GG (1913)
Über die Ursache des Adrenalindiabetes. Arch exp Pathol Pharmakol 71, 261-8

Yeo GF (1885)
An attempt to estimate the gaseous interchange of the frog's heart by means of the spectroscope. J Physiol (London) 6, 93-121; (1952) Reprint

Zuntz N (1892)
Die Ernährung des Herzens und ihre Beziehung zu seiner Arbeitsleistung. Dtsch med Wschr 18, 109-11

## *Anmerkungen*

162 *Stoffwechsel und Wärmebildung des Herzens*
Am Anfang des Textes wurden von V von Weizsäcker folgende »zusammenfassende Darstellungen« angegeben: S 720ff in: Barcroft J (1908), von Fürth O (1923), Loewy A (1913), Tigerstedt R ([2]1921), Verzár F (1916); zur »Methodik«: von Weizsäcker V (1927), Bohnenkamp H (1926).

*(Helmholtz)*
Dem Begriff »maximale Arbeit« entspricht bei Helmholtz der Begriff »freie Energie«: Helmholtz H (1882).

163 *Sherrington*
S 7 in: Sherrington Ch (1947).

164 *Bohnenkamp*
S 87 in: Bohnenkamp H (1926).

165 *Alles-oder-Nichts-Regel*
s Anm zu S 43.

Zur erweiterten Alles-oder-Nichts-Regel s S 187.
Bohnenkamp H (1926); Bohnenkamp H, Ernst W (1926); Bohnenkamp H, Ernst W (1928); Bohnenkamp H, Eismayer B, Ernst W (1928); Bohnenkamp H, Ernst W (1928b); Bohnenkamp H, Ernst W (1929).

165 f *Rohde*
Tabelle I, Versuch Nr 109, S 420 in: Rohde E (1912).

166 *Abweichungen von ihm gefunden*
Tabelle II, S 420 in: Rohde E (1912).

*Weizsäcker*
»3. Versuch vom 18. Februar 1911 a.m.« S 471 in: Weizsäcker V (1911b).

168 *Hermanns Behauptung*
2. Abschn »Der Gaswechsel ausgeschnittener Froschmuskeln in sauerstoffhaltigen Gasmischungen« S 29-42 in: Hermann L (1867).

169 *0,093 ccm*
Bei Locke und Rosenheim steht 056 ccm.
Tabelle VI, No 5, S 218 in: Locke FS, Rosenheim O (1907).

*Man hat neuerdings*
Zum Alles-oder-Nichts-Gesetz s Anm zu S 43; zur erweiterten Alles-oder-Nichts-Regel s Anm zu S 165.

172 *(unter Rohde)*
s Anm zu S 38.

174 *»chemischen« Temperaturkoeffizienten*
Gemeint ist die sogenannte R.G.T.-Regel nach van 't Hoff. – s Anm zu S 52.

175 *ältere Vorstellung Schmiedebergs*
S 125 in: Schmiedeberg O ([2]1888).
Schmiedeberg nimmt Bezug auf: Williams F (1880) Über die Ursache der Blutdruck-Steigerung bei der Digitalinwirkung. Arch exp Pathol Pharmakol 13, 1-13.
S 167 in: Schmiedeberg O (1882).

178 *Rohde*
s Anm zu S 38.

182 *(unter Dixon)*
Walter Ernest Dixon (1873-1931), englischer Pharmakologe, ab 1909 Lecturer und ab 1919 First Reader in Pharmacology in Cambridge, zugleich ab 1919 Prof am Kings College in London.

*(unter Rohde)*
s Anm zu S 38.

184 *Endeckungen Kroghs*
Vgl auch die späteren Monographien:
Krogh A (1922) The anatomy and physiology of capillaries. New Haven: Yale University Press; ([2]1929) rev and enl ed, Oxford: Yale University Press;

([2]1929) Anatomie und Physiologie der Capillaren. Übertr v W Feldberg, Monographien aus dem Gesamtgebiet der Physiologie der Pflanzen und der Tiere Bd 5, Berlin: Springer; (1970) Reprint, Berlin, Heidelberg, New York: Springer.
Krogh A (1939) Osmotic regulation in aquatic animals. Cambridge: University Press, (1965) Reprint, New York: Dover.

190 *Bodenheimer*
Von W Bodenheimer konnte nur eine Arbeit (1917) nachgewiesen werden. Er gibt in diesem Text keine Werte für den »Nutzeffekt« an, jedoch beschäftigt er sich experimentell mit dem Verhältnis von Sauerstoffverbrauch und Druckleistung sowie Spannung, so daß aus seinen Tabellen Werte für den Wirkungsgrad berechnet werden können.
W Bodenheimer arbeitete am pharmakologischen Institut der Universität Heidelberg »unter Leitung« von E Rohde. Seine Arbeit nimmt mehrfach auf V von Weizsäcker Bezug. Ein mündlicher Austausch ist denkbar.

194 *Entdeckungen Kroghs*
s Anm zu S 184.

*Pflüger*
»Denn so bald das Gewebe in der Zeiteinheit in Folge gesteigerter Lebensthätigkeit mehr Sauerstoff braucht ..., wächst der Diffusionsstrom sofort gewaltig ... Hier liegt, das will ich ein- für allemal aussprechen, das wesentliche Geheimnis für die Regulation, der durch den Gesamtorganismus verbrauchten Sauerstoffmenge, die nur die Zelle selbst bestimmt ...«
S 52 in : Pflüger E (1872).
Vgl auch: Pflüger E (1891) Die Quelle der Muskelkraft. Vorläufiger Abriss. Arch ges Physiol 50, 98-108.
Um die »Bedürfnisse der Muskeln an Eiweiß« (S 103) nachzuweisen, untersucht Pflüger hier den Zusammenhang von Ernährung durch Kohlehydrate und Eiweiß mit Stickstoffverbrauch und Leistungsfähigkeit beim Hund.
Zu Pflügers Verständnis des Begriffs »Bedürfnis« vgl das von ihm aufgestellte »teleologische Causalgesetz«:
»Die Ursache jeden Bedürfnisses eines lebendigen Wesens ist zugleich die Ursache der Befriedigung des Bedürfnisses.«
»Man denke sich eine große musikalische Spieldose, deren innere Einrichtung so beschaffen ist, dass sie nachdem ihr Uhrwerk aufgezogen, tausend verschiedene Lieder spielen kann ... Nun repräsentiren die verschiedenen Melodien die verschiedenen Vorgänge im Körper des Thieres, welche nothwendig sind, um die im gewöhnlichen Lauf des Lebens etwa nothwendig werdenden Bedürfnisse zu befriedigen oder häufiger vorkommende Störungen auszugleichen. Die Mechanik ist im Thiere so eingerichtet, dass jede Ursache eines Bedürfnisses, die ja in einer stofflichen oder functionellen Aenderung der lebendigen Materie besteht, gerade durch diese Aenderung den bestimmten Zapfen bewegt, der die richtige d. h. das Bedürfniss befriedigende Melodie auslöst.«

S 76, 101 f in: Pflüger E (1877) Die teleologische Mechanik der lebendigen Natur. Arch ges Physiol 15, 57-103.

*Rubner*

»Die Zirkulation der Nahrungsstoffe ist bestimmend für ihren Verbrauch, die energetischen Untersuchungen haben bewiesen, daß die Zelle ihren Bedarf an Kräften und ihre physiologischen Aufgaben bestimmt; sie reguliert ihre Nahrung selbst und deckt, im Falle der Blutstrom nicht sofort sich zu akkommodieren vermag, ihren Bedarf aus Vorratsstoffen.«
S 8 in: Rubner M (1908).
Vgl S 37 in: Rubner M (1902), S 195 in: (1908), S 52 in: (1909).

195 *(»Forminsuffizienz«)*
s S 8 in: von Weizsäcker V (1920) (In diesem Band, S 106).

## Fortschritte der Physiologie und Pathologie des Herzens

In: Pathologie und Therapie der Zirkulationsstörungen. VI. Fortbildungs-Lehrgang in Bad Nauheim 18.-20.9.1929, Leipzig: Thieme, 24-32 (1929)

### *Literatur*

*Atzler E (1928)
Probleme und Aufgaben der Arbeitsphysiologie. Ergebn Physiol 27, 709-79

*Bainbridge FA (1914)
On some cardiac reflexes. J Physiol (London) 48, 332-40

*Bainbridge FA (1915a)
The influence of venous filling upon the rate of the heart. J Physiol (London) 50, 65-84

*Bainbridge FA (1915b)
The influence of diastolic filling upon the rate of the heart. J Physiol (London) 49 (Proc physiolog Soc), XLV

*Bainbridge FA (1920)
The relation between respiration and the pulse-rate. J Physiol (London) 54, 192-202

*Bohnenkamp H (1926)
Die Energieumwandlung im Herzmuskel. 1. Mitt: Über die Energetik und Thermodynamik der Kontraktionsphase. Z Biol 84 (NF 66), 79-117

*Bohnenkamp H (1927)
Die Wirkung der Herzgifte vom thermodynamischen Standpunkte aus. Münch med Wschr 74, 175-80

*Bohnenkamp H (1929)
Die Lehre von der Herzhypertrophie. Klin Wschr 8, 433-9

*Bohnenkamp H, Eichler O (1926)
Weitere Untersuchungen über die Herznerven. I. Mitt: Die Herznerven und die Energieumwandlung im Herzen. Pflügers Arch ges Physiol 212, 707-25

*Bohnenkamp H, Ernst W (1926)
Die Energieumwandlungen im Herzmuskel. II. Mitt: Über die mechanischen Wärmequellen des Froschherzens. Z Biol 84 (NF 66), 436-52

*Bohnenkamp H, Ernst W (1928a)
Die Energieumwandlungen im Herzmuskel. III. Mitt: F Fried: Die Unabhängigkeit der Ermüdung des Herzmuskels von der Schlagarbeit. Z Biol 87 (NF 69), 210-8

*Bohnenkamp H, Eismayer G, Ernst W (1928)
Die Energieumwandlungen im Herzmuskel. IV. Mitt: Arbeit und Sauerstoffverbrauch des Froschherzens. Z Biol 87 (NF 69), 489-97

*Bohnenkamp H, Ernst HW (1928b)
Die Energieumwandlungen im Herzmuskel. V. Mitt: A Nemoto: Über den Energievorrat des Herzens u seine Verwertung. Z Biol 87 (NF 69), 498-510

*Bohnenkamp H, Ernst HW (1929)
Die Energieumwandlungen im Herzmuskel. VI. Mitt: Über die wirkliche Größe des Energieumsatzes, seine Unabhängigkeit von der Arbeit und die Ökonomie derselben. Z Biol 88 (NF 70), 418-50

*Bruns O (1928)
Herzgröße und Muskelarbeit. Ergebn inn Med Kinderheilk 34, 201-19

*Buytendijk FJJ (1929)
Zur Untersuchung des Wesensunterschiedes von Mensch und Tier. Blätter Dtsch Philos 3, 33-66; in: (1958) Das Menschliche. Wege zu seinem Verständnis. Stuttgart: Koehler

*Buytendijk FJJ (1928)
Anschauliche Kennzeichen des Organischen. Philos Anz 2, 193-402; in: (1958) Das Menschliche. Wege zu seinem Verständnis. Stuttgart: Koehler

*Eismayer G, Quincke H (1929)
Über die Energieumwandlungen des muskelkräftigen und muskelschwachen Herzens. Klin Wschr 8, 1853-4

*Eismayer G, Quincke H (1930)
Stoffwechseluntersuchungen am Kaltblüterherzen. III. Mitt: Sauerstoffverbrauch, Kohlensäure- und Milchsäure-Abgabe des Herzens bei verschiedener Arbeit. Z Biol 89 (NF 71), 523-35

*Eismayer G, Wachsmuth W (1929)
Untersuchungen über die Wirkungen verschiedener Narcotica auf das normale, entnervte und digitalisierte Hundeherz. Dtsch Z Chir 217, 289-302

*Engelmann ThW (1892a)
Über den Ursprung der Muskelkraft. Leipzig: Engelmann; ([2]1893) verm u verb Aufl

*Engelmann ThW (1892b)
Beobachtungen und Versuche am suspendierten Herzen. Arch ges Physiol 52, 357-93

*Engelmann ThW (1894)
Beobachtungen und Versuchungen am suspendierten Herzen. II. Über die Leitung der Bewegungsreize im Herzen. Arch ges Physiol 56, 149-202

*Engelmann ThW (1896)
Über den Einfluss der Diastole auf die motorische Leitung in der Herzkammer, mit Bemerkungen zur Theorie allorhythmischer Herzstörungen. Arch ges Physiol 62, 543-66

*Engelmann ThW (1900)
Über die Wirkungen der Nerven auf das Herz. Arch Anat Physiol (Physiolog Abt: Arch Physiol), 315-61

*Eppinger H, Kisch F, Schwarz H (1927)
Das Versagen des Kreislaufes. Dynamische und energetische Ursachen. Berlin: Springer

*Fick A (1882)
Mechanische Arbeit und Wärmeentwicklung bei der Muskelthätigkeit. Int wiss Bibl Bd 51, Leipzig: Brockhaus

*Fick A (1893a)
Einige Bemerkungen zu Engelmann's Abhandlung über den Ursprung der Muskelkraft. Arch ges Physiol 53, 606-15; in: (1903) Gesammelte Schriften. Bd II: Physiologische Schriften. Würzburg: Stahel

*Fick A (1893b)
Noch einige Bemerkungen zu Engelmann's Schrift über den Ursprung der Muskelkraft. Arch ges Physiol 54, 313-8; in : (1903) Gesammelte Schriften. Bd II: Physiologische Schriften. Würzburg: Stahel

*Geßler H, Markert R (1927)
Die Ökonomie der menschlichen Muskelarbeit. 1. Mitt: Die Bedeutung des Alters. Z Biol 86 (NF 68), 173-80

*Gollwitzer-Meier K (1928a)
Anoxämie und Kreislauf. Pflügers Arch ges Physiol 220, 434-47

*Gollwitzer-Meier K (1928b)
Die hämodynamische Wirkung akuter Veränderungen der Blutmenge bei verschiedener Gefäßreaktion. Pflügers Arch ges Physiol 218, 586-603

*Gollwitzer-Meier K (1929a)
Veränderungen der Kohlensäurespannung in ihrer Wirkung auf den Kreislauf. Pflügers Arch ges Physiol 222, 104-123

*Gollwitzer-Meier K (1929b)
Zentrale Regulierung des Herzminutenvolumens. Pflügers Arch ges Physiol 222, 124-41

*Gollwitzer-Meier K (1929c)
Venomotoren und Kreislaufregulierung. Verh Dtsch Ges inn Med 41, 341-4

*Haberlandt L (1925)
Über ein Sinus-Hormon des Froschherzens. I. Mitt. Z Biol 82 (NF 64), S 36-44

*Haberlandt L (1925)
Weitere Untersuchungen über ein Sinus-Hormon des Froschherzens. Z Biol 83 (NF 65), 53-8 (II. Mitt)

*Haberlandt L (1926)
Über ein Kammer- bzw. Trichter-Hormon des Froschherzens. Z Biol 84 (NF 66), 143-52 (III. Mitt)

*Haberlandt L (1926)
Über ein Hormon der Herzbewegung. IV. Mitt, Pflügers Arch ges Physiol 212, 587-600; (1926) V. Mitt, aaO 214, 471-86; (1927) VI. Mitt, aaO 216, 778-95; (1927) VII. Mitt, aaO 216, 789-95; (1927) VIII. Mitt, aaO 218, 129-36; (1928) IX. Mitt, aaO 219, 279-85; (1928) X. Mitt, aaO 220, 203-11; (1929) XI. Mitt, aaO 221, 576-90; (1929) XII. Mitt, aaO 222, 259-70; (1929) XIII. Mitt, Z ges exp Med 68, 185-95; (1929) XIV. Mitt, Pflügers Arch ges Physiol 222, 670-3; (1930) XV. Mitt, aaO 223, 282-9; (1930) XVI. Mitt, aaO 224, 741-8; (1930) XVII. Mitt, aaO 225, 384-8; (1930) XVIII. Mitt, aaO 225, 541-57; (1931) XIX. Mitt, aaO 227, 709-14; (1931) XX. Mitt, aaO 220, 595-603

*Haberlandt L (1927)
Das Hormon der Herzbewegung. Berlin, Wien: Urban & Schwarzenberg

*Hering HE (1927)
Die Karotissinusreflexe auf Herz und Gefässe vom normal-physiologischen, pathologisch-physiologischen und klinischen Standpunkt (gleichzeitig über die Bedeutung der Blutdruckzügler für den normalen und abnormen Kreislauf). Dresden, Leipzig: Steinkopff

*Hermann L (1867)
Untersuchungen über den Stoffwechsel der Muskeln, ausgehend vom Gaswechsel derselben. Berlin: Hirschwald

*Heymans C (1929a)
Über die Physiologie und Pharmakologie des Herz-Vagus-Zentrums. Ergebn Physiol 28, 244-311

*Heymans C (1929b)
Le sinus carotidien et les autres zones vasosensibles réflexogènes, leur role en physiologie, en pharmacologie et en pathologie. Paris: Presses Universitaires

*Hill AV (1922)
The maximum work and mechanical efficiency of human muscles, and their most economical speed. J Physiol (London) 56, 19-41
*Hill AV, Meyerhof O (1923)
Über die Vorgänge bei der Muskelkontraktion. Ergebn Physiol 22, 299-344 (AV Hill: 1. Tl: Der Mechanismus der Muskelkontraktion, 299-327)
*Krogh A (1912)
The regulation of the supply of blood to the right heart. (With a descripton of a new circulation modell). Skand Arch Physiol (Leipzig) 27, 227-48
*Loewi O (1921)
Über humorale Übertragbarkeit der Herznervenwirkung. I. Mitt, Pflügers Arch ges Physiol 188, 239-42; (1922) II. Mitt, aaO 193, 201-13; (1924) III. Mitt, aaO 203, 408-12; (1924) IV. Mitt, aaO 204, 361-6; (1924) V. Mitt, aaO 204, 629-40; Loewi O, Navratil E (1924) VI. Mitt, aaO 206, 122-40; Loewi O, Navratil E (1924) VII. Mitt, aaO 206, 135-40; Witanowski WR (1925) VIII. Mitt, aaO 208, 694-704; Navratil E (1925) IX. Mitt, aaO 210, 550-60; Loewi O, Navratil E (1926) X. Mitt, aaO 214, 678-96; Loewi O, Navratil E (1926) XI. Mitt, 214, 689-96
*Moritz F (von Tabora D) (1913)
Die allgemeine Pathologie des Herzens und der Gefäße. in: Handbuch der allgemeinen Pathologie, hrsg v L Krehl u F Marchand, 2. Bd, 2. Abt, Leipzig: Hirzel
*Rohde E (1912)
Über den Einfluß der mechanischen Bedingungen auf die Tätigkeit und den Sauerstoffverbrauch des Warmblüterherzens. Arch exp Pathol Pharmakol 68, 401-34
*Schmiedeberg O (1874)
Über die »Digitalinwirkung« am Herzmuskel des Frosches. In: Beiträge zur Anatomie und Physiologie als Festgabe Carl Ludwig zum 15. October 1874 gewidmet von seinen Schülern. 1. H, Leipzig: Vogel
*Schmiedeberg O (1882)
Beiträge zur Kenntnis der pharmakologischen Gruppe des Digitalins. Arch exp Pathol Pharmakol 16, 149-87
Weizsäcker V (1911a)
Über die mechanischen Bedingungen der Herzarbeit. Pflügers Arch ges Physiol 140, 135-57
Weizsäcker V (1911b)
Arbeit und Gaswechsel am Froschherzen. Pflügers Arch ges Physiol 141, 457-78
Weizsäcker V (1912)
Arbeit und Gaswechsel am Froschherzen. II. Mitt: Wirkung des Cyanids. Pflügers Arch ges Physiol 147, 135-52

von Weizsäcker V (1917)
Über die Energetik der Muskeln und insbesondere des Herzmuskels sowie ihre Beziehung zur Pathologie des Herzens. Sitzungsber Heidelb Akad Wiss, math-naturwiss Klasse, Abt B, 2. Abh, Heidelberg: Winter (In diesem Band)

*Wollheim E (1929)
Cirkulierende Blutmenge, Kompensation und Dekompensation des Kreislaufs. Verh Dtsch Ges Inn Med 41, 352-8

*Zwaardemaker H (1928a)
Über die Strahlungsstoffe im Herzen. Pflügers Arch ges Physiol 218, 354-73

*Zwaardemaker H (1928b)
Die Automatine als Strahlungsstoffe im Herzen. Z Kreislaufforsch 20, 121-31

## *Anmerkungen*

197 *Anm 1 innere Medizin 1929 ... Kreislauf in Köln 1928*
Verh Dtsch Ges Inn Med 41, 1929.
Erste Tagung der »Deutschen Gesellschaft für Kreislaufforschung« in Köln am 5. und 6. März 1928: Verh Dtsch Ges Kreislaufforsch 1, 1928.

*Hering*
HE Hering hat sich zwei Jahrzehnte mit der nervösen Steuerung des Herzens beschäftigt (so bereits 1907: Über die Automatie des Säugetierherzens. Arch ges Physiol 116, 143-58).
Vgl »Mitteilungen von mir und Dr. Koch, die der Monographie vorausgehen« S 4 f in: Hering HE (1927).

*Haberlandt*
Vgl auch die etwas später erschienene Monographie: Haberlandt L (1930) Das Herzhormon. Jena: Fischer.

198 *Maschinentheorie des Lebens*
Vgl: R Descartes (1662) De homine; JO Lamettrie (1748) L'homme machine; H Driesch (1896) Die Maschinentheorie des Lebens. Biol Zbl 16, 353 ff.

*die englischen Physiologen*
Die Geltung des Alles-oder-Nichts-Gesetzes für die Faser des Skelettmuskels wurde zuerst bestätigt von:
Lucas K (1905) On the gradation of activity in a skeletal muscle-fibre. J Physiol (London) 33, 124-37.
Vgl S 43; weitere Literatur: IV. »Das Alles-oder-Nichts-Gesetz« S 163 in: Fenn WO (1925) Die mechanischen Eigenschaften des Muskels. In: Handbuch der normalen und pathologischen Physiologie, mit Berücksichtigung der experimentellen Pharmakologie. Hrsg v A Bethe, G von Bergmann, G Embden, A Ellinger. 8. Bd, 1. Hälfte: Energieumsatz, 1. Tl: Mechanische Energie. Protoplasmabewegung und Muskelphysiologie. Berlin: Springer.

*in Ludwigs Laboratorium*

Gemeint ist der Physiologe Carl Friedrich Wilhelm Ludwig (1816-1895), seit 1865 Prof für Physiologie in Leipzig, Leiter der physiologischen Anstalt. Hauptwerk: (1852-56) Lehrbuch der Physiologie des Menschen.

202 *Eismayer und Quincke*

Genauere Angaben in dem etwas später erschienenen Aufsatz: Eismayer G, Quincke H (1930) Stoffwechseluntersuchungen am Kaltblüterherzen. III. Mitt: Sauerstoffverbrauch, Kohlensäure- und Milchsäureabgabe des Herzens bei verschiedener Arbeit. Z Biol 89 (NF 71), 523-35.

*Gessler*

Zunahme der Ökonomie »vom 17.-44. Jahre«.
S 180 in: Gessler H, Markert R (1927).

204 *seit Schmiedeberg*

Schmiedeberg berichtet in den genannten Texten von einer Veränderung der »Elasticitätszustände« der Herzmuskeln.
S 166 in: Schmiedeberg O (1882); S 127 in: ($^{2}$1888).

206 *Kollege Buytendijk*

FJJ Buytendijk (1887-1974) (1919 Prof für allg Biologie, 1925 Prof für Physiologie, 1946 Prof für allg Psychologie) beschäftigte sich um 1929 ebenso wie V von Weizsäcker mit der Kritik des Reflexbegriffs. Vgl: Buytendijk FJJ (1931) Kritik der Reflextheorie aufgrund der Erforschung der Verhaltungsweisen bei Tieren. Verh Dtsch Ges Inn Med 43. Kongreß, 24-33.
V von Weizsäcker hielt auf dem gleichen Kongreß das Referat »Die Neuroregulationen«. – Buytendijk nennt V von Weizsäcker später seinen »Lehrmeister«: S VIII in: Buytendijk FJJ (1958).

207 *seigneurale Grundhaltung*

»Das Organische als Träger demonstrativen Seinswertes besitzt Reichtum, Luxus, der sein Wesen ausmacht.«
S 12 in: Buytendijk FJJ (1958).
»Der ›seigneurale‹ demonstrative Seinswert, welcher alles Organische verbirgt, tritt im Menschen durch die Liebe frei ans Licht.«
S 59 in: Buytendijk FJJ (1958).

208 *(Paul Bert)*

Konnte nicht nachgewiesen werden.

*Schweninger*

Konnte nicht nachgewiesen werden.
Vgl: von Weizsäcker V (1947, $^{2}$1951) Fälle und Probleme. (Bd 9, S 87).
Ernst Schweninger (1850-1924), Leibarzt Bismarcks, Lehrer von Georg Groddeck.

## Neovitalismus

Logos 2, 113-124 (1911)

### *Literatur*

Driesch H (1909, ²1921)
Philosophie des Organischen. Gifford-Vorlesungen, gehalten an der Universität Aberdeen in den Jahren 1907-1908. 2 Bde, Leipzig: Engelmann; (⁴1928) gek u teilw umgearb Aufl, Leipzig: Quelle & Meyer

Driesch H (1922)
Geschichte des Vitalismus. Zweite verb u erw Aufl d ersten Haupttls d Werkes »Der Vitalismus als Geschichte und als Lehre«. Natur- u kulturgeschichtliche Bibliothek Bd 3, Leipzig: Barth

von Hartmann, E (1906)
Das Problem des Lebens. Biologische Studien. Bad Sachsa: Haacker; (²1925) hrsg v F Kern, Berlin: Wegweiser-Verl

Hume D (1739/40)
A treatise of human nature, being an attempt to introduce the experimental method of reasoning into moral subjects. 3 Vol, London: Noon; in: (1964) The philosophical works. Ed by ThH Green,ThH Grose, Vol 1 (Repr of the new ed London 1882-1886), Aalen: Scientia; (1973) Ein Traktat über die menschliche Natur. Bd 1-3, hrsg v Th Lipps, unveränd Nachdr d 2. Aufl v 1904 (Bd 1) bzw d 1. Aufl v 1906 (Bd 2 u 3) m e Einf hrsg v R Brandt, Philosophische Bibliothek Bd 283, Hamburg: Meiner

Kant I (1781, ²1787)
Kritik der reinen Vernunft. (²1878) hrsg v K Kehrbach, Leipzig: Reclam; (⁴1975) Immanuel Kant. Werke in sechs Bänden. Hrsg v W Weischedel, Bd II, Darmstadt: Wissenschaftliche Buchgesellschaft

Kant I (1786)
Metaphysische Anfangsgründe der Naturwissenschaft. In: (⁴1975) WW V

Kant I (1790)
Kritik der Urteilskraft. (⁴1975) WW V

de Laplace PS (³1820)
Théorie analytique des probabilités. Rev et augm par l'auteur. Paris: Courcier; in: (1886) Œuvres complètes de Laplace, publ sous les auspices de l'Académie des Sciences, Tom VII, Paris: Gauthier-Villars

de Laplace PS (1814)
Essai philosophique sur les probabilités. Paris: Courcier; (1921) Paris: Gauthier-Villars; (1932) Philosophischer Versuch über die Wahrscheinlichkeit. Hrsg v R von Mises, Ostwald's Klassiker der exakten Wissenschaften Bd 233, Leipzig: Akademische Verlagsgesellschaft

Newton I (1687)
Philosophiae naturalis principia mathematica. London; (1963) Mathematische Prinzipien der Naturlehre. M Bem u Erl hrsg v JPh Wolfers (unveränd Nachdr d Ausg Berlin 1872), Darmstadt: Wissenschaftliche Buchgesellschaft

Windelband W ($^{2}$1899)
Die Blüthezeit der Deutschen Philosophie. Die Geschichte der neueren Philosophie in ihrem Zusammenhange mit der allgemeinen Cultur und den besonderen Wissenschaften. 2. Bd: Von Kant bis Hegel und Herbart. Leipzig: Breitkopf u Härtel

## *Anmerkungen*

211 *Neovitalismus*
Vgl Kap »Südwestdeutsche Philosophie« S 17-35 sowie S 143 ff in: von Weizsäcker V (1954, $^{2}$1955) Natur und Geist. (Bd 1, S 20-35, 116 ff).

*Naturbetrachtung ... aristotelische*
Gemeint ist die teleologische Naturbetrachtung.
Vgl: »Aristoteles« S 8-18, »Vitalismus im Gefolge der Naturphilosophie« S 87-92 in: Driesch H (1922).

*mit Eduard von Hartmanns*
Vgl Abschn »Eduard von Hartmann« S 153-6 in: Driesch H (1922).
Vgl ebenso: A.II. »Mechanismus und Vitalismus in der modernen Biologie.« in: von Hartmann E (1906).

*»Neovitalismus«*
Der Begriff des Neovitalismus stammt von E Du Bois-Reymond:
Du Bois-Reymond E (1894) (Eröffnungsrede ohne Titel) 28. Juni. Öffentliche Sitzung zur Feier des Leibnizischen Jahrestages. Sitzungsber königl preuss Akad Wiss Berlin XXII, 623-41; ($^{2}$1912) Über Neo-Vitalismus. In: Reden von Emil Du Bois-Reymond, in zwei Bdn, m e Gedächtnisrede v J Rosenthal, hrsg v E Du Bois-Reymond, Bd 2, Leipzig: Veit.

212 *Lebenskraft*
Der Begriff »Lebenskraft« (vis vitalis ) geht zurück auf den Arzt und Naturforscher Gottfried Reinhold Treviranus (1776-1837). Er prägte auch den Begriff »Biologie«.
vgl S 51 in: Treviranus GR (1802) Biologie oder Philosophie der lebenden Natur für Naturforscher und Ärzte. Bd 1, Göttingen.
vgl auch Abschn »Treviranus« S 96 ff in: Driesch H (1922).

*Ausdruck des Aristoteles*
Der Begriff Entelechie (griech.: ἐντελέχεια) wurde wahrscheinlich von Aristoteles geprägt. Er findet sich zunächst im Zusammenhang der Lehre von ἐνέργεια und δύναμις (Metaphysik IX). Dort bezeichnet er den Vorgang, aber auch den Zustand der Verwirklichung der in einem Seienden angelegten Möglichkeiten, meint dann aber auch die Form, die sich im Stoff verwirklicht. In

diesem Sinne bezeichnet Aristoteles die Seele als die erste Entelechie des Körpers (De anima 412 a 27f, 414 a 16f). Ein beseelter Körper ist in seinem Lebensvollzug (ἐνέργεια) auf das ausgerichtet, was er seinem Wesen nach ist: ἐν τέλει ἔχειν (vgl Metaphysik 1050 a 21 ff, 1071 a 35 f).

*Beharrungsgesetz*
Gemeint ist das Trägheitsprinzip, das 1. Newtonsche Axiom der Mechanik: »Jeder Körper beharrt in seinem Zustand der Ruhe oder der gleichförmigen geradlinigen Bewegung, wenn er nicht durch einwirkende Kräfte gezwungen wird, seinen Zustand zu ändern.«
im 1. Tl von: Newton I (1687).

*dem »Zerstreuungssatze« der Physik*
Nach Driesch ist der zweite Hauptsatz der Wärmelehre »aus zwei ganz verschiedenen logischen Bestandteilen« zusammengesetzt. Er unterscheidet die Zunahme der Entropie von ihrer Deutung im Zusammenhang der kinetischen Gastheorie. Hier greift er auf Kelvins Formulierung »Zerstreuung der Wärme« zurück. Aus diesen beiden »Bestandteilen« leitet er Prinzipien des Naturgeschehens überhaupt ab, neben den »Satz des Geschehens« stellt er »Zerstreuung als drittes Prinzip«.
S 173-7 in: Driesch H (1909) Bd 2.

*Anm 6 vgl. z.B. Boltzmann*
Wahrscheinlich greift Weizsäcker hier Drieschs Bemerkungen zu Boltzmann auf. Driesch verweist im Sinne seines »Zerstreuungssatzes« auf Boltzmanns Deutung der Zunahme der Entropie mit Hilfe des Wahrscheinlichkeitsbegriffes. Darüber hinaus referiert er von dritter Seite mitgeteilte Gedanken Boltzmanns, daß sich eine »Einwirkung des Psychischen auf das Physische« mit dem Satz von der Erhaltung der Energie vertragen könne.
S 202, Anm 1; S 229 in: Driesch H (1909) Bd 2.

213 *ein Laplacescher Geist*
s Anm zu S 242 u S 258.

214 *eine vollständige Disjunktion*
Nach der Aussagenlogik liegt eine vollständige Disjunktion vor, wenn zwei Aussagen durch »entweder – oder« zu verbinden sind.

*realiter*
mittelalterliches Latein: Adverb von realis – in Wirklichkeit, tatsächlich.

*die drei ersten Beweise für die Entelechie*
Driesch deutet den ersten und zweiten Hauptsatz der Wärmelehre als die Prinzipien des anorganischen Naturgeschehens. Mit ihnen setzt er sich in den drei ersten Beweisen für die Entelechie auseinander.
Abt B Tl I: 1. »Entelechie und das Prinzip der Erhaltung der Energie«, 2. »Entelechie und der Satz des Geschehens«, 3.»Die Beziehung der Entelechie zur Verteilung gegebener Elemente« in: Driesch H (1909) Bd 2.

215 *Individualität*
Vgl Abt B, Tl II, B. »Die Kategorie ›Individualität‹« S 303-487 in: Driesch H (1909) Bd 2.

*der Kategorie des Organischen ... objektive Realität*
Weizsäcker referiert hier Driesch in der Begrifflichkeit Kants, die dieser selbst in allerdings veränderter Bedeutung verwendet. So gebraucht Driesch den Begriff der Kategorie (s vorhergehende Anm) anders als Kant. Bei Kant hat ein Begriff, der nicht aus der Erfahrung stammt, also ein reiner Verstandesbegriff, nur dann objektive Realität, wenn seine empirische Geltung gezeigt werden kann. Diese Aufgabe löst die sogenannte transzendentale Deduktion der reinen Verstandesbegriffe: sie sind notwendige Bedingungen der Möglichkeit objektiver Erkenntnis. Da dies für den Begriff des Organismus nicht gezeigt werden kann, ist er keine Kategorie, sondern ein regulativer Vernunftbegriff.
Vgl §§ 74-77 in: Kant I (1790) WW v. (§ 75: »Der Begriff einer objektiven Zweckmäßigkeit der Natur ist ein kritisches Prinzip der Vernunft für die reflektierende Urteilskraft«).

*Kant bis Hegel*
s §§ 65 f in: Kant I (1790) WW v. – Vgl V von Weizsäckers Einleitung (1923) zu seiner Edition der »Kritik der teleologischen Urteilskraft« (Bd 1, S 502-17).
3. Abschn, 1. Kap: »Das Leben« in: Hegel GWF (1958) WW v. –
2. Tl »Die subjektive Logik oder Lehre vom Begriff« in: Hegel GWF (1812, 1816) Wissenschaft der Logik. 2 Bde, Nürnberg: Schrag; (1958) Georg Wilhelm Friedrich Hegel. Sämtliche Werke. Jubiläumsausgabe in 20 Bänden, hrsg v H Glockner, Bd IV, V, Stuttgart: Frommann.

216 *Organismen Ursache ihrer selbst*
Diese Grundbestimmung charakterisiert die Organismen als Naturzwecke. Die Idee von einem Naturzweck ist der Vernunftbegriff eines sich selbst organisierenden Wesens. (§ 65 in: Kant I, 1790, WW v).
»... ein Ding existiert als Naturzweck, wenn es von sich selbst Ursache und Wirkung ist; ...«
§ 64, A 282, B 286 in: Kant I (1790) WW v.
»Ein organisiertes Produkt der Natur ist das, in welchem alles Zweck und wechselseitig auch Mittel ist.«
§ 66, A 293, B 295 f aaO.

*Antinomie der teleologischen Urteilskraft*
2. Tl »Kritik der teleologischen Urteilskraft«, 2. Abt »Dialektik der teleologischen Urteilskraft« §§ 69-78, A 310 ff, B 314 ff in: Kant I (1790, ²1793) WW v.
Die »Kritik der teleologischen Urteilskraft« wurde von V von Weizsäcker 1923 unter dem Titel »Der Organismus« herausgegeben, die von ihm verfaßte Einleitung dazu in Bd 1, S 502 ff.

217 *So lehrt Kant*
vgl als Zusammenfassung des gesamten Argumentationsganges § 76 (A 335 ff, B 339 ff) in: Kant I (1790, ²1793) WW v.

*Ursache und Wirkung*
Vgl die Kritik der Maschinentheorie des Lebens und den Begriff der Entelechie in: Abt A, Tl 1, B,3 »Das Problem der morphogenetischen Lokalisation ...« S 119-50 in: Driesch H (1909) Bd 1; »Definition des Organismus« S 351, aaO Bd 2.

*früher ... zum Vorwurf gemacht*
Der vorliegende Aufsatz ist nach der Dissertation (1910, in diesem Bd S 9-18) die früheste Veröffentlichung V v Weizsäckers; daher sind wahrscheinlich nur die Ausführungen auf S 214-6 gemeint.

*Antwort, die Kant gibt*
s Anm zu S 215 (Kategorie des Organischen), 216 (Organismen, Antinomie), 217 (so lehrt Kant).

*Erweiterung des Kantschen Naturbegriffes*
»Die organische Natur« S 331 ff in: Driesch H (1909) Bd 2.

*Materie der Individualität*
Vgl »Entelechie und das ›Individuum‹« S 145, »Der Begriff des Zweckes« S 324 in: Driesch H (1909) Bd 2.

*in Kants reiner Naturwissenschaft*
»Vorrede« A xvi ff in: Kant I (1786) WW v.

218 *nicht als kausales*
Zum Verhältnis von Entelechie und Kausalität: S 156-242, 327-9 in: Driesch H (1909) Bd 2.

*die unanschauliche Natur*
Abschn »Die organische Natur« S 331-5 in: aaO Bd 2.

*Objektivität scheinbar in der Form Kants*
Zu Kants Verständnis der Objektivität: §§ 18, 19, A 78 ff in: Kant I (1783) Prolegomena zu einer jeden künftigen Metaphysik, die als Wissenschaft wird auftreten können. WW III.
Zur Auffassung von Objektivität bei Driesch:
Abschn »Kategorien überhaupt« S 303-10 in: Driesch H (1909) Bd 2.

*»Einordnen« des »Gegebenen«*
»Was nun die Naturphilosophie angeht, so kann es keinem Zweifel unterliegen, daß ihr letztes Ziel darin bestehen muß, alles in der Natur Gegebene Begriffen und Prinzipien kategorischer Art zuzuordnen ... In diesem Sinne bleibt der Kantsche Anspruch wahr, daß das Ich der Natur die Gesetze vorschreibt, wobei freilich Natur, d. h. das Gegebene im Raum, derart sein muß, daß sie sich jener Vorschrift fügt.«
S 7 in: Driesch H (1909) Bd 1.

*in Kants Denkweise*
Gemeint ist die transzendentale Fragestellung nach den Bedingungen der Möglichkeit objektiver Erkenntnis. Analog zu der Frage »Wie ist reine Naturwissenschaft möglich?« wird nun nach der Möglichkeit der Biologie als Wissenschaft gefragt.
»Wie ist reine Naturwissenschaft möglich?« §§ 14-35 in: Kant I (1783) Prolegomena zu einer jeden künftigen Metaphysik, die als Wissenschaft wird auftreten können. WW III; vgl auch »Vorrede« A VII in: (1786) WW V.
*regulative Prinzipien*
Die Unterscheidung regulativer Prinzipien (Begriffe der Vernunft) und konstitutiver Prinzipien (Begriffe des reinen Verstandes) hat für Kant systemtragende Bedeutung. Die konstitutive Bedeutung der Kategorien kann deduziert werden: sie sind Begriffe der gesetzmäßigen Verbindung der Erscheinungen in Raum und Zeit (B 165). Die Vernunftbegriffe dagegen dienen dem Verstand zur Regel, so auch zur Befragung der Natur. Sie leiten den Verstandesgebrauch in systematischer, Einheit stiftender Absicht, so beim Gebrauch der Kategorien als Prinzipien der Naturwissenschaft.
»Von dem regulativen Gebrauch der Ideen der reinen Vernunft« A 642ff, B 670ff in: Kant I (1781, ²1787) WW II.
»Vorrede« A IIIff in: Kant I (1786) WW V.
219 *Humesche Ableitung der Kausalität*
1. Tl, 4. Abschn; 3. Tl, Abschn 2-4 in: Hume D (1973).
Vgl auch Abschn 3-7 in: (1748) Philosophical essays concerning human understanding. (vor allem unter dem späteren Titel bekannt: An enquiry concerning human understanding.); (⁷1911) Eine Untersuchung über den menschlichen Verstand. Philosophische Bibliothek Bd 35, Leipzig: Meiner; (1967) übers u hrsg v H Henning, Stuttgart: Reclam.
*»Die Affinität ... gegründet ist.«*
Das vollständige Zitat lautet: »Die objektive Einheit alles (empirischen) Bewußtseins in einem Bewußtsein (der ursprünglichen Apperzeption) ist also notwendige Bedingung so gar aller möglichen Wahrnehmung, und die Affinität aller Erscheinungen (nahe oder entfernte) ist eine notwendige Folge einer Synthesis in der Einbildungskraft, die a priori auf Regeln gegründet ist.«
A 123 in: Kant I (1781) WW II.
*nirgends klar unterschieden*
Die Differenz der notwendigen Einheit unter empirischen Gesetzen einerseits und der notwendigen Einheit der Apperzeption mittels der Kategorien als Prinzipien gesetzmäßiger Verbindung der Erscheinungen andererseits wird in der völlig neu gefaßten transzendentalen Deduktion der Kategorien in der zweiten Auflage der »Kritik der reinen Vernunft« berücksichtigt. Kant merkt ausdrücklich an: »Besondere Gesetze, weil sie empirisch bestimmte Erscheinungen betreffen, können davon (i. e. von den Gesetzen a priori) nicht vollständig abgeleitet werden, ob sie gleich alle unter jenen stehen.«
B 165 in: Kant I (²1787) WW II.

220 *Die Vernunft aber »geht ... geben«.*
Das vollständige Zitat lautet:
»Sie geht also niemals zunächst auf Erfahrung, oder auf irgend einen Gegenstand, sondern auf den Verstand, um den mannigfaltigen Erkenntnissen desselben Einheit a priori durch Begriffe zu geben, welche Vernunfteinheit heißen mag, und von ganz anderer Art ist, als sie von dem Verstande geleistet werden kann.«
A 302, B 359 in Kant I (1781, ²1787) WW II.
(»zunächst« wurde von V v Weizsäcker hervorgehoben.).

221 *Verstandesbegriffe die Schemata der Vernunftprinzipien*
Die Schemata der Kategorien geben diesen objektive Bedeutung im Hinblick auf die Zeitlichkeit unserer Erfahrung. Analog kann gesagt werden, die Verstandesbegriffe sind Schemata der Vernunftprinzipien, insofern sie auf den Erfahrungsgebrauch der Verstandesbegriffe angewendet werden.
Vgl »Von dem Schematismus der reinen Verstandesbegriffe« A 137ff, B 176ff in: Kant I (1781, ²1787) WW II.

222 *Aut Caesar aut nihil*
lat.: Entweder Cäsar (sein) oder nichts (sein). – Wahlspruch von Cesare Borgia (1475-1507).

*ignava Ratio*
lat.: faule Vernunft – A 689f in: Kant I (1781) WW II.

223 *Einführung des Zwecks (Individualität)*
Abschn »Die Kategorie ›Individualität‹« S 318-25 (vgl darin: »Der Begriff des Zweckes« S 324f) in: Driesch H (1909) Bd 2.

## Kritischer und spekulativer Naturbegriff

Logos 6, 185-209 (1916)

### *Literatur*

Diels H (³1912, ⁸1956)
Die Fragmente der Vorsokratiker. Griechisch u deutsch. Hrsg v W Kranz, 3 Bde, Berlin: Weidmann

Hegel GWF (1817)
Encyklopädie der philosophischen Wissenschaften im Grundrisse. Zum Gebrauch seiner Vorlesungen. (1927, ³1956) Georg Wilhelm Friedrich Hegel. Sämtliche Werke. Jubiläumsausgabe in 20 Bänden. Hrsg v H Glockner, Bd VI, Stuttgart: Frommann

Hegel GWF (1830)
System der Philosophie. 1. Teil: Die Logik. (1929, $^{3}$1955) WW VIII

Hegel GWF (1836)
Vorlesungen über die Geschichte der Philosophie. 3. Bd, m e Vorw v KL Michelet. (1928, $^{3}$1958) WW XIX

Hertz H (1894)
Die Prinzipien der Mechanik in neuem Zusammenhange dargestellt. Hrsg v Ph Lenard, m e Vorw v H von Helmholtz, Gesammelte Werke Bd 3, Leipzig: Barth; (1963) Darmstadt: Wissenschaftliche Buchgesellschaft

Kant I (1781, $^{2}$1787)
Kritik der reinen Vernunft. ($^{4}$1975) Immanuel Kant. Werke in 6 Bänden. Hrsg v W Weischedel, Bd 2, Darmstadt: Wissenschaftliche Buchgesellschaft

Kant I (1783)
Prolegomena zu einer jeden künftigen Metaphysik, die als Wissenschaft wird auftreten können. WW III

Kant I (1790)
Kritik der Urteilskraft. WW V

de Laplace PS (1814)
Essai philosophique sur les probabilités. Paris: Courcier; (1921) Paris: Gauthier-Villars; (1932) Philosophischer Versuch über Wahrscheinlichkeit. Hrsg v R von Mises, Ostwald's Klassiker der exakten Wissenschaften 233, Leipzig: Akademische Verlagsgesellschaft

de Laplace PS ($^{3}$1820)
Théorie analytique des probabilités. Rev et augm par l'auteur Paris: Courcier; in: (1886) Œuvres complètes de Laplace, publ sous les auspices de l'Académie des Sciences, Tom VII, Paris: Gauthier-Villars

Rickert H ($^{2}$1913)
Die Grenzen der naturwissenschaftlichen Begriffsbildung. Eine logische Einleitung in die historischen Wissenschaften. Tübingen: Mohr

Rickert H (1899, $^{3}$1915)
Kulturwissenschaft und Naturwissenschaft. Freiburg: Mohr; ($^{7}$1926) Tübingen: Mohr

Windelband W (1894, $^{3}$1904)
Geschichte und Naturwissenschaft. Rede beim Stiftungsfest der Kaiser-Wilhelm-Universität Straßburg 1. Mai 1894, Straßburg: Heitz

## *Anmerkungen*

224 *Kritischer und spekulativer Naturbegriff*
Vgl Kap »Südwestdeutsche Philosophie« S 17-35 sowie S 143 ff in: von Weizsäcker V (1954, $^{2}$1955) Natur und Geist (Bd 1, S 20-35, 116 ff).

*im griechischen Denken*
Vgl S 243.

225 *jüngst von H. Rickert*
Gemeint ist die 3. Auflage von H Rickert (1899):
»Und schließlich hat schon gegen Ende des 18. Jahrhunderts der größte Denker der modernen Welt den für die Methodenlehre maßgebenden Begriff der Natur als des Daseins der Dinge, ›sofern es nach allgemeinen Gesetzen bestimmt ist‹ und damit auch den allgemeinsten Begriff der Naturwissenschaft wohl für absehbare Zeiten endgültig festgestellt.«
S 6f in: Rickert H (³1915).
Das in Rickerts Formulierungen enthaltene Zitat von Kant:
§ 14 »Wie ist reine Naturwissenschaft möglich?« S 159 (A 71) in: Kant I (1783) WW III.
Zu Kants Begriff der Natur vgl außerdem:
Vorrede (insbes A VI) S 11 ff in: Kant I (1786) Metaphysische Anfangsgründe der Naturwissenschaft. WW V.

*nomothetischer und ideographischer Wissenschaft*
Vgl: W Windelband (1894) und H Rickert (²1913).

*neueren Bewegung der Logik*
Auftakt dieser »neueren Bewegung« ist die große Studie (vgl insbes das erste Buch: S 3 ff): W Dilthey (1883) Einleitung in die Geisteswissenschaften. Versuch einer Grundlegung für das Studium der Gesellschaft und der Geschichte. Leipzig: Duncker u Humblot.
vgl: H Rickert (²1913).

*die Wertphilosophie*
Die sogenannte »Südwestdeutsche Schule« wird auch als eine Philosophie der Werte charakterisiert.
Wichtige Literatur zur Philosophie der Werte:
W Windelband (1911, ⁵1914) Präludien. Aufsätze und Reden zur Philosophie und ihrer Geschichte. Tübingen: Mohr; (1913) Die Prinzipien der Logik. Tübingen: Mohr; (1914, ³1919) Einleitung in die Philosophie. Tübingen: Mohr.
H. Rickert (1899); (²1913).
Lask (1911) Die Logik der Philosophie und die Kategorienlehre. Eine Studie über den Herrschaftsbereich der logischen Formen. Tübingen: Mohr.
M Scheler (1916) Der Formalismus in der Ethik und die materiale Wertethik. Neuer Versuch der Grundlegung eines ethischen Personalismus. Jahrbuch für Philosophie und phänomenologische Forschung Bd 2, Halle: Niemeyer; (⁴1954) Gesammelte Werke. Bd 11, Hrsg v M Scheler, Bern: Francke.
N Hartmann (1925) Ethik. Berlin: de Gruyter.
Vgl auch V von Weizsäckers Literaturangabe zur Wertphilosophie S 259f.

*aus Kants regulativen Prinzipien*
Kants systematische Unterscheidung von regulativen und konstitutiven Prinzi-

pien folgt aus der Unterscheidung reiner Verstandeserkenntnis – d. h. der Erkenntnis durch reine Begriffe (Kategorien), die die Möglichkeit objektiver Erkenntnis begründet – und reiner Vernunfterkenntnis – d. h. der Erkenntnis durch Ideen, die auf das systematische Ganze der Erkenntnis aus einem Prinzip der Einheit absieht.
S 563 ff (A 642 ff, B 670 ff) in: Kant I (1781, $^{2}$1787) WW 11.
Vgl dazu auch S 220 ff.

226 *Gravamina*
Beschwerden – vgl die wiederholt formulierten Gravamina nationis germanicae gegen die Mißstände der Kirche (15./16. Jh.).

*noli me tangere*
Rühre mich nicht an – Übersetzung der Vulgata von Joh. 20,17.

229 *das Systematische der Wissenschaft*
Von Weizsäcker folgt hier dem Wissenschaftsbegriff Kants.
Vgl u a »Transzendentale Methodenlehre«. 3. Hauptstück: »Die Architektonik der reinen Vernunft« S 695 ff (A 832 ff, B 860 ff) in: Kant I (1781, $^{2}$1787) WW 11.

230 *Verum index sui et falsi*
»Wahrlich, wie das Licht sich selbst und die Finsternis offenbart, so ist die Wahrheit die Norm ihrer selbst und des Falschen.«
2. Buch, 43. Lehrsatz, Anm, S 83 in: de Spinoza B ($^{8}$1917) Ethik. Übers v O Baensch, Philosopische Bibliothek Bd 92, Leipzig: Meiner.

231 *der transzendentale … und … der ontologische Beweis*
Gemeint sind zunächst die mittelalterlichen und neuzeitlichen Formulierungen des ontologischen Gottesbeweises.
Erstmals: Anselm von Canterbury (1491) Proslogion. ($^{2}$1984) Lat-dtsch Ausg, hrsg v FS Schmidt, Stuttgart-Bad Cannstatt: Frommann-Holzboog.
Später zB: J Duns Scotus (1497) Tractatus de primo principio. Ed crit cur N Müller, Freiburg: Herder.
Neuzeitlich: Meditation 5 in: Descartes R (1641) Meditationes de prima philosophia in qua Dei existentia et animae immortalitas demonstrantur. ($^{2}$1977) Meditationen über die Grundlagen der Philosophie. Lat-dtsch, hrsg v L Gäbe, Philosophische Bibliothek 250a, Hamburg: Meiner.
Der ontologische Gottesbeweis wurde widerlegt von Kant: »Von der Unmöglichkeit eines ontologischen Beweises vom Dasein Gottes.« S 529 ff (A 592, B 620 ff) in: Kant I (1781, $^{2}$1787) WW 11.
Kant legt sein Verständnis des transzendentalen Beweises dar in »Die Disziplin der reinen Vernunft in Ansehung ihrer Beweise.« S 661 ff (A 782 ff, B 811 ff) in: Kant I (1781, $^{2}$1787) WW 11.

232 *Gedanke des Parmenides … Weisheit des Parmenides*
Fragment 5 u 6 in: Diels H ($^{3}$1912) WW 1 (Fragment 3 u 6 in: $^{8}$1956).

232/3 *im Begriffe des transzendentalen Ich*
Vgl hierzu insbes Kants »Widerlegung des Idealismus« (B 274 ff) im Kontext der »Postulate des empirischen Denkens überhaupt« (A 218 ff, B 265 ff): S 248 ff, 254 ff in: Kant I (1781, ²1787) WW II.

233 *Widerspruch im Erkennen der Wahrheit*
Vgl hierzu Hegels Vorrede und Einleitung zur »Phänomenologie des Geistes« (1807), in denen er den transzendentalphilosophischen Begriff des Erkennens und damit den Begriff der Dialektik der Kantschen Antinomien der reinen Vernunft transformiert und in die Dialektik des spekulativen Wissens überführt.
GWF Hegel (1927, 1958) WW II.

234 *ens realissimum*
Kant äußert sich zum »Begriff des allerrealesten Wesens« im Zusammenhang seiner Widerlegung des ontologischen Gottesbeweises (A 596, B 624); vgl in diesem Kontext auch seine Widerlegung des kosmologischen Gottesbeweises (insbes A 604 ff, B 632 ff): S 531 ff, 536 ff in: Kant I (1781, ²1787) WW II.

*Hegel*
S 118 in: Hegel GWF (1830) WW VIII.

235 *Rankes Geschichtsschreibung*
Leopold von Ranke (1795-1886), ein Begründer der methodisch-kritischen Geschichtsschreibung, legte gleichwohl seine Sicht der Geschichte immer wieder mit Hegelschen Denkfiguren dar.

*Konkretheit des Begriffes*
S 354, 361 in: Hegel GWF (1955) System der Philosophie. Tl 1: Die Logik. WW VIII; – S 409 f in: (1959) Vorlesung über die Philosophie der Religionsgeschichte. Bd 2, WW XVI.

236 *Sie schließt*
Unklarer Bezug von »Sie« (ebenso in den folgenden Sätzen). Gemeint ist die Transzendentalphilosophie.

237 *Ausdruck der konstitutiven Kategorie*
Von Weizsäcker bezieht sich mit dem Hinweis auf die Bedeutung der Kategorien auf den komplexen Begründungszusammenhang naturwissenschaftlicher Erkenntnis, den Kant in der »Kritik der reinen Vernunft« und in »Metaphysische Anfangsgründe der Naturwissenschaft« (1786) ausgeführt hat. Die Kategorien sind die logische Funktion in der Einheit des Denkens – das Formale –; und sie sind konstitutiv für die Möglichkeit objektiver Erkenntnis: Die transzendentale Deduktion der Kategorien zeigt, daß dem Begriff der Natur als einem gesetzmäßigen Zusammenhang der Erscheinungen in Raum und Zeit diese konstitutiven Funktionen der Gegenstandserkenntnis zugrunde liegen. Die Möglichkeit einer Wissenschaft von der Natur, für Kant die Newtonsche Physik, beruht also auf diesen Kategorien als Prinzipien der Naturerkenntnis.

»Transzendentale Deduktion der reinen Verstandesbegriffe.« S 134 ff (B 129 ff, insbes B 163 ff) in: Kant I (1781, ²1787) WW II.
Vorrede, S 11 ff in: Kant I (1786) Metaphysische Anfangsgründe der Naturwissenschaft. WW V.

241 *natura naturata*
Die hervorgebrachte Natur im Gegensatz zur hervorbringenden Natur (natura naturans).
1. Tl, Lehrsatz 29, Anm 27 f in: de Spinoza B (1955) Ethik. Übers v O Baensch, Einl v R Schottlaender, Philosophische Bibliothek Bd 92, Hamburg: Meiner.

242 *Begrifflichkeit bringt Subjektivität mit sich*
Die hier diskutierte subjektive Bedeutung der Begrifflichkeit und die Frage ihrer objektiven Gültigkeit beantwortet Kant mit der Unterscheidung des konstitutiven Gebrauchs der Kategorien (s Anm zu S 237) und des regulativen Gebrauchs der Vernunftbegriffe Teil/Ganzes, Zweckmäßigkeit, Spezifikation usw. Eine Figur dieses regulativen Vernunftgebrauchs ist die des »Als-ob« hinsichtlich der Idee der systematischen Einheit und insbesondere hinsichtlich der zweckmäßigen Organisation der Natur.
S 590 f (A 680 f, B 708 f) in: Kant I (1781, ²1787) WW II.
§ 68 »Von dem Prinzip der Teleologie als innerem Prinzip der Naturwissenschaft.« S 494 ff (A 301 ff, B 305 ff) in: Kant I (1790, ²1793) Kritik der Urteilskraft. In: WW V.

*»Weltformel«, »Laplacescher Geist«*
»Weltformel« bezieht sich auf die Fähigkeit des »Laplaceschen Geistes«, aus einer gegebenen Weltlage aufgrund der vorausgesetzten Kausalität auf alles Vergangene und Zukünftige zu schließen.
S 1 f in: de Laplace PS (1932). – s Anm zu S 258.
Vgl S 157 ff in: Rickert H (³1921).

*»letzte Naturwissenschaft«*
S 54 in: Rickert H (³1921).

*Natura non facit saltum*
Die Natur macht keinen Sprung. Der häufig formulierte Gedanke geht auf Aristoteles zurück, der in der »Historia ab animalibus« (I, 588 B 4) einen allmählichen Übergang von Unbelebtem zum Belebten beschreibt. Der Plural saltus (Sprünge) findet sich erstmals:
Nr. 77 in: von Linné C (1751) Philosophia botanica.
Vgl auch das Kontinuitätsprinzip bei Leibniz: »... Kontinuität aber kommt der Zeit wie der Ausdehnung, den Qualitäten wie den Bewegungen, überhaupt aber jedem Übergange in der Natur zu, da ein solcher niemals sprungweise vor sich geht.«
S 63 f in: Leibniz GW (²1924) Metaphysische Anfangsgründe der Mathematik. In: Philosophische Werke. Hrsg v A Buchenau, E Cassirer, Bd 1: Schriften zur Grundlegung der Philosophie. 1. Bd, Philosophische Bibliothek Bd 107, Leipzig: Meiner.

244 *»Gegebenes«*
s Anm zu S 253.

247 *Hegel ... Einzelheit das Wirkliche*
»Die Lehre vom Begriff.« §§ 112-114, 163, S 98 ff, 132 in: Hegel GWF (1817) WW VI.
(Schreibweise bei Hegel: »Einzelnheit«).
Vgl ua 1. Abschn, 1. Kap, C. »Das Einzelne« in: Hegel GWF (1816) Wissenschaft der Logik. 2. Bd: Die subjektive Logik oder Lehre vom Begriff. WW V.

*Goethe ... alles Wirkliche schon Theorie*
»Das Höchste wäre: zu begreifen, daß alles Faktische schon Theorie ist.«
Nr. 488, S 432 in: von Goethe JW ([10]1982) Maximen und Reflexionen. In: Goethes Werke. Hamburger Ausgabe in 14 Bänden, hrsg v E Trunz, Bd XII, München: Beck.
(Nach der Zählung von Max Hecker Nr. 575).

249 *Prinzip der transzendentalen Synthesis*
Vgl hierzu: »Des Leitfadens der Entdeckung aller reinen Verstandesbegriffe dritter Abschnitt.« S 116 ff (A 77 ff, B 102 ff, insbes A 78 f, B 104 f); »Transzendentale Deduktion der reinen Verstandesbegriffe« §§ 15 u 16, S 134 ff (B 129 ff) in: Kant I (1781, [2]1787) WW II.

*Hegels Ausdruck*
»Oder dieser transcendentale Idealismus läßt den Widerspruch bestehen, nur daß das Ansich nicht so widersprechend sey, sondern dieser Widerspruch allein in unser Gemüth falle ... So ist aber der Widerspruch nicht aufgelöst; er besteht vor, wie nach. Das ist zu viel Zärtlichkeit für die Dinge; es wäre Schade, wenn sie sich widersprächen ... so ist der Geist Zerrüttung, Verrücktheit in sich selbst. Die wahrhafte Auflösung geht auf den Inhalt, daß die Kategorien keine Wahrheit an ihnen haben, ebenso wenig aber das Unbedingte der Vernunft, sondern nur die Einheit beider als konkrete.«
S 582 in: Hegel GWF (1928, [3]1958) WW XIX.
(Hegel übt hier Kritik an der 4. Antonomie der reinen Vernunft. A 453 ff, B 481 ff in: Kant I, 1781, [2]1787, WW II).

## Empirie und Philosophie

Die Naturwissenschaften 5, 669-73 (1917)

### *Literatur*


*Kant I (1781, $^{2}$1787)
Kritik der reinen Vernunft. In: ($^{4}$1975) Immanuel Kant. Werke in 6 Bänden. Hrsg v W Weischedel, Bd II, Darmstadt: Wissenschaftliche Buchgesellschaft

*Kant I (1786)
Metaphysische Anfangsgründe der Naturwissenschaft. WW V: Kritik der Urteilskraft und Schriften zur Naturphilosophie

Lask E (1911)
Die Logik der Philosophie und die Kategorienlehre. Eine Studie über den Herrschaftsbereich der logischen Formen. Tübingen: Mohr

*Newton I (1687)
Philosophiae naturalis principia mathematica. London; (1963) Mathematische Prinzipien der Naturlehre. Hrsg v JPh Wolfers (unveränd Nachdr d Ausg Berlin 1872) Darmstadt: Wissenschaftliche Buchgesellschaft

Rickert H ($^{2}$1913)
Die Grenzen der naturwissenschaftlichen Begriffsbildung. Eine logische Einleitung in die historischen Wissenschaften. 2. neubearb Aufl, Tübingen: Mohr

Rickert H ($^{3}$1915a)
Der Gegenstand der Erkenntnis. Einführung in die Transzendentalphilosophie. 3. völlig umgearb u erw Aufl, Tübingen: Mohr

Rickert H ($^{3}$1915b)
Kulturwissenschaft und Naturwissenschaft. Tübingen: Mohr

*Siemens W (1886)
Das naturwissenschaftliche Zeitalter. Tagebl Vers deutsch Naturf Ärzte 59, 92-96; in: Siemens W ($^{2}$1891) Wissenschaftliche und technische Arbeiten. 2. Bd: Technische Arbeiten. Berlin: Springer

Windelband W (1910)
Die Erneuerung des Hegelianismus. Festrede in der Heidelberger Akademie der Wissenschaften. Sitzungsber Heidelb Akad Wiss, Phil-hist Klasse Bd 1, Jg 1910, Abh 10, Heidelberg: Winter; in: ($^{5}$1915) Präludien. Aufsätze und Reden zur Philosophie und ihrer Geschichte, Bd 1, Tübingen: Mohr

Windelband W ($^{5}$1915)
Präludien. Aufsätze und Reden zur Philosophie und ihrer Geschichte. 2 Bde, Tübingen: Mohr

251 *das Maß aller Dinge*
Der Sophist Protagoras formulierte: »Aller Dinge Maß ist der Mensch ...« Fragment 1 in: Diels H ([8]1956) Die Fragmente der Vorsokratiker. Hrsg v W Kranz, Bd 2, Berlin: Weidmann.

*Die Geisteswissenschaften*
Vgl: Dilthey W (1883) Einleitung in die Geisteswissenschaften. Versuch einer Grundlegung für das Studium der Gesellschaft und der Geschichte. Leipzig: Duncker & Humblot; ([5]1962) Gesammelte Schriften. Hrsg v B Groethuysen, Stuttgart: Teubner.

*In seinem Begriff der Erfahrung*
Vgl: »Vorrede zur zweiten Auflage«: B VII-XLIV in: Kant I ([2]1787) WW II.

252 *»Zurück zu Fichte und Hegel«*
Vgl Kap »Südwestdeutsche Philosophie.« In: von Weizsäcker V (1954, [2]1955) Natur und Geist. (Bd 1).

*Hegel und die empirische Forschung*
Vgl 2. Hauptteil, S 245-376 in: Hegel GWF (1817) Encyklopädie der philosophischen Wissenschaften im Grundrisse. In (1956) Sämtliche Werke. Jubiläumsausgabe in 20 Bdn. Hrsg v H Glockner, Bd VI, Stuttgart: Frommann.

*»Zweiweltentheorie«*
»Die historische Erscheinung, die werthafte Weltansicht, hat bei der Befriedigung des metaphysischen Bedürfnisses gehört zu werden dasselbe Anrecht wie die naturwissenschaftliche Erscheinung, die sich die wertfreie Weltansicht nennt ... Wer sich diese Bedeutung und dies Verhältnis der beiden Weltordnungen, denen der Mensch sich eingestellt findet, zum vollen Bewußtsein gebracht hat, muß in der letzten Einheit, welche das Denken für beide verlangt, das höchste Problem der Philosophie finden, und so wird auch die Religionsphilosophie im Zusammenhange einer solchen Gestaltung des kritischen Denkens sich auf die Frage konzentrieren, wie die Welt der Gesetze und die Welt der Werte, das Reich des Müssens und das Reich des Sollens in einer höchsten geistigen Einheit verbunden sind.«
S 23 f in: Windelband W (1907) Über die gegenwärtige Lage und Aufgabe der Philosophie. In: ([5]1915) Bd 2.

253 *Gelten und Sein*
Die Differenz von Gelten und Sein wird erstmals von Lotze thematisiert.
s § 316, S 511 ff in: Lotze H (1912) System der Philosophie. 1. Tl: Logik. Drei Bücher vom Denken, vom Untersuchen und vom Erkennen. Hrsg u eingel v G Misch, Philosophische Bibliothek Bd 141, Leipzig: Meiner.
Der Begriff des Geltens wird später vor allem von H Rickert entfaltet.
Vgl Kap 3 »Der zweite Weltbegriff« in: Rickert H (1921) System der Philosophie. 1. Tl: Allgemeine Grundlegung der Philosophie. Tübingen: Mohr.

*von Kategorialem und Gegebenem*
Die Unterscheidung geht zurück auf Kant: vgl A 51, B 75 in: Kant I (1781, ²1787) WW 11.

254 *von ponderabler Materie und Äther*
Die auf die griechische Kosmologie zurückgehende Vorstellung vom Äther gewann neue Bedeutung mit der Entdeckung der Schwerkraft und der Wellennatur des Lichtes (17. Jh, Descartes, Huygens) im Sinne einer alle Materie durchdringenden Trägersubstanz im ganzen Weltall. Später wurden auch die elektromagnetischen Erscheinungen mit der Äthertheorie gedeutet. Erst die Relativitätstheorie (1905) führte zur Aufgabe der Äthertheorie.

255 *Überwindung der gegebenen Mannigfaltigkeit*
vgl. Kap 1,1 »Die Mannigfaltigkeit der Körperwelt und ihre Vereinfachung durch die allgemeine Wortbedeutung.« S 24-35 in: Rickert H (²1913).

*»gegeben«*
s Anm zu S 253.

256 *Kant ... Newtons Mechanik*
Kant hat in seiner Schrift »Metaphysische Anfangsgründe der Naturwissenschaft« (1786) den Anspruch erhoben, die Physik Newtons aus Prinzipien der reinen Vernunft zu begründen (vgl besonders die »Vorrede«).

257 *μετάβασις ἐις ἄλλο γένος*
Übergang in ein anderes Gebiet, das nicht zur jeweiligen Erörterung gehört. 1, 7, 75 a, 30 ff in: Aristoteles, Analytica priora; 1, 1, 268 b, 1 ff in: Aristoteles, De caelo.

258 *»pathologische Physiologie«*
Vgl Kap: »Ludolf Krehl« in: von Weizsäcker V (1954, ²1955) Natur und Geist. (Bd 1, S 34 ff); (1937) Ludolf von Krehl. Gedächtnisrede. (Bd 1, S 415 ff).
L von Krehl (1893) Grundriß der allgemeinen klinischen Pathologie. Leipzig: Vogel; (²1898-¹²1923) Pathologische Physiologie. Leipzig: Vogel; (¹³1930) Entstehung, Erkennung und Behandlung innerer Krankheiten. Bd 1: Die Entstehung innerer Krankheiten: Pathologische Physiologie. Leipzig, Berlin: Vogel.

*mathematische Weltformel*
»Wir müssen also den gegenwärtigen Zustand des Weltalls als die Wirkung seines früheren und als die Ursache des folgenden Zustands betrachten. Eine Intelligenz, welche für einen gegebenen Augenblick alle in der Natur wirkenden Kräfte sowie die gegenseitige Lage der sie zusammensetzenden Elemente kennte und überdies umfassend genug wäre, um diese gegebenen Größen der Analysis zu unterwerfen, würde in derselben Formel die Bewegungen der größten Weltkörper wie des leichtesten Atoms umschließen; nichts würde ihr ungewiß sein, und Zukunft wie Vergangenheit würden ihr offen vor Augen liegen.« S 1 f in: de Laplace PS (1932).
de Laplace PS (³1820) Théorie analytique des probabilités. Rev et augm par l'auteur. Paris: Courcier; in: (1886) Œuvres complètes de Laplace, publ sous les

auspices de l'Académie des Sciences, Tom VII, Paris: Gauthier-Villars; (1814) Essai philosophique sur la probabilité. Paris: Courcier; (1932) Philosophischer Versuch über die Wahrscheinlichkeit. Hrsg v R von Mises, Ostwald's Klassiker der exakten Wissenschaften Bd 233, Leipzig: Akademische Verlagsgesellschaft.
Vgl dazu auch: Du Bois Reymond E (1872, [4]1876) Über die Grenzen des Naturerkennens. In der zweiten allgemeinen Sitzung der 45. Versammlung deutscher Naturforscher und Ärzte zu Leipzig am 14. August 1872 gehaltener Vortrag. Leipzig: Veit; ([5]1881, [8]1907) Über die Grenzen des Naturerkennens. Die sieben Welträthsel. Zwei Vorträge. Leipzig: Veit; in: ([2]1912) Reden von Emil Du Bois-Reymond. Hrsg v E Du Bois-Reymond, Bd 1, Leipzig: Veit (dort Zitat des Textes von Laplace in der Anm).

*»Welträtsel«*

Aufgrund des Kontextes (s folgende Anm) ist wahrscheinlich nicht das Buch von E Haeckel (1899, Die Welträthsel) gemeint, sondern die folgende Rede von E Du Bois-Reymond:
Du Bois-Reymond E (1880) Die sieben Welträthsel. Vortrag, gehalten in der öffentlichen Sitzung der königlichen Akademie der Wissenschaften zu Berlin zur Feier des Leibnizischen Jahrestages am 8. Juli 1880. In: ([5]1881, [8]1907) Über die Grenzen des Naturerkennens. Die sieben Welträthsel. Leipzig: Veit.

*Ignoramus*

»Gegenüber den Rätseln der Körperwelt ist der Naturforscher längst gewöhnt, mit männlicher Entsagung sein ›Ignoramus‹ auszusprechen. Im Rückblick auf die durchlaufene siegreiche Bahn trägt ihn dabei das stille Bewußtsein, daß, wo er jetzt nicht weiß, er wenigstens unter Umständen wissen könnte, und er einst vielleicht wissen wird. Gegenüber dem Rätsel aber, was Materie und Kraft seien, und wie sie zu denken vermögen, muß er ein für allemal zu dem viel schwerer abzugebenden Wahlspruch sich entschließen: ›Ignorabimus‹.«
Schlußsätze von: E Du Bois-Reymond (1872) aaO.

259 *Reich des Seins ..., des Geltens*
s Anm zu S 253.

*»Wertphilosophie«*

Vgl Kap »Südwestdeutsche Philosophie« in: (1954, [2]1955) Natur und Geist. (Bd 1, S 20ff).

## Am Anfang schuf Gott Himmel und Erde
### Grundfragen der Naturphilosophie

a) Kleine Vandenhoeck-Reihe, Bd. 37/37a, Göttingen: Vandenhoeck & Ruprecht (1954, $^{2}$1954, $^{3}$1956, $^{4}$1956, $^{5}$1961, $^{6}$1963)
b) Die letzte Phase der Physik. Frankfurter Allgemeine Zeitung (Frankfurt/M.) 10. 8. 1954
c) (japanisch) übersetzt und mit einem Nachwort versehen von H. Ohashi, Tokio: Misuzu-Shobo (1971)
Vorlesungen aus dem Wintersemester 1919/1920 in Heidelberg; Veröffentlichung der ersten 7 Vorlesungen. b: Teile der IV. Vorlesung

## *Literatur*

*Augustinus A (1956)
Confessiones. Bekenntnisse. Lat u dtsch. Eingel, übers u erl v J Bernhart, Darmstadt: Wissenschaftliche Buchgesellschaft; ($^{2}$1966) München: Kösel

*Bichat X (1800)
Recherches physiologiques sur la vie et la mort. Paris: Brosson; ($^{5}$1829) rev et augm de notes pour la 2. fois par F Magendie, Paris: Gabon; (1955) Reproduction facsimilé de l'édition de 1800, Paris: Gauthier-Villars; (1802) Physiologische Untersuchungen über Leben und Tod. Frey übers v D Veizhans, Tübingen: Heerbrandt (gekürzt); (1912) Physiologische Untersuchungen über den Tod. Übers u eingel v R Boehm, Klassiker der Medizin Bd 16, Leipzig: Barth (Teil 2 des Werkes); (1968) Unveränd Nachdr d Ausg Leipzig 1912: Zentralantiquariat der DDR

*Carnot NLS (1824)
Réflexions sur la puissance motrice du feu et sur les machines propres à développer cette puissance. (1953) Nouv éd, Paris: Blanchard; ($^{2}$1902) Betrachtungen über die bewegende Kraft des Feuers und die zur Entwicklung dieser Kraft geeigneten Maschinen. Übers u hrsg v W Ostwald, Klassiker der exakten Wissenschaften Bd 37, Leipzig: Engelmann

*Clausius R (1850)
Über die bewegende Kraft der Wärme und die Gesetze, welche sich daraus für die Wärmelehre ableiten lassen. Poggendorffs Annalen 79, 368 ff, 500 ff; (1898, $^{2}$1921) Hrsg v M Planck, Klassiker der exakten Wissenschaften Bd 99, Leipzig: Akademische Verlagsgesellschaft

*Clausius R (1864, 1867)
Abhandlungen über die mechanische Wärmetheorie. 2 Bde, Braunschweig: Vieweg; ($^{2}$1876, 1879, 1889) Die mechanische Wärmetheorie. 3 Bde, Braunschweig: Vieweg

*Clausius R (1867)
Über den zweiten Hauptsatz der Wärmetheorie. Ein Vortrag, gehalten in einer

Allgemeinen Sitzung der 41. Versammlung Deutscher Naturforscher und Ärzte in Frankfurt a. M. am 23. September 1867. Braunschweig: Vieweg

*Darwin Ch (1859)
On the origin of the species by means of natural selection, or the preservation of favoured races in the struggle for live. London: Murray; ([6]1876) Die Entstehung der Arten durch natürliche Zuchtwahl, oder, die Entstehung der begünstigten Rassen im Kampfe um's Dasein. Gesammelte Werke. Übers v JV Carus, Bd 2, Stuttgart: Schweitzerbarth; (1963) übers v CW Neumann, Reclams Universal-Bibliothek, Stuttgart: Reclam

*Descartes R (1641)
Meditationes de prima philosophia in qua dei existentiae et animae immortalis demonstratur. (1964) Œuvres de Descartes. Publ par Ch Adam, P Tannery, Nouv prés, Tom 7, Paris: Vrin; (1960) Meditationen über die Grundlagen der Philosophie. Auf Grund der Ausgaben v A Buchenau neu hrsg v L Gäbe, Philosophische Bibliothek Bd 271, Hamburg: Meiner

*Descartes R (1644)
Principia philosophiae. Amsterdam: Elzevier; (1964) Œuvres de Descartes. Publ par Ch Adam, P Tannery, Nouv prés, Tom VIII,1; Paris: Vrin; (1919) Philosophische Werke. Bd II, übers u hrsg v A Buchenau, Bd II, Philosophische Bibliothek Bd 28, Leipzig: Meiner

*Descartes R (1662)
De homine. (1969) Über den Menschen, sowie Beschreibung des menschlichen Körpers. Nach der ersten französischen Ausgabe von 1664. Übers u m e hist Einl u Anm vers v KE Rothschuh, Heidelberg: Schneider

*Diels H ([8]1956)
Die Fragmente der Vorsokratiker. Griech u dtsch. Hrsg v W Kranz, 3 Bde, Berlin: Weidmann

*Fechner GTh (1860)
Elemente der Psychophysiologie. 2 Bde, Leipzig: Breitkopf & Härtel; (1964) Reprint, Amsterdam: Bonset

von Goethe JW (1808, 1832)
Faust. ([6]1962) Goethes Werke. Hamburger Ausgabe in 14 Bänden. Hrsg E Trunz, Bd III: Dramatische Dichtungen 1. Bd, Hamburg: Wegner

*von Goethe JW (1810)
Zur Farbenlehre. (1890) Goethes Werke. Hrsg im Auftrag der Großherzogin Sophie von Sachsen, Abt 2, Bd 1: Zur Farbenlehre. Didaktischer Theil, Bd 2: Zur Farbenlehre. Polemischer Theil. (1893/94) Bd 3, 4: Zur Farbenlehre. Historischer Theil. Weimar: Böhlau; (1955) Zur Farbenlehre, didaktischer Teil. WW XIII: Naturwissenschaftliche Schriften. Nachw v CF von Weizsäcker; (1960) Materialien zur Geschichte der Farbenlehre. WW XIV

*von Goethe JW (1820)
Dem Menschen wie den Tieren ist ein Zwischenkieferknochen der oberen Kinnlade zuzuschreiben. In: (1955) WW XIII
*Haeckel E (1899)
Die Welträthsel. Gemeinverständliche Studien über Monistische Philosophie. Bonn: Strauss
*Hegel GWF (1817)
Encyklopädie der philosophischen Wissenschaften im Grundrisse. Zum Gebrauch seiner Vorlesungen. In: (1927, [3]1956) Georg Wilhelm Friedrich Hegel. Sämtliche Werke. Jubiläumsausgabe in 20 Bänden. Hrsg v H Glockner, Bd VI, Stuttgart: Frommann
*Hegel GWF (1821)
Grundlinien der Philosophie des Rechts. Berlin: Nicolai; (1928, [3]1952) Grundlinien der Philosophie des Rechts oder Naturrecht und Staatwissenschaft im Grundrisse. M e Vorw v E Gans, WW VII
*Hegel GWF (1836)
Vorlesungen über die Geschichte der Philosophie. 3. Bd. M e Vorw v KL Michelet. Berlin: Duncker u Humblot; in: (1928, [3]1958) WW XIX
*Hegel GWF (1842)
Vorlesungen über Naturphilosophie. Hrsg v KL Michelet, Enzyklopädie der philosophischen Wissenschaften im Grundrisse Bd 2, Vollständige Ausgabe durch einen Verein von Freunden des Verewigten, Hrsg Ph Marheineke, J Schulze (et al) Bd 7,1, Berlin: Duncker u Humblot; ([3]1958) WW IX: System der Philosophie, 2. Tl: Naturphilosophie
*von Helmholtz H (1869)
Über das Ziel und die Fortschritte der Naturwissenschaft. Eröffnungsrede für die Naturforscherversammlung zu Innsbruck 1869. In: ([2]1876) Populäre wissenschaftliche Vorträge. 2. H, neu durchgearb Aufl, Braunschweig: Vieweg
*von Helmholtz H (1868)
Die neueren Fortschritte in der Theorie des Sehens. Vorlesungen, gehalten in Frankfurt a. M. und in Heidelberg, ausgearbeitet für die Preußischen Jahrbücher, Jahrgang 1868. In: ([2]1876) Populäre wissenschaftliche Vorträge. 2. H, neu durchgearb Aufl, Braunschweig: Vieweg
von Helmholtz H (1877)
Das Denken in der Medizin. Rede, gehalten zur Feier des Stiftungstages der Militärärztlichen Bildungsanstalten am 2. August 1877. Berlin: Hirschwald; in: ([5]1903) Vorträge und Reden. Bd 2: Braunschweig: Vieweg
*von Helmholtz H (1879)
Die Thatsachen in der Wahrnehmung. Rede, gehalten zur Stiftungsfeier der Friedrich-Wilhelms-Universität zu Berlin am 3. August 1878, überarb u m Zusätzen vers, Berlin: Hirschwald; in: ([4]1896) Vorträge und Reden. Braunschweig: Vieweg; (1959) Photomech Nachdr d Ausg 1879, Darmstadt: Wissenschaftliche Buchgesellschaft

Hertz H (1894)
Die Prinzipien der Mechanik in neuerem Zusammenhange dargestellt. Hrsg v Ph Lenard, Vorw v H von Helmholtz, Gesammelte Werke, Bd 3, Leipzig: Barth; (1963) Unveränd Nachdr, Darmstadt: Wissenschaftliche Buchgesellschaft

*Joule JP (1850)
On the mechanical equivalent of heat. London: Taylor; in: (1872) Das mechanische Wärmeäquivalent. Gesammelte Abhandlungen. Übers v JW Spengel, Braunschweig: Vieweg; in: (1884) The scientific papers of James Prescott Joule. Publ by the Physical Society of London, Vol 1, London: Taylor and Francis

*Joule JP (1879)
New determination of the mechanical equivalent of heat. London: Trübner; in: (1884) The scientific papers of James Prescott Joule. Publ by the Physical Society of London, Vol 1, London: Taylor and Francis

Kant I (1781, ²1787)
Kritik der reinen Vernunft. (⁴1975) Immanuel Kant. Werke in 6 Bänden. Hrsg v W Weischedel, Bd II, Darmstadt: Wissenschaftliche Buchgesellschaft

Kant I (1783)
Prolegomena zu einer jeden künftigen Metaphysik, die als Wissenschaft wird auftreten können. In: (⁴1975) WW III

*Kant I (1786)
Metaphysische Anfangsgründe der Naturwissenschaft. In: (⁴1975) WW V

Kant I (1788)
Kritik der praktischen Vernunft. In: (⁴1975) WW IV

Kant I (1790, ²1793)
Kritik der Urteilskraft. In: (⁴1975) WW V

von Kries J (1916)
Logik. Grundzüge einer kritischen und formalen Urteilslehre. Tübingen: Mohr

*Lamarck JBAB (1809)
Philosophie zoologique ou exposition des considérations relatives à l'histoire naturelle des animaux; à la diversité de leur organisation et des facultés qu'ils en obtiennent; aux causes physiques qui maintiennent en eux la vie et donnent lieu aux mouvements qu'ils exécutent; enfin à celles qui produisent, les unes le sentiment, et les autres l'intelligence de ceux qui en sont doués. 2 Vol, Paris: Dentu; (1930) Nouv éd, Paris: Baillère; (1876) Zoologische Philosophie. Nebst einer biographischen Einleitung v Ch Martins, übers v A Lang, Jena: Dabis; (²1903) Leipzig: Barth

de La Mettrie JO (1748)
L'homme machine. Leyde: Lusac; (1965) Der Mensch eine Maschine. Franz u

dtsch, übers v Th Lücke, Nachw u Anm v M Starke, Leipzig: Reclam; (1966) Prés et notes de G Delalaye, Paris: Pauvert

*de Laplace PS (1814)
Essai philosophique sur les probabilités. Paris: Courcier; (1921) Paris: Gauthier-Villars; (1932) Philosophischer Versuch über Wahrscheinlichkeit. Hrsg v R von Mises, Ostwalds Klassiker der exakten Wissenschaften Bd 233, Leipzig: Akademische Verlagsgesellschaft

*de Laplace PS (³1820)
Théorie analytique des probabilités. Rev et augm par l'auteur. Paris: Courcier; In: (1886) Œuvres complètes de Laplace. Publ sous les auspices de l'Académie des Sciences, Tom VII, Paris: Gauthier-Villars

Mach E (1875)
Grundlinien der Lehre von den Bewegungsempfindungen. Leipzig: Engelmann; (1967) Reprint, Amsterdam: Bonset

*Mach E (1882)
Die ökonomische Natur der physikalischen Forschung. Vortrag, gehalten in der feierlichen Sitzung der Kaiserlichen Akademie der Wissenschaften am 25. Mai 1882. Wien: Gerold; In: (⁵1923) Populärwissenschaftliche Vorlesungen. Leipzig: Barth

Mach E (1883)
Die Mechanik in ihrer Entwickelung kritisch-historisch dargestellt. Internationale Wissenschaftliche Bibliothek Bd 59, Leipzig: Brockhaus; (⁸1921) Mit einem Anhang »Das Verhältnis der Mach'schen Gedankenwelt zur Relativitätstheorie« v J Petzoldt, Leipzig: Brockhaus

Mach E (1886)
Beiträge zur Analyse der Empfindungen. 1. Abth. Jena: Fischer; (²1900) Die Analyse der Empfindungen und das Verhältnis des Physischen zum Psychischen. 2. verm Aufl der Beiträge zur Analyse der Empfindungen. Jena: Fischer; (⁹1922); (1984) Reprogr Nachdr, Darmstadt: Wissenschaftliche Buchgesellschaft

*Mach E (1905, ⁵1926)
Erkenntnis und Irrtum. Skizzen zur Psychologie der Forschung. Leipzig: Barth

*Mayer JR (1845)
Die organische Bewegung in ihrem Zusammenhang mit dem Stoffwechsel. Ein Beitrag zur Naturkunde. Heilbronn: Drechsler

*Müller J (1826)
Zur vergleichenden Physiologie des Gesichtssinnes des Menschen und der Tiere nebst einem Versuch über die Bewegungen der Augen und über den menschlichen Blick. Leipzig: Knobloch

*Müller J (1838)
Handbuch der Physiologie des Menschen für Vorlesungen. Bd II, 2. Abt: Der

speciellen Physiologie 5. Buch: Von den Sinnen, Coblenz: Hölscher; (1840) Handbuch der Physiologie des Menschen für Vorlesungen. Bd II, Coblenz: Hölscher

*Rickert H (1899, [2]1910)
Kulturwissenschaft und Naturwissenschaft. Tübingen: Mohr

*Rickert H ([2]1913)
Die Grenzen der naturwissenschaftlichen Begriffsbildung. Eine logische Einleitung in die historischen Wissenschaften. Tübingen: Mohr

*von Schelling FWJ (1800)
System des transcendentalen Idealismus. Tübingen: Cotta; in: (1958) Schellings Werke. Nach der Originalausgabe in neuer Anordnung hrsg v M Schröter, 2. Hauptbd, München: Beck

Schopenhauer A (1819)
Die Welt als Wille und Vorstellung. Leipzig: Brockhaus; ([3]1859) bearb u beträchtl verm Aufl; (1961) Arthur Schopenhauer. Sämtliche Werke. Hrsg v W Freiherr von Löhneisen, Bd 1 u 2, Darmstadt: Wissenschaftliche Buchgesellschaft

*de Spinoza B (1677)
Ethica ordine geometrico demonstrata. (1955) Die Ethik. Nach geometrischer Methode dargestellt. Übers v O Baensch, Einl v A Schottlaender, Philosophische Bibliothek Bd 92, Hamburg: Meiner; (1976) Baruch de Spinoza. Sämtliche Werke in 7 Bänden. In Verb m O Baensch u A Buchenau hrsg v C Gebhardt, Bd 2, Hamburg: Meiner

*de Spinoza B (1924)
Opera. Im Auftrag der Heidelberger Akademie der Wissenschaften hrsg v C Gebhardt, Bd IV, Heidelberg: Winters Universitätsbuchhandlung

*Strindberg A (1898)
Inferno. Paris: Société du Mercure de France; ([11]1917) Inferno-Legenden. Verdeutscht v E Schering, München: Müller

*Tacitus PC (1960)
P. Cornelii Taciti libri qui supersunt. Ed E Koestermann, Tom I: Ab excessu divi augusti. Bibliotheca scriptorum graecorum et romanorum Teubneriana, Leipzig: Teubner

*Tobler GCh (1782)
Die Natur. In: (1955) Goethes Werke. WW XIII

von Weizsäcker V (1949, [2]1951)
Begegnungen und Entscheidungen. Stuttgart: Koehler (Bd 1)

*Windelband W (1880)
Die Blüthezeit der deutschen Philosophie. (Die Geschichte der neueren Philosophie in ihrem Zusammenhange mit der allgemeinen Cultur und den besonderen Wissenschaften. 2. Bd: Von Kant bis Hegel und Herbart), Leipzig: Breitkopf u Härtel

*Windelband W (1890/91)
Geschichte der Philosophie. Freiburg: Mohr; (⁸1919) Lehrbuch der Geschichte der Philosophie. Tübingen: Mohr; (¹²1928) durchges Aufl, bes v E Rothacker; (¹⁵1957) durchges u erg Aufl, hrsg v H Heimsoeth

## *Anmerkungen*

263 *Am Anfang schuf Gott Himmel und Erde*
Vgl Kap »Nach dem ersten Weltkrieg«, Abschn: »Vorlesung über Naturphilosophie 1919/20« S 7ff in: (1949) Begegnungen und Entscheidungen. (Bd 1, S 195 ff).
Die ersten sieben Vorlesungen wurden veröffentlicht. Viktor von Weizsäcker schreibt im Nachwort: »Der Rest ist durch Kriegseinwirkung verlorengegangen.« (S 349). Jedoch findet sich im Nachlaß ein zum größten Teil erhaltenes Manuskript der weiteren Vorlesungen. Nach einer mündlichen Mitteilung von Olympia von Weizsäcker (an P Achilles) hielt Viktor von Weizsäcker diesen Teil der Vorlesung nicht für veröffentlichungsreif.
Der Text der Druckvorlage (1. Aufl, 1954) wurde an einigen Stellen anhand eines vollständigen Manuskriptes aus dem Nachlaß korrigiert. Die Handschrift des Manuskriptes konnte nicht identifiziert werden. Durch Stichworte angedeutete Passagen (für den Druck gestrichen) und Formulierungen, die anscheinend bei der Niederschrift verbessert wurden, sprechen dafür, daß es sich um den ursprünglichen Text der Vorlesungen handelt. Viktor von Weizsäcker hat dieses Manuskript später handschriftlich für den Druck redigiert. In den Anmerkungen werden einige der gestrichenen Stellen wiedergegeben, da sie den gedruckten Text inhaltlich ergänzen. Diese Stellen waren zum Teil bereits redaktionell bearbeitet, bevor sie gestrichen wurden. In diesen Fällen wird der redigierte Text zitiert.
Viktor von Weizsäckers Überlegungen zum priesterschriftlichen Schöpfungsbericht der Bibel gehen nicht vom hebräischen Text, sondern von der Übersetzung Martin Luthers in der damals gültigen Textfassung aus. Obwohl diese Vorlesung keine wissenschaftliche Exegese des Bibeltextes bieten soll (Untertitel: Grundfragen der Naturphilosophie), wurde in den Anmerkungen an einigen Stellen auf die alttestamentliche Exegese verwiesen, um Mißverständnisse des Bibeltextes zu vermeiden.

265 *Sich-wundern*
Plato: Theätet 155 d.
Aristoteles: Metaphysik 1, 2 982 b 12.

*Zweifel*
1. Meditation in: Descartes R (1641).

*Ein junger Dozent*
Kuno Fischer (1824–1907) wurde 1853 vom Ministerium gegen das Mehrheitsvotum von Senat, theologischer und philosophischer Fakultät auf Antrag des

Theologen Daniel Schenkel wegen Pantheismus und Spinozismus die Venia legendi entzogen. Ab 1873 war Kuno Fischer wieder Professor in Heidelberg. Bei seinen Ausführungen über den Zweifel handelte es sich um die Darstellung von Descartes' »Meditationes de prima philosophia«. Diese Darstellung wurde in einer Anklageschrift des Konsistoriums zusätzlich erwähnt.
S 27 in: Fischer K (1854) Das Interdikt meiner Vorlesungen und die Anklage des Herrn Schenkel, Direktor des Heidelberger Prediger-Seminars in der Darmstädter Kirchenzeitung. Mannheim: Bassermann.
Vgl auch: Fischer K (1854) Die Apologie meiner Lehre nebst Replik auf die »Abfertigung« des Herrn Schenkel. Mannheim: Bassermann.

266 *Captatio*
Das Substantiv ist abgeleitet vom Verb captare: haschen, greifen, jagen, zu erlangen suchen. Hier im Sinne von: Vereinnahmung.

*Weiterbau der Philosophie Kants*
Der Neukantianismus umfaßt vor allem die Marburger Schule (H Cohen, P Natorp, E Cassirer) und die Südwestdeutsche Philosophie (W Windelband, H Rickert).
Vgl Kap »Südwestdeutsche Philosophie« S 17ff in: von Weizsäcker V (1954) Natur und Geist. (Bd 1, S 20ff).

267 *noli me tangere*
Übersetzung der Vulgata von Joh 20,17: Rühre mich nicht an.

*dem ... ersten Gedanken der Philosophie*
Gemeint sind die unterschiedlichen Versuche der Vorsokratiker, die Welt auf ein materielles und/oder geistiges Prinzip zurückzuführen, so daß in der Folge die Philosophie die Erfahrung der Welt in sich begreift bzw. mit ihr übereinstimmt.

*Universitas literarum*
Vgl Kap 3, § 6: »Die Universität« in: Curtius ER (1948) Europäische Literatur und lateinisches Mittelalter. Bern: Francke.

*ins Innere der Natur*
Vgl das um 1820 entstandene Gedicht von JW von Goethe:

Allerdings

Dem Physiker

»Ins Innere der Natur –«
Oh Du Philister! –
»Dringt kein erschaffener Geist.«
Mich und Geschwister
Mögt ihr an solches Wort
Nur nicht erinnern;
Wir denken: Ort für Ort
Sind wir im Innern.

»Glückselig! wem sie nur
Die äußre Schale weist!»
Das hör' ich sechzig Jahre wiederholen,
Ich fluche drauf, aber verstohlen;
Sage mir tausend tausendmale:
Alles gibt sie reichlich und gern;
Natur hat weder Kern
Noch Schale,
Alles ist sie mit einemmale;
Dich prüfe Du nur allermeist,
ob Du Kern oder Schale seist.

Das Gedicht enthält ein damals bekanntes Zitat aus Albrecht von Hallers Lehrgedicht »Die Falschheit menschlicher Tugenden« (1730) aus »Versuch schweizerischer Gedichte« (1732): »Ins Innere der Natur dringt kein erschafener Geist, zu glücklich, wann sie noch die äußre Schale weist!«
S 100 in: Von Haller A ([9]1762) Versuch schweizerischer Gedichte. Göttingen: Vandenhoeck.
S 359, Anm S 557 in: (1948) Goethes Werke. WW 1.
»Ins Innere der Natur dringt Beobachtung und Zergliederung der Erscheinungen, und man kann nicht wissen, wie weit dieses mit der Zeit gehen werde.«
A 278, B 334 in: Kant I (1781) WW 11.

268 *Demokrit und Platon*
Platon bezieht sich nicht namentlich auf Demokrit. Inhaltliche Anspielungen auf Demokrit oder andere Atomisten waren umstritten, werden aber inzwischen verneint. Von Weizsäcker nennt Platon und Demokrit hier als Repräsentanten gegensätzlicher Geisteshaltungen.
Die erhaltenen Texte von Demokrit sind zusammengestellt in: Diels H ([8]1956) WW 11.

*Newton und Goethe*
Vgl: V von Weizsäcker (1949) Zur Farbenlehre. (Bd 1).

*Helmholtz und Schelling*
Nach V von Weizsäcker setzt sich Helmholtz (1877) in seiner Rede »Das Denken in der Medizin« im Zusammenhang der Gegenüberstellung von deduktiver und induktiver Methode mit Schelling auseinander.
S 49 f in: von Weizsäcker V (1950) Die Grundlagen der Medizin. (Bd. 7).

*erkenntnistheoretische Stellung*
Vgl: Kap »Südwestdeutsche Philosophie« S 17 ff in: von Weizsäcker V (1954) Natur und Geist. (Bd 1, S 23 ff).

*Schöpfungsbericht der Bibel*
Von Weizsäcker meint den Schöpfungsbericht der Priesterschrift: Genesis (1. Moses) 1,1-2,4a (Jahwistischer Schöpfungsbericht: Gen 2,4b-25).

270 *Der Geist Gottes*
Nach der alttestamentlichen Exegese ist hier nicht Geist im Unterschied zu Materie gemeint. Der ganze Vers muß als Chaosschilderung verstanden werden. G von Rad und C Westermann übersetzen »Gottessturm« im Sinne von »furchtbarer Sturm«.
S 27 in: von Rad G ([10]1976) Das erste Buch Mose. Genesis. Das Alte Testament Deutsch. Teilbd 2/4, Göttingen: Vandenhoeck & Ruprecht.
S 147 ff in: Westermann C (1974) Genesis. 1. Teilbd: Genesis 1-11. Biblischer Kommentar Altes Testament, Bd 1/1, Neukirchen-Vluyn: Neukirchener Verlag.

271 *die Wurzel jener Logoslehre*
Die Annahme, daß die johanneische Logoslehre aus dem Anfang der Genesis herzuleiten ist, wird heute abgelehnt. Auch wenn Joh 1,1 auf Gen 1,1 Bezug nimmt, kann der personifizierte Logos bei Johannes nicht mit dem Wort Gottes im Schöpfungsbericht gleichgesetzt werden. Meistens wird heute der Johannesprolog auf einen christlichen Hymnus aus dem Bereich des hellenistischen Judentums zurückgeführt.

*Trinität*
Die johanneische Logoslehre hat bei der Entwicklung der Trinitätslehre mitgewirkt, sie kann aber nicht als ihr einziger Ursprung angesehen werden.

272 *Die allerletzten Atommodelle*
Rutherfordsches Atommodell:
E Rutherford (1911) The scattering of α and β particles by matter and the structure of the atom. Philosophical Magazine 21, 669-88; in: (1963) The collected papers of Lord Rutherford of Nelson. Publ under the scientific direction of Sir James Chadwick, Bd 2, London: Allen and Unwin, Braunschweig: Vieweg.
1913 Rutherford-Bohrsches Atommodell:
N Bohr (1913) On the constitution of atoms and moleculs. Tl 1-3, Philosophical Magazine 26,1-25, 476-502, 857-75; in: (1921) Abhandlungen über Atombau aus den Jahren 1913-1916. Aut dtsch Übers v H Stintzig, Geleitwort v N Bohr; Braunschweig: Vieweg.
1915 Bohr-Sommerfeldsches Atommodell:
A Sommerfeld (1919, [8]1960) Atombau und Spektrallinien. Bd 1, Braunschweig: Vieweg.

*Spinoza*
V von Weizsäckers Hinweis bezieht sich auf den Brief 50 an Jarig Jelles, den Herausgeber der Opera posthuma von Spinoza, der sowohl in der lateinischen wie der holländischen Ausgabe der nachgelassenen Schriften wiedergegeben ist. Gebhardt geht in seiner Ausgabe davon aus, daß Spinoza selbst den holländischen Text ins Lateinische übersetzte. Am Rande des holländischen Textes ist »definitio« vermerkt, wo in der lateinischen Fassung dann »determinatio« steht. So konnte der Satz »determinatio negatio est« (Scil: der »figura«) als »definitio

negatio est« gelesen werden. V von Weizsäcker versteht diesen Satz als formale Aussage über die Definition von Begriffen durch Negation. Bei Spinoza handelt es sich aber um die Bestimmung der Form (Gestalt) als Negation der Unendlichkeit und Übergegensätzlichkeit Gottes. Damit stellt sich Spinoza in Gegensatz zur Formmetaphysik der Scholastik, für die Formbestimmtheit seinsverleihende Aktualität bedeutet.
S 240, Anm S 417 in: Spinoza (1924) WW IV.

273 *(Luzifers)*
Luzifer: Lichtbringer, ursprünglich Bezeichnung des Morgensterns, wurde auf dem Hintergrund von Jes 14,12 und Luk 10,18 zum Namen des Teufels.

275 *Moses*
Die Angabe bezieht sich auf die Zugehörigkeit des priesterschriftlichen Schöpfungsberichtes zum ersten Buch Mosis, keine Autorenangabe.

*dem Manne kann nicht*
»Dem Manne kann geholfen werden.« – Schlußwort von Karl Moor aus: Schiller F (1781) Die Räuber.

276 *Kant*
Anspielung auf A 599 in: Kant I (1781) WW II.

278 *Luther und Zwingli*
1525-1528 Abendmahlsstreit zwischen Luther und Zwingli. Zwingli verstand das »Dies ist« als »Significat«.
Hauptschriften des Streites:
Zwingli (1527) Amica exegesis.
Luther (1527) Daß diese Worte »Das ist mein Leib« noch feststehen, wider die Schwarmgeister.
Zwingli (1527) Daß diese Worte »Das ist mein Leib« ewig den alten Sinn haben werden.
Luther (1528) Das große Bekenntnis vom Abendmahl.

280 *Weltbild des griechischen Materialismus*
Während den frühesten griechischen Raumvorstellungen die Abstraktion vom Sinneseindruck nicht gelang, war der leere Raum für das Seinsverständnis bei Parmenides kein möglicher Gegenstand philosophischen Nachdenkens. Erst im Atomismus von Leukipp und Demokrit wird der leere Raum denkbar. Jedoch wird der Raumbegriff noch nicht konsequent entfaltet: »Neuere Forschungen legen nahe, die Atomisten erst auf einem Weg zu sehen, der von einem primitiven Begriff von ›leer‹, als immer mehr ausgedünnter Materialität, zu dessen Identifikation mit abstrakter räumlicher Erstreckung führen kann, aber bei ihnen noch nicht geführt hat: Leeres nimmt eine Stelle im Raum ein, ist dieser selbst aber noch nicht.«
Sp 70 in: Zekl HG (1992) Raum I. Griechische Antike. In: Historisches Wörterbuch der Philosophie, hrsg v J Ritter u K Gründer, Bd 8, Darmstadt: Wissenschaftliche Buchgesellschaft.

281 *auf der photographischen Platte*
Charles Thomson Reis Wilson (1869-1959) entwickelte 1912 die Nebelkammer; 1927 Nobelpreis für Physik.

*Kant und andere*
Der Begriff der Energie wurde erst im 19. Jahrhundert definiert (1851/52 W Thomson, WNN Rankine).
Descartes formulierte den Erhaltungssatz als Erhaltung der Bewegungssumme:
2. Tl »Über die Prinzipien der körperlichen Dinge« Abschn 36, in: Descartes R (1644).
GW Leibniz, der sich mehrfach mit dem Erhaltungssatz beschäftigte, überträgt in der Schrift »Brevis demonstratio memorabiles erroris Cartesii ...« (1686) die Auffassung von Descartes auf die Kraft. Er entwickelt Vorstellungen, die den Begriffen der potentiellen und kinetischen Energie nahe kommen:
GW Leibniz (1686) Kurzer Beweis eines wichtigen Irrtums, den Descartes und andere in der Aufstellung eines Naturgesetzes, nachdem Gott stets dieselbe Bewegungsquantität erhalten soll, begangen haben. In: (²1924) GW Leibniz. Philosophische Werke. Hrsg v A Buchenau u E Cassirer, 1. Bd: Hauptschriften zur Grundlegung der Philosophie, übers v A Buchenau, durchges u m Einl u Erl hrsg v E Cassirer. Bd 1, Philosophische Bibliothek Bd 107, Leipzig: Meiner.
Kant zur Erhaltung der Substanz:
Analogien der Erfahrung, erste Analogie: »Grundsatz der Beharrlichkeit der Substanz« A 182 ff, B 224 ff in: Kant I (1781 ²1787) WW 11.
Kant zur Erhaltung der Energie (Kraft):
Prop 10 (10. Satz, Erhellung) S 470 ff in: Kant I (1755) Principiorum primorum cognitionis metaphysicae nova dilucitatio. (Neue Erhellung der ersten Grundsätze metaphysischer Erkenntnis.) WW 1.

282 *durch den Mund Kants*
»Die transzendentale Dialektik«, 3. Hauptstück: »Das Ideal der reinen Vernunft.« Vor allem 4. Abschn: »Von der Unmöglichkeit eines ontologischen Beweises vom Dasein Gottes.« A 593 ff, B 621 ff in: Kant I (1781, ²1787) WW 11.

*Einteilung der Menschen*
Anspielung auf Matth 25,33.

*non liquet*
Es ist nicht klar.

283 *Communis opinio*
Allgemeine Meinung.

*unbekannten Gott*
Anspielung auf Apg 17,23.

284 *zum Demiurgen*
griech: δημιοῦργος – Handwerker. – Die Vorstellung eines Demiurgen (Weltbildner) geht auf Plato (Timaios, 28) zurück. In der Gnosis war der Demiurg der der Gottheit untergeordnete Schöpfer der Sinnenwelt.

*bei Goethe*
Das früher Goethe zugeschriebene Fragment »Die Natur« ist von GCh Tobler verfaßt:
S 45 ff, Anm S 571 f in: (1955) Goethes Werke. WW XIII.

286 *wie Moses erzählt*
s Anm zu S 268 u 275.

287 *Himmel und Erde*
Die Wendung »Himmel und Erde« kennzeichnet nach der alttestamentlichen Exegese die Schöpfung als ein Ganzes, sie führt keinen Dualismus von Natur und Geist ein.
S 140 in: Westermann C (1974) Genesis. 1. Teilbd, Genesis 1-11, Biblischer Kommentar Altes Testament, Bd I/1, Neukirchen-Vluyn: Neukirchener Verlag.

*seit Augustinus*
Wahrscheinlich Anspielung auf Augustins neuplatonisch beeinflußte Sünden- und Gnadenlehre.
»Während der junge A. die Verwirklichung der beata vita noch in diesem Leben für möglich hielt, verlegt A. Ende der 90er Jahre (scil: 4. Jh) das Hauptgewicht vom Diesseits auf das Jenseits.«
R Lorenz: Augustin, Sp 744 in: ([3]1957) Die Religion in Geschichte und Gegenwart. Bd 1, Tübingen: Mohr (Siebeck).

*Urphänomene*
Vgl JW von Goethes Begriff des Urphänomens.
S 366 f (vgl S 710, Anm 15-20) in: (1953) Maximen und Reflexionen. In: WW XII; S 368, 483, in: (1955) Zur Farbenlehre. Didaktischer Teil. In: WW XIII.

*Chaos-Problem*
Der Begriff der Creatio ex nihilo wurde in der alten Kirche geprägt. Da im alten Orient die Schöpfung als Kampf mit dem Chaos dargestellt wurde, kam es nach der Entdeckung der babylonischen Mythen um die Jahrhundertwende zum »Babel-Bibel-Streit«. Die Feststellung der theologischen Selbständigkeit des Alten Testamentes schloß es nicht aus, daß die Funktion des mythologischen Chaosmotivs verschieden interpretiert wurde. G von Rad versteht Gen 1,1 als Aussage der Creatio ex nihilo. Die Erwähnung des Chaos in Vers 2 deutet er als Einschub, der durch den Hinweis auf das Gestaltlose die Begrenztheit der gestalthaften Schöpfung betont. C Westermann sieht im priesterlichen Schöpfungsbericht einen israelitischen Wortbericht und einen auf mythologische Vorstellung zurückgreifenden Tatbericht miteinander verwoben. Zu diesem

Tatbericht gehört auch der Hinweis auf die Schöpfung durch die Scheidung des Chaos. Westermann sieht im Nebeneinander von Wortbericht und Tatbericht keinen theologischen Widerspruch, sondern den Hinweis auf die Unvorstellbarkeit des Schöpfungsgeschehens, das sich in verschiedenen Vorstellungen widerspiegelt.
S 31 in: G von Rad ([10]1976) Das erste Buch Mose. Genesis. Das Alte Testament Deutsch, Teilbd 2/4, Göttingen: Vandenhoeck & Ruprecht.
S 76 f in: Westermann C (1978) Theologie des Alten Testaments in Grundzügen. Grundrisse zum Alten Testament, Das Alte Testament Deutsch, Ergänzungsreihe Bd 6, Göttingen: Vandenhoeck & Ruprecht.

288 *Der Grieche beginnt*
Vgl: Plato: Timaios, 5 (29 b-d).

*jenes berühmten Ausspruches Kants*
»Ich behaupte aber, daß in jeder besonderen Naturlehre nur so viel eigentliche Wissenschaft angetroffen werden könne, als darin Mathematik anzutreffen ist.«
Vorrede § 14, A VIII in: Kant I (1786) Metaphysische Anfangsgründe der Naturwissenschaft. WW V.

289 *Weltformel ... Laplace*
s Anm zu S 242, 258.

*Erdgeist zu Faust*
»Nacht« V 512 in: von Goethe JW (1808) Faust I. WW III.

*Bejahung des Unendlichen bei Kant*
Vgl: »Ich mußte also das Wissen aufheben, um zum Glauben Platz zu bekommen ...« Vorrede zur zweiten Auflage, B XXX in: Kant I ([2]1787) WW II.

*Hegel ... Kant vorgeworfen*
»Vor dem Erkennen muß man das Erkenntnißvermögen untersuchen ... Das Erkennen wird vorgestellt als ein Instrument, die Art und Weise, wie wir uns der Wahrheit bemächtigen wollen ... Es ist, als ob man mit Spießen und Stangen auf die Wahrheit losgehen könnte. Vor der Wahrheit erkennt das Erkennen nichts Wahres ... Die Forderung ist also diese: Man soll das Erkenntnißvermögen erkennen, ehe man erkennt; es ist dasselbe wie mit dem Schwimmenwollen, ehe man in's Wasser geht. Untersuchung des Erkenntnißvermögens ist selbsterkennend ...«
S 555 in: Hegel GWF ([3]1958) WW XIX.

292 *was sich sträubt*
Nach dem Stichwort ist im Manuskript gestrichen: »Ich habe letzte Woche eine Krankenschwester vom Lande beobachtet u.s.w. stehengebliebene Uhr in den Backofen. Ich will nicht davon reden, daß die Uhr tatsächlich wieder anfing zu gehen. Warum? Was den Menschen guttut, das wird wohl auch einer Uhr guttun: Wärme. Ich glaube nicht, daß sie von der Überlegung ausging, weil der Mensch eine Maschine ist, gilt das für ihn Geltende auch für eine Uhr. Eher

umgekehrt: Weil eine Uhr auch sowas Lebendiges ist und Frisches etc. aber wohl überhaupt: ...«

293 *Zwischenkiefer*
Goethe entdeckte den Zwischenkieferknochen bereits 1784.
Brief an Herder vom 27. 3. 1784:
»Ich habe gefunden – weder Gold noch Silber, aber was mir eine unsägliche Freude macht – das os intermaxillare am Menschen! ... Es soll dich auch recht herzlich freuen, denn es ist wie der Schlußstein zum Menschen ...«
Im gleichen Jahr entstand bereits der zitierte Aufsatz (1820).
s S 586 in: von Goethe JW (1955) WW XIII.

294 *negative Theologie*
Vgl Kap »Christliche Lehre und christliches Dasein«, Abschn »Gottesvorstellung« S 136ff in: von Weizsäcker V (1949) Begegnungen und Entscheidungen. (Bd I, S 316f).

*wie Moses*
s Anm zu S 268, 275.

*»ihn nennen, noch bekennen«*
»Wer darf ihn nennen/und wer bekennen ...«
»Marthens Garten« V 3431 f in: von Goethe JW (1808) Faust I, WW III.
Die beiden folgenden Zitate stammen aus der gleichen Szene:
V 3453 f, 3464 ff.

295 *amor dei*
Genauer: amor intellectualis dei.
5. Tl, Lehrsätze 33-37 in: de Spinoza (1677).

296 *IV. Zeichen und Zeiten*
Im Manuskript wurde der Anfang der Vorlesung gestrichen:
»Jemand unter Ihnen sagte mir nach der letzten Vorlesung, nun müsse ich aber auch etwas Positives und nicht immer nur Negatives bringen. Ich bin über diese Beurteilung sehr ernstlich mit mir zu Rate gegangen. Weniger darüber, ob dieses Urteil ganz richtig sei; denn es gibt ja so manche Unterhaltungen, bei denen der Nachdruck auf dem liegt, was man nicht sagt – nur merkt es der andere nicht immer. Besonders darum, weil hinter diesem ganzen Postulat, man müsse einem jeden docendo unbedingt etwas Positives in die Hand geben, doch allerhand Sonderbares verborgen steckt. Es gibt nämlich immerhin eine Weltanschauung von großer Kraft, die ganz auf ein Neinsagen aufgebaut ist: Die Religion des Buddha; auch gewisse pessimistische Systeme der deutschen Philosophie, die an Buddha anknüpfen, in gewisser Weise auch jede Skepsis. – Also das wäre vielleicht gar nicht so übel. Schlimm sind ja wohl nicht die Neinsager, sondern die Lauwarmen, die Plus-Minus-Leute. Und da spricht ja der Schein vielleicht nicht für mich.«
Mit »gewisse pessimistische Systeme« wird auf Schopenhauer hingewiesen.

297 *keine gute Methode, keine therapia magna*
Wahrscheinlich eine Anspielung auf das Hauptwerk Galens: Therapeutike methodos (lat: Ars magna) – Große Therapeutik.
Paul Ehrlich verwendete im Zusammenhang der von ihm begründeten Chemotherapie von Infektionskrankheiten den Begriff der therapia magna sterilisans.

*Nietzsche*
»Stubenhocken à la Kant« – Aus dem Nachlaß der achtziger Jahre, S 773 in: Nietzsche F (1956) Werke in drei Bänden. Hrsg v K Schlechta, Bd III, München: Hanser.

*Unser Erkennen*
§§ 15-17, B 129-139 (A 118f) in: Kant I (1781, ²1787) WW II.
s Anm zu S 249.

*seine bedenkliche Verachtung*
Vgl »Vorrede zur 2. Auflage« B VII-IX; »Die transzendentale Logik«: III. »Von der Einteilung der allgemeinen Logik in Analytik und Dialektik.« A 57ff, B 83ff in: Kant I (1781, ²1787) WW II.

*Lehre vom Urteil ins Zentrum*
»Die eigentliche Aufgabe der reinen Vernunft ist nun in der Frage enthalten: Wie sind synthetische Urteile a priori möglich?« (B 19) Die Antwort auf diese Frage gibt Kant vor allem in der »transzendentalen Analytik«, indem er die reinen Verstandesbegriffe, die Kategorien, aus den Urteilsformen, den »allgemeinen logischen Funktionen des Verstandes« (B 159) ableitet.
»Einleitung« A 1-16, B 1-30; »Transzendentale Analytik« A 64ff, B 89ff in: Kant I (1781, ²1787) WW II.

*erweitern ... erläutern*
Kant unterscheidet »Erläuterungs-« von »Erweiterungsurteilen«:
A 7, B 11 in: Kant I (1781, ²1787) WW II.
»Von dem Unterschiede synthetischer und analytischer Urteile überhaupt« A 25 in : Kant I (1783) Prolegomena zu einer jeden künftigen Metaphysik, die als Wissenschaft wird auftreten können. WW III.

298 *Zeichen und Zeiten*
Die Übersetzung der Lutherbibel gibt den in der heutigen Exegese angenommenen Sinn des Textes nicht genau wieder. G von Rad übersetzt: »... und sollten dienen zu Zeichen für Festzeiten«. Es ist also nicht nur die Messung der physikalischen Zeit, sondern die »Qualifikation verschiedener Zeiten« gemeint.
S 28 in: von Rad G (¹⁰1976) Das erste Buch Mose. Genesis. Das Alte Testament Deutsch, Teilbd 2/4, Göttingen: Vandenhoeck & Ruprecht. – Vgl S 131f in: Wolff HW (1984) Anthropologie des Alten Testaments. München: Kaiser. – Vgl S 180ff in: Westermann C (1974) Genesis. 1. Teilbd, Genesis 1-11, Biblischer Kommentar Altes Testament. Bd I/1, Neukirchen-Vluyn: Neukirchener Verlag.

*Astro-Nomie*
Griechisch: ἄστρον – Gestirn, Sternbild, νόμος – Gesetz.

*für Kant*
»Von dem Schematismus der reinen Verstandesbegriffe«
A 137ff, B 176ff in: Kant I (1781, $^{2}$1787) WW II.

300 *»Ästhetik«*
»Die transzendentale Ästhetik« § 1, A 19ff, B 33ff in: Kant I (1781, $^{2}$1787) WW II.

*Luzifer*
s Anm zu S 273.

301 *Pythagoras*
Die antike Überlieferung zu Pythagoras ist zusammengestellt in: Diels H ($^{6}$1958) Bd 1.
Vgl auch: van der Waerden PL (1979) Die Pythagoräer. Religiöse Bruderschaft und Schule der Wissenschaft. Zürich, München: Artemis.

*Angriffe Goethes*
von Goethe JW (1810) Zur Farbenlehre. Polemischer Teil. In: (1890).
Vgl: von Weizsäcker V (1950) Zur Farbenlehre. (Bd 1).

*Hegel ... Newton*
s §§ 220, 221, S 173ff in: Hegel GWF (1817) in: (1927, $^{3}$1956) WW VI.

*Methode des Faust*
Vgl: W Windelband (1904) Goethes Faust und die Philosophie der Renaissance. In: ($^{5}$1915) Präludien. Aufsätze und Reden zur Philosophie und ihrer Geschichte. Bd 1, Tübingen: Mohr.

*in Helmholtz' Reden*
Zwei Reden von Helmholtz befassen sich ausführlich mit Goethe: von Helmholtz H (1853) Über Goethes naturwissenschaftliche Arbeiten. Ein Vortrag, gehalten in der Deutschen Gesellschaft in Königsberg 1853. Kieler Allg Mschr Wissensch Lit, 383-98; in: (1865, $^{2}$1876) Populäre wissenschaftliche Vorträge. Braunschweig: Vieweg; in: (1884, $^{4}$1896) Vorträge und Reden. Bd 1, Braunschweig: Vieweg. – (1892) Goethe's Vorahnungen kommender naturwissenschaftlicher Ideen. Rede, gehalten in der Generalversammlung der Goethe-Gesellschaft zu Weimar, den 11. Juni 1892. Dtsch Rundsch 72, 115-32; (1892) Berlin: Pätel; in: (1884, $^{4}$1896) Vorträge und Reden. Bd 2, Braunschweig: Vieweg.

302 *Physiker des 18. Jahrhunderts*
zB S 257 in: Leibniz GW (1695) Specimen dynamicum. In: ($^{2}$1924) GW Leibniz. Philosophische Werke. Hrsg v A Buchenau u E Cassirer, 1. Bd: Hauptschriften zur Grundlegung der Philosophie. Übers v A Buchenau, durchges u m Einl u Erl hrsg v E Cassirer. Philosophische Bibliothek Bd 107, Leipzig: Meiner; S 332 in: Leibniz GW (1702) Gegen Descartes. aaO.

*Heinrich Hertz*
S 29ff in: Hertz H (1969).

*Ernst Mach*
Hertz hatte in seiner Mechanik auf Mach (1883) Bezug genommen: S xxxiii in: Hertz H (1963).
Mach nimmt in späteren Auflagen seiner Mechanik (1. Aufl 1883) Stellung zu Hertz:
2. Kap, 9. »Die Hertz'sche Mechanik«, S 252ff in: Mach E ([8]1921).

303 *Descartes*
2. Tl »Über die Prinzipien der körperlichen Dinge«, Abschn 23ff in: Descartes R (1644).

*Substanzbegriff ... Funktionsbegriff*
Vgl: E Cassirer (1910, [2]1923) Substanzbegriff und Funktionsbegriff. Untersuchungen über die Grundlagen der Erkenntniskritik. Berlin: Cassirer.

*unter den ersten Physikern*
Zu den Gegnern der Relativitätstheorie gehörte der Heidelberger Physiker Philipp Lenard (1862-1947), Nobelpreis 1905. Lenards Konflikt mit Einstein war von seiner konservativ-nationalen und antisemitischen Einstellung beeinflußt. Er trat Einstein ab 1920 öffentlich entgegen.
Vgl: R Neumann, G Freiherr zu Putlitz (1986) Philipp Lenard 1862-1947. In: Semper Apertus. 600 Jahre Ruprecht-Karls-Universität Heidelberg 1386-1986. Festschrift in 6 Bänden. Bd iii: Das zwanzigste Jahrhundert 1918-1985. Hrsg v W Doerr, Berlin, Heidelberg, New York, Tokio: Springer.

304 *Helmholtz, Fechner, Mach*
zB: von Helmholtz H (1856-1867) Handbuch der physiologischen Optik. Leipzig: Voss; (1863) Die Lehre von den Tonempfindungen als physiologische Grundlage für die Theorie der Musik. Braunschweig: Vieweg. – GTh Fechner (1860) Elemente der Psychophysik. 2 Bde, Leipzig: Breitkopf u Härtel. – E Mach ([2]1900) Die Analyse der Empfindungen und das Verhältnis des Psychischen zum Physischen. Jena: Fischer.

*Johannes Müller*
»Der speciellen Physiologie fünftes Buch: Von den Sinnen.« - »Nothwendige Vorbegriffe« S 249-75, in: Müller J (1840).

305 *Raumzentrum*
Vgl V von Weizsäckers Hinweis in einem nur als Fremdbericht zugänglichen Vortrag »Über eine optische Lokalisationstäuschung«:
»Als Ursache für die Störung wird eine auf atherosklerotischer Basis entstandene zentrale Blutung ... in Erwägung gezogen. Es würde diese Annahme mit dem Vorhandensein eines präformierten Zentrums für Raumkonstruktion rechnen (Hering im Gegensatz zu Helmholtz).«
Dtsch med Wschr 44, 1918, 984.

Von Weizsäckers Bemerkung bezieht sich wahrscheinlich auf die zwischen Hering und Helmholtz diskutierte nativistische (Hering) und empiristische (Helmholtz) Theorie der Wahrnehmung, bzw ihre unterschiedlichen zentralnervösen Voraussetzungen:
»Als ›nativistisch‹ bezeichnet H. v. Helmholtz diejenigen Theorien der Wahrnehmung ... in denen vorausgesetzt wird, daß es einen elementaren Bestand aller Erfahrung vorausliegender Strukturen des Wahrnehmungsfeldes gebe und daß im besonderen die räumliche Differenzierung optischer Eindrücke und der Raumanschauung selbst dem Bewußtsein ursprünglich angeboren seien... im Sinne der Auffassung E. Herings, daß ›die Empfindungen der einzelnen Netzhautfasern nach gewissen angeborenen Gesetzen‹ in einen ›subjektivenSehraum‹ eingetragen werden. Solchen Auffassungen konfrontiert Helmholtz die ›empiristische Theorie‹, der zufolge die Sinnesempfindungen, als bloße ihrerseits noch nicht räumlich qualifizierte Zeichen für äußere Dinge und Vorgänge erst ›durch Erfahrung und Übung‹ räumlich ›gedeutet‹ werden müssen.«
Sp 420 in: Halbfass W (1984) Nativismus. In: Historisches Wörterbuch der Philosophie. Hrsg v J Ritter u K Gründer, Bd 6, Darmstadt: Wissenschaftliche Buchgesellschaft.
§ 124 »Grundzüge der allgemeinen Theorie des Raumsehens« S 323 ff in: Hering E (1864) Beiträge zur Physiologie. 5. H: Vom binocularen Tiefensehen. Kritik einer Abhandlung von Helmholtz über den Horopter. Leipzig: Engelmann; in: (1931) Wissenschaftliche Abhandlungen. Hrsg v d Sächs Akad Wiss zu Leipzig. 1. Bd, Leipzig: Thieme.
13. Kap »Der Einfluß der Erfahrungsmotive auf die Localisierung« S 564 ff in: Hering E (1879) Der Raumsinn und die Bewegungen des Auges. In: Handbuch der Physiologie. Hrsg v L Hermann, Bd III, Leipzig: Vogel.
von Helmholtz H: »Kritik der Theorien« S 432 ff; Zusätze von v Kries: 6. »Nativismus und Empirismus« S 497 ff in: von Helmholtz H ([3]1910) Handbuch der physiologischen Optik. Erg u hrsg in Gem m A Gullstrand v J v Kries u W Nagel, 3. Bd: Die Lehre von den Gesichtswahrnehmungen. Hamburg: Voss.

*Helmholtz 1877*
S 182 in: von Helmholtz H ([4]1896) Bd 2.

*Bewegungsempfindung*
Helmholtz sieht eine naturwissenschaftliche Annäherung an Kants Auffassung des Raumes als Anschauungsform im Zusammenhang von motorischen Innervationen und räumlicher Wahrnehmung: »Demnach wird uns der Raum auch sinnlich erscheinen, behaftet mit den Qualitäten unserer Bewegungsempfindungen, als das, durch welches hin wir uns bewegen, durch welches hin wir blicken können. Die Raumanschauung wird also in diesem Sinne eine subjektive Anschauungsform sein, wie die Empfindungsqualitäten Roth, Süß, Kalt.«
S 224 f in: von Helmholtz H (1879) in: ([4]1896) Bd 2.

306 *die logischen Wandlungen Schellings*
Vgl: FWJ Schelling (1800) System des transzendentalen Idealismus. In: (1858) Schellings Werke. Nach der Originalausgabe in neuer Anordnung hrsg v M Schröter, 2. Hauptbd: Schriften zur Naturphilosophie 1799-1801, München: Beck.
Vgl: V von Weizsäcker (1950) Über F. W. J. Schelling. (Bd 1).

*in seiner Erkenntnistheorie*
Mach faßt seine »biologisch-ökonomische Darstellung der Erkenntnistheorie« mit Bezug auf seine Hauptschriften folgendermaßen zusammen:
»In kürzester Art ausgedrückt erscheint dann als Aufgabe der wissenschaftlichen Erkenntnis: Die Anpassung der Gedanken an die Tatsachen und die Anpassung der Gedanken aneinander. Jeder förderliche biologische Prozeß ist ein Selbsterhaltungsvorgang, als solcher zugleich ein Anpassungsprozeß und ökonomischer als ein dem Individuum nachteiliger Vorgang. Alle förderlichen Erkenntnisprozesse sind Spezialfälle oder Teile biologisch günstiger Prozesse. Denn das physische biologische Verhalten der höher organisierten Lebewesen wird mitbestimmt, ergänzt durch den inneren Prozeß des Erkennens, des Denkens. An dem Erkenntnisprozeß mögen sonst noch die verschiedensten Eigenschaften zu bemerken sein; wir charakterisieren diesen zunächst als biologisch und als ökonomisch, d. h. zwecklose Tätigkeit ausschließend.«
S 4 in: Mach E (1919) Die Leitgedanken meiner naturwissenschaftlichen Erkenntnislehre und ihre Aufnahme durch die Zeitgenossen. Zwei Aufsätze. Leipzig: Barth.

*Maß der Dinge*
s Anm zu S 251.

*Welt als Vorstellung*
A Schopenhauer (1819, [3]1859) Die Welt als Wille und Vorstellung. Leipzig: Brockhaus; ([3]1895) bearb u beträchtl verm Aufl.

*Bühne, die die Welt bedeutet*

»Sehen wir doch das Große aller Zeiten
auf den Brettern, die die Welt bedeuten,
sinnvoll still an uns vorübergehen.»

Aus der letzten Strophe von F von Schillers Gedicht »An die Freunde« (1803).

*Joh. von Kries*
Vgl S 37ff in: von Kries J (1925) Johannes von Kries. In: Die Medizin der Gegenwart in Selbstdarstellungen. Bd IV, hrsg v LR Grothe. Leipzig: Meiner. – J von Kries (1916).

*auch Helmholtz*
Vgl S 98f in: von Helmholtz H (1868); S 205-9 in: (1869) in ([2]1876); (1879) in: ([4]1896).
Vgl auch: Helmholtz H (1852) Über die Natur der menschlichen Sinnesempfin-

dungen. Königsberger naturwissenschaftliche Unterhaltungen Bd III, 1-20; in: (1883) Wissenschaftliche Abhandlungen. Bd 2, Leipzig: Barth. (Habilitationsvortrag, gehalten am 28. Juni 1852 in Königsberg).

*schon für falsch*
Nach dem Stichwort ist im Manuskript gestrichen: »Sondern ich halte diese ganze Auffassung der Wissenschaft durch E. Mach für falsch.«

*ökonomische Analysen*
Vgl: E Mach (1882); Kap 4,4 »Die Ökonomie der Wissenschaft« in: Mach E (1883).

307 *»Verweile doch, du bist so schön.«*
»Studierzimmer« V 1701 ff in: von Goethe JW (1808) Faust 1. WW III.
Nach dem Stichwort ist im Manuskript gestrichen: »E Mach's sehnsüchtige Liebe zum 18. Jahrhundert war von einer Stimmung eingegeben, daß dies Ideal unerfüllbar, ja falsch sein könnte.«

*in Amerika … Pluralismus*
Vgl: W James (1909) A pluralistic universe. Hibbert Lectures at Manchester College on the present situation in philosophy. New York: Longmans, Green; (1914) Das pluralistische Universum. Hibbert-Vorlesungen am Manchester-College über die gegenwärtige Lage der Philosophie. Übertr v J Goldstein, Leipzig: Grüner.
Der Begriff »Pluralismus« geht zurück auf H Lotze:
S 137, vgl S 448 in: Lotze H (1912) System der Philosophie. 2. Tl: Metaphysik. Drei Bücher der Ontologie, Kosmologie und Psychologie. Hrsg v G Misch, Philosophische Bibliothek Bd 142, Leipzig: Meiner.

308 *Windelband*
»Man hat vor allem vergessen, daß gerade für die Entwicklung der exacten Forschung der naturphilosophische Gedanke, die Natur wieder als ein Ganzes zu fassen und die Identität ihres Wirkens in der Mannigfaltigkeit ihrer Formen zu verstehen, eine mächtige Förderung gewesen ist. Wenn die Tendenz einer einheitlichen Naturerklärung den heutigen Naturforschern als selbstverständlich erscheint, so mögen sie nicht übersehen, daß die Ausführung derselben durch das Princip, die Umsetzung der Naturkräfte ineinander zu verstehen, in universeller Weise zuerst von Schelling versucht worden ist.«
S 236 in: Windelband W (1880).

309 *will … kann … darf … muß … soll*
Vgl die von Weizsäcker später eingeführten pathischen Kategorien:
S 10 f in: (1946) Anonyma. (Bd 7, S 48 f); Kap V, 3, S 181 ff in: ($^{4}$1950) Der Gestaltkreis. (Bd 4); Kap 12-17, S 60-86 in: (1956) Pathosophie. (Bd 10).

310 *contradictio in adjecto*
Widerspruch im Beiwort.

*Begriff des Lebens*
Vgl: V von Weizsäcker (1946) Der Begriff des Lebens. (Bd 7).

311 *Deus ex machina*
Gott aus der Maschine. – In einigen griechischen Tragödien (zB Euripides: Iphigenie) wird die dramatische Verwicklung durch einen mit einer Maschinerie auf die Bühne herabgelassenen Gott gelöst.312 *Kant ... (generatio aequivoca)*
Die »generatio aequivoca« bezeichnet den Ursprung des Lebens als Entstehung von Organischem aus Anorganischem im Unterschied zur »generatio univoca«, der Entstehung von Organischem aus Organischem.
A 365 f, B 370 in: Kant I (1790) WW v.

*causa sui*
Ursache seiner selbst. – Wesensbestimmung Gottes in der Scholastik und bei Spinoza (1677 Ethik, 1. Tl, 1. Definition).
Vgl: »... ein Ding existiert als Naturzweck, wenn es von sich selbst Ursache und Wirkung ist ...«
»Ein organisiertes Produkt der Natur ist das, in welchem alles Zweck und wechselseitig auch Mittel ist.«
A 282, B 286; A 293, B 299 f in: Kant I (1790) WW v.

*natura naturans*
Die hervorbringende Natur im Gegensatz zur natura naturata, der hervorgebrachten Natur.
1. Tl, Lehrsatz 29, Anm in: de Spinoza B (1677).

313 *zu jener anderen Vorstellung der Biologie*
Vgl: V von Weizsäcker (1919) Zum Begriff der Krankheit. (Bd 1). (Besprechung von: F Kraus (1919) Die allgemeine und spezielle Pathologie der Person. Klinische Syzygiologie. Nach gehaltenen Vorlesungen. Allgemeiner Teil. Leipzig: Thieme).

*lebendes und totes Eiweiß*
Vgl eine Erinnerung von Weizsäckers an F Kraus in: von Weizsäcker V (1949) Psychosomatische Medizin. (Bd 6, S 452).

*von Schelling beschritten*
Vgl: FWJ Schelling (1798) Von der Weltseele, eine Hypothese der höheren Physik zur Erklärung des allgemeinen Organismus. (1806) Nebst einer Abhandlung über das Verhältnis des Realen und des Idealen in der Natur. In: (1958) Schellings Werke. Nach der Originalausgabe in neuer Anordnung hrsg v M Schröter, Bd 1: Jugendschriften 1793-1798. München: Beck.

*Fechner*
Vgl: V von Weizsäcker (1922) (Einleitung zu:) G Th Fechner: Tages- und Nachtansicht. (Bd 1).

314 *Vitalismus*
Vgl: V von Weizsäcker (1911) Neovitalismus. (1923) Über Gesinnungsvitalismus. (In diesem Band).

*idealistische Morphologie*
Die idealistische Morphologie versucht die Mannigfaltigkeit der Organismen auf einen Typus oder eine Urform zurückzuführen.
Vgl: A Naef (1919) Idealistische Morphologie und Phylogenetik. (Zur Methodik der systematischen Morphologie). Jena: Fischer.

315 *nach naturwissenschaftlicher Methode*
zB: E Zola fordert in dem als Manifest des Naturalismus geltenden Text »Le roman expérimental« (1880) (dtsch: Der Experimentalroman), den sozialkritischen Roman als medizinisches Experiment am kranken sozialen Organismus aufzufassen. Er bezieht sich dabei auf:
C Bernard (1865) Introduction à l'étude de la médicine experiméntale. Paris: Baillère; (1961) Einführung in das Studium der experimentellen Medizin. Übers v P Szendrö u biographisch eingel u komm v KE Rothschuh, Sudhoffs Klassiker der Medizin, Leipzig: Barth.
Der Psychologe und Philosoph Benno Erdmann (1851-1921) wollte das philosophische Denken am Erkenntnisideal empirischer Forschung orientieren.
B Erdmann (1892, [3]1923) Logik. Logische Elementarlehre. Hrsg v E Becker, Berlin: de Gruyter.
Vgl die Auseinandersetzung zwischen W Dilthey und A Ebbinghaus: W Dilthey (1894) Ideen über eine beschreibende und zergliedernde Psychologie. In: ([7]1982) Gesammelte Schriften. Bd 5, hrsg v G Misch.
H Ebbinghaus (1896) Über erklärende und beschreibende Psychologie. Z Psychol 19, 161 ff.

316 *Albrecht Dürer ... »Melancholie«*
Dürers Stich »Melencolia I« entstand 1514.
Nach E Panofsky stellt Dürers Stich »die Verschmelzung zweier bis dahin voneinander unterschiedenen ikonographischen Formeln dar«, nämlich der an der antiken Temperamentenlehre und an der Humoralpathologie orientierten Darstellung der »Melancolici« und der Personifikation der Geometrie, des »Typus geometriae«. Diese Verknüpfung von Geometrie und Melancholie findet Panofsky in der »Apologia de descensu christi ad inferos« von Giovanni Pico della Mirandola (1463-1494), der dort eine Analyse der Melancholie von Heinrich von Gent zitiert. Heinrich von Gent unterscheidet Menschen, die eine metaphysische Idee verstehen können, von solchen, »in denen die Einbildungskraft die Erkenntniskraft überwiegt«. »Was immer sie denken, ist eine Quantität, oder hat in der Quantität seinen Ort ... Daher sind solche Menschen melancholisch und werden ausgezeichnete Mathematiker, aber schlechte Metaphysiker, denn sie können ihr Denken nicht über Lage und Raum hinausführen, die die Grundlagen der Mathematik sind.«
S 216, 224 in: Panofsky E (1977) Das Leben und die Kunst Albrecht Dürers. Übers v LL Möller, München: Rogner & Bernhard.

*Olympia ... »Hoffmanns Erzählungen«*
Oper von Jacques Offenbach, Uraufführung 1881, Libretto von J Barbier in

Anlehnung an mehrere Erzählungen von ETA Hoffmann, die als Episoden der Biographie Hoffmanns dargestellt verarbeitet werden. Der erste Akt orientiert sich an der Erzählung »Der Sandmann« (1817): Olympia ist ein weiblicher Automat; unter dem Einfluß einer Brille, die tote Gegenstände belebt und verklärt, verliebt sich der Dichter in sie und wird schließlich verspottet, nachdem der Irrtum aufgedeckt ist. – Ein indirektes Kompliment (Gegensatz) Viktor von Weizsäckers für seine Braut Olympia Curtius, die er am 14. 8. 1920 heiratete.

*kann, will und soll*
s Anm zu S 309.

317 *Bereitung des Homunculus*
Seit dem 13. Jahrhundert ist die alchimistische Idee von der Herstellung eines künstlichen Menschen belegt. JW von Goethe läßt in Faust II (1832) (2. Akt, »Laboratorium« V 6819 ff) den Homunkulus nach einem Text von Paracelsus erzeugen.
»Liber primus de generationibus rerum naturalium« in: Paracelsus (1537) De natura rerum. – S 312 ff in: (1928) Theophrast von Hohenheim gen. Paracelsus. Sämtliche Werke. 1. Abt: Medizinische, naturwissenschaftliche und philosophische Schriften. Hrsg v K Sudhoff, Bd 11, München, Berlin: Oldenbourg.

318 *Harnstoff synthetisierbar*
F Wöhler (1828) Über künstliche Bildung des Harnstoffes. Ann Phys Chem 12, 253-6.

*Erhaltung der Energie ... im Lebendigen*
JR Mayer berechnete 1842 das mechanische Wärmeäquivalent.
JF Mayer (1845) Die organische Bewegung in ihrem Zusammenhange mit dem Stoffwechsel. Ein Beitrag zur Naturkunde. Heilbronn: Drechsler.

*Scylla und Charybdis*
Ein Seeungeheuer und ein Meeresstrudel; Homer: Odyssee, 12. Gesang.

319 *Synthesis*
s Anm zu S 249.

*Vitalismus*
Vgl V von Weizsäcker (1911) Neovitalismus. (1923) Über Gesinnungsvitalismus. (In diesem Band).

*vivos mortui docent*
Die Toten lehren die Lebenden.

320 *Monismus*
Wahrscheinlich ist der zeitgenössische Monismus gemeint, der sich vor allem an Ernst Haeckel anschloß (1906 Gründung des Deutschen Monistenbundes in Jena). – Vgl: E Haeckel ([16]1919) Der Monismus als Band zwischen Religion und Wissenschaft. Glaubensbekenntnis eines Naturforschers. Leipzig, Stuttgart: Grüner.

*Synthesis der Vernunft*
s Anm zu S 249.

*auch nicht einen Strohhalm*
»... und schlechterdings kann keine menschliche Vernunft (...) die Erzeugung auch nur eines Gräschens aus bloß mechanischen Ursachen zu verstehen hoffen.«
A 349 f, B 353 f in: Kant I (1790) WW v.

321 *Schelling ... jene Odyssee des Geistes*
»Was wir Natur nennen, ist ein Gedicht, das in geheimer wunderbarer Schrift verschlossen liegt. Doch könnte das Räthsel sich enthüllen, würden wir die Odyssee des Geistes darin erkennen, der wunderbar getäuscht, sich selber suchend, sich selber flieht; ... Die Natur ist dem Künstler nicht mehr, als sie dem Philosophen ist, nämlich nur die unter beständigen Einschränkungen erscheinende idealistische Welt, oder nur der unvollkommene Widerschein einer Welt, die nicht außer ihm, sondern in ihm existiert.«
S 628 in: Schelling FWJ (1958).

322 *Bichat*
Marie François Xavier Bichat (1771-1802) stellte die Anatomie als eine physiologisch orientierte Gewebelehre dar (1800 Traité des Membranes en général et de diverses Membranes en particulier; 1801 Anatomie générale appliquée à la physiologie et à la médicine). Er gilt daher als Wegbereiter der normalen und pathologischen Histologie. Mit der Frage nach den »Propriétés vitales« der einzelnen Gewebe knüpft er an vitalistische Vorstellungen an. Diese werden vor allem in den »Recherches physiologiques sur la vie et la mort« (1800) entfaltet. Seine Definition des Lebens lautet: »la vie est l'ensemble des fonctions qui résistent à la mort«. (Première partie, article premier).

323 *causa sui*
s Anm zu S 312.

*Grundformen der Seelenlehre*
Möglicherweise eine Anspielung auf die Psychoanalyse, von der Viktor von Weizsäcker bereits während seines Studiums Kenntnis nahm.
Vgl die autobiographische Einleitung zu: von Weizsäcker V (1947) Meines Lebens hauptsächliches Bemühen. (Bd 7, S 372).
Vgl auch: W Windelband (1914) Die Hypothese des Unbewußten. Festrede, gehalten in der Gesamtsitzung der Akademie am 24. April 1914. Sitzungsber Heidelb Akad Wiss, phil-hist Klasse, Jg 1914, 4. Abh, Heidelberg: Winter.

*Windelband*
§ 22 »Die Metaphysik der inneren Erfahrung« in: Windelband W (1891, $^{8}$1919).

*das religiöse und das philosophische Phänomen*
Vgl: W Windelband (1882) Was ist Philosophie?; (1910) Von der Mystik unserer

Zeit. In: (⁵1915) Präludien. Aufsätze und Reden zur Philosophie und ihrer Geschichte. Tübingen: Mohr.

*Denken des Descartes*

Descartes unterschied res extensa (ausgedehnte Substanz) und res cogitans (denkende Substanz):
6. Meditation in: Descartes R (1641).
Dieser Unterscheidung entsprach der Leib-Seele-Dualismus:
Descartes R (1662).

*und Spinozas*

Nach Spinoza sind Ausdehnung und Denken (vgl Descartes: res extensa, res cogitans) Attribute der einen Substanz (Gott). Die Wesenheit des Menschen ist als eine Modifikation der Attribute Gottes zu beschreiben, er besteht deswegen als Leib und Seele. 2. Tl »Von der Natur und dem Ursprung der Seele.« Lehrsätze 1, 2, 7: Anmerkung, 10: Folgesatz, 13: Folgesatz in: de Spinoza B (1677); S 45, 48, 51, 55 in: de Spinoza B (1917).

*mit Hebel und Galvanometer*

Anspielung auf: »Und was sie deinem Geist nicht offenbaren mag, das zwingst Du ihr nicht ab mit Hebeln und mit Schrauben.«
V 674f in: von Goethe JW (1808) Faust 1. WW III.

325 *G. Th. Fechner*

s Anm zu S 313.

*einer mathematischen Funktion*

Gemeint ist das Weber-Fechnersche Gesetz, die mathematische Formulierung von Ergebnissen EH Webers. Es besagt, daß die Empfindungsstärke (S) proportional zum Logarithmus der Reizstärke (R) wächst ($S = K \times \log R$).
Vgl Kap V »Empfindung und Reizstärke« S 28ff in: von Weizsäcker V (1926) Einleitung zur Physiologie der Sinne. (Bd 3, S 366ff).
Weber, EH (1834) De pulsu, resorptione, auditu et tactu. Annotationes anatomicae et physiologicae. Lipsiae: Koehler.
Fechner GTh (1859) Über ein wichtiges psychophysisches Grundgesetz und dessen Beziehung zur Schätzung der Sterngrössen. Abh königl sächs Ges Wiss, math-phys Classe 4, 455-532.

*wie die Niere den Urin*

»... alle jene Fähigkeiten, die wir unter dem Namen der Seelentätigkeiten begreifen, nur Funktionen der Gehirnsubstanz sind; oder, um mich einigermaßen grob hier auszudrücken: daß die Gedanken in demselben Verhältnis etwa zum Gehirn stehen, wie die Galle zu der Leber oder der Urin zu den Nieren.«
C Vogt (1845-1847) Physiologische Briefe für die Gebildeten aller Stände. 3. Abt, Stuttgart: Cotta.
S 17f in: Vogt K, Moleschott J, Büchner L (1971) Schriften zum kleinbürgerlichen Materialismus in Deutschland. Hrsg u eingel v D Wittich, Bd 1, Berlin: Akademie-Verlag.

*Kant noch klagt*

Vorrede, A x in: Kant I (1786) WW v.

326 *Dürer'sche Melancholie*

s Anm zu S 316.

*Giftbecher*

»Nacht« V 686ff in: von Goethe JW (1808) Faust I. WW III.

*»Und sehe ... wissen können«*

»Nacht« V 364 in: von Goethe JW (1808) Faust I. WW III.

*»Gefühl ist alles«*

»Marthens Garten« V 3455 in: von Goethe JW (1808) Faust I. WW III.

328 *jene Dürer'sche »Melancholie«*

s Anm zu S 316.

*daß ich gar nichts weiß*

Anspielung auf den Sokrates zugeschriebenen Satz: Ich weiß, daß ich nichts weiß. – Vgl die »Verteidigungsrede« des Sokrates: »... allein dieser doch meint zu wissen, da er nicht weiß, ich aber, wie ich eben nicht weiß, so meine ich es auch nicht.«

S 15 (21d) in: Plato (1973) Apologie. In: Werke in 8 Bänden. Griechisch und deutsch. Hrsg v G Eigler, Bd 2, bearb v H Hofmann, dtsch übers v F Schleiermacher, Darmstadt: Wissenschaftliche Buchgesellschaft.

*cogito ergo sum*

Ich denke, also bin ich. – 1,7 u 10 in: Descartes R (1644).

*»Am Anfang war die Tat«*

»Studierzimmer« V 1224ff in: von Goethe JW (1808) Faust I. WW III. (Bei Goethe: »Im Anfang ...«.) – Vgl Joh 1,1.

*versetzter Komplex*

Die Wendung »versetzter Komplex« konnte nicht nachgewiesen werden. Der Begriff des Komplexes findet sich bereits in:

Breuer J: »Theoretisches« S 187 in: Breuer J, Freud S (1895) Studien über Hysterie. Leipzig, Wien: Deuticke. – S 290 in: Freud S (1987) Gesammelte Werke. Nachtragsband. Hrsg v A Richards unt Mitw v I Grubrich-Simitis, Frankfurt aM: Fischer.

Mit »versetzt« könnte der Abwehrmechanismus der Verschiebung gemeint sein.

*Fichte*

In Abgrenzung zur Unterscheidung von theoretischer und praktischer Vernunft bei Kant ist bei Fichte das als absolutes Bewußtsein verstandene Ich wesentlich tätig, es setzt sich selbst und das Nicht-Ich. Daher ist seine Philosophie im Zentrum »Wissenschaftslehre« (1834), Darlegung der Tätigkeit des Ich und damit zugleich diese selbst.

*Oxymoron*

Griechisch: ὀξύς – scharfsinnig, μωρός – dumm.

Stilistische Figur: Zusammenfügung von zwei einander widersprechenden Begriffen zu einer Einheit.

*Bocksmelkerei*
»Es ist schon ein großer und nötiger Beweis der Klugheit oder Einsicht, zu wissen, was man vernünftigerweise fragen solle. Denn, wenn die Frage an sich ungereimt ist, und unnötige Antworten verlangt, so hat sie, außer der Beschämung dessen, der sie aufwirft, bisweilen noch den Nachteil, den unbehutsamen Anhörer derselben zu ungereimten Antworten zu verleiten, und den belachenswerten Anblick zu geben, daß einer (wie die Alten sagten) den Bock melkt, der andere ein Sieb unterhält.«
A 58, B 82 in: Kant I (1781) WW II.

*Moses beschreibt*
s Anm zu S 268 u 275.

330 *Gottes Odem*
Gen 2,7. – Der Vers gehört zum jahwistischen Schöpfungsbericht Gen 2,4b-25. Nach der wissenschaftlichen Exegese meint »Odem Gottes« den Atem als Lebensprinzip (Lebensodem), d. h., es geht lediglich um die Lebendigkeit des Menschen.
Die Ebenbildlichkeit des Menschen wird anhand von Gen 1,27 heute nicht als »Gottähnlichkeit«, sondern als In-Beziehung-Sein interpretiert.
S 50, 53 in: von Rad G (¹⁰1976) Das erste Buch Mose. Genesis. Das Alte Testament Deutsch. Teilbd 2/4, Göttingen: Vandenhoeck & Ruprecht.
§ 2, § 6 in: Wolff HW (⁴1984) Anthropologie des Alten Testaments. München: Kaiser.
S 203 ff, 274 ff in: Westermann C (1974) Genesis. 1. Teilbd, Genesis 1-11, Biblischer Kommentar Altes Testament, Bd 1/1, Neukirchen-Vluyn: Neukirchener Verlag.

*Moses*
In der Druckvorlage und im Manuskript steht hier »Jesaias«, es wird aber Ex (2. Mose) 3,14 zitiert. Vgl dazu Jes 42,8; dieser Vers ist in der Luther-Übersetzung als Parallelstelle angegeben. Nach der wissenschaftlichen Exegese wird an dieser Stelle keine Aussage über das Ich-Sein Gottes gemacht, sondern über das geschichtliche Wirken Jahwes im Sinne von »sich erweisen«, »dasein für«.
Vgl S 194 in: von Rad G (⁴1962) Theologie des Alten Testamentes. Bd 1: Die Theologie der geschichtlichen Überlieferungen. München: Kaiser.
S 31 in: Noth M (⁷1984) Das zweite Buch Mose. Exodus. Das Alte Testament Deutsch, Teilbd 5, Göttingen: Vandenhoeck & Ruprecht.

331 *Botokuden*
Ostbrasilianische Indianer.

332 *Erdgeist*
Vgl: »Nacht« V 460 ff in: von Goethe JW (1808) Faust I. WW III.

*Erdenkloß*
Gen (1. Mose) 2,7.

*aus dem Paradiese*
Gen (1. Mose) 3,23 f.

*»Ich bin, der ich bin«*
s S 330 sowie die Anm.

333 *Tacitus*
»Deesse nobis terra in qua vivamus, in qua moriamur, non potest«.
Annalen XII, 56, S 293 in: Tacitus PC (1960).

*»sinnlich-übersinnlicher Freier des Lebens«*
Mephistopheles zu Faust: »Du übersinnlicher, sinnlicher Freier, ein Mägdelein nasführet dich!«
»Marthens Garten« V 2533 in: von Goethe JW (1808) Faust I. WW III.

335 *(1919) ... Berliner Untersuchungsausschuß*
Die Jahreszahl wurde bereits redaktionell ins Manuskript eingetragen. Es handelt sich um den von der Nationalversammlung am 20.8.1919 beschlossenen Untersuchungsausschuß für die Schuldfrage des Ersten Weltkrieges.
(1919-1930) Das Werk des Untersuchungsausschusses der verfassunggebenden Deutschen Nationalversammlung und des Deutschen Reichstages. Verhandlungen, Gutachten, Urkunden. Im Auftrage des Reichstages hrsg, Reihe 1, Bd 5, 10, 11; Reihe 3, Bd 1-4; Reihe 4, Bd 1-12, 1.

336 *Was ist Wahrheit?*
A 58, B 82 in: Kant I (1781) WW II.

*antilogisch*
Vgl: V von Weizsäcker (1923) Das Antilogische. (In diesem Band).

337 *Das Hegel'sche Paradoxon*
»Was vernünftig ist, das ist wirklich; und was wirklich ist, das ist vernünftig.«
Vorrede, S 33 in: Hegel GWF (³1952) WW VII.

*»Webstuhl der Zeit«*
»Nacht« V 509 in: von Goethe JW (1808) Faust I. WW III.

*»Mütter«*
»Finstere Galerie« V 6211 ff in: von Goethe JW (1832) Faust II. WW III.

*Natur ... das Non-ens*
Wahrscheinlich Anspielung auf Hegels Formulierung: »Die Natur ist an sich, in der Idee göttlich – aber wie sie ist, entspricht ihr Seyn ihrem Begriffe nicht, sie ist vielmehr der unaufgelöste Widerspruch. Ihre Eigentümlichkeit ist das Gesetztseyn, das Negative, wie die Alten die Materie überhaupt als das Non-ens gefaßt haben.«
S 54 in: Hegel GWF (1842) in: (³1958) WW IX.

338 *Henri Bergson ... des deutschen Idealismus*
Vgl: H Rickert (1920) Die Philosophie des Lebens. Darstellung und Kritik der philosophischen Modeströmungen unserer Zeit. Tübingen: Mohr.
Der Begriff des »Elan vital« wurde geprägt in:
H Bergson (1907) L'évolution créatrice. Paris: Alcan; ($^{77}$1948) Paris: Presses Universitaires de France; (1912) Schöpferische Entwicklung. Berechtigte Übers v G Kantorowicz, Jena: Diederichs.

*»transzendentale Affinität«*
Vgl S 120ff in: von Weizsäcker V (1911) Neovitalismus. (In diesem Band, S 218ff u Anm).

*Kontingenz*
Anspielung auf den sogenannten Kontingenzbeweis: Die Nichtnotwendigkeit der Welt läßt auf Gott als ihre notwendige Ursache schließen.
Vgl: Thomas von Aquin: Summa theologica I,2,3.

*Homo faber*
Der Mensch als Handwerker. – Die aus dem Empirismus und Pragmatismus stammende Wesensbestimmung des Menschen wurde im 20. Jahrhundert von Henri Bergson als Gegenbegriff zu »homo sapiens« aufgegriffen und von Max Scheler kritisch diskutiert.
S 102 in: Bergson H (1985) Denken und schöpferisches Werden. Aufsätze und Vorträge, Frankfurt aM: Syndikat.
zB S 129ff in: Scheler M (1976) Philosophische Weltanschauung. In: Gesammelte Schriften. Bd 9: Späte Schriften. hrsg v M Frings, Bern, München: Francke.

339 *Philosophie des Wertes*
s Literaturangabe auf S 259f u Anm.
Lotze: s Anm zu S 253, 259.
Vgl auch: Windelband W (1894, $^{3}$1904) Geschichte und Naturwissenschaft. Rede beim Stiftungsfest der Kaiser-Wilhelm-Universität Straßburg, 1. Mai 1894, Straßburg: Heitz.

*Kulturgeschichte Jakob Burkhardts*
J Burckhardt (1955-1959) Gesammelte Werke. 10 Bde, Darmstadt: Wissenschaftliche Buchgesellschaft.

*das Ganze der Natur*
Vgl V von Weizsäcker (1916) Kritischer und spekulativer Naturbegriff. (In diesem Band).

*wie man berichtet*
Möglicherweise eine Verwechslung mit Augustins Kenntnis der lateinischen Klassiker. Zwar ist eine Kenntnis Aristotelischer Texte nachweisbar, sie wurde aber nicht zum tragenden Fundament der Augustinischen Theologie.

*Begründer der neuen Psychologie*
s Anm zu S 323.

340 *Bildungstrieb*
JF Blumenbach (1781) Über den Bildungstrieb und das Zeugungsgeschäft. Göttingen: Dieterich.

*Lebenskraft*
s Anm zu S 212.

*Missing link*
Fehlendes Glied. – In der biologischen Entwicklungslehre: Übergangsform.

*ich bin, der ich bin*
s Anm zu S 330.

*Tücke des Objektes*
Kap 2 »Die Tücke des Objektes« in: von Weizsäcker V (1956) Pathosophie. (Bd 10).

*Strindberg*
S 56 in: Strindberg A ([11]1917).

341 *casus belli ... tertium non datur*
Kriegsgrund – ein Drittes gibt es nicht; Aristotelische Logik: Satz vom ausgeschlossenen Dritten (Aristoteles: Metaphysik 1011 b 23-25, 1012 b 8-13).

342 *Helmholtz*
S 7 ff, 21 ff in: Helmholtz H (1868) in: ([2]1876); S 205 in (1897) in: ([2]1876).

343 *Ironie ... sokratische*
In den Platonischen Dialogen steht die Ironie des Sokrates im Dienste der Maieutik (s Anm zu S 352). Sokrates tritt denen, die etwas zu wissen glauben, als scheinbar Unverständiger gegenüber und veranlaßt sie durch Fragen, ihre Unwissenheit preiszugeben.

344 *Utilitarismus*
Hauptvertreter des englischen Utilitarismus waren J Bentham (1748-1832) und JSt Mill (1806-1873).
J Bentham (1789) Introduction to the principles of morals and legislation. London; (1966) Prinzipien der Gesetzgebung. Übers v FE Beneke, hrsg v E Dumont (Nachdr Ausg Köln 1833).
JSt Mill (1863, [15]1907) Utilitarianism. London; (1976) Der Utilitarismus. Übers v D Birnbacher. Stuttgart: Reclam.

345 *Kant ... als ob*
S 252 (A xxv, B xxvii); § 68, § 75 in: Kant I (1790) WW v.

*dickleibige Philosophien des »Als ob«*
H Vaihinger (1911) Die Philosophie des Als Ob. System der theoretischen, praktischen und religiösen Fiktionen der Menschheit auf Grund eines idealistischen Positivismus. Mit einem Anhang über Kant und Nietzsche. Berlin: Reuther & Reichhard; ([3]1919, [10]1927) Leipzig: Meiner.

346 *Jesaia*
Jes 55,8 (Deuterojesaia).

347 *Deckengemälde der Sixtinischen Kapelle*
Die Decke der unter Sixtus IV. in den Jahren 1473-1481 im Vatikan erbauten Kapelle wurde 1508-1512 von Michelangelo mit Fresken versehen.

*am Baume der Erkenntnis*
Gen 2,9; 3,1 ff.

*Weltgeschichte*
Nach dem Stichwort ist im Manuskript gestrichen: »Aus Natur hervor wächst die Geschichte, und so ist das Thema unserer nächsten Stunde der Beginn der Geschichte aus Natur, das Verhältnis von Natur und Geschichte. In ihr soll sich die Frage lösen, was sind unsere Wertbeurteilungen wert und was nicht, wo wir den Maßstab suchen müssen, und damit, was uns die Natur denn eigentlich sei.«

349 *Schluß des »Faust«*
V 1210f in: von Goethe JW (1832) Faust II. WW III.

*Nachwort*
s Anm zu S 263.

## Wissenschaft und Volkshochschule
### Offener Brief an den Herausgeber

Die Arbeitsgemeinschaft. Monatsschrift für das gesamte Volkshochschulwesen. Herausgegeben in Verbindung mit Dr. R. H. Erdberg und Prof. Dr. A. H. Hollmann von Dr. Werner Picht, 3, 199-205 (1922)

### *Literatur*

Strauß E (1922)
Volksbildungsarbeit: Wende und Aufbau. Nach dem Stenogramm eines Vortrags im Frankfurter Bund für Volksbildung. Die Arbeitsgemeinschaft 3, 1-13

### *Anmerkungen*

351 *Offener Brief an den Herausgeber*
Werner Picht (1887-1965) Jurastudium, Dr. der Staatswissenschaften, Schwager Viktor von Weizsäckers, verheiratet mit Gerda, geb. Curtius, 1911-1925 Referat für Volksbildung beim Preußischen Kultusministerium, 1925-1927 Leitung des Akademischen Austauschdienstes in Heidelberg, 1927-1933 Leitung der Hochschulabteilung des Völkerbundinstitutes für geistige Zusammenarbeit in Paris, 1934-1935 Paris, 1939-1942 Tätigkeit beim Oberkommando der Wehrmacht in Berlin (keine Mitgliedschaft in der NSDAP), danach freier Schriftsteller.
Wichtigste Veröffentlichungen zur Erwachsenenbildung:

1919 Die deutsche Volkshochschule der Zukunft.
1926 (mit E Rosenstock) Im Kampf um die Erwachsenenbildung.
1936, [2]1950 Das Schicksal der Volksbildung in Deutschland.
Mitherausgeber der »Arbeitsgemeinschaft« sowie ihrer Fortsetzung »Archiv für Erwachsenenbildung«. (1920, Die Aufgaben der »Arbeitsgemeinschaft«. Arbeitsgemeinschaft 1, 1-5).
Vgl S 26 in: von Weizsäcker V (1954) Natur und Geist. (Bd 1, S 26); S 15 in (1949) Begegnungen und Entscheidungen. (Bd 1, S 203).
Antwort an Viktor von Weizsäcker:
W Picht (1922) Volkshochschule und Wissenschaft. Offener Brief an Viktor von Weizsäcker. Die Arbeitsgemeinschaft 3, 206-14.

352 *in der höchsten Person*
Das »in« steht hier in Analogie zum Gebrauch von ἐν bei Paulus und Johannes (in Christus, im Herrn) zur Kennzeichnung einer die ganze Existenz bestimmenden Beziehung.
Vgl Artikel ἐν: 5,d in: Bauer W ([5]1963) Griechisch-Deutsches Wörterbuch zu den Schriften des Neuen Testaments und der übrigen urchristlichen Literatur. Berlin: Töpelmann; A Oepke (1935) ἐν. In: Theologisches Wörterbuch zum Neuen Testament. Hrsg v G Kittel, Bd 2, Stuttgart: Kohlhammer.

*an jener Stelle*
S 8 in: Strauß E (1922).

*Tugend lehrbar*
Der Zusammenhang von Tugend und Wissen wird vor allem in den Frühdialogen Platos behandelt (Laches, Menon, Charmides).

*des Wissens Hebamme*
148 e bis 151 d, 160 e, 184 b, 210 b-d in: Platon (1970) Theätet. In: Platon. Werke in 8 Bänden. Griechisch und deutsch. Hrsg v G Eigler, Bd 6, bearb v P Staudacher, Darmstadt: Wissenschaftliche Buchgesellschaft.

*ὕβρις*
Hybris – Hochmut.

*des lebendigen Geistes*
Inschrift über dem Eingang der »Neuen Universität« in Heidelberg auf Vorschlag des Literaturwissenschaftlers Friedrich Gundolf (1930): »Dem lebendigen Geist«.

353 *κατ' ἐξοχήν*
der Vorsprung (Hochrelief), übertragen: Vorzug. – Also: vorzugsweise, schlechthin, im eigentlichen Sinne.

355 *Pasteur*
Pasteur beschäftigte sich bereits 1856 mit der alkoholischen Gärung. Später folgten Untersuchungen zur Milchsäure- und Essigsäuregärung sowie zur Weinherstellung. 1871 begann Pasteur wegen der deutschen Überlegenheit auf diesem Gebiet, die Bierherstellung wissenschaftlich zu überprüfen.

R Vallery-Radot (1900) La vie de Pasteur. Paris: Flammarion; (1948) Louis Pasteur. Sein Leben und Werk. Freudenstadt: Schwarzwald-Verlag.
L Pasteur (1924) Études sur le vinaigre et sur le vin. Œuvres réunis par P Vallery-Radot, Tom 3, Paris: Masson; (1928) Études sur la bière. WW 5.

*Richtet nicht*
Matth 7,1 (vgl Röm 2,1).

356 *Jakobsleiter*
Gen (1. Mose) 28,12 f.

*»geltend«, nicht seiend*
s Anm zu S 253.

*»nicht Fleisch«*
Anspielung auf den biblischen Gegensatz von Geist und Fleisch:
»Am schärfsten theologisch durchdacht ist der Gegensatz bei Paulus: Fleisch als neutrale Bezeichnung der irdischen Existenz wird negativ, wenn der Mensch sein Leben daraufhin ausrichtet. Fleisch sind dann auch höchst geistige Dinge wie Menschenweisheit und -frömmigkeit ... Ist der Mensch Christus begegnet, dann hat er grundsätzlich aufgehört ... nach der Norm des Fleisches zu leben. Nicht mehr er lebt dann, sondern Gottes Geist in ihm.«
Sp 976 f in: Schweizer E (1958) Fleisch und Geist II. In: Die Religion in Geschichte und Gegenwart. Handwörterbuch für Theologie und Religionswissenschaft. 3. Aufl. Hrsg v K Galling, Bd 2, Tübingen: Mohr.

357 *gleichsam monadenhaft*
Vgl: Leibniz GW (1714) Monadologie. ([2]1924) GW Leibniz. Philosophische Werke. Hrsg v A Buchenau u E Cassirer, Bd II: Hauptschriften zur Grundlegung der Philosophie 2. Bd, übers v A Buchenau, durchges u m Einl u Erl hrsg v E Cassirer, Philosophische Bibliothek Bd 108, Leipzig: Meiner.
Vgl: von Weizsäcker V (1946) Anonyma. (Bd 7).

358 *zwei oder drei*
Matth 18,20.

*Synthesis*
s Anm zu S 249.

*Pro domo scientiarum*
Für die Sache der Wissenschaften. – Pro domo: für das (eigene) Haus, zu eigenen Gunsten. Nach Ciceros Rede: »Oratio pro domo suo ad pontifices«.

*Eulen nach Athen*
Sinngemäß: etwas Überflüssiges tun. – Die Eule als Attribut der Athene war auf den Münzen Athens (»Eulen«) abgebildet.

## Über Gesinnungsvitalismus

Klinische Wochenschrift 2, 30-3 (1923)

### *Literatur*

Driesch H (1909, [2]1921)
Philosophie des Organischen. Gifford-Vorlesungen, gehalten an der Universität Aberdeen in den Jahren 1907-1908. 2 Bde, Leipzig: Engelmann

Kraus F (1919)
Die allgemeine und spezielle Pathologie der Person. Klinische Syzygiologie. Nach gehaltenen Vorlesungen. Allgemeiner Teil. Leipzig: Thieme

Plessner H (1922)
Vitalismus und ärztliches Denken. Klin Wschr 1, 1956-61; in: (1985) Helmuth Plessner. Gesammelte Schriften. Hrsg v G Dux, O Marquard u E Ströker, Bd IX: Schriften zur Philosophie. Frankfurt/M: Suhrkamp

von Weizsäcker V (1911)
Neovitalismus. Logos 2, 113-24 (In diesem Band)

### *Anmerkungen*

359 *Über Gesinnungsvitalismus*
H Plessner beantwortete diese Stellungnahme Viktor von Weizsäckers zu seinem Aufsatz (1922) mit dem folgenden Text:
H Plessner (1923) Über die Erkenntnisquellen des Arztes. Zu Prof. Viktor v. Weizsäckers Aufsatz »Über Gesinnungsvitalismus«. Klin Wschr 2, 503-6. In: (1985) Helmuth Plessner. Gesammelte Schriften. Hrsg v G Dux, O Marquard u E Ströker, Bd IX: Schriften zur Philosophie. Frankfurt/M: Suhrkamp.

*von der philosophischen Fakultät*
Helmuth Plessner (1892-1985) war z. Zt. der Veröffentlichung dieses Aufsatzes Privatdozent für Philosophie in Köln.

*Windischmann*
Karl Joseph Hieronymus Windischmann (1775-1839) studierte Medizin und Philosophie. Nach ärztlicher Praxis ab 1803 Prof für Philosophie und Geschichte in Aschaffenburg, ab 1818 Prof für Systematik und Geschichte der Philosophie sowie Prof der Physiologie in Bonn, veröffentlichte neben medizintheoretischen und philosophischen Arbeiten auch religiös-mystische Schriften. Während der Zeit in Aschaffenburg stand er Schelling nahe, der 1803-1806 in Würzburg tätig war.

*Lotze*
Rudolf Hermann Lotze (1817-1881) habilitierte sich 1839 für Medizin und 1840 für Philosophie in Leipzig.

360 *»Vitalismus gehört in die Philosophie«*
S 1960 in: Plessner H (1923); S 26 in: (1985).

361 *Antinomie*
Vgl »Dialektik der teleologischen Urteilskraft« A 307ff, B 310ff in: Kant I (1790, [2]1793) Kritik der Urteilskraft. In: ([4]1975) Immanuel Kant. Werke in 6 Bänden. Hrsg v W Weischedel, Bd II, Darmstadt: Wissenschaftliche Buchgesellschaft.
Vgl auch: Driesch H (1922) Geschichte des Vitalismus. Natur- und Kulturphilosophische Bibliothek Bd III, Leipzig: Barth.

*»Klugheit des Herzens«*
S 1960 in: Plessner H (1922); S 26 in: (1985).
Zugleich Anspielung auf die »logique du cœur«, ein zusammenfassendes Stichwort für Pascals Sicht des menschlichen Herzens nach den »Pensées« (1670). Vgl Fragmente 275, 277-8, 281-3 in: Pascal B (1904, [4]1948) Pensées. Hrsg v L Brunschwicg. Paris: Garnier; ([6]1963) Über die Religion und über einige andere Gegenstände (Pensées). Hrsg u übertr v E Wasmuth, Heidelberg: Schneider.

*»die Spielregeln ... einhalten«*
S 1959 (linke Spalte) in: Plessner H (1923); S 19 in: (1985).

362 *F. Kraus*
Vgl die Besprechung: von Weizsäcker V (1919) Zum Begriff der Krankheit. (Bd I).

363 *Max Scheler*
Zum Begriff der Person bei Max Scheler vgl: S 381 ff, 393 ff, 507 ff in: Scheler M ([4]1954) Der Formalismus in der Ethik und die materiale Wertethik. Neuer Versuch der Grundlegung eines ethischen Personalismus. Gesammelte Werke. Bd 2, hrsg v M Scheler, Bern: Francke.

*Person, so heißt es*
S 1959 (rechte Spalte) in: Plessner H (1922); S 21 in: (1985).

*WaR*
Abkürzung für: Wassermannsche Reaktion.

365 *Dynamis*
Vermögen, Kraft, Möglichkeit.

367 *veritates aeternae*
Ewige Wahrheiten.

*»Klugheit des Herzens«*
s Anm zu S 361.

## Das Antilogische

Psychologische Forschung 3, 295-318 (1923)
(Festgabe für Johannes von Kries zum 70. Geburtstag)

### *Literatur*

von Goethe JW (1808, 1832)
Faust; (⁶1962) Goethes Werke. Hamburger Ausgabe in 14 Bdn. Hrsg E Trunz, Bd III: Dramatische Dichtungen, 1. Bd, Hamburg: Wegner

Hegel GWF (1812/1816)
Wissenschaft der Logik. 2 Bde, Nürnberg: Schrag; (1928, 1958) Georg Wilhelm Friedrich Hegel. Sämtliche Werke. Jubiläumsausgabe in 20 Bdn. Hrsg v H Glockner, Bd IV, V, Stuttgart: Frommann

von Helmholtz, H (³1910)
Handbuch der physiologischen Optik. Bd 3: Die Lehre von den Gesichtswahrnehmungen. Hrsg v J von Kries, Hamburg, Leipzig: Voss

Kant I (1781, ²1787)
Kritik der reinen Vernunft. (⁴1975) Immanuel Kant. Werke in sechs Bänden. Hrsg v W Weischedel, Bd II, Darmstadt: Wissenschaftliche Buchgesellschaft; (²1878) hrsg v K Kehrbach, Leipzig: Reclam

von Kries J (1916)
Logik. Grundzüge einer kritischen und formalen Urteilslehre. Tübingen: Mohr

### *Anmerkungen*

368 *Das Antilogische*
Vgl Kap »Johannes von Kries« in: von Weizsäcker V (1954, ²1955) Natur und Geist. (Bd 1, S 11-18); (1929) Johannes von Kries. (Bd 1, S 406-12).
Zum vorliegenden Text s S 14, 95 in: Natur und Geist. (Bd 1, S 17, 79).

*des »dialektischen Scheins«*
Mit »dialektischer Schein« meint Kant den gleichen Mißbrauch des Verstandes wie mit dem Begriff des transzendentalen Scheins. (s Anm zu S 370.) Er versteht unter Dialektik eine Methode zur Erzeugung von Schein, nämlich »durch leere Vernünfteleien von den bloßen formalen Prinzipien des reinen Verstandes einen materialen Gebrauch zu machen«: »Also würde der Gebrauch des reinen Verstandes alsdenn dialektisch sein.« Die transzendentale Dialektik ist deshalb eine Kritik des dialektischen Scheins.
A 61 ff, B 85 ff in: Kant I (1781, ²1787) WW II.

*Anm 1 Paralogismen*
Transzendentale Dialektik. 2. Buch: »Von den dialektischen Schlüssen der reinen Vernunft«, 1. Hauptstück »Von den Paralogismen der reinen Vernunft« A 362 ff, B 341 ff in: Kant I (1781, ²1787) WW II.

*Anm 2 Hegel ... das Logische real*
Diese Formulierung ist bei Hegel nicht im Wortlaut nachweisbar, jedoch gehört der Gedanke, daß das Logische das Wirkliche ist, ins Zentrum seiner Philosophie.
Vgl den von Weizsäcker mehrfach zitierten Satz: »Was vernünftig ist, das ist wirklich; und was wirklich ist, das ist vernünftig.«
Vorrede S 33 in: Hegel GWF ([3]1952) Grundlinien der Philosophie des Rechts. WW VII.

*Anm 2 Paneulogist*
Hegels Philosophie wurde gelegentlich als Panlogismus bezeichnet. Die Kennzeichnung »Paneulogist« enthält das Moment der Beschönigung (griech. Vorsilbe – gut, schön, wohl).

*Unterscheidung von Real- und Reflexionsurteilen*
Von der Klasse der Realurteile gilt, »daß sie auf eine Beschreibung der Wirklichkeit gerichtet ist, auf eine Angabe, wie die Dinge sich verhalten, oder was sich zugetragen hat«. Der Begriff der Reflexion bezeichnet »die kombinierende zusammenhaltende Erwägung verschiedener Vorstellungen, die jenen Urteilen zugrunde liegt und deren Ergebnis in ihnen ausgedrückt wird«.
S 1, 3 in: von Kries J (1916).

370 *der transzendentale Schein*
2. Abt »Die transzendentale Dialektik«, Einleitung: »I. Vom transzendentalen Schein.« A 293 ff, B 249 ff, »II. Von der reinen Vernunft als dem Sitze des transzendentalen Scheins« A 298 ff, B 355 ff in: Kant I (1781, [2]1787) WW II.
Kants Auflösung des transzendentalen Scheins zeigt, daß die Vernunft sich notwendig in Selbstwidersprüche verwickelt, wenn sie den Gebrauch ihrer Begriffe nicht kritisch reflektiert. Jedoch ist der transzendentale Idealismus der Schlüssel zur Auflösung der Dialektik; der Schein ist nach Kant kein absoluter Schein.

*realiter*
mittelalterl Lat: Adverb von realis – in Wirklichkeit, tatsächlich.

*quaestio juris ... quaestio facti*
A 84 ff, B 116 ff in: Kant I (1781, [2]1787) WW II.

372 *Trennung des theoretischen und des praktischen Vermögens*
vgl ua die »Erste Fassung der Einleitung in die Kritik der Urteilskraft« S 173 ff in: Kant I ([4]1975) WW V.

373 *zwei ... geschiedene Welten*
s Anm zu S 252.

374 *Kants Postulat*
vgl §§ 18-22, A 78-90 in: Kant I (1783) Prolegomena zu einer jeden künftigen Metaphysik, die als Wissenschaft wird auftreten können. WW III.

*Bewegung von Lotze bis Rickert*
Die sogenannte Wertphilosophie ist gemeint. Für sie war der Begriff des Geltens von zentraler Bedeutung. – s Anm zu S 253.

vgl: von Weizsäcker v (1917) Empirie und Philosophie. (In diesem Band); Kap »Südwestdeutsche Philosophie« S 17ff in: (1954) Natur und Geist. (Bd 1, S 20ff).

*die Natur*

»Natur ist das Dasein der Dinge, so fern es nach allgemeinen Gesetzen bestimmt ist.«
§ 14, A 72 in: Kant I (1783) Prolegomena zu einer jeden künftigen Metaphysik, die als Wissenschaft wird auftreten können. WW III.

*Anschauungsform*

»Die transzendentale Ästhetik« §§ 1-8, A 19, B 33; A 49, B 73 in: Kant I (1781, ²1787) WW II.

375 *Seit Kirchhoff*

J von Kries weist in seiner Monographie »Immanuel Kant und seine Bedeutung für die Naturforschung der Gegenwart« ohne Quellenangabe auf Kirchhoff als einen Kritiker des Gesetzesbegriffs in der Naturwissenschaft hin: »In besonders prägnanter Formulierung tritt uns diese Auffassung in dem bekannten und viel beachteten Ausspruch Kirchhoffs entgegen, der die Aufgabe der Mechanik dahin angibt, daß sie die in der Welt vorkommenden Bewegungen ›vollständig und in der einfachsten Form zu beschreiben‹ habe.«
S 82 in: von Kries J (1924) Immanuel Kant und seine Bedeutung für die Naturforschung der Gegenwart. Berlin: Springer.
Von Kries erwähnt dieses Votum Kirchhoffs bereits in seiner »Logik«:
S 123 in: von Kries J (1916).

376 *das Ich als empirisches ... Subjekt*

In der Druckvorlage steht: »Aber bei der Ich-Ding-Gemeinschaft tritt das Ich und das Ding als empirisches, geschichtliches Subjekt in Kraft.«
Als Vorwegnahme aus dem folgenden Satz wurde »und das Ding« gestrichen.

378 *Wiedererkennen*

Plato fragt im Theätet nach der Möglichkeit von Wissen, das Zustandekommen von Irrtum erläutert er am Beispiel der Täuschung beim Wiedererkennen von bekannten Personen. (Also keine Anspielung auf den Begriff der Anamnesis aus der Ideenlehre.)
Plato: Theätet, 32 u 34 (192-194).

*per-sonare ... Maske*

Lat: personare – hindurchtönen (persona – Maske, Person).
Das griechische Wort πρόσωπον bedeutet ebenfalls sowohl Maske wie Person.

379 *Kant war versucht*

Kant gebraucht Beispiele optischer Täuschung (»Illusion«), um die Unvermeidlichkeit des transzendentalen Scheins zu veranschaulichen. Diese Analogie beeinflußt auch die Formulierung: »Denn wir haben es mit einer natürlichen und unvermeidlichen Illusion zu tun ...« Eine »Unterbringung des transzen-

dentalen Scheins in der empirischen Psychologie « (S 380) war damit nicht beabsichtigt.
A 297f, B 354f in: Kant I (1781, ²1787) WW II.

380 *wie wiederum Kant*
s Anm zu S 370.

381 *(»die Welt meine Vorstellung«)*
s Anm zu S 306.

*Bewußtseinsimmanenz*
Mit der Immamemz des Bewußtseins ist gemeint, daß das absolute Ich der idealistischen Philosophie sich selbst »setzt«, d.h. seine Ursache in sich selbst hat.
Vgl: »Wenn außer dem Ich nichts ist, so muß das Ich alles in sich d.h. sich gleichsetzen ... Wollen wir das Setzende, weil wir kein anderes Wort haben Ursache, und eine Ursache, die nichts außer sich, alles in sich selbst, sich gleichsetzt, immanente Ursache nennen, so ist das Ich immanente Ursache alles dessen was ist.«
S 119 in: Schelling FWJ (1795) Vom Ich als Prinzip der Philosophie. In: (1958) Schellings Werke. Nach der Originalausg in neuer Anordnung hrsg v M Schröter. 1. Hauptbd: Jugendschriften 1793-1798, München: Beck.
IH Fichte redet vom »gegenwärtig herrschenden Standpunkt der Immamenz« und meint damit JG Fichte, den frühen Schelling und Hegel.
S 436, 537 in: Fichte IH (²1841) Beiträge zur Charakteristik der neueren Philosophie oder kritische Geschichte derselben von Descartes und Locke bis auf Hegel. Sulzbach: Seidel.

382 *Schelling ... Autoerotik des Wissens*
Wahrscheinlich eine Anspielung auf Schellings Kritik des zeitgenössischen Universitätsbetriebes in seinen »Vorlesungen über die Methode des akademischen Studiums« (1803). Der zentrale Gedanke ist, daß das Wissen ohne Bezug zum Absoluten zur Zersplitterung der Einzelwissenschaften und zur Überbewertung des bloßen Wissens, also zur Vertauschung von Mittel und Zweck, führen muß. (Vgl bes die 2. Vorlesung: »Über die wissenschaftliche und sittliche Bestimmung der Akademien«).
Schelling FWJ (1803) Vorlesungen über die Methode des akademischen Studiums. In: (1958) Schellings Werke. Nach der Originalausgabe in neuer Anordnung hrsg v M Schröter. 3. Hauptbd: Schriften zur Identitätsphilosophie 1801-1806, München: Beck.

385 *»im Anfang war der Logos«*
Joh 1,1.

*Anm 7 bei Kant*
Anspielung auf: Kant I (1786) Metaphysische Anfangsgründe der Naturwissenschaft. WW v. (vgl hierzu die Vorrede).

388 *im Widerspruche Goethes gegen Newton*
Vgl: von Weizsäcker V (1949, 1950) Zur Farbenlehre. (Bd 1, 457-69).
s Anm zu S 301.
von Goethe JW (1890) Goethes Werke. Hrsg im Auftrag der Großherzogin Sophie von Sachsen, Abt 2, Bd 2: Zur Farbenlehre. Polemischer Theil. Weimar: Böhlau; in: (1958) Die Schriften zur Naturwissenschaft. Hrsg im Auftrage der Deutschen Akademie der Naturforscher Leopoldina. 1. Abt, Bd 5, bearb v R Matthaei. Weimar: Böhlaus Nachfolger.

389 *Naturkonstanten ... in Gesetzen aufgelöst*
Vgl S 302 f u Anm.

390 *Polarität ... Schellings Naturphilosophie*
»Es ist erstes Princip einer philosophischen Naturlehre, in der ganzen Natur auf Polarität und Dualismus auszugehen.« Schelling führt dann weiter aus: »Daß in der ganzen Natur entzweite, reell-entgegengesetzte Principien wirksam sind, ist a priori gewiß; diese entgegengesetzten Principien in Einem Körper vereinigt, ertheilen ihm die Polarität; durch die Erscheinungen der Polarität lernen wir also nur gleichsam die engere und bestimmtere Sphäre kennen, innerhalb welcher der allgemeine Dualismus wirkt.« Er kommt zu dem Schluß: »..., und so ist wohl das Gesetz der Polarität ein allgemeines Weltgesetz.«
S 527, 544, 557 in: Schelling FWJ (1978) Von der Weltseele, eine Hypothese der höheren Physik zur Erklärung des allgemeinen Organismus. In: (1958) Schellings Werke. Nach der Originalausgabe in neuer Anordnung hrsg v M Schröter. 1. Hauptbd: Jugendschriften 1793-1798, München: Beck.

*Das Maß ... in Hegels Logik*
1. Bd, 3. Abschn »Das Maaß« S 405 ff in: Hegel GWF (1928) WW IV.

*die Physiologen*
Wahrscheinlich ist gemeint:
von Cyon C (1902) Beiträge zur Physiologie des Raumsinns. II. Täuschungen in der Wahrnehmung der Richtungen durch das Ohrlabyrinth. Pflügers Arch ges Physiol 90, 585-90; (1903) III. Täuschungen in der Wahrnehmung der Richtungen durch das Ohrlabyrinth. Pflügers Arch ges Physiol 94, 139-250.
Vgl: von Weizsäcker V (1919) Über einige Täuschungen in der Raumwahrnehmung bei Erkrankung des Vestibularapparates. (Bd 3, S 150).

391 *letz*
süddeutsche und schweizerische Mundart – verkehrt, falsch.

*Kraftbegriff sei anthropomorph*
s S 302 u Anm.

*Brownianismus*
Der Brownianismus geht auf den englischen Arzt John Brown (1735-1788) zurück. Die Krankheiten werden als Folge des Mißverhältnisses von Reizen und der Erregbarkeit des Organismus verstanden (Asthenie = zu schwache Erregbarkeit, Stenie = zu starke Erregbarkeit). – Der Brownianismus hatte großen Einfluß auf die Medizin der Romantik.

*Streben der Physik*
s S 302 u Anm.

392 *(prägnant)*
Wahrscheinlich eine Anspielung auf die Gestaltqualität der Prägnanz. Der Begriff der Prägnanz wurde von M Wertheimer in die Psychologie eingebracht: M Wertheimer (1922) Untersuchungen zur Lehre von der Gestalt. Psycholog Forsch 1,47-58.

*Grenzen der Naturwissenschaftlichkeit*
Anspielung auf: Rickert H (1921) Die Grenzen der naturwissenschaftlichen Begriffsbildung. Eine logische Einleitung in die historischen Wissenschaften. Tübingen: Mohr (Siebeck).

*»causa sui«*
s Anm zu S 312.

394 *Widmung dieses Bandes*
s bibliographische Angabe und Anmerkung zum Titel des Aufsatzes.

## N. Ph. Tendeloo
## Allgemeine Pathologie

Berlin: Springer (1919)
Besprechung: Deutsches Archiv für Klinische Medizin 131, 378 (1920)

### *Literatur*

Cohnheim J (1877, 1880, [2]1882)
Vorlesungen über allgemeine Pathologie. Ein Handbuch für Ärzte und Studirende. 2 Bde. Berlin: Hirschwald

### *Anmerkungen*

397 *im Speziellen das Allgemeine*
S IV in: Tendeloo NPh (1919).

398 *Struktur und Funktion*
S IV aaO.

*in deutscher Sprache*
Nicolas Philip Tendeloo (geb. 1864) war seit 1904 Prof für pathologische Anatomie und seit 1905 Prof für allgemeine Pathologie in Leiden. Selbstdarstellung in: (1924) Die Medizin der Gegenwart in Selbstdarstellungen. Hrsg v LR Grote, Bd 3, Leipzig: Meiner.

## E. Kretschmer
## Körperbau und Charakter
### Untersuchungen zum Konstitutionsproblem und zur Lehre von den Temperamenten

Berlin: Springer (1921) ([26]1977)
Besprechung in: Deutsches Archiv für Klinische Medizin 138, 252-6 (1922)

### *Anmerkungen*

399 *Kraepelin und Bleuler*
s Vorwort S III f in: Kretschmer E (1921).
Emil Kraepelin (1865-1926) unterschied die Formenkreise der Dementia praecox (Schizophrenie) und des manisch-depressiven Irreseins.
Vgl: Kraepelin E (1883) Compendium der Psychiatrie. Leipzig: Abel; ([2]1867) Psychiatrie. Ein kurzes Lehrbuch für Studierende und Ärzte. ([8]1909-1915) Psychiatrie. Ein Lehrbuch für Studierende und Ärzte. 4 Bde, Leipzig: Barth; ([9]1927) (zusammen mit Lange J) Psychiatrie. 2 Bde, Leipzig: Barth.
Eugen Bleuler (1857-1939) prägte den Begriff der Schizophrenie:

Bleuler E (1911) Dementia praecox oder Gruppe der Schizophrenien. In: Handbuch der Psychiatrie. Hrsg v G Aschaffenburg, Spez Tl, 4. Abt, 1. Hälfte, Leipzig, Wien: Deuticke.

*wie das der Antike*

Im Corpus hippokratikum werden die Temperamente (Sanguiniker, Phlegmatiker, Choleriker, Melancholiker) auf das Mischungsverhältnis der Säfte (Schleim, Blut, schwarze u gelbe Galle) zurückgeführt. Zur »humoralen Betrachtungsweise der Temperamente«: S 186 ff in: Kretschmer E (1921).

*mit einer statistischen Untersuchung*

S 9 in: Kretschmer E (1921).

Kretschmer fügt hinzu, daß nach Abschluß der Statistik das »Gesamtmaterial« auf »gegen 400 Fälle, darunter ungefähr 1/3 Cirkuläre und ungefähr 2/3 Schizophrene« erweitert wurde.

*Teile ihrer phänotypischen Manifestierung*

S 78 aaO.

400 *»Legierungen«, »Überkreuzungen«, »Dominanzwechsel«*

S 78 ff aaO.

*Familien*

S 88 ff aaO.

*von besonders vier Gesichtspunkten*

Definition in Kap 14 »Theorie der Temperamente« S 185 aaO; schematische Darstellung: Tabelle 15, S 189 aaO.

401 *Kretschmer ist sich bewußt*

»Wenn wir zuweilen nur Durchblicke und Vermutungen, nicht überall fertige Lösungen geben konnten, so liegt das an dem Umfang des Problems, das nirgends endigend, in immer tiefere Tiefen der Biologie wie der Geisteswissenschaften hineinführt ... Wenn es gelänge, auf diese Weise naturwissenschaftlich-biologisches Denken auch in solche Provinzen geistigen Lebens hineinzutragen, die ihm seither fremd waren, und wenn es umgekehrt gelänge, auch für den Biologen und Kliniker von fest gegründeter Warte Ausblicke in weite geistige Probleme zu verschaffen, die ihm bisher allzu subjektiv, schwankend und neblig erscheinen mußten, so wäre auch auf diesem Wege wieder etwas für straffe Zusammengliederung unseres gesamten modernen Denkens erreicht.«

S 192 aaO.

*Luther und Schiller*

Vgl S 159 f, 179 f, 164 f aaO.

## O. Bumke
## Kultur und Entartung

2. umgearbeitete Auflage, Berlin: Springer (1922)
Besprechung in: Deutsches Archiv für Klinische Medizin 142, 139-41 (1923)

### *Literatur*


Bumke O (1912)
Über nervöse Entartung. Monographien aus dem Gesamtgebiete der Neurologie und Psychiatrie H 1, Berlin: Springer (1. Auflage des besprochenen Buches)

Morel BA (1857)
Traité des Dégénérescences physiques, intellectuelles et morales de l'éspèce humaine et de ses causes qui produisent ces variétés maladives. Paris: Baillère

Morel BA (1860)
Traité des maladies mentales. Paris: Masson


### *Anmerkungen*

405 *Morel'schen Gesetzes*
Bénédict Auguste Morel (1809-1873) entwickelte eine religiös begründete Entartungslehre: Die Abweichung des Menschen vom »type primitive«, d.h. von seiner in Adam vorgegebenen Gottesebenbildlichkeit, führt unter der Mitwirkung von äußeren Einflüssen zu einer über die Generationen hinweg qualitativ zunehmenden erblichen Entartung.

405/406 *»äußeren, sozialen Ursachen ... Quantitätsfrage«*
»Wichtiger aber als aller Streit, ob die Entartung zugenommen hat, ist die Erkenntnis, daß sich alle nachweisbaren Degenerationserscheinungen auf äußere, soziale Ursachen zurückführen lassen; denn damit ist uns die Möglichkeit geboten, ihrer Herr zu werden ... Psychopathie und erbliche Geisteskrankheiten freilich wird es immer geben, aber ihre Zahl wird nicht zunehmen, denn die kranken Eigenschaften unterliegen denselben Vererbungsgesetzen wie die gesunden, und daß sich erworbene nervöse Zustände vererben könnten, war eine Fabel. Das endliche Schicksal eines Volkes hängt von ganz anderen Faktoren ab als von den leichten Schwankungen seines nervösen Gleichgewichts. Es wird bestimmt durch eine brutale Macht-, durch eine Quantitätsfrage. Schon vor dem Kriege zeigte sich im Rückgang der Geburtenziffer ein warnendes Signal für die Zukunft; seitdem ist uns die Gefahr des Völkertodes noch viel näher gerückt.«
S 107 in: Bumke O (1922).

# A. Strümpell
# Lehrbuch der speziellen Pathologie und Therapie der inneren Krankheiten für Studierende und Ärzte

25. völlig neu bearbeitete Auflage von Carly Seyfarth, 2 Bde, Leipzig: Vogel (1926)
Besprechung in: Deutsche Zeitschrift für Nervenheilkunde 97, 313-5 (1927)

## *Literatur*

von Mering J (Hrsg) (1901, $^{4}$1907)
Lehrbuch der inneren Medizin. Jena: Fischer; ($^{5}$1908-$^{16}$1929) hrsg v L von Krehl, 2 Bde

Strümpell A (1883)
Lehrbuch der speziellen Pathologie und Therapie der inneren Krankheiten. Für Studierende und Ärzte. 1. Bd, Leipzig: Vogel; (1884) 2. Bd; Strümpell A, Seyfarth C ($^{32}$1934)

Strümpell A (1925)
Aus dem Leben eines deutschen Klinikers. Erinnerungen und Beobachtungen. Leipzig: Vogel

## *Anmerkungen*

408 *Über 42 Jahre weg*
C Seyfarth: Vorwort zur 25. Auflage, S v in: Strümpell A ($^{25}$1926).
Seyfarth zitiert S 130 aus: Strümpell A (1925).

*aus der Klinik Wagners*
Ernst Leberecht Wagner (1829-1888), 1862-1877 o Prof der Allgemeinen Pathologie und Pathologischen Anatomie, 1877-1888 o Prof für spezielle Pathologie und Therapie sowie Direktor der Medizinischen Klinik in Leipzig. A Strümpell war 1876-1882 Assistent an dieser Klinik.
S 73 ff, 116 ff in: Strümpell A (1925).

*sophrosyne*
σωφροσύνη – Besonnenheit; seit Plato (Politeia IV, 8 u 9) neben Weisheit, Tapferkeit und Gerechtigkeit eine der vier Kardinaltugenden.

*durch pathologische Physiologie*
Vgl C Seyfarth: Vorwort zur 25. Auflage, S VI in: Strümpell A ($^{25}$1926).

409 *Den neurologischen Teil*
C Seyfarth: Vorwort zur 25. Auflage, S v aaO.
Wilhelm Erb (vgl Bd 1, 403-5) hatte an der Medizinischen Klinik der Universität Leipzig eine Nervenabteilung eingerichtet. Strümpell wurde 1883 sein Nachfolger. Nach Aufenthalten in Erlangen (1886), Breslau (1903) und Wien (1909) kehrte er 1910 nach Leipzig zurück. In seinen Arbeiten beschäftigte er sich zunehmend mit der klinischen Neurologie.

# Biographische Stationen

## 1886

Viktor von Weizsäcker, Enkel und Urenkel schwäbischer Theologen, wurde am 21. April als Sohn des späteren württembergischen Ministerpräsidenten Karl Weizsäcker (1916 in den erblichen Freiherrenstand erhoben) und seiner Frau Paula, geb. von Meibom in Stuttgart geboren.

## 1904

Militärzeit und Beginn des Medizinstudiums in Tübingen.

## 1906

Fortsetzung des Studiums in Freiburg, Arbeit am Physiologischen Institut bei Johannes von Kries über die Fortpflanzung der Erregung in den Nerven. Beginn der Freundschaft mit Franz Rosenzweig.

## 1908

Wintersemester in Berlin, Famulatur im Krankenhaus Am Urban, verstärkte Auseinandersetzung mit sozialen Fragen.
Fortsetzung des Studiums in Heidelberg.
Begegnung mit der südwestdeutschen Philosophie, Teilnahme an den Seminaren von Wilhelm Windelband. Freundschaft mit Hans Ehrenberg.

## 1909

Medizinisches Staatsexamen.

## 1910

Dissertation: *Beitrag zur Frage der Blutgeschwindigkeit bei Anämie*
Assistent an der Medizinischen Klinik in Heidelberg bei Ludolf von Krehl. Zunächst ein Jahr (1910) am Physiologischen Institut in Freiburg bei J. von Kries. Experimentelle Arbeiten zur Herzphysiologie.

## 1914

Beschäftigung mit physikalischer Chemie bei R. Zsigmondy in Göttingen und physiologische Arbeiten in Cambridge bei A. V. Hill und J. N. Langley.
Mit Beginn des Ersten Weltkrieges Truppenarzt in Frankreich und Polen.

## 1915

Arzt in einem Seuchenlazarett an der Maas.

## 1916

*Kritischer und spekulativer Naturbegriff.*

## 1917

Versetzung in ein Lazarett in Montmédy unter der Leitung von L. von Krehl.
Habilitation für Innere Medizin: *Über die Energetik der Muskeln und insbesondere des Herzmuskels sowie ihre Beziehung zur Pathologie des Herzens.*
Erste neurologische Untersuchungen zur Entwicklung einer pathologischen Physiologie der Sinne.

## 1918

Französische und amerikanische Kriegsgefangenschaft in Virton (Belgien).

## 1919

Wieder Assistent an der Medizinischen Klinik in Heidelberg.
Vorlesung: *Am Anfang schuf Gott Himmel und Erde.*
*Über einige Täuschungen in der Raumwahrnehmung bei Erkrankung des Vestibularapparates.*

## 1920

Hospitation bei M. Nonne und A. Jakob an der Nervenklinik der Universität Hamburg.
Leiter der Nervenabteilung der Medizinischen Klinik in Heidelberg.
Heirat mit Olympia Curtius, geb. am 26. 12. 1887 als Tochter von Friedrich Curtius, Jurist, Präsident der evangelischen Kirche Augsburgischer Konfession im Elsaß, und Louise, geb. Gräfin von Erlach in Thann im Elsaß.

## 1921

Geburt des Sohnes Robert.

## 1922

Außerordentlicher Professor für Neurologie.
Erste Begegnung mit Max Scheler.
*Das Antilogische.*

## 1923

*Über den Funktionswandel, besonders des Drucksinnes bei organisch Nervenkranken und über Beziehungen zur Ataxie.*
Geburt der Tochter Ulrike.

## 1924

*Über eine systematische Raumsinnstörung.*

## 1925

*Randbemerkungen über Aufgabe und Begriff der Nervenheilkunde.*
Geburt des Sohnes Eckhart.

## 1926

Besuch bei Sigmund Freud in Wien.
*Über neurotischen Aufbau bei inneren Krankheiten.*
*Der neurotische Aufbau bei den Magen- und Darmerkrankungen.*
*Psychotherapie und Klinik.*
Gründung der Zeitschrift »Die Kreatur« mit Martin Buber und Josef Wittig.
Darin: *Stücke einer medizinischen Anthropologie.*
*Seelenbehandlung und Seelenführung.*

## 1928

Auseinandersetzung mit sozialmedizinischen und sozialpolitischen Fragen.
Einrichtung von arbeitstherapeutischen Abteilungen in Heidelberg und Schlierbach.
Weitere Untersuchungen zur Physiologie und Pathologie der Sensibilität und Motilität.

1929

*Über Rechtsneurosen.*
Geburt der Tochter Cora.

1930

Persönlicher ordentlicher Professor für Neurologie.
Auseinandersetzung mit der dialektischen Theologie.
*Medizin und Seelsorge.*
*Soziale Krankheit und soziale Gesundung.*

1931

*Ärztliche Gedanken zur Versicherungsreform.*

1932

*Der Gestaltkreis, dargestellt als psychophysiologische Analyse des optischen Drehversuchs.*
*Körpergeschehen und Neurose.*
*Was lehrt die neuere Pathologie der Sinnesorgane für die Physiologie der Sinnesleistungen?*

1934

*Ärztliche Fragen.*

1935

*Studien zur Pathogenese.*

1936

*Verleihung der Wilhelm-Erb-Denkmünze.*

1939

*Das Nervensystem und seine Korrelationen.*

1940

*Der Gestaltkreis. Theorie der Einheit von Wahrnehmen und Bewegen.*

## 1941

Berufung auf das Ordinariat für Neurologie und Bestellung zum Direktor des neurologischen Forschungsinstituts in Breslau in der Nachfolge von Otfried Foerster.
Als Sanitätsoffizier Leitung und Beratung von Lazaretten während des Krieges, Einrichtung eines arbeitstherapeutischen Lazaretts für Hirnverletzte in Breslau.
*Klinische Vorstellungen.*
*Arzt und Kranker I.*

## 1942

*Gestalt und Zeit.*

## 1943

*Wahrheit und Wahrnehmung. Über das Nervensystem.*
Sohn Robert vermißt.

## 1944

Niederschrift von *Natur und Geist* und *Anonyma.*

## 1945

Verläßt Breslau auf militärischen Befehl, kommt in amerikanische Gefangenschaft in Heiligenstadt, Göttingen, Heidelberg. Niederschrift von *Begegnungen und Entscheidungen.* Verlust seiner Stellung, seines Besitzes sowie zahlreicher wissenschaftlicher Arbeiten. Rückkehr nach Heidelberg.
Sohn Eckhart gefallen.
Im Wintersemester 1945/46 Vertretung des Lehrstuhls für Physiologie an der Universität Heidelberg mit Hauptvorlesung, physiologischem Praktikum und einer Sondervorlesung über »Sigmund Freuds Psychoanalyse«.

## 1946

Berufung auf ein unter Mitwirkung des Freundes Richard Siebeck (Nachfolger L. von Krehls) eingerichtetes Ordinariat für Allgemeine klinische Medizin an der Medizinischen Universitätsklinik in Heidelberg.

1947

*Euthanasie und Menschenversuche.*
*Fälle und Probleme.*
*Zum Begriff der Allgemeinen Medizin.*
*Die Medizin im Streite der Fakultäten.*

1948

*Zum Begriff der Arbeit.*
Tod der Tochter Ulrike.

1949

*Der Widerstand bei der Behandlung von Organkranken.*
*Psychosomatische Medizin.*

1950

*Funktionswandel und Gestaltkreis.*
*Diesseits und jenseits der Medizin. Arzt und Kranker, Neue Folge.*

1951

*Medizin und Logik.*
*Der kranke Mensch.*

1952

Emeritierung nach Parkinsonscher Erkrankung.
Ehrenmitglied der Deutschen Gesellschaft für Neurologie.

1955

*Meines Lebens hauptsächliches Bemühen.*

1956

*Pathosophie.*

1957

Am 8. Januar in Heidelberg gestorben.

# Personenverzeichnis

# Sachverzeichnis

Viktor von Weizsäcker
Gesammelte Schriften in 10 Bänden
Inhaltsübersicht

## Band 1
## Natur und Geist
## Begegnungen und Entscheidungen



*Erinnerungen*

Besprechung von F. Kraus: Die allgemeine und spezielle Pathologie der Person. Klinische Syzygiologie 1919
Einleitung zu: G. Th. Fechner: Tages- und Nachtansicht 1922
Einleitung zu: Kant: Der Organismus 1923
Besprechung von: E. Dacqué: Urwelt, Sage und Menschheit 1925
Besprechung von: W. von Hauff: Sexualpsychologisches im Alten Testament 1925
Besprechung von: A. Adler: Praxis und Theorie der Individualpsychologie 1925
Besprechung von: G. R. Heyer: Das körperlich-seelische Zusammenwirken in den Lebensvorgängen 1925
Besprechung von: E. Straus: Wesen und Vorgang der Suggestion 1925
Besprechung von: J. H. Schultz: Die Schicksalsstunde der Psychotherapie 1925
Mystik, Magie, Dämonie. Besprechung von: E. Dacqué: Natur und Seele; E. Dacqué: Leben als Symbol; J. von Görres: Mystik, Magie, Dämonie, »Die christliche Mystik« in Auswahl 1928
Besprechung von: R. Siebeck: Über Beurteilung und Behandlung von Kranken 1928
»Romantische Medizin«. Zum Werk von Werner Leibbrand 1937
Besprechung von: R. Bilz: Pars pro toto. Ein Beitrag zur Pathologie menschlicher Affekte und Organfunktionen 1940
Besprechung von: C. Binger: The Doctors' Job 1949
Besprechung von: E. Husserl: Erfahrung und Urteil 1949
Besprechung von: H. Zimmer: The King and the Corpse; H. Zimmer: Der Weg zum Selbst 1950
Vorbemerkung. Zu: G. Groddeck: Psychosomatische Forschung als Erforschung des Es. Aus einem nicht gehaltenen Vortrag 1951
Besprechung von: C. G. Jung: Antwort auf Hiob 1952

## Band 2
## Empirie und Philosophie
## Herzarbeit/Naturbegriff

### *Herzphysiologie*

Beitrag zur Frage der Blutgeschwindigkeit bei Anämie 1910
Neue Versuche zur Theorie der Muskelmaschine 1915

Über die Energetik der Muskeln und insbesondere des Herzmuskels sowie ihre Beziehung zur Pathologie des Herzens 1917
Über das Prinzip der Beziehung zwischen Muskelmasse, Muskelform und Arbeitsform, besonders beim Herzen 1920
Die Entstehung der Herzhypertrophie 1921
Stoffwechsel und Wärmebildung des Herzens 1926
Fortschritte der Physiologie und Pathologie des Herzens 1929

*Naturphilosophie*

Neovitalismus 1911
Kritischer und spekulativer Naturbegriff 1916
Empirie und Philosophie 1917

*Kritische Wende*

Am Anfang schuf Gott Himmel und Erde. Grundfragen der Naturphilosophie 1954
Wissenschaft und Volkshochschule. Offener Brief an den Herausgeber 1922
Über Gesinnungsvitalismus 1923
Das Antilogische 1923

*Rezensionen*

Besprechung von: N. Ph. Tendeloo: Allgemeine Pathologie 1920
Besprechung von: E. Kretschmer: Körperbau und Charakter 1922
Besprechung von: O. Bumke: Kultur und Entartung 1923
Besprechung von: A. Strümpell: Lehrbuch der speziellen Pathologie und Therapie der inneren Krankheiten 1927

## Band 3
## Wahrnehmen und Bewegen
## Die Tätigkeit des Nervensystems

Klinische Vorstellungen 1941

*Neurologische Arbeiten*

Über einige Täuschungen in der Raumwahrnehmung bei Erkrankung des Vestibularapparates 1919

Neuere Forschungen und Anschauungen über Reflexe und ihre physiologische Bedeutung 1922
Über das Verhalten von Reflex- und Willkürbewegungen bei der Einwirkung äußerer, die Bewegungen störender Kräfte (mit O. Clauss) 1922
Über den Funktionswandel, besonders des Drucksinnes, bei organisch Nervenkranken und über Beziehungen zur Ataxie 1923
Untersuchungen des Drucksinnes mit Flächenreizen bei Nervenkranken. (Phänomen der Verstärkung) 1924
Über eine systematische Raumsinnstörung. (Der Fall H. B.) 1924
Über die raumsinnlichen Leistungen im Gebiete des Drucksinnes der Haut. (mit F. Kronenberger) 1925
Randbemerkungen über Aufgabe und Begriff der Nervenheilkunde 1925
Einleitung zur Physiologie der Sinne 1926
Die Analyse pathologischer Bewegungen 1926
Der Abbau der sensiblen Funktionen. Eine sinnesphysiologische Analyse der Hypästhesie. (mit H. Stein) 1927
Kasuistische Beiträge zur Lehre vom Funktionswandel bei stato-opto-sensiblen Syndromen 1931
Ataxie und Funktionswandel. (mit Bemerkungen zur Frage der Eigenreflexe) 1931
Leitung, Form und Menge in der Lehre von den nervösen Funktionen 1931
Was lehrt die neuere Pathologie der Sinnesorgane für die Physiologie der Sinnesleistungen? 1933
Zur Klinik der Schmerzen 1936
Die Tätigkeit des Zentralnervensystems 1939
Funktionswandel der Sinne 1940
Über die Hirnverletzten 1948
Funktionswandel und Gestaltkreis 1950

*Nachruf*

Otfried Foerster 1873-1941 1942

*Rezensionen*

Besprechung von: E. Kretschmer: Über Hysterie 1923
Besprechung von: J. von Kries: Allgemeine Sinnesphysiologie 1924
Besprechung von: P. Schröder: Bauplan und Verrichtungen der Großhirnrinde des Menschen 1925
Besprechung von: D. Katz: Der Aufbau der Tastwelt 1926
Besprechung von: J. H. Jackson: Eine Studie über Krämpfe 1926

## Band 4
## Der Gestaltkreis
## Theorie der Einheit von Wahrnehmen und Bewegen

Biologischer Akt, Symptom und Krankheit 1931

Der Gestaltkreis, dargestellt als psychophysiologische Analyse des optischen Drehversuchs 1933

Zum Begriffswandel der Biologie. (mit Prinz A. von Auersperg) 1935

Geleitwort zur nachstehenden Abhandlung von Ernst Marx (E. Marx: Die Entwicklung der Reflexlehre seit Albrecht von Haller bis zur 2. Hälfte des 19. Jahrhunderts.) 1939

Der Gestaltkreis. Theorie der Einheit von Wahrnehmen und Bewegen $^{4}$1950

Gestalt und Zeit 1942

Über das Sehen figurierter Bewegungen von Lichtpunkten. (mit P. Christian) 1943

Wahrheit und Wahrnehmung 1943

Über das Nervensystem 1943

Über Psychophysik 1943

Über ein Farbenphänomen. (Polyphäne Farben). (mit P. Christian, R. Haas) 1948

## Band 5
## Der Arzt und der Kranke
## Stücke einer medizinischen Anthropologie

*Stücke einer medizinischen Anthropologie*

Der Arzt und der Kranke 1926

Die Schmerzen 1926

Krankengeschichte 1928

Seelenbehandlung und Seelenführung. Nach ihren biologischen und metaphysischen Grundlagen betrachtet 1926

Bilden und Helfen. (Hippokrates und Paracelsus) 1926

Psychotherapie und Klinik 1926

Über medizinische Anthropologie 1927
Medizin, Klinik und Psychoanalyse 1928
Kranker und Arzt. Eine Wirklichkeit der Gemeinschaft 1929
Medizin und Seelsorge 1930
Ärztliche Fragen. Vorlesungen über allgemeine Therapie [2]1935

## Band 6
## Körpergeschehen und Neurose
## Psychosomatische Medizin

Über neurotischen Aufbau bei inneren Krankheiten 1926
Der neurotische Aufbau bei den Magen- und Darmerkrankungen 1927
Epileptische Erkrankungen, Organneurosen des Nervensystems und allgemeine Neurosenlehre 1929
Kreislauf und Herzneurose 1932
Körpergeschehen und Neurose. Analytische Studie über somatische Symptombildung [2]1947
Wege psychophysischer Forschung 1934
Studien zur Pathogenese 1935
Entstehung und psychophysische Behandlung sogenannter Organneurosen 1937
Über Träume bei sogenannter endogener Magersucht 1937
Über seelische Einflüsse auf den Ablauf der Kreislaufkrankheiten 1938
Individualität und Subjektivität 1939
Der Schlaf 1942
Von den seelischen Ursachen der Krankheit 1947
Geleitwort. Zu: E. Gadow: Irrenpflege. F. Schilling: Selbstbeobachtungen im Hungerzustand 1948
Der Widerstand bei der Behandlung von Organkranken. Mit Bemerkungen über Werke von Jean-Paul Sartre 1949
Psychosomatische Medizin 1949
Umgang mit der Hysterie 1950
Zwei Arten des Widerstandes 1950
Was fangen wir mit unseren Träumen an? 1950
Das Mißliche am Schmerz 1951
Über Traumdeutung 1951
Über psychosomatische Medizin 1952

Zur Studienreform 1949
Studienreform der Medizin. Eine Reform des Studiums hat nur Sinn, wenn sie aus einer Reform der Lehre erfließt 1950

## Band 7
## Allgemeine Medizin
## Grundfragen medizinischer Anthropologie

| | |
|---|---|
| Die Grundlagen der Medizin | 1944 |
| Der Begriff des Lebens. Über das Erforschliche und das Unerforschliche | 1946 |
| Anonyma | 1946 |
| »Euthanasie« und Menschenversuche | 1947 |
| Der Begriff der Allgemeinen Medizin | 1947 |
| Die Medizin im Streite der Fakultäten | 1947 |
| Über das Wesen des Arzttums | 1947 |
| Zur Frage der »christlichen« Medizin | 1948 |
| Der Begriff sittlicher Wissenschaft | 1948 |
| Grundfragen medizinischer Anthropologie | 1948 |
| An Leib, Seele und Ehre krank | 1949 |
| Wert und Unwert der Psychoanalyse | 1949 |
| Der Mensch und seine Krankheiten | 1949 |
| Das Antilogische | 1950 |
| Die Bestimmtheit und Unbestimmtheit in der Medizin | 1950 |
| Medizin und Logik | 1951 |
| Das Problem des Menschen in der Medizin. »Versuch einer neuen Medizin« | 1953 |
| Meines Lebens hauptsächliches Bemühen | 1955 |

## Band 8
## Soziale Krankheit und soziale Gesundung
## Soziale Medizin

| | |
|---|---|
| Über Rechtsneurosen | 1929 |
| Soziale Krankheit und soziale Gesundung | 1930 |
| Über den Begriff der Arbeitsfähigkeit | 1931 |
| Ärztliche Gedanken zur Versicherungsreform | 1931 |
| Versicherung oder Sicherung? | 1932 |
| Geleitwort zu: E. Hollmann: Die ärztliche Begutachtung in der Sozialversicherung. Beitrag zu ihrer Reform | 1934 |
| Ärztliche Aufgaben | 1934 |

Soziologische Bedeutung der nervösen Krankheiten und der Psychotherapie 1935
Geleitwort zu: K. Hebel: Arbeitstherapeutische Erfahrungen. Eine Studie zur Fragestellung der Leistungspathologie 1940
Über sogenannte Unfallneurosen 1940
Arbeitstherapie bei Hirnverletzten 1943
Zum Begriff der Arbeit. Eine Habeas-Corpus-Akte der Medizin? 1948

## Band 9
## Fälle und Probleme
## Klinische Vorstellungen

Fälle und Probleme. Anthropologische Vorlesungen in der medizinischen Klinik 1947
Vorwort zu: Klinische Vorstellungen 1947
Klinische Vorstellungen VII-X 1948
Der kranke Mensch. Eine Einführung in die medizinische Anthropologie 1951

## Band 10
## Pathosophie

Pathosophie 1956
Ontisches und Pathisches
Das Pathische
Entwurf einer allgemeinen Krankheitslehre
Entwurf einer Speziellen Krankheitslehre
Versuch einer Enzyklopädie